Knaur
MensSana

Über die Autorinnen:

Dr. med. Nancy Lonsdorf promovierte an der Johns Hopkins School of Medicine und arbeitete danach in der Psychiatrie der Stanford School of Medicine, wo sie auch als Forschungsstipendiatin auf dem Gebiet der Psychiatrie und Neuropsychologie tätig war. Den Maharishi-Ayurveda studierte sie in Indien. Sie ist Ärztin für Allgemeinmedizin und ärztlicher Direktor des Maharishi-Ayurveda-Gesundheitszentrums in Washington, D.C.

Dr. med. Veronica Butler promovierte am Howard University College of Medicine, arbeitete danach in einer Einrichtung des öffentlichen Gesundheitswesens der University of Michigan und studierte den Maharishi-Ayurveda in Indien. Sie ist geprüfte Familientherapeutin, ferner Direktorin der Frauenprogramme am College of Maharishi Ayur-Ved in Fairfield, Iowa, einer der ärztlichen Direktoren für Maharishi-Ayurveda am Gesundheitszentrum »Raj« und Direktor des Family Practice Center in Ottumwa, Iowa.

Dr. phil. Melanie Brown, Verfasserin mehrerer Bücher, promovierte auf dem Gebiet der Erziehungspsychologie, und in psychiatrischer Sozialarbeit wurde ihr an der University of California in Berkeley der Magister verliehen. Als Psychotherapeutin war sie vorher mit dem Maharishi auf dem Gebiet des Erziehungswesens und der Psychologie tätig. Sie ist Präsidentin und Gründerin der My Baby U., Inc., die unter Einbeziehung mehrerer Medien Lehrgänge über Säuglingsentwicklung durchführt.

Nancy Lonsdorf
Veronica Butler, Melanie Brown

Ayurveda für Frauen

Gesundheit, Glück und langes Leben durch indische Medizin

Aus dem Amerikanischen von
Hans-Joachim Grimm

Knaur
MensSana

Die amerikanische Originalausgabe erschien unter dem Titel
»A Woman's Best Medicine«
bei Tarcher/ Putnam, New York

Für Maharishi Mahesh Yogi
In Dankbarkeit für das ausgesprochen konstruktive Wissen,
das er gibt und lebt,
für sein grenzenloses Mitgefühl
und seinen Dienst an der Wiederherstellung
der Gesundheit aller Menschen

Besuchen Sie uns im Internet:
www.droemer-weltbild.de

Dieser Titel ist bereits unter der Bandnummer 76078 erschienen.
Vollständige Taschenbuchausgabe 2001
Droemersche Verlagsanstalt Th. Knaur Nachf., München

Umschlaggestaltung: ZERO Werbeagentur, München
Druck und Bindung: Ebner Ulm
Printed in Germany
ISBN 3-426-87115-7

2 4 5 3 1

Inhalt

Einleitung: »Wenn Körper und Geist eins sind« – der Ayurveda 15

Die Ursprünge des Ayurveda 18
Was der Maharishi-Ayurveda bietet 21
Was ist Geistkörpermedizin? 23

1 Ganzheit – Körper, Geist und Gefühle wieder zusammenführen 29

Heilung durch Rückkehr zum Selbst – Erinnerung ans Ganzsein 30
Die Harmonie des Gesundseins 33
Wie das Ganzsein der Natur uns zur Gesundheit verhilft 36
Eine gemeinsame Erkenntnis 37
Die gesundheitlichen Folgen des »großen Jonglierens« 39
Wie man eine weise und gesunde Frau ist – Wiedervereinigung mit dem eigenen Selbst 42
Das Wissen in Ihrem Herzen – die intuitive Entwicklung der Frauen 44
Die Vorteile der psychophysiologischen Entwicklung der Frauen 46
Eine bessere Medizin, die nicht bitter ist 50

2 *Tiefe – Die Notwendigkeit eines tiefer gehenden Begriffs von Gesundheit* 52

Mängel einer Medizin, die auf dem Krankheitsmodell basiert 53
Invasive Medizin in Frage gestellt 56
Die rasche Desillusionierung 59
Warum die moderne Medizin den Frauen nicht viel gibt 61
Erkennung von Frauenkrankheiten 65
Forschungen zum Gesundheitszustand der Frauen 67
Werden Gesundheitsprobleme der Frauen ernst genommen? 69
Spezialisierung der Gesundheitsfürsorge für Frauen 71
Die Fähigkeit der Frauen zur Erkennung von Krankheit 73
Die Beziehung zwischen Patient und Arzt 78
Auf der Suche nach einem fürsorglicheren und kraftvolleren Umgang mit unserer Gesundheit 79
Wiedererweckung der Intelligenz Ihres Körpers durch Ayurveda 81
Die Physik der körperlichen Gesundheit – von der klassischen Medizin zur Quantenmedizin ... 83
Die Quantenmedizin des Ayurveda 86
Das Quantenkontinuum – die Gesundheit, die jeder Krankheit zugrunde liegt 87
Quantenheilung von der »Superposition« aus 90
Jenseits einer spezialisierten Medizin – der Zugang zum heilenden Feld 93
Der Selbstheilungsprozeß – das Hiersein 95

3 Wissen – Bestimmung des ayurvedischen Konstitutionstyps – Frauen mit Schwung, Entschlossenheit und innerer Festigkeit 98

Persönliche Gesundheit als universelles Gleichgewicht 99
Die Erschaffung Ihres Körpergeistes – in der Welt vor der DNS 100
Wie die fünf Elemente der Natur »unser Körper, unsere Zellen« werden 101
Die Doshas und die Konstitutionstypen 104
Die Funktionen der drei Doshas 105
Das ayurvedische System zur Bestimmung des Körpergeistes 106
Die Bestimmung der Konstitution Ihres Körpergeistes 109
Überwiegendes Vata – leicht, luftig, schöpferisch 110
Überwiegendes Pitta – klar, hitzig und dynamisch 116
Überwiegendes Kapha – Gelassenheit, Erdverbundenheit, Weisheit 118
Konstitutionstypen mit doppelter Dosha-Dominanz . . . 120
Unausgeglichene Doshas als Vorläufer für Krankheiten 122
Behandlung aus dem Gleichgewicht geratener Doshas 124
Natürliches Ausgleichen von Ähnlichkeiten und Gegensätzen 125
Die Behandlungsmethode »Vieles in einem« 127
Diagnose und Behandlung von Unausgewogenheiten – drei klinische Fälle von Vata, Pitta und Kapha 128
Einfache Heilung auf der Grundlage der Gleichgewichtsprinzipien 134

Die Sinne und die Doshas 137
Der ayurvedische Arzt und die Ausbalancierung der Doshas 139

4 Gleichgewicht – die Programme des Maharishi-Ayurveda für Essen, Schlafen und körperliche Bewegung 141

Nahrungsaufnahme und Verdauung 141
Wie natürliche Eßgewohnheiten künstlich werden 143
Ayurvedisches Essen bedeutet, den Körper seiner Eigentümerin zurückzubringen 144
Die vier wichtigsten ayurvedischen Einsichten zur Ernährungsweise 145
Geschmack und Qualitäten der Nahrungsmittel 147
Das Eßprogramm des Maharishi-Ayurveda 150
Die Auswahl Dosha-spezifischer Speisen 152
Treffen Sie die Auswahl Ihrer Speisen aufgrund von etwas Tieferem in Ihnen als dem Mund 154
Ayurvedische Speisenzubereitung 156
Die Verdauung 156
Ayurvedische Eßprogramme bei spezieller Dosha-Unausgeglichenheit 158
Empfehlungen für alle Doshas 164
Die Doshas und der vierundzwanzigstündige Schlaf- und Wachzyklus 168
Erschöpfung und die Doshas 169
Die richtige Zeit zum Aufstehen und Zubettgehen – ayurvedische Routinen 170
Jahreszeitliche Wechsel und ayurvedische Routinen 174
Körperliche Bewegung auf der Grundlage ayurvedischer Prinzipien 180

5 *Intelligenz – die biologische Intelligenz leichter fließen lassen, um unsere Gesundheit wiederherzustellen* 192

Streß als allgemeiner Faktor für das Krankwerden 193
Wer oder was ist für Krankheiten verantwortlich? 196
Selbstheilung erlauben 199
Die verlorengegangene Verbindung 203
Die Ursprünge der Krankheit – der Zusammenbruch des Stoffwechsels 204
Die Illusion des Getrenntseins als wahre Quelle des Krankseins 207
Die wahre Ursache für Streß – eingeengte Sichtweise . . 208
Ama-Blockaden gegen die Gesundheit 210
Ama, AGEs und freie Radikale 213
Trennung, Streß und Ama überwinden 216
Ojas als Ergebnis und Vorgang vollkommener Gesundheit 219
Die Srotas als Kanäle für Ojas 221
»Reine Freude« als Erfahrung von Ojas 222
Ojas-Selbsteinschätzung 223

6 *Ernährung – Umwandlung von Krankheit in Gesundheit* 227

Die Rolle des Ama bei Lebensmittelallergien und Autoimmunkrankheiten 229
Die Umwandlung der Physiologie durch die Verdauung 232
Wie der Körper ernährt wird und ernährt – die Dhatus 233
Der Ayurveda und Krebs 238

Das Warum chronischen Übergewichts – Fettstoffwechsel und Medha 241
Fettstoffwechsel, weibliche Hormone, Herzkrankheiten und Diabetes 246
Freisein von Sucht – die Beseitigung von Mißbrauch suchterzeugender Substanzen durch Ayurveda 248
Das ayurvedische Eßprogramm zur Reduzierung von Ama und zur Verstärkung von Ojas 256

7 Verständnis – Fühlen und Heilen in unserem Emotionalkörper 260

Gesundheit und Glück 262
Wie Gefühle verletzen oder heilen – der Zyklus von Wunsch und Erfüllung 264
Das Ausdrücken der Gefühle und die Gesundheit 268
Der Ayurveda und die Physiologie von Ärger, Sorge und Depression 272
Die Neugestaltung unserer Gefühlsmuster 276
Dhatu-Umwandlung und Gefühle 279
Von einem vollen Magen zu einem vollen Herzen 281
Wie die Selbstzuwendung alles zusammenfaßt 283
Vertrauen und Mißtrauen, Gesundheit und Getrenntsein 285

8 Liebe – die Physiologie persönlicher Beziehungen 289

Frauen als Wissenschaftler für zwischenmenschliche Beziehungen 290
Wie uns Beziehungen einen 293
Doshas und Beziehungen 296

Objekt- und »Selbst«-gerichtete Beziehungen 300
Ayurvedische Gesundheitsvorschriften für das »Sein« – die Verhaltensrasayanas 303
Drei Grundsätze für das Heilen 309

9 Reinigung – der monatliche Zyklus als Vorteil für unsere Gesundheit 316

Unser heilsamer Menstruationszyklus 317
Ein Syndrom von Symptomen 318
Das Verhältnis zwischen dem Menstruationszyklus und anderen biologischen Zyklen 321
Die Doshas als Schlüssel zur Lösung von Menstruationsproblemen 324
PMS- und andere Symptome je nach Dosha 325
Apana Vata – das Subdosha für die Menstruation 329
Ama und die Menstruationsbeschwerden 329
Ayurvedische Ansichten zur Endometriose und zur Dysmenorrhöe 330
Die Vata-Subdoshas 333
Die ayurvedische Behandlung einer Apana-Vata-Unausgeglichenheit 341
Ayurvedische Vorschriften für die Menstruation 342
Die ayurvedischen Vorschriften für Probleme vor und während der Menstruation 347

10 Zuwendung – Schwangerschaft, Entbindung und andere Gedanken zur Mutterschaft 351

Die Heimkehr – Betrachtungen zur Bedeutung der Mutterschaft 352

Die Hülle der Mutterschaft – die Mutter als Heilerin . . . 355
Woran Sie bei der Empfängnis denken sollten –
Geborenwerden ist mehr als ein Zufall 357
Unfruchtbarkeit 360
Sich ayurvedisch über die Schwangerschaft freuen 361
Ayurvedische Richtlinien für die Entbindung 365
Ayurvedische Fürsorge für Mutter und Kind nach
der Entbindung 366
Das Programm des Maharishi-Ayurveda für Mutter
und Kind 367
Ayurvedische Ernährung im ersten Lebensjahr 378
Verständnis für die »Temperamente« der Säuglinge –
die Prakriti-Typen 380

11 Fülle – Menopause, Lebensspanne und
das neue Altern 382

Der natürliche Zyklus der Menopause 383
Die Menopause und die Doshas 386
Knochendichte, Kalzium und körperliche Bewegung . . . 390
Menopause und Hormonsubstitutionstherapie 392
Freie Radikale, Hormonsubstitutionstherapie
und Ayurveda 396
Das ayurvedische Rezept für eine angenehme
Menopause 399
Das lange Leben der Frauen 401
Nie alt werden 404
Der Maharishi-Ayurveda und die Umkehrung
des Alterns 410

12 Einfachheit – der Maharishi-Ayurveda als Programm für das tägliche Leben 416

Was ist die Technik der Transzendentalen Meditation? 417
Ansätze des Maharishi-Ayurveda für den Körpergeist . . . 420
Das ayurvedische Programm für zu Hause 422
Dynacharya – das Tagesprogramm des Maharishi-Ayurveda 423
Maharishi-Sthapatya-Veda – Architektur im Einklang mit dem Naturgesetz 428
Maharishi-Gandharva-Veda – die Musik der Natur 430
Die ayurvedische Pulsdiagnose 431
Ayurvedische Rasayanas und Kräuter 435
Behandlungen in den Maharishi-Ayurveda-Gesundheitszentren 439

13 Zusammengehörigkeit – der Maharishi-Ayurveda, die Frauen und die Welt 444

Die Tradition der Frau als Heilerin 446
Frauen auf dem Gebiet der Psychoneuroimmunologie 449
Frauen als Heilerinnen der Welt – der fehlende Friede beim Heilen 450
Weltfrieden und kollektives Bewußtsein – der Maharishi-Effekt 454
Die Umwandlung der Medizin – die Hinzufügung des weiblichen Heilprinzips 457
Eine neue Heilweise durch den Maharishi-Ayurveda . . . 459

Anhang 461

Die kleine Sprechstunde 461
Autoren- und Quellenverzeichnis 468
Ausgewählte Literatur 481
Studien zu Maharishi-Ayurveda und Transzendentaler Meditation 484
Glossar 488
Adressen 492

Einleitung: »Wenn Körper und Geist eins sind«

Der Ayurveda ist ein sehr wertvoller und praktischer Aspekt der Veden. Sein Zweck ist Erleuchtung. Er stellt das Gleichgewicht wieder her, damit ein ausgewogener Zustand des Intellekts entstehen kann. In diesem Zustand sind Aktivität und Stille miteinander koordiniert, um den vollständigen Wert des Lebens zu einer lebendigen Realität zu machen.[1]

Maharishi Mahesh Yogi

Gesund sein halten wir für einen selbstverständlichen Zustand, so daß wir immer erst dann aufmerken, wenn wir *nicht mehr* gesund sind. Wird bei uns oder einem unserer Angehörigen eine Krankheit diagnostiziert, machen wir uns vielleicht daran, möglichst alles über diese Krankheit zu erfahren. Viele werden Experten für diese oder jene Krankheit. Das ist auch nicht unbedingt schlecht, denn so können wir uns mit der Krankheit auseinandersetzen. Aber warum sollten wir nicht statt dessen Experten für Gesundheit werden?

Wir möchten Ihnen begreiflich machen, daß Sie lernen können, Gesundheit mit demselben intensiven Interesse und Sachverstand zu begegnen. Sie können lernen, Ihre Heilfähigkeiten wieder so zum Leben zu erwecken, daß Sie überhaupt gar nicht erst krank werden, unabhängig davon, wie gesund oder krank Sie jetzt sein mögen. Da es das Natürlichste von der Welt ist, gesund zu sein, spielt es keine Rolle, wie lange Sie darauf schon gewartet haben oder wie unvollkommen Ihre Vorbildung vielleicht ist. Je mehr Heilkräfte Sie hier und heute in Gang setzen können, um so weniger werden Sie Gewohnheiten und Leiden aus der Vergangenheit beherrschen. Eine gesunde Gegenwart kann eine leiderfüllte Vergangenheit unwirksam machen.

In diesem Buch führen wir Sie in den Ayurveda ein, speziell in den Maharishi-Ayurveda, der ein vollständiges Gesundheitssystem ist, und wir zeigen, wie er heutzutage für Frauen Anwendung finden kann. Ayurveda bedeutet »Wissen (*veda*) um die Gesamtheit des Lebens (*ayus*)«. Er hat seine Wurzeln im alten Indien und ist nicht nur ein System medizinischen Wissens, sondern auch ein umfassender, wissenschaftlich dokumentierter Wissensschatz, der alle Lebensbereiche umfaßt. Er bietet Wissen über unsere Sinne, unseren Geist, unsere Gefühle, unseren Körper und unsere Beziehungen zu anderen, zur Umwelt sowie zu uns selbst. Er fußt auf der Entwicklung des Bewußtseins, das allen Aspekten des Lebens zugrunde liegt und sie zu einem Ganzen zusammenfaßt. Er vermittelt Ihnen die Weisheit und die grundlegende Erinnerung, daß dieser »Wissensschatz« Ihr ureigenster Besitz ist.

Seit einigen Jahren sehen Mediziner, Forscher und auch Patienten wieder ein, daß die Fähigkeit des Körpers zu seiner Selbstheilung im Zusammenspiel von physiologischen Vorgängen, Geist und Gefühlen den Heilungsprozeß eigentlich erst ausmacht. Wie man an die Quelle dieses Heilmechanismus herankommt, ist der westlichen Medizin nicht bekannt. Der Ayurveda weiß um diese Quelle. Er enthält Techniken, die sich über lange Zeiten bewährt haben, sowie auch grundlegende Informationen, die notwendig sind, um Ihr innerstes Wesen und Ihre innere Reaktionsfähigkeit wieder zum Leben zu erwecken. Obwohl also der Ayurveda vom Ursprung her ein altes Gesundheitssystem ist, sind seine Vorschriften für die Gesunderhaltung bemerkenswert modern. Der Ayurveda ist nicht einfach nur ein weiterer unsystematischer Heilansatz, sondern ein abgerundetes System zur individuellen Gesundheitsgestaltung, das jeden Lebensbereich berücksichtigt. Er steht für ein Gesundheitsmodell und nicht für ein Krankheitsmodell in der Medizin. Der Ayurveda zeigt Ihnen, daß Ihr körperliches Wohlbefinden nicht nur allein in Ihrem Körper, Ihrem Geist und in Ihren Gefühlen begründet ist, sondern eng mit den biologischen Zyklen der Natur, den Jahreszeiten, dem Weltall und den ewigen Naturgesetzen zusammenhängt. Wenn Sie sich auf diese in Ihnen wirkenden Grundmuster der Natur zurückbesinnen, können Sie das biologische Gedächtnis in allen Zellen anregen, so daß diese sich so verhalten, wie es deren gemeinsamem Wohl entspricht, und Sie können praktisch mühelos einen natürlichen Zustand bester Gesundheit, tiefempfundenen Glücklichseins und ein langes Leben erreichen.

Im wesentlichen besteht das dem Ayurveda zugrunde liegende Heilprinzip darin, gleichzeitig das Gleichgewicht in Geist, Körper und Gefühlen wiederherzustellen, indem Sie Ihre Hilfsquellen an biologischer Intelligenz wieder zum Leben erwecken.

Der Ayurveda bietet ein auf Ihre individuelle Konstitution bezogenes vollständiges Programm zur Vorbeugung, das sich angenehm in Ihren üblichen Tagesablauf einbeziehen läßt, und wird Ihre Physiologie, Ihre seelische Gesundheit und Ihr Verhalten grundlegend ändern. Selbst ernsthaftesten Unausgeglichenheiten, die zu Autoimmunstörungen, Krebs und Herzkrankheit führen, kann man mit Hilfe eines ayurvedischen Programms, das Ihr Heilsystem wieder ins Gleichgewicht bringen soll, erfolgreich begegnen. Wenn Sie erst einmal beginnen, dieses Zusammenspiel zu leben, erfahren Sie ein Gefühl sich vertiefender persönlicher Freiheit, und Sie werden das begehrteste Nebenprodukt strahlender Gesundheit genießen: Sie werden sich vierundzwanzig Stunden am Tage wohl fühlen.

Die Ursprünge des Ayurveda

Der Ayurveda stammt aus der vedischen Hochkultur Indiens und ist Teil der ältesten Überlieferung von Wissen in der Geschichte. Die Veden (wörtlich »Wissen« oder »Wissenschaft«) wurden ursprünglich mündlich überliefert. Die Veden sind kein formalisiertes objektives Wissen, um das es uns im Westen immer geht. Die naturwissenschaftliche Methode des Westens basiert vorrangig auf Beobachtungen, Messungen und Experimenten, die Wissenschaftler in Laboratorien durchführen. Die Veden wurden von Wissenschaftlern des Bewußtseins, erleuchteten Sehern und Seherinnen, »entdeckt«, die die Strukturen des Universums in ihrem Bewußtsein erkannten. So wie Einstein die Relativitätstheorie in seinem Geist erkannte, lange bevor sie im Laboratorium nachgewiesen wurde, haben die großen Meister der Veden in der meditativen Versenkung, in der Stille ihres Geistes, das Wirken der Naturgesetze wahrgenommen. Dieses Wissen enthalten die Veden. Sie liefern genaue Beschreibungen der Naturgesetze, zeigen, wie diese auf jeder Ebene der Schöpfung funktionieren, und bieten die Techniken an, mit denen dieses Wissen auf jeden Lebensbereich angewendet werden kann – und Ihnen, liebe Leserin, geben sie ein Mittel an die Hand, mit dem Sie Glück, Gesundheit, Frieden und Harmonie für sich und die Gesellschaft erlangen.

Die vedische Wissenschaft umfaßt viele Wissensgebiete, angefangen von spiritueller Philosophie bis hin zu Logik, Mathematik, Musik, Sprache, Astronomie, Architektur und Gesundheit. Es waren die vedischen Seher, die als erste das einheitliche* Feld erkannten, das jetzt von der Quantenphysik beschrieben wird, und die als erste das exakte Zusammenspiel von menschlichem Bewußtsein und materieller Welt begriffen. Sie entdeckten, daß dieses Feld – das, was zwischen den Teilchen, Punkten, ist –

* auch: vereinheitlichtes Feld

nicht Leere ist, sondern Fülle, die alles enthält: jede Möglichkeit des Lebens, das Potential des gesamten Universums. Sie nannten es *samhita*, das einheitliche Ganze, das als Erkennender, als Gegenstand der Erkenntnis und als Erkenntnisprozeß auftritt. Sie entdeckten, daß alle Wechselwirkungen des Lebens ganz einfach das mit sich selbst in Wechselwirkung stehende, sich selbst erkennende Samhita bzw. das sich in sich und aus sich selbst entfaltende einheitliche Feld zum Ausdruck bringen. Die vedische Tradition definiert sich selbst als zeitlos, denn obwohl es geschriebene vedische Texte wie die Upanishaden* gibt, sind die Veden ein im *Inneren* des Lebens aufbewahrtes Wissen, Skripten der Natur selbst, die man vielleicht am besten als »DNS des Wissens« verstehen kann. Das vedische Wissen ist weder Philosophie noch Religion und schon gar nicht eine Sammlung von Aphorismen über das Leben. Es ist im Fluß befindliches, lebendiges, wenn auch immer wieder in Vergessenheit geratendes und von Zeit zu Zeit wieder aufgegriffenes Erfahrungswissen über die Entfaltung der Naturgesetze in all ihren Phasen. Da die zeitlosen Naturgesetze im Bewußtsein des Menschen eingebettet sind, kann sie jeder, dessen Bewußtsein hellwach ist, erkennen.

Aus der vedischen Tradition kommt der Ayurveda, ein mächtiger, ins Einzelne gehender Wissensschatz über die Gesundheit, in dessen Zentrum die Wiederherstellung des Gleichgewichtes in unserer Psychophysiologie durch Wiederbelebung des Wechselspiels zwischen dem Bewußtsein und allen Aspekten von Körper, Geist und Gefühlen steht. Der Ayurveda gilt als »Mutter aller Heilkünste«, denn er ging der chinesischen, der altgriechischen, der westlichen und allen anderen Ansätzen der ganzheitlichen Medizin voraus und hat sie alle direkt beeinflußt. Neben seiner Bedeutung als einer vorbeugenden Allgemeinmedizin hat der Ayurveda folgende acht Unterbereiche: innere

* *upanishad:* altindisch »esoterische Lehre«

Medizin, Chirurgie, Probleme der Augen, der Ohren, der Nase, des Mundes und des Rachens, Kinderkrankheiten, Toxikologie, Verjüngungstherapie, Fortpflanzung und spirituelles Heilen. Vieles von dem, was wir über den Ayurveda wissen, finden wir u. a. in den als Charaka Samhita* bekannten Schriften des altindischen Arztes Charaka.

Obwohl ayurvedische Techniken heutzutage überall in Indien angewendet werden, befolgen sie den Ayurveda nicht ganz so, wie er der ursprünglichen Überlieferung entspricht. Im Lauf der Zeit und durch den Einfluß des westlichen Medizinmodells ist vieles von dem alten ayurvedischen medizinischen System und seinen Heilvorschriften verwässert oder verlorengegangen.

Anfang der achtziger Jahre hat Maharishi Mahesh Yogi, ein bedeutender Wissenschaftler und Lehrer der vedischen Tradition sowie Begründer des Programms der Transzendentalen Meditation (TM), zahlreiche erfahrene und prominente ayurvedische Ärzte sowie westliche Ärzte, Wissenschaftler und Forscher um sich geschart. Sie sollten tief in die Theorie und Praxis des alten ayurvedischen Systems eindringen, um den Ayurveda in seiner ursprünglichen Reinheit wiederherzustellen. Durch Erforschung des Wissens um das Wechselspiel zwischen Bewußtsein und Materie – das einen Angelpunkt in Maharishis vedischer Wissenschaft darstellt – wurden die ayurvedischen Heilvorschriften und alten Techniken in ihrer ursprünglichen Genauigkeit und Ganzheit wieder voll zum Leben erweckt. Diese Wiederbelebung des Ayurveda ist bekannt als Maharishi-Ayurveda, und wenn wir in diesem Buch von Ayurveda reden, meinen wir dessen Wiederherstellung in der Jetztzeit in der Form von Maharishi-Ayurveda. Und von den Heilmethoden des Maharishi-Ayurveda betrachten wir die Transzendentale

* »Sammlungen«, »Lehrbücher« der Sanskrit-Medizin der brahmanischen Epoche, um 500 n. Chr.

Meditation als bedeutsamste Technik. Sie ist von entscheidender Bedeutung, weil der Schwerpunkt beim Maharishi-Ayurveda auf der Wiederherstellung des Gleichgewichtes der Physiologie durch direktes Erfahren des einheitlichen – vereinheitlichten Bewußtseinsfeldes liegt.

Was der Maharishi-Ayurveda bietet

Das Geheimnis bei der Wiedererweckung der ordnenden Gesundheitsprinzipien in Ihnen besteht darin, jene überaus kraftvolle, einigende und heilende Verbindung – die Nahtstelle zwischen Bewußtsein, Körper, Geist und Gefühlen – ausfindig zu machen und den Zugang zu ihr zu finden. Der Maharishi-Ayurveda bietet zwanzig Methoden, um diese wirksame innere Hilfsquelle anzuzapfen. In diesem Buch untersuchen wir einige dieser wissenschaftlich fundierten Methoden und die ihnen zugrunde liegenden Prinzipien sowie ihre Anwendung zu bestimmten Tages- und Jahreszeiten für zu Hause. Die hier angebotenen Programme sind einfach. Sie können jedes einzelne davon leicht in Ihr tägliches Leben einbeziehen und nicht nur für Ihr physiologisches Funktionieren, sondern auch für Ihre seelische Gesundheit und emotionale Stabilität enorm viel Nutzen aus jedem ziehen. Wir behandeln auch spezielle Anliegen, angefangen von Herzkrankheiten, Krebs, Fettleibigkeit, chronischer Müdigkeit, dem prämenstruellen Syndrom und den Wechseljahren bis hin zu Fettsucht, Partnerbeziehungen, Schwangerschaft, Niederkunft und Kinderpflege. Wir besprechen nicht jedes spezielle Leiden und versuchen dies auch nicht, denn der Ayurveda ist ein System der Gesundheit und nicht der Krankheiten. Er geht nicht davon aus, daß jeder, der dieselben Symptome hat, auch dieselbe Behandlung bekommen muß. Sie werden in die Lage versetzt, das ayurvedische Vorgehen zu verstehen und es auf jeden beliebigen Aspekt Ihrer Gesundheit anzuwenden. Bedenken Sie jedoch, daß dieses Buch kein Ersatz für eine fachärztliche Behandlung ist.

Als Frauen verspüren wir oft schon frühzeitig Unausgeglichenheiten und haben das Gefühl, daß etwas »nicht ganz stimmt«, bevor die Unausgeglichenheiten im Laborbericht als ganz bestimmte Krankheit beim Namen genannt werden. Genausooft frustriert uns unsere Unfähigkeit, Fachärzten unsere unklaren Symptome mitzuteilen, da Symptome, die Krankheiten vorausgehen, nicht klassifizierbar und nicht testbar und auch nicht immer mit modernen medizinischen Methoden behandelbar sind. Der Ayurveda bietet eine mehr in die Tiefe gehende, feinfühligere Art von Medizin, die Ihr auf Selbstdiagnose beruhendes Wissen bestätigt und Ihnen Mittel an die Hand gibt, gesund zu bleiben und ausgeprägte sowie noch eher versteckte Zustände körperlichen, geistigen und emotionalen Krankseins sowie alle Zustände, die einer Krankheit vorausgehen, auf der Grundlage Ihrer individuellen Konstitution zu behandeln.

Das ayurvedische System kennt sieben Konstitutionstypen. Jeder Konstitutionstyp bestimmt im voraus die Art von Unausgeglichenheiten, zu denen Sie am meisten neigen. Die individuellen Tages- und Jahreszeitroutinen für jeden Typ konzentrieren sich auf Ernährung, Ruhe, Bewegung, Verhalten und spezielle Therapien zur Wiederherstellung des Gleichgewichts und zur Beseitigung von Hindernissen für einen guten Gesundheitszustand. Um zu verdeutlichen, wie jedes Programm funktionieren kann, bringen wir kurze Berichte von Frauen mit verschiedenen Gesundheitsproblemen, denen mit speziellen ayurvedischen Behandlungsmethoden geholfen werden konnte. Möglicherweise kommen Ihnen die Berichte etwas vereinfacht oder wie rasch dahingeschrieben vor, aber in jedem einzelnen Fall hatten die Frauen bereits andere, erfolglose medizinische Behandlungen hinter sich. So versuchten sie es mit Maharishi-Ayurveda und fanden, daß die Symptome überraschenderweise verschwanden und sie sich von da ab viel wohler fühlten. Wir stellen diese Berichte nicht als Wundermärchen vor, sondern als ganz gewöhnliche Beispiele, wie ayurvedische Methoden in unterschiedlichsten Situationen funktionieren und warum.

Im Grunde zeigen alle Krankheiten, daß die Verbindung zur einigenden inneren Quelle verlorengegangen ist. Um die Wiederherstellung dieser Verbindung zu erleichtern, bietet der Maharishi-Ayurveda eine aus drei Teilen bestehende Behandlungsmethode, die auf der Verbindung zwischen Bewußtsein und Materie beruht. Der Ayurveda der Klasse I will Körper und Geist wieder mit dem Bewußtseinsfeld, das allem zugrunde liegt, verbinden. Der Ayurveda der Klasse II belegt das biologische Erinnerungsvermögen und befähigt die Intelligenz Ihres Körpers, dessen innere Heilmechanismen wieder in Gang zu bringen. Der Ayurveda der Klasse III benutzt äußere Produkte und Techniken zur Wiederherstellung des Gleichgewichts zwischen Körper und Geist.

Sehen wir uns nun einmal an, wie der Ayurveda das unterstützt, was die Wissenschaftler heute Geistkörpermedizin nennen.

Was ist Geistkörpermedizin?

Zu den grundlegenden Entdeckungen des Ayurveda sowie anderer alter herkömmlicher medizinischer Systeme wie des chinesischen und des der amerikanischen Ureinwohner gehört die Feststellung, daß Geist und Körper eng miteinander zusammenhängen und das Bewußtsein untrennbar mit beiden verbunden ist. Das Verhalten der Moleküle und Immunzellen läßt sich somit nicht allein von einer rein physischen Grundlage voraussagen, sondern wird auch sehr stark von unseren geistigen und emotionalen Bewußtseinszuständen geprägt. Heute beginnt die moderne Medizin, diesen Zusammenhang neu zu

erkennen, obwohl Denker des Westens wie Aristoteles und Darwin das schon vor Jahrhunderten wußten.
1964 veröffentlichten der Psychiater George Solomon und sein Kollege Rudolph Moos an der Stanford University eine äußerst bemerkenswerte Studie, in der nachgewiesen wurde, daß zwischen emotionalen Konflikten und dem Ausbruch und Verlauf von rheumatischer Gelenkentzündung eine Verbindung besteht. Die Studie wurde von der Wissenschaft mit großer Skepsis aufgenommen. Zehn Jahre später führte Robert Ader zusammen mit Nicholas Cohen an der University of Rochester School of Medicine eine Reihe von Versuchen durch, in denen Ratten darauf gedrillt wurden, ihre Immunsysteme zu unterdrükken, wenn ihnen gesüßtes Wasser gegeben wurde. Die Forscher fanden heraus, daß eine mentale Assoziation das Funktionieren des Immunsystems außer Kraft setzen konnte. Ader nannte diesen Forschungsbereich »Psychoneuroimmunologie« bzw. PNI, und diese wurde schnell zu einem der interessantesten Bereiche in der modernen Medizin. Die PNI – schreibt der Autor und Arzt Michael Crichton – »wird ein lebenswichtiger klinischer Bereich, vielleicht sogar der wichtigste in der Medizin des 21. Jahrhunderts. Er verschiebt das Schwergewicht, das wir augenblicklich auf Kardiologie und Onkologie legen.«[2]
Die PNI beschreibt das enge Verhältnis zwischen der Tätigkeit Ihres Gehirns und Ihres Immunsystems und kommt zu dem Schluß, daß sich Ihre Gesundheit im Grunde aus dem Verhältnis zwischen Geist und Körper ergibt. Nach Ansicht der PNI dürfen wir den Geist nicht länger als das eine und den Körper als das andere betrachten bzw. geistige Gesundheit von körperlicher trennen. Der Geist thront nicht bloß oben im Gehirn, sondern steht mit jeder einzelnen Körperzelle in Verbindung und vermittelt ihr Informationen. Wir könnten sagen, jede Zelle enthält ein »Stück Geist«. Andererseits führen alle Gedanken, Gefühle, Wünsche und Ideen, überhaupt jeder Aspekt der

Intelligenz, zur Produktion eines chemischen Boten aus Ihrem Gehirn, der Neuropeptid heißt und Gedanken in körperliche Zustände umsetzt. So bestimmt Ihr Denken, wie Sie sich fühlen. Deshalb kann sogar der Gedanke an eine Arznei schon Wirkungen ausüben, und daher funktionieren Placebos so oft so gut.

Die Entdeckungen der Psychoneuroimmunologie sind auch eine Herausforderung an die klassische Auffassung vom Körper als von drei getrennten Systemen – dem endokrinen System, dem zentralen Nervensystem und dem Immunsystem. Die PNI-Forschung hat gezeigt, wie diese drei Systeme über Moleküle, die wie Boten wirken, eng miteinander verbunden sind.[3] Wir haben beispielsweise erfahren, daß sich Menschen mit sehr viel geistigem und emotionalem Streß leichter erkälten und daß Leuten mit Arterienverkalkung Streßreduzierungsprogramme guttun, unabhängig davon, ob sie sich gesund ernähren oder nicht, regelmäßig üben und ihre Arzneien vorschriftsmäßig einnehmen. Ed Blalock von der University of Alabama hat gezeigt, daß das Immunsystem ähnlich unseren Augen oder unserer Nase tatsächlich wie ein Sinnesorgan funktioniert, daß es über unsere weißen Blutkörperchen Reize wie Bakterien und Viren verspürt und unser Verhalten durch die Auslösung eines Schwalls kräftiger biochemischer Substanzen beeinflußt. Candace Pert, die zu den bedeutendsten PNI-Forschern zählt, hat gezeigt, »*daß der menschliche Körper ein beeindruckender pharmakologischer Betrieb ist*«, daß wir ein psychosomatisches Netzwerk haben, in dem die Zellen unseres Geistes und unseres Körpers ständig in der Sprache biochemischer Substanzen miteinander reden, und daß dies zu all unseren Gefühlen führt, die wir als Menschen haben. Da weder Geist noch Körper unabhängig voneinander verstanden werden können, brauchten wir nach Ansicht von Pert einen Fachausdruck, um zu beschreiben, wie Geist und Körper zusammenwirken, um ein Informationssystem auf biochemischer Grundlage zu schaffen. Sie nennt

dieses System »Körpergeist« und erklärt das damit, daß *»Ihr Körper die äußere Manifestation des Geistes ist«.*[4]
Eine Folgeerscheinung der PNI ist die Geistkörpermedizin als neue medizinische Richtung. Dies führt weiter zu der Einsicht, daß die materialistische, technologische Vorgehensweise der Medizin, die den Körper als mechanische Maschine völlig losgelöst vom Geist oder vom Bewußtsein des jeweiligen Menschen betrachtet, in vielerlei Hinsicht die Grenzen ihrer Anwendbarkeit erreicht hat. Zweifellos ist das technologische Vorgehen der Medizin bei Traumata und in akuten lebensbedrohenden Fällen von großem Nutzen, aber für eine reale Vorbeugung und für die Reichhaltigkeit an Immunität, die erforderlich ist, um ein Leben lang gesund zu bleiben, sorgt es nicht. Es ist eine traurige Wahrheit, daß die moderne Medizin zwar zahllose Millionen von Dollars zur Synthetisierung und Entwicklung einer Unmasse chemischer Behandlungsverfahren ausgegeben hat, um den Körper aus einem Zustand des Krankseins in einen Zustand des Gesundseins zu manipulieren (eine als Allopathie bekanntgewordene Praxis), eine tatsächliche Heilung jedoch verfehlt wurde.
Die Geistkörpermedizin ist dabei, dieses fehlende Element zu bestimmen. Wir sehen schließlich, daß der einzige Grund, warum die meisten chemischen Heilverfahren funktionieren, darin liegt, daß *der Körper selbst ähnliche Chemikalien produziert.* Die Geistkörpermedizin hat entdeckt, daß der Körper eine Apotheke ist, die von unserer körpereigenen Intelligenz beliefert und betrieben wird. Die Substanzen in dieser inneren Apotheke werden sowohl von unseren Gefühlen, Standpunkten, Haltungen, Verhaltensweisen und sozialen Beziehungen als auch von unseren physiologischen Reaktionen erzeugt. Mit jedem Gedanken und Gefühl stärken oder schwächen wir unsere Physiologie.
Die neue Medizin kann Ihnen somit helfen, sich Heilung nicht einfach nur als notwendige Reparatur eines versagenden und

wieder in Ordnung zu bringenden Körpers vorzustellen, sondern als Funktion eines vorzüglichen, denkenden und fühlenden »Körpergeistes«, der seine eigene Heilung bewirkt.
Das ist das Thema des Maharishi-Ayurveda.
Wir empfinden es als großes Glück, daß wir Ihnen mit diesem Buch das Wissen des Maharishi-Ayurveda und dazu unsere Gedanken und Erfahrungen aus dem Lehren und Praktizieren des Ayurveda mitteilen können. Wir würden gern hören, was Sie dazu denken und erfahren haben. Möge Ihr Leben das gesündeste und freudvollste sein, und mögen Sie unserer Welt gute Dienste leisten, indem Sie alles tun, um möglichst viel Liebe, Heilung und Ganzheitlichkeit in der gesamten Menschheit wachzurufen.

1 GANZHEIT
Körper, Geist und Gefühle wieder zusammenführen

Vom Mittelpunkt der *Wirklichkeit* aus erkennt man, daß das Leben in seinem Gesamtumfang harmonisch ist. Hat man den Mittelpunkt gefunden, so sieht man klar, daß alle die unzähligen Radien auf einen einzigen Punkt zulaufen.[1]

Maharishi Mahesh Yogi

Wir im Westen vergessen zuweilen, daß wir eng mit der Natur verbunden sind. Meist denken wir, Natur seien nur Blumen, Vögel, Flüsse, Berge und Sterne. Irgendwie haben wir uns weisgemacht, die »menschliche Natur« sei etwas anderes und Besonderes. Wir nehmen Urlaub, um »in der Natur zu sein«, vergessen aber oft, daß die Natur in uns selbst ist. Wir vergessen, daß Seele, Geist und Körper eigentlich materieller Ausdruck des Gesetzes der Natur sind und wir an der Gestaltung des Weltalls unmittelbar teilhaben. Die Gesetze der Natur regulieren bei uns Herzschlag und Körpertemperatur, damit diese trotz des Klimas fast konstant bleiben, modellieren die Tiefe unserer Wahrnehmungen, hauchen auch Mitgefühl in unsere Herzen und bauen einen Sinn für gesellschaftliches und sogar weltumfassendes Verantwortungsgefühl in unserem Denken auf, indem sie uns bewußtmachen, daß Gedanken über unsere Umwelt dasselbe sind wie Gedanken über unsere Gesundheit und unsere persönliche Lebensqualität.

Wenn Sie gesund sein wollen, müssen Sie tatsächlich wieder

daran denken, wie Sie »zurück zur Natur« gehen. Aber nicht nach draußen, sondern nach *drinnen*, zurück zur Natur in sich selbst.

Heilen ist ja nicht etwas, das *Sie* tun, sondern es wird von den Gesetzen der Natur in Ihrem Geist, Ihrem Herzen und Ihrem Körper bewirkt, genauso wie die Natur nach einem Waldbrand eine Reparatur ausführt oder die Erde nach einem strengen Winter regeneriert. Sie müssen nur erlauben, daß dieses Reparieren und Regenerieren geschieht, müssen Heilung stattfinden lassen, ohne sich einzumischen. Sie brauchen nur die richtigen Bedingungen und Gewohnheiten zu schaffen, um diese innere Harmonie zu fördern und Ihrer Physiologie zu erlauben, sich daran zu erinnern, wie sich ein guter Gesundheitszustand wirklich anfühlt. Wenn es auch nur ein einziges Geheimnis gibt, um vollständig gesund zu werden, dann besteht es darin, zu erkennen, daß Sie zu den unter der Oberfläche des Lebens versteckten Gesetzen der Natur Zugang haben und daß Sie lernen können, sie richtig zu nutzen.

Heilung durch Rückkehr zum Selbst – Erinnerung ans Ganzsein

Ein vedisches Sprichwort lautet: »Was man sieht, wird man.« Denken Sie einmal daran, als Sie das letzte Mal über den Ozean schauten und die Wellen Ihre Aufmerksamkeit gefangenhielten. Gab es jemals einen Augenblick, da Sie sich selbst fanden, anstatt Welle für Welle zu betrachten und zu sehen, wie riesig die Wassermassen sind? Kennen Sie jenes Gefühl der Weite, wenn Sie nicht mehr die Wellen bemerken und »auf einmal« feststellen, daß der Ozean mit einer Art und Weise des Fühlens, Wissens und In-der-Welt-Seins verwandt ist, die »Rückkehr zum Selbst« genannt wird? Sie gehen zurück zu Ihrem tiefsten Selbst, zum umfassendsten Aspekt des Selbstseins, wo alles bereits miteinander verbunden ist, und erfahren das Leben von der Stelle aus, wo Sie völlig ganz sind. Es ist jene ausgesprochen angenehme Stelle, zu der wir gelangen, wenn wir über alles Wechselhafte hinausgehen, vorbei an den Grenzen der Erfahrung hin zu einem Gefühl der Grenzenlosigkeit kommen, das über den inneren Monolog hinausgeht, der uns von uns selbst und auch von jenen trennt, die wir lieben. Es ist das Grundgefühl, »zu Hause« zu sein, das uns mit der Natur in uns verbindet. Der Maharishi-Ayurveda versteht es als einheitliches Feld des reinen Bewußtseins.

Wenn Sie zu dieser inneren Ganzheit zurückkehren, von der sich die Intelligenz und Geordnetheit im Funktionieren Ihres Körpergeistes zum ersten Mal tief in Ihrem Bewußtsein entwickelt, entdecken Sie die allumfassende Quelle des Wissens, um unbesiegbare Gesundheit zu schaffen und aufrechtzuerhalten. Sind Sie erst einmal dort, gewinnen Sie die Erfahrung wieder, daß die Natur innerhalb und außerhalb von Ihnen nicht voneinander zu trennen ist. Und wenn Sie diese innere Geschlossenheit, diese Erinnerung daran, wer Sie tatsächlich sind, diese Erinnerung an Ihr inneres Ganzsein wiedererlangen, dann ist das Leben für Sie vollständig statt chaotisch, und Ihnen kommt es vor, als sei nun endlich alles an seinem Platz.

Stellen Sie diese tiefgreifende Übereinstimmung zwischen Geist, Körper und Gefühlen her, bleiben Sie viel eher gesund, als wenn Sie vorsätzlich positive Haltungen entwickeln oder versuchen, äußere Umstände zu ändern. Ihr guter Wille, Ihre optimistischen Gedanken, Ihre Gefühle und Ihr Geist allein können Ihren Körper nicht heilen. Heilungsbeteuerungen, Visualisierungen und dergleichen, die nicht jene auf Ordnung gerichtete Intelligenz der Natur in Ihrem Inneren anzapfen, können nur Stückwerk sein. Die Natur will Sie genauso ganz haben, wie Sie es wollen, indem sie Sie durch Ihre DNS führt, indem sie danach verlangt, Sie in jedem Augenblick Ihres Lebens gesund zu halten. Alles, was Sie brauchen, ist ein Weg, um zu dem Programm des Selbstwiederinstandsetzens und der Selbstheilung, das in jeder Zelle Ihres Körpers, in Ihrem eigenen Bewußtsein liegt, Kontakt herzustellen.

Das ist das Wissen, das der Maharishi-Ayurveda bereitstellt. Es geht darum, die natürliche Intelligenz des Körpers und damit seine unumschränkte Selbstheilfähigkeit wiederherzustellen. Sie lernen, die Ordnung der Natur in sich selbst anzuzapfen. Hier sind Sie Patientin, Medizin und Arzt in einem. Dabei wird Ihnen beigebracht, wie die Natur in Ihnen und aus Ihnen heraus fließt, genauso, wie sie durch das Weltall fließt. Es wird beschrieben, wie Sie wieder Verbindung zu diesem Fluß herstellen können, der alles miteinander verknüpft, um so Ihre Gesundheit zu beleben. Und obwohl die Selbstheilmechanismen des Ayurveda durch eine ganze Reihe spezieller Techniken und Richtlinien gelehrt werden, ist nichts wichtiger als folgende Grundwahrheit: *Dieses Wissen ist bereits in Ihnen vorhanden, sonst könnten Sie sich nicht daran erinnern, es nicht erwecken und gut gebrauchen.*

Der Ayurveda bietet somit einen Vorgang, bei dem Sie sich nicht an Vergangenes, sondern an Unerschütterliches und Ewiges, an Ihr eigenes Gesundsein erinnern. Und das ist die beste Medizin, die Ihrem Körper beibringt, sich daran zu erinnern, wie man sich fühlt, wenn man kerngesund ist, die Ihrem Geist beibringt, sich darauf zu besinnen, wie man sich fühlt, wenn man grenzenlos weise ist, und die Ihrem Herzen beibringt, sich fortwährend an die Freude zärtlicher Liebe zu erinnern.

Die Harmonie des Gesundseins

»Gesundsein« ist Ausdruck eines in sich geschlossenen Lebens, einer Ordnung und eines Gleichgewichts der Dinge. Wenn Sie eine Frau erleben, die sehr gesund ist, bemerken Sie vielleicht, daß sie den Eindruck vermittelt, als strahle sie durch und durch und bringe etwas von ihrer inneren Energie zum Ausdruck. Sie bemerken vielleicht ebenfalls, daß ihr Verstand heiter und lebhaft, ihr Denken weit und klar ist und ihre Gefühle beständig und leicht ansprechbar sind. Ihre Freunde beschreiben sie vielleicht als »Muster an Gesundheit«. Es ist fast, als sähe man ihr Gesundsein in jeder Zelle ihres Seins. Könnten Sie in die Zellen ihres Körpers schauen, würden Sie entdecken, daß jede Zelle einzeln und gemeinsam mit den anderen hochorganisiert funktioniert. Sie scheint einig mit sich selbst zu sein und in allen Bereichen ihres Lebens ein organisches Ganzes zu bilden. Wenn Sie sie fragen, wie sie sich fühlt, sagt sie Ihnen vielleicht, daß sie sich rundum glücklich fühlt. Sie beschreibt kein Nichtvorhandensein von Krankheit und berichtet auch nicht von den Ergebnissen eines negativen Labortests. Sie empfindet ein freudvolles Gefühl des Wohlbefindens, ein Gefühl der Glückseligkeit, sie erlebt, daß ihr Körper, ihr Geist und ihre Emotionen mühelos und einwandfrei zusammenarbeiten, sie erfährt sich als eine wahrhaft gesunde Frau.

Innere Harmonie ist vielleicht das hervorstechendste Merkmal aller Lebenssysteme. Sie zeigt das auf Intelligenz beruhende Wachsen und Reguliertsein aller Aspekte der Natur, vom Blühen einer Rose bis hin zu den Gezeiten und den Planetenbewegungen. Von den Zellen bis hin zu den Galaxien ist alles, was mit Leben zusammenhängt, so eingerichtet, daß es die Intelligenz der Natur in einem riesigen Universum des Gleichgewichts und des Zusammenhalts in Bewegung hält und zum Ausdruck bringt. So ist die organisierte Intelligenz des Universums eine Ansammlung vieler Formen bzw. Teile offenbarter Intelligenz, ist alles Leben, aber unterschiedlich organisiert. Ohne diese Intelligenz wäre Gold nicht stets Gold, wo immer Sie es finden, und Blumen blühten nicht immer im Frühjahr.

Im Menschen heißt die materielle Substanz natürlicher Intelligenz DNS (Desoxyribonukleinsäure). Sie ist der kompakt organisierte genetische Kode, der in unsere Zellen eingebaut ist, unsere Individualität und unser Erinnerungsvermögen an unser kollektives Menschsein gestaltet und zu gewaltiger Flexibilität fähig ist.

Gesundheit können Sie auch so verstehen: Je gesünder Sie sind, um so vollständiger offenbaren Sie die Intelligenz Ihres genetischen Potentials. Bringen Sie Ihre DNS so nach außen, wie sie das maximal will, wachsen und bewegen sich Ihre Zellen, wo und wann sie es sollen, schaffen immer mehr Ordnung in Ihrer gesamten Physiologie, und Sie fühlen sich zunehmend innen und außen wohl.

Krankheit hat dagegen etwas Ungeordnetes an sich. Sie sagen zum Beispiel: »Ich fühle mich nicht«, weil »ich mich« besser fühle, wenn ich ausgeglichen, sicherer und gesammelter bin. Und wenn Sie ganz krank sind, haben Sie womöglich ein Gefühl von Chaos und dazu den Gedanken: »Ich falle auseinander«. (Aber niemand fällt wirklich auseinander, denn die Natur hält uns sogar dann noch instinktiv zusammen, wenn wir zu krank sind, um das zu bemerken oder uns darum zu kümmern.)

Der Faktor Harmonie in der Gesundheit zeigt sich in jedem Lebensbereich von Geist, Seele und Körper. Wenn Sie optimal funktionieren, ist Ihr Herzschlag konstant, fließt Ihr Blut gleichmäßig durch Ihre Venen und Arterien, und der innere Thermostat Ihres Stoffwechsels in Ihrem Hypothalamus (dem unteren Teil der Seitenwände des Zwischenhirns) hält Ihre Temperatur bei genau oder ziemlich nahe bei 37 Grad Celsius, unabhängig davon, ob Sie sich am Äquator oder am nördlichen Polarkreis befinden. Zur gleichen Zeit hält Ihre Bauchspeicheldrüse Ihren Blutzucker annähernd konstant, während Ihre

Lunge, Ihre Nieren und Ihr Gehirn die genauen Mengen an Sauerstoff und Kohlendioxyd bestimmen, die notwendig sind, um Ihre Physiologie im Gleichgewicht zu halten. So ist es mit jedem Funktionsbereich Ihres Körpers, weil jenes unglaublich gut organisierte Stück Natur in Ihnen – Ihre DNS – sein präzises Operieren durch einen ständigen Rückmeldeprozeß über den Bezug auf das Selbst fortführt und jeden Augenblick entsprechend neu einstellt, um das perfekte Gleichgewicht innerhalb und zwischen jeder Zelle Ihres Körpers zu halten.
Diese funktionale Geschlossenheit gilt nicht nur für die Vorgänge in Ihrem Körper, sondern auch für Ihre Wahrnehmungen der Umwelt. Die Physiologie des Menschen liebt Ordnung über alles und schafft automatisch aus dem Chaos Ordnung, wann immer sie Gelegenheit dazu bekommt. Wenn Sie beispielsweise ein Moirémuster in Seidentaft betrachten, sehen Sie nicht einfach nur eine Menge Linien, sondern erleben ein Muster, ein Ganzes. Ihre Augen suchen das Geordnete, und Ihr Gehirn verbindet spontan die Schnittpunkte, die das Muster ausmachen. Es ist nicht so, daß Sie die einzelnen Linien nicht sehen können, sondern als gesunder Mensch »bevorzugen« Sie das Muster. Es ist für Ihre ordnungsliebende Physiologie natürlicher zu erfassen.
Wenn wir eine Tapete fürs Schlafzimmer auswählen, möchten die meisten von uns ein nicht allzu anspruchsvolles, gleichförmiges Muster, mit dem wir täglich in Frieden leben können, weil wir dann weniger Chaos und Unordnung in unser Nervensystem hineinlassen. Bei gewissen Farben – sanftem Grün und Blau beispielsweise – ist festgestellt worden, daß sie uns mehr Ruhe schenken. Das ist, so meinen Forscher, der Grund, warum wir diese Farben bevorzugen, wenn wir krank sind.
Wir sind für Harmonie, *weil* sie mehr für das Leben tut und die Gesundheit mehr fördert. Es verschafft uns große Befriedigung, daß die ständige Einbeziehung neuer Erfahrungen und Gedanken in größere und allumfassendere Muster während der

Menschheitsgeschichte als Grunderfordernis allen menschlichen Lebens erkannt worden ist. Es ist der Wunsch nach dem einheitlichen Muster, dem vollkommenen Bild, der Theorie für alles, der Wunsch, das Grundmuster des Universums aufzunehmen, das Verlangen nach Ganzheit. Gleich nach der Geburt suchen wir nach diesem großen Einssein. In seinen *Journals* schrieb Emerson: »*Jedes Kind ist vom Wunsch nach dem Ganzen erfüllt, einem Wunsch, der heftig und unendlich ist.*« So überrascht es nicht, daß das Wort »heilen« von »heil« (ganz) kommt und daß »heilen« in Wirklichkeit »etwas heil machen« bedeutet.

Wie das Ganzsein der Natur uns zur Gesundheit verhilft

Das Verlangen nach Ganzheit ist weit mehr als nur ein psychologisches Sehnen. Es ist der Wunsch des Lebens, mehr von sich zu suchen, zu finden, aufzunehmen und sogar noch mehr Leben zu erhalten. Solche Wünsche sind ein wichtiger Bestandteil unserer Evolution und der biologischen Mechanismen, die durch unser Dasein Wirklichkeit schaffen. Es ist daher durchaus natürlich, immer mehr und mehr zu wollen und zu erwarten, daß diese Sehnsüchte erfüllt werden. Ganzheit an sich ist überaus förderlich und hat mit jedem Bereich unserer Physiologie zu tun. Aber sie wird oft vergessen, wenn wir beginnen, uns in speziellen Gesundheitsproblemen zu verlieren. Und wenn wir den Zugang zur eigentlichen Organisation und Intelligenz der Natur verlieren, dann verlieren wir die Rettungsleine zu unseren eigenen Möglichkeiten, vollkommene Gesundheit zu schaffen. Keine Liebesbeziehung, kein Streben nach Erfolg, Macht oder Geld ist zwingender als der Wunsch, die volle Tiefe unseres Gesundseins zu verspüren, weil sie alle anderen Bereiche unseres Lebens wieder verjüngt.

Den Heilwert des Ganzseins der Natur hat jede Kultur aner-

kannt. Die Kulturen des Ostens haben diese Heilwirkung vielleicht am vollständigsten zu schätzen gewußt und es verstanden, sie in das tägliche Leben einzubeziehen.
Jüngsten Forschungen zufolge werden wir schneller und wirksamer wieder gesund, wenn wir selbst in einfachsten Dingen Verbindung zur Natur herstellen. In einer Studie über Genesung nach Operationen haben Wissenschaftler festgestellt, daß Patienten, vor deren Krankenzimmern sich ein kleines Wäldchen befand, weniger Zeit für ihre Genesung brauchten als solche, vor deren Zimmern eine Ziegelwand stand. Sie benötigten auch weniger Schmerztabletten und berichteten, daß sie gefühlsmäßig nicht so aus dem Gleichgewicht gerieten. Allein das Betrachten schwimmender Fische in einem Aquarium senkt den Blutdruck so wirksam, daß dies sogar im Sprechzimmer eines Zahnarztes bei Leuten wirkt, denen ein Zahn gezogen werden soll. Wenn solche unbedeutenden Wechselwirkungen mit der Natur solche positiven Vorteile bringen, dann stellen Sie sich einmal vor, was ein vollständiger direkter Kontakt zu den Gesetzen der Natur in Ihnen bewirken könnte, um Ihre Gesundheit wiederherzustellen.
Vielleicht ist sich niemand heutzutage der Notwendigkeit dieses wiederbelebenden Kontaktes zu den Naturgesetzen mehr bewußt als die Frauen.

Eine gemeinsame Erkenntnis

Es gibt einen ergreifenden Augenblick in Wendy Wassersteins Stück *The Heidi Chronicles*, für das sie den Pulitzerpreis bekam. Dort hält die Heldin, eine bekannte Kunsthistorikerin, vor ihrem Verband von Hochschulstudentinnen eine Rede zu dem Thema »Frauen, wohin gehen wir?« Sie bekennt, sich trotz ihres Erfolges unerfüllt zu fühlen, und sie fügt hinzu: »Ich gebe niemandem von uns die Schuld daran. Wir sind alle engagierte, intelligente gute Frauen. Aber ich komme mir wie gestrandet vor.« Heidi Holland scheint für viele von uns zu sprechen. Obwohl in den letzten Jahrzehnten wichtige Veränderungen im persönlichen und beruflichen Leben der Frauen stattgefunden haben, ist der Erfolg oft ein zweischneidiges Schwert: Durch das Niederreißen alter Barrieren sind neue entstanden. Während die beruflichen Möglichkeiten und Verpflichtungen der Frauen stark zugenommen haben, gibt es keine gleichwertige gesellschaftliche Unterstützung, um ihnen bei ihren Verpflichtungen in Familie und Haushalt zu helfen.

Bei dem Versuch, Arbeit und Familie unter einen Hut zu bringen, müssen wir immer wieder feststellen, daß jeder Tag doch nur vierundzwanzig Stunden hat. Noch lange nach Mitternacht versuchen viele von uns, Verpflichtungen nachzukommen, statt Schlaf nachzuholen, und dann haben wir einfach keine Zeit und Energie mehr. Je mehr wir unser Leben auszuweiten suchen, um so mehr scheinen wir auf körperliche, geistige, emotionale und gesellschaftliche Zwänge zu stoßen, die den Wert und das Vergnügen dieser berechtigten Ausweitung beschränken bzw. in Frage stellen.

Während wir nach Möglichkeiten suchen, die vielfältigen Lebenssituationen zusammenzuhalten, kommen wir in aller Stille zu der Einsicht: Es ist an der Zeit, daß wir uns nicht einfach nur nach vorn bewegen, sondern in die Tiefe, um uns von innen heraus neu zu finden. Das kollektive Aha-Erlebnis der Frauen von heute ist die Erkenntnis, daß wir das, was wir am meisten brauchen, was wir am meisten wollen, nur dadurch erlangen, daß wir uns wieder an jene Stimme tiefsten Bewußtseins, an unsere Verbindung zum harmonisierenden Einfluß der Natur in uns erinnern sowie unsere persönliche Quelle innerer Weisheit und Heilkraft in uns wiedererwecken. Möglicherweise hat jede von uns ihren eigenen Begriff dafür, aber wie auch immer wir es nennen, entscheidend ist, daß wir uns wieder auf diesen Quell besinnen.

Verlieren wir den Zugang zum tiefer liegenden Bereich der Wirklichkeit, können wir uns als gestrandet, unerfüllt und unvollständig fühlen. Deshalb sollte das innere Verbundensein mit der Natur unser wertvollster Besitz sein. Aber die meisten von uns vermögen jene innere Stimme nicht mehr zu vernehmen. Wir haben uns taub gemacht durch unaufhörliches Tätigsein, durch die ständige Konzentration unseres Bewußtseins auf Menschen und Dinge außerhalb von uns. Erst wenn wir jene innere Stimme wieder wahrnehmen, wirklich auf sie hören und ihr folgen, können wir ein Gefühl der Vollkommenheit und der umfassenden Teilnahme an unseren einzelnen Lebensbereichen genießen. Wenn wir den Kontakt zu ihr verlieren oder sie absichtlich nicht beachten wollen, könnte das Leben eine Aneinanderreihung von Bruchstücken und Enttäuschungen werden, und die Fähigkeit zum Gesundsein wird angeschlagen, was zu einem bruchstückhaft gelebten Leben führt – und diese Bruchstücke nennen wir häufig Krankheiten.

Die gesundheitlichen Folgen des »großen Jonglierens«

Daß sich in den meisten Lebensbereichen der Frauen etwas verbessert hat, ist zweifellos richtig, aber die Gesundheit gehört nicht dazu. Unsere Gesundheitsprobleme wachsen dramatisch an. Da wir jetzt die Vorteile traditionell männlicher Berufe mitgenießen, werden wir deutlich anfälliger für »Männerkrankheiten« wie Lungenkrebs, Herzkrankheiten und Drogensucht. Herzkrankheiten sind mittlerweile sowohl bei Frauen als auch bei Männern tatsächlich die Todesursache Nr. 1.
Berufstätige Frauen sind öfter krank als Männer, Frauen fehlen häufiger wegen Krankheit. Rauchen, Trinken und Drogenmißbrauch nehmen bei Frauen genauso zu wie verschiedene Störungen in der Nahrungsaufnahme, angefangen bei unnötigen

Schlankheitskuren bis hin zu Heißhunger und Magersucht. Obwohl Frauen im Durchschnitt noch immer sechs Jahre länger leben als Männer, verringert sich hinsichtlich der Sterblichkeit der Abstand zwischen den Geschlechtern ebenfalls. Die Lebensspannen der Frau sind zwar noch länger, wachsen aber nicht so wie die der Männer.

Insbesondere durch Streß entstandene Krankheitssymptome sind bei Frauen im Vormarsch, vielleicht infolge wachsenden Rollendrucks und Überbelastung, weil Frauen versuchen, Mädchen für alles zu sein. In den Vereinigten Staaten sind über die Hälfte aller Frauen mit Kindern unter sechs Jahren berufstätig. Mehr als die Hälfte aller jungen Mütter arbeiten außerhalb des Hauses oder suchen innerhalb eines Jahres nach der Geburt eines Kindes Arbeit. Es überrascht durchaus nicht, wenn 50 Prozent der vom National Center for Health Statistics befragten Frauen berichteten, daß Streß – welcher Art auch immer – ihre Gesundheit im zurückliegenden Jahr negativ beeinflußt hat. Nicht allein Streß am Arbeitsplatz ist die Ursache für streßbezogene Krankheiten. Frauen sind gleichermaßen anfällig, ob sie nun zu Hause arbeiten, um für die Familie zu sorgen, oder in einem Büro.

Die Streßauswirkungen sind bei berufstätigen Frauen oft noch stärker. Bei Ärztinnen und Psychologinnen beispielsweise ist die Selbstmordrate dreimal höher als bei ihren männlichen Kollegen, und in der Bevölkerung leiden doppelt soviel Frauen wie Männer unter Depressionen. Frauen nehmen weit mehr Beruhigungsmittel und Antidepressiva ein und bekommen auch mehr geist- und gemütsverändernde Arzneimittel verschrieben als Männer. 70 Prozent aller Psychopharmaka werden Frauen verschrieben.[2]

Da die Frauen heutzutage am anfälligsten für den Streß sind, der sich aus einem komplizierten Balanceakt zwischen Familie, Karriere, emotionalen und finanziellen Bedürfnissen ergibt, brauchen auch die Frauen am allernotwendigsten eine allumfassendere Form der Gesundheitsfürsorge. Trotz all unserer guten Absichten und solcher Aktivitäten wie Aerobic, Diäten mit wenig Fett oder anderen Methoden, die wir mit Verantwortungsgefühl in unser Leben einbeziehen, sind letztere zwar nützlich, berühren aber nicht unsere eigentlichen Gesundheitsnöte.

Diese eigentlichen Nöte sind weitgehend verursacht durch den Verlust der Verbindung zur Natur in uns, durch den Verlust des Gefühls, innerlich so gefestigt zu sein, daß es keine Rolle spielt, welche Veränderungen auf uns zukommen. Wenn alles, was wir tun, von dem innersten Gefühl dafür, wer wir sind, getrennt ist, kann das Leben unausgeglichen und sogar ungesund werden. Wir haben Herzschmerzen, fühlen uns geistig völlig erschöpft, und wie die Forschung immer mehr zeigt, entwickelt unser Körper eine Krankheit nach der anderen, um uns daran zu erinnern, wie wir aus dem Gleichgewicht geraten sind.

Wir neigen nicht nur zu körperlichem, geistigem und emotionalem Kranksein, sondern auch dazu, Fehler zu machen, weil wir uns nicht mehr selbst vertrauen. Wenn Sie die innere Unverletzlichkeit verlieren, ist es, als ob ein Abblendlicht einen Schatten über Ihr Bewußtsein wirft, und Sie sehen die Folgen Ihrer Entscheidungen nicht mehr klar. Wenn Ihnen Ihr Verstand das eine sagt und Ihr Herz etwas anderes, kommen Sie zu dem Schluß, daß Sie sich nicht mehr auf das innige Bündnis zwischen Ihrem Urteilsvermögen und Ihren Gefühlen verlassen können. Wenn Ihr Geist überschattet und Ihr Körper müde ist, kann es passieren, daß Sie ausgesprochen gefühlsbetont etwas wollen oder sich leidenschaftlich für jemanden engagieren, obwohl das eine wie das andere Ihnen überhaupt nichts bringt. Oder aber Sie sind bei einer Präsentation auf Ihrer Arbeitsstelle vielleicht intellektuell hellwach, fühlen sich aber so deprimiert und emotional unbeteiligt, daß Sie unfähig sind, Ihren Erfolg zu genießen. Da könnte aus dem Erfolg Besorgnis und Krankheit werden und damit das Gegenteil von dem, was er bringen sollte.

Sind Sie aber innerlich ausgeglichen, sind Sie nicht gezwungen, unangenehme Entscheidungen zu treffen. Ihr Geist, Ihr Herz und Ihr Körper verhalten sich harmonisch und arbeiten zusammen, um Ihre Wünsche zu erfüllen. Alles, was Sie denken, fühlen und tun, muß letzten Endes miteinander in Verbindung stehen, sonst fühlen Sie sich zerstreut und unsicher. Dieser kleine, als selbstverständlich angenommene, aber wichtigste Bestandteil des Gesundseins kann nicht in eine kleine weiße Pille verlegt werden.

Wie man eine weise und gesunde Frau ist – Wiedervereinigung mit dem eigenen Selbst

Vielleicht glauben wir, jederzeit jemanden bemuttern zu müssen gehöre zu den großen und starken Traditionen des Frauendaseins. Aber wer – könnten wir uns selbst oder unsere Freunde fragen – bemuttert denn *uns*? Sind wir dazu verurteilt, uns für immer als »mitabhängig« abzustempeln, weil wir die Verbindung zu der Fähigkeit verloren haben, für uns selbst zu sorgen? Es stimmt eigentlich nicht, daß Frauen »zuviel lieben«. Wir sind einfach von unserer eigenen inneren Quelle der Liebe getrennt worden, sind abgesondert worden von den Gesetzen der Natur, die dafür zuständig sind, daß für uns gesorgt wird. Durch dieses Abgespaltensein in unserem Inneren erleben wir vielleicht eine der schmerzhaftesten und ungesundesten Folgen eines bruchstückhaften Lebens – den Verlust eines liebenden Herzens an der Basis all unserer Beziehungen.

Nur wenn wir innerlich wieder verbunden sind, wenn wir uns – wie Goethe es ausdrückte – als »*großartiges, schönes, würdiges und wertvolles Ganzes*« fühlen, können wir die Wünsche unseres Herzens befriedigen, können wir genießen, was wir jeden Tag bei der Arbeit und zu Hause erleben, etwas aus unserer Freizeit machen und voll in dem Vertrautsein mit unseren Männern, Kindern, Eltern, Partnern und Freunden, das wir und sie doch so reichlich verdienen, aufgehen.

Die Wiederherstellung der Verbindung zu uns selbst braucht für keinen von uns so übermäßig schwierig zu sein. Was wir brauchen, ist nicht so sehr eine Veränderung der äußeren Szenerie, als vielmehr eine Neubearbeitung unserer inneren Landschaft. Indem wir wieder zu unserem tieferen Selbst gelangen, entdecken wir die heilende, einigende Unterstützung, die uns schon erwartet, eine zuverlässige und beständige Hilfsquelle, die für uns sorgt und die uns eigentlich nie verlorengegangen ist, sondern vielleicht versteckt, unausgedrückt oder einfach vergessen worden sein kann.

Dieses Wissen um einen kraftvollen, liebenden, gesundheitsfördernden inneren Lebensquell ist nicht neu. Es ist, was uns die Weisen schon immer gesagt haben, es ist der *Wakan* der Sioux-Indianer, Platos »*immerwährende Herrlichkeit, die weder kommt noch geht, die weder blüht noch verblaßt*«, es ist Jungs »*grenzenlose Weite ohne Innen und Außen … weder mein noch dein*«, es liegt den Weihen der heidnischen Traditionen zugrunde. Und in der vedischen Tradition ist es das Zuhause aller Naturgesetze, das Zuhause jener zarten Schöpfungskraft in ihrer weiblichen Form, jene all-liebende Mutter, die immer für uns da ist, selbst wenn wir uns dessen nicht bewußt sind.

Unserer Meinung nach haben Frauen einen beachtlichen Zugang zu dieser inneren Hilfsquelle eines Bewußtseins, das zu sich selbst gefunden hat. Durch die Wiederherstellung der Verbindung zu dieser Quelle können wir Geist, Körper und Gefühle wieder zusammenführen und die Grundlage für ein Leben psychophysiologischen Wohlergehens schaffen.

Das Wissen in Ihrem Herzen – die intuitive Entwicklung der Frauen

Beim Betrachten des Unterschieds zwischen Mann und Frau denken wir möglicherweise an die offen zutage tretenden Unterschiede im Körper, in den Hormonen und bei den Fortpflanzungsorganen. Aber warum beispielsweise heißt es besonders von Frauen, sie seien intuitiv?

Sowohl die alten ayurvedischen Ärzte als auch moderne Forscher sind sich darin einig, daß Intuition etwas sehr Reales ist und daß sie zwar von Männern und Frauen entwickelt werden kann, Frauen jedoch offensichtlich eine eingebaute physiologische Fähigkeit zur Entwicklung subtiler Wahrnehmung, abstrakten Denkens und verfeinerten Fühlens als wesentliche Bestandteile der Intuition haben. Durch solch eine entwickelte Physiologie kann jede Frau bei jeglichem Tun ein inneres Ganzheitsbewußtsein haben und behalten. Das bietet einen großen Vorteil für ihre Gesundheit. Durch Wachhalten Ihres inneren Bewußtseins erfolgt Ihr Tätigsein fast reibungslos und gleicht den Abnutzungsprozeß in Ihrem Körpergeist wieder aus.

Sie benutzen Ihre Intuition, wenn Sie *fühlen* müssen, ob eine Idee Sinn ergibt, wenn Sie etwas hinter »den Tatsachen« brauchen, wenn Sie sagen: »Ich weiß es in meinem Herzen.« Durch Intuition wissen Sie etwas *direkt* und bedürfen keiner äußeren Angaben. Intuition ergibt sich aus dem tiefer gelegenen, mehr zur Zusammenarbeit bereiten Fluß von Geist und Herz in einem ausgeglichenen, ganzheitlich stimmigen stofflichen Körper. Sie bietet eine Möglichkeit, die Gesetze der Natur direkt zu erkennen, die Wirklichkeit mit dem »inneren Auge« wahrzunehmen.

Es ist festgestellt worden, daß die Psychophysiologie der Frauen für intuitives Funktionieren besonders geeignet ist, aber wir können das weder der Natur noch der Erziehung allein zuschreiben. Naturgegeben mag es durchaus sein, aber die Frauen haben auch die erforderliche »Intuitionspraxis« gehabt. Der Wunsch nach Wissen ist allen Menschen eigen, und wir alle sind Suchende. Bekommt ein Mensch keine formale Erziehung und wird von den Ereignissen der Welt ferngehalten, wie es die Frauen Jahrhunderte hindurch waren, entwickelt er eine Methode der Selbsterziehung, indem er Wissen im *Inneren* anzapft. Er lernt es, das Leben von innen heraus »kennenzulernen«.

Frauen waren bislang auf subtile Bewußtseinszustände angewiesen, um informiert zu sein, und so haben Frauen vermutlich diese Möglichkeit des Wissenserwerbs entwickelt, die wir weibliche Intuition nennen. Dieser Entwicklungsprozeß könnte durchaus genauso abgelaufen sein wie alle inneren Entwicklungen und erinnert an die Reise, die weltabgeschieden lebende Priester, Nonnen und Mönche gemacht haben können, als sie bewußt ein inneres spirituelles Leben begannen. Da die »objektive« Welt fehlt, lernt der Wissende durch innere Erfahrungen und Enthüllungen der Selbstbewußtheit etwas über das Leben. Selbst für die gebildetsten Frauen waren intuitive Prozesse die wichtigsten Wege zum Wissen. Von den Reisen in ihr Inneres konnten Dichterinnen wie Elizabeth Barrett Browning und Christina Rossetti »*Beutestücke an die Oberfläche*« bringen, wie dies die Schriftstellerin Virginia Woolf nannte. Sie entdeckten den Sinn des Lebens, indem sie »*alles Innere vergrößerten*«. Die heilige Theresia von Avila, Gründerin des Karmeliterinnenordens, hat ihre Erfahrungen bei diesem Prozeß intuitiven Wissenserwerbs so beschrieben: »Es war, als ob jemand, der nie etwas gelernt hatte und nicht einmal lesen konnte, plötzlich in sich alle Kenntnisse der Wissenschaft gefunden hätte.«[3]

Durch die Notwendigkeit, Wissen durch *Fühlen* zu erwerben, gesteigert durch die Stärkung des Herzens infolge hingebungsvollen Dienstes – sei es für die Familie oder innerhalb der den Frauen eingeräumten Lehrberufe, im sozialen Dienst, als Krankenpflegerinnen oder in religiöser Berufung –, wurden Frauen zu traditionellen Hüterinnen inneren Wissens. Die historische Hinterlassenschaft aus der Entwicklung der Frauen besteht weitgehend in dieser organischen Verbindung von innerem und äußerem Leben, die der Intuition vertraute, Herz und Geist miteinander verschmolz und subtilere Bewußtseinsebenen erschloß. Durch diese Hinterlassenschaft – sei es als Ursache oder als Wirkung – haben wir Frauen eine andere Psychophysiologie.

Die Vorteile der psycho-physiologischen Entwicklung der Frauen

Die Meßdaten für das intuitive Funktionieren werden jetzt bei Forschungen zu Entwicklungsunterschieden in der Physiologie von Männern und Frauen bestimmt. Untersuchungen zur Gehirnphysiologie, wie sie Christine de LaCoste-Utamsing und Ralph Holloway 1983 und die UCLA-Forscher Laura Allen und Roger Gorski 1991 durchführten, haben ergeben, daß der Corpus callosum (Gehirnbalken), jener Teil des Gehirns, der die linke und die rechte Gehirnhälfte verbindet, bei Frauen 25- bis 40mal größer ist als bei Männern. Dadurch entsteht das, was die Forscher als größere neurale Flexibilität bzw. »Plastizität« beschreiben, bei der eine Gehirnhälfte leichter die Funktionen der anderen übernehmen kann. Frauen benutzen anscheinend beide Gehirnhälften bei mehreren ganz gewöhnlichen Tätigkeiten. Beispielsweise benutzen die meisten Frauen beim Buchstabieren von Wörtern beide Gehirnhälften, während Männer in erster Linie die linke Hälfte benutzen.

Die Plastizität des weiblichen Gehirns soll schon *in utero* beginnen, das Leben hindurch anhalten und einige wichtige Vorteile für die Gesundheit mit sich bringen. Im Alter wird die linke Gehirnseite schneller abgenutzt als die rechte. Allerdings gelangte eine Studie aus jüngster Zeit, die an der University of Pennsylvania durchgeführt wurde, zu dem Schluß, daß Frauengehirne um ein Vielfaches länger aufnahmefähig bleiben als Männergehirne. Frauen erholen sich auch von Schlaganfällen schneller und wirksamer, besonders was die Sprache betrifft. Dieser raschere Genesungsprozeß könnte das Entwicklungsergebnis des größeren Corpus callosum sein, durch das eine entsprechende Flexibilität in den Vermittlungsprozessen der Gehirnfunktion entstanden ist. Oder es könnte sein, wie andere Forschungen zu Gehirnunterschieden gezeigt haben, daß Frauen dazu neigen, Sprache im Lobus frontalis des Gehirns zu verarbeiten, während die sprachlichen Fähigkeiten der Männer mehr im Lobus parietalis, im Mittelteil des Gehirns, konzentriert sind, so daß sich Anfälle in diesem Bereich schädlicher auf die Wiedererlangung des Sprechvermögens bei Männern auswirken als bei Frauen.[4]

Es gibt auch andere Möglichkeiten der Erklärung dafür, daß das weibliche Gehirn nach Verletzungen weniger ernsthafte Schädigungen davonträgt. Norman Geschwind und seine Kollegen von der Harvard University studierten den Einfluß männlicher Hormone auf die Gehirnfunktion und stellten fest, daß sich Testosteron auf die Entwicklung der Funktionen der rechten Gehirnhälfte dahingehend auszuwirken scheint, daß es die Schaffung eines spezialisierteren Gehirns fördert und die Integrationsfähigkeit herabsetzt. Sie stellten fest, daß die neurale Genesung nach Verletzungen von Testosteron behindert wird. Das mag die Ergebnisse des nachfolgenden Experimentes erklären: Ein Forschungsteam an der Columbia University richtete eine Gruppe männlicher und weiblicher Ratten darauf ab, einen höhergelegenen Steg zu überqueren, und entfernte dann die sensomotorische Großhirnrinde, um die Erinnerung an diese Abrichtung auszulöschen. Als die Ratten Wochen später erneut getestet wurden, waren nur die männlichen Ratten unfähig, den Steg zu überqueren, während die weiblichen

Ratten überwiegend, wenn nicht gänzlich, ihre Fähigkeiten behalten hatten.

Die Gehirnforschung hat bewiesen, daß intuitives Denken am besten dann erfolgt, wenn beide Gehirnhälften integriert und synchron funktionieren. Das allgemeine intuitive Bewußtsein bei Frauen mag somit eine sehr reale Funktion unserer normalen Psychophysiologie sein. So gesehen, ist »weibliche Intuition« nicht mehr mysteriös. Die Frauen nutzen einfach ihre ganz gewöhnlichen Wahrnehmungsfähigkeiten und ihr abstraktes Denkvermögen.

Eine andere Untersuchung zu physiologischen Unterschieden zwischen Männern und Frauen zeigt spezielle Entwicklungsfähigkeiten bei Frauen, insbesondere in der Wahrnehmung. Untersuchungen der Neuropsychologen Diane McGuinness und Karl Pribam von der Stanford University haben ergeben, daß Frauen in Unterhaltungen mehr auf Klänge und deren emotionale Bedeutung achten sowie unterschwellige Botschaften einfühlsamer und genauer wahrnehmen.[5] Außerdem ist das Hörvermögen bei Frauen im Durchschnitt weit empfindlicher als bei Männern. Bei 85 Dezibel und darüber kommt ein Geräusch Frauen doppelt so laut vor wie Männern. Offensichtlich hören Frauen mit beiden Ohren gleich, während sich Männer im allgemeinen mehr auf das rechte Ohr verlassen. Frauen reagieren auch empfindsamer und aufmerksamer auf Berührungen, Geschmack und Geruch.

Wir erfahren ebenfalls, daß Geschlechtsunterschiede im physiologischen Funktionieren zu unterschiedlichen Wechselwirkungen mit der Umwelt führen. Mit einfachen Worten ausgedrückt, Frauen und Männer »sieben« dieselben Informationen unterschiedlich. Während die Männer im allgemeinen mehr an Gegenständen interessiert sind, interessieren sich Frauen mehr für Menschen und können sich Namen und Gesichter leichter merken. Während Frauen verbale Informationen besser erfahren, nehmen Männer visuelle Informationen besser auf – zu-

mindest bei Tageslicht (Frauen können im Durchschnitt nachts besser sehen).
Es gibt auch Anhaltspunkte dafür, daß Frauen aufmerksamer auf Unterhaltungen reagieren, besser zuhören können als Männer, größeres Einfühlungsvermögen besitzen und nicht so leicht durch Wahrnehmungen des Sehvermögens abgelenkt werden. Neugeborene Mädchen artikulieren mehr Laute als neugeborene Jungen und äußern in den ersten Lebensjahren eine größere Vielfalt an Lauten. Sie sprechen ihre ersten Worte und Sätze früher und haben mit zwei Jahren einen größeren Wortschatz. Wissenschaftler nehmen an, daß sich die Ausdrucksfähigkeiten vielleicht deshalb schneller und leichter entwickeln, weil die Alltagssprache bei Frauen durch emotionale und visuelle Elemente aus anderen Gehirnregionen angereichert wird. Möglicherweise haben Mädchen deshalb während der Schulzeit nur ein Sechstel der Leseprobleme ihrer Mitschüler und entwickeln in jüngeren Jahren komplexere Denkfähigkeiten als die Jungen.
Im Erwachsenenalter verarbeiten Frauen Informationen im Durchschnitt schneller als Männer und können aufgrund dieser Informationen rascher Entscheidungen treffen. Untersuchungen zur Erkenntnisfähigkeit zeigen weiterhin, daß bei Männern die rechte Gehirnhälfte besser zu funktionieren scheint und Männer ausgezeichnet im räumlichen Denken sind, so daß sie geistig dreidimensionale Gegenstände rotieren lassen können, während Frauen abstrakter und globaler denken. Wenn wir nun gern wissen wollen, ob das etwas mit unserer Physiologie zu tun hat, so wird dies zumindest von einer Untersuchung bestätigt: Frauen hatten um 50 bis 100 Prozent bessere Resultate im räumlichen Rotieren (Darstellungsvermögen) während der Menstruation, als ihr Östrogenspiegel am niedrigsten war, während Männer bessere Ergebnisse im Frühjahr hatten, als ihr Testosteronspiegel am höchsten war!
Einige Theorien nennen Gründe für diese physiologischen

Unterschiede zwischen den Geschlechtern. Für uns aber ist wichtig, daß Frauen und Männer feststellbar unterschiedliche physiologische Fähigkeiten haben, ganz gleich, ob nun das Gehirn das Verhalten bestimmt oder das Verhalten die Gehirnstrukturen schafft. Und es scheint wohl klar zu sein, daß unser Gesundheitswesen jene Unterschiede widerspiegeln und nutzen muß. Wir müssen den Gedanken in Erwägung ziehen, daß eine Physiologie, die mehr aufs Ganze bezogen als spezialisiert ist, möglicherweise auch eine Medizin erforderlich macht, die mehr aufs Ganze bezogen als spezialisiert ist.

Eine bessere Medizin, die nicht bitter ist

Aufgrund der Klarstellung und Anerkennung dieser Geschlechtsunterschiede können wir davon reden, daß Frauen, die eine andere Physiologie haben, auch andere Heilvorgänge durchmachen und daher womöglich andere Heiltechnologien brauchen. Wenn wir mit einer flexiblen Physiologie als Grundlage eines gesteigerten Wahrnehmungs- und Intuitionsbewußtseins ausgestattet sind, müssen wir lernen, diese für unsere Gesundheitsfürsorge richtig zu nutzen. Mit einer vollentwickelten integrierten Physiologie könnten wir ein Leben komplexer Vielfalt leben, wie es heutzutage verlangt wird, dabei ruhig und innerlich gefestigt bleiben und jede sich ergebende Veränderung genießen, ohne unser psychologisches bzw. physiologisches Gleichgewicht zu verlieren. Was für eine großartige Gelegenheit, einen unbesiegbaren Zustand bestmöglicher Gesundheit zu schaffen.

Jene magische ausgleichende Hilfsquelle in uns nicht anzuzapfen ist nur möglich, wenn wir vergessen, daß es sie gibt. Und dieses Vergessen ist nicht nur ein intellektueller Verlust, sondern geht uns auch ans Herz. Es kann große Furcht und lähmenden Zweifel sowie das Gefühl in uns auslösen, ganz allein und ohne Hilfsmittel zu sein, und dieses Gefühl zerrüttet unausweichlich einige oder alle Bereiche unserer körperlichen, geistigen und emotionalen Gesundheit. Da unsere Physiologie dann versucht, sich auf ein Leben ohne Grundlage und inneren Zusammenhalt einzustellen, können wir für alle möglichen Formen benennbarer und sogar unbenennbarer Krankheiten anfällig werden.

Es ist offensichtlich, daß wir alle und besonders die Frauen ein Gesundheitswesen brauchen, das eine Medizin der Selbsterkenntnis und der Rückkehr zum Selbst als Mittel mit einbezieht, um Geist, Körper und Herz zusammenzuführen; ein Gesundheitswesen, das uns auf einer tiefer liegenden Ebene der Gesundheit Dienste leisten kann. Die wichtigste Voraussetzung der Medizin zum Aufbau einer Heilmethode für Frauen ist unserer Ansicht nach die Einsicht, daß die physiologische und psychologische Entwicklung einer Frau – da diese nun einmal eher flexibel als festgelegt, eher aufs Ganze bezogen als spezialisiert und offener für Denken und Fühlen im Ganzen als in Teilen ist – womöglich eine tiefere und mehr auf Einheit bedachte Fürsorge notwendig macht.

Wir meinen, daß der Maharishi-Ayurveda diese Art der in der Tiefe zusammenführenden Gesundheitsfürsorge für Frauen und auch für Männer bietet und liefert, weil er sich eingehender mit dem Heilprozeß jenseits von Zellen und Geweben befaßt. Er bietet die Mittel zum Anzapfen der natürlichen Hilfsquellen im Inneren. Heimkommen zur Natur in uns selbst ist der wirksamste Hausbesuch. Indem wir zu unserem inneren Selbst nach Hause kommen, schaffen wir unsere eigene beste Medizin. Bevor wir untersuchen, wie die Methoden des Ayurveda Geist, Körper und Herz zusammenführen und unsere inneren Hilfsquellen und Reaktionen wiedererwecken, wollen wir uns erst einmal ansehen, was den Frauen in der Praxis der Schulmedizin heutzutage zur Verfügung steht.

2 TIEFE
Die Notwendigkeit eines tiefer gehenden Begriffs von Gesundheit

Wende die Gefahr ab, bevor sie kommt.
Yoga-Sutren

Zurück mich wölbend in mir selbst
erzeuge ich wieder und wieder.
*Bhagavadgita**

Die Medizin sollte eigentlich die Methode sein, die es uns ermöglicht, daß wir uns als Ganzes fühlen. Aber wie so viele andere bruchstückartige Bereiche unseres heutigen Lebens widmet man sich uns auch medizinisch nur »bruchstückweise«. Wir laufen (wenn wir können) von dem Arzt, der unseren Rücken behandelt, zu unserem Psychotherapeuten, zu unserem Augenarzt und Gynäkologen. Viele von uns suchen pro Jahr mindestens zehn Ärzte auf. Von Kopf bis Fuß werden wir Stück für Stück von einzelnen Ärzten behandelt, jedoch ohne Sinn für den Zusammenhang unserer Gesundheitsprobleme und auch ohne das Gefühl, daß uns ein Arzt gut kennt oder überhaupt weiß, was der Kollege macht. Und obwohl uns erzählt wird, daß all diese Spezialisierungen bessere medizinische Betreuung oder zumindest eine bessere Behandlung spezieller Leiden

* altindisch »Gesang des Erhabenen«, ein in das indische Epos Mahabharata verflochtenes religionsphilosophisches Gedicht, stammt aus dem 2. Jh. v. Chr.

bedeuten, ist dies doch nicht der Fall. Es ist für jeden, der in den letzten zehn Jahren von der Schulmedizin betreut wurde, nichts Neues, daß das System an sich ungesund geworden ist und zuweilen losgelöst von seinem eigentlichen Zweck, etwas für die Gesundheit zu tun, agiert. Dazu gekommen ist es vor allem deshalb, weil der Heilfähigkeit der Natur grundsätzlich mißtraut wird, und wir verlieren die eigentlichen Grundlagen für das Gesundwerden. Ganz allgemein gesehen ist das gesamte medizinische System unserer Zeit darauf ausgerichtet, sich dem Problem und nicht dessen Ursache zuzuwenden, d. h. dem Leiden und nicht dem Menschen, der es hat.

Mängel einer Medizin, die auf dem Krankheitsmodell basiert

Die westliche bzw. die Schulmedizin beruht darauf, daß sie zwar Krankheiten, nicht aber deren subtilere und eigentliche Ursachen diagnostiziert und behandelt. Während wir ein schadhaftes Kniegelenk erfolgreich (und dankbar) durch einen Titanmechanismus ersetzen können, sind wir noch nicht in der Lage, die Entwicklung von Knochen- und Gelenkentzündungen zu stoppen, und wir können noch niemandem einen Rat geben, wie er sie überhaupt vermeiden soll. Vielleicht achten wir überhaupt noch viel zuwenig darauf, wie sich eine Knieoperation auf das menschliche Wesen psychologisch und physisch auswirkt. Wir kümmern uns nicht darum, daß ein *Mensch* am Knie operiert wird und nicht ein Knie. Wir fragen nicht danach, wie jemand mit jahrelangen Schmerzen fertig wird und was nach einer Operation geschieht. Es gibt keine theoretische Grundlage, um eine Operation mit einer ganzheitlichen Heilweise in Verbindung zu bringen.
Außerdem gelten, wenn wir in der Medizin anstelle eines Gesundheitsmodells ein Krankheitsmodell verwenden, nur be-

kannte Krankheiten als behandelbar. Um behandelt zu werden, müssen Krankheiten einen Namen bekommen. »Neue« Krankheiten werden als solche benannt, um eine Menge konstitutioneller Symptome, die gewöhnlichen Diagnosen trotzen, zu erklären, jedoch können wir ganze Gruppen von Symptomen einfach neu benennen. Zu Beginn dieses Jahrhunderts gab es eine als »zirkulatorische Neurasthenie« bekanntgewordene »Krankheit«, in den siebziger Jahren eine andere, die »Hypoglykämie« hieß, und in den neunziger Jahren wurden Gruppen ähnlicher Symptome verschiedentlich chronisches Erschöpfungssyndrom, Epstein-Barr-Krankheit, Lebensmittelallergien, Quecksilbervergiftungen durch Zahnfüllungen und umweltbedingte Hypersensibilität genannt.

Diese Symptome geben Anlaß zu ernsthaften Fragen: Gibt es tatsächlich unzählige neue Krankheiten? Oder sind es Ansammlungen weniger gut definierter Symptome für *einzelne Grade* des Krankseins, d. h. mehr oder weniger ernste Formen anderer Krankheiten? Gibt es grundlegende Störungen in den üblichen Körperfunktionen, die vielleicht noch nicht als bekannte Krankheiten identifizierbar sind, aber trotzdem krank machen? Warum muß eine Krankheit erst benannt werden, damit man sich um uns kümmert? Das sind Fragen, die die westliche Medizin, in der das Interesse an der Diagnose im Vordergrund steht, selten stellt.

Wir können die Grenzen des modernen medizinischen Systems in zwei Bereichen medizinischen Interesses – Diagnose und Behandlung – zusammenfassen.

Diagnose: Der Schulmedizin fehlen die Mittel zum Diagnostizieren von Symptomen, die nicht zu speziellen Krankheitskategorien gehören, welche mit einer spezifischen Konstellation von physikalischen Zeichen und Laborwerten in Verbindung gebracht werden können.

Behandlung: Die Schulmedizin hat kein System, das subtil

genug wäre, um funktionelle Probleme zu verstehen, die keine medizinischen Namen haben. Ergibt sich aus einem Labortest, einer Röntgenaufnahme oder während einer ärztlichen Untersuchung eine Krankheit, die nicht objektiv nachprüfbar ist, können Ärzte ihren Patienten, die vielleicht besorgniserregende Symptome haben, wenig bieten.

Diese auf Krankheiten fußende Betrachtungsweise sieht den Wald vor Bäumen nicht und engt die Vorstellung von einem guten Gesundheitszustand ein, indem sie ihn als »Nicht-Kranksein« definiert. Das wirkt sich ungünstig aus. Wenn wir eine bekannte Krankheit nicht ausmachen können, versuchen wir auch nicht, feinste Veränderungen in unserem Wohlbefinden wie den Beginn einer Magenverstimmung, Erschöpfungszustände, Kopf- oder Herzschmerzen zu erkennen. Man kümmert sich verhältnismäßig wenig darum, diese elementaren, aber nicht ganz so dramatischen Faktoren, die für unser Gesundbleiben verantwortlich sind, zu verstehen und sich für sie einzusetzen. Mehr noch – die getrennte Behandlung von Geist, Körper und Gefühlen bringt uns davon ab, den Heilwert des Ganzseins anzustreben und durch das Zusammenspiel unserer psychophysiologischen Funktionen ein geordneteres Wohlbefinden zu erleben. Wir lernen, das Funktionieren unseres Körpers vom Funktionieren unseres Geistes, unserer Gefühle und letztendlich vom täglichen Selbstheilungsprozeß zu trennen.

Das Krankheitsmodell für die Gesundheit beherrscht die gesamte westliche Medizin und läßt wenig Raum für andere Heilweisen in der medizinischen Praxis. Die Verantwortung für dieses ungesunde Durcheinander scheint aber weit weniger bei den Diagnosen und den Behandlungsmethoden der einzelnen Ärzte als vielmehr bei der Ausrichtung des medizinischen Systems selbst zu liegen. Das Ergebnis ist, daß sich immer mehr Ärzte heutzutage in den einenden Bereich der Psychoneuroimmunologie (PNI) begeben und/oder mit anderen alternativen Methoden experimentieren.

Invasive Medizin in Frage gestellt

Der Beruf des Arztes ist ein örtlich festgelegter, von der jeweiligen Kulturstufe beeinflußter Beruf, dessen Ausübung von den Wertvorstellungen und Vorlieben der Menschen getragen wird, die der Arzt behandelt. Dadurch ändert sich dieser Beruf in dramatischer Weise von Zeitalter zu Zeitalter sowie auch quer durch die Kulturen. Und mag der Vormarsch der Medizin auch noch so fortschrittlich wirken, das Gesundheitswesen verbessert er dadurch nicht unbedingt. Das vergessen wir zuweilen. Wir vergessen, daß die meisten Maßnahmen für das Gesundheitswesen innerhalb eines bestimmten medizinischen Systems auf den Interessen einer bestimmten Gesellschaft und nicht unbedingt auf absoluten Heilprinzipien beruhen. Die Kulturstufe bestimmt Wohlbefinden und Krankheit, vereinbarte Behandlungsmethoden und Heilbotschaften im Verhältnis zwischen Patient und Arzt.

Jede Nation hat daher eine andere Vorstellung von Gesundheitsfürsorge. Als vorwiegend auf Hochtechnologie orientierte Nation sind die Vereinigten Staaten für eine hochtechnisierte Medizin. Ob effektiv oder nicht – die Technik bestimmt die Praxis. So haben Wissenschaftler beispielsweise festgestellt, daß Ärzte mit Diagnoseimagern in ihren Sprechzimmern viermal mehr Untersuchungen anordnen als ihre Kollegen, aber nicht unbedingt viermal mehr nützliche Informationen bekommen. Man sagt, zu einem Arzt in einem gut ausgerüsteten Sprechzimmer hätten die Patienten mehr Zutrauen. Das hat die Ärzte, unabhängig von ihrer persönlichen Einstellung, dazu ermuntert, eine »Stück-für-Stück-Methode« bei der Bestimmung und

Behandlung von Krankheiten zu entwickeln, weil die moderne medizinische Forschung, Praxis und Ausbildung überwiegend auf Diagnose und Behandlung von Krankheiten unter Einsatz von letzten Erfindungen der Hochtechnologie, besonders von Medikamenten und chirurgischen Eingriffen, gedrillt worden ist.

In ihrem entlarvenden Buch *Medicine and Culture* hat Lynn Payer, Korrespondentin der *New York Times* für medizinische Fragen, die amerikanische Einstellung zur Medizin mit den französischen, britischen und westdeutschen Maßstäben verglichen. Die Unterschiede sind frappierend. Beispielsweise gibt es für chronische und für Abbaukrankheiten bei älteren Leuten, wie die Alzheimer-Krankheit und Gelenkentzündung, vergleichsweise wenig Spezialisten in den Vereinigten Staaten; obwohl etwa 11 000 Kardiologen in den Vereinigten Staaten praktizieren, gibt es weniger als 900 Geriatriespezialisten.[1] In England jedoch ist die Zahl der Kardiologen und der Geriatriespezialisten annähernd gleich. Daraus kann der Schluß gezogen werden, daß sich die Medizin in England auf die Lebensqualität älterer Bürger genauso konzentriert wie auf die Behandlung von Herzkrankheiten.[2]

Frau Payer meint, das amerikanische System fördere eine weit invasivere, aggressivere Form der medizinischen Behandlung, die wohl bei gewissen Arten medizinischer Probleme durchaus angebracht sein mag, jedoch nicht immer für andere zuträglich oder sogar hilfreich ist. Da fast ausschließlich dieses Modell zur Anwendung gelangt, könnte auch hier der Grund für eine steigende Zahl von Behandlungsprogrammen liegen, bei denen sich herausstellt, daß das Heilverfahren vom Standpunkt des allgemeinen Gesundheitszustandes des Patienten schlimmer als die Krankheit ist. Diese Situation zeigt sich in einem übertriebenen Vertrauen in die Chirurgie.

Die Vereinigten Staaten sind weitgehend eine »chirurgische« Nation. Die Zahl der chirurgischen Eingriffe liegt in den USA zwei- bis dreimal höher als in Europa. Beispielsweise gab es trotz ähnlicher Zahlen für Brustkrebs in den letzten Jahrzehnten in Neuengland dreimal mehr Mastektomien als in England oder Schweden. Sogar die Diagnosetests in den USA sind invasiver. Es wird mehr als in jeder anderen Nation geschnitten und Blut abgenommen. Die Franzosen beispielsweise nehmen fast nie eine Ausschabung vor, in den Vereinigten Staaten aber steht sie als übliches medizinisches Verfahren an dritter Stelle.

Außerdem sind die Vereinigten Staaten eine auf Medikamente orientierte Nation. Die amerikanischen Ärzte verschreiben nicht nur häufiger Medikamente, sondern verschreiben sie oft auch in höheren Dosen als in anderen Teilen der Welt, und sie erzielen entsprechend mehr Nebenwirkungen. Die Amerikaner sind besonders erpicht darauf, Geisteskrankheiten durch Medikamente loszuwerden. Die empfohlenen Dosierungen sind in den Vereinigten Staaten oft zehnmal höher als anderswo.

Die radikale, aufdringliche und oft unnatürliche Behandlungsweise – sei sie nun chirurgisch oder chemisch, mit Heilmitteln oder ohne –, die durch das medizinische Modell von heute unterstützt wird, bringt unleugbar mehr Risiken mit sich. Patienten und Ärzte sollten diese Situation offen angehen und entscheiden, ob dies die Art von Medizin ist, auf die wir ausschließlich angewiesen sein wollen. Natürlich verlangen viele Krankheiten wie Krebs, Herzkrankheiten und Autoimmunkrankheiten solche intensiven Behandlungsmittel, wie etwa wirksame Medikamente und chirurgische Eingriffe. Aber kommt das daher, weil wir ein medizinisches System entwickelt haben, das hauptsächlich Krankheiten im späteren Stadium behandelt? Wir müssen auch fragen: *Könnten diese Krankheiten in einem umfassenderen Gesundheitsfürsorgesystem, das auch noch andere Arten medizinischer Kenntnisse und Therapieformen beinhaltet, nicht schon in früheren Stadien entdeckt und behandelt bzw. gänzlich verhindert werden?*

Die rasche Desillusionierung

Zweifellos hat das bruchstückartige und überspezialisierte medizinische System in den Vereinigten Staaten seinen Tribut gefordert. Aber es hat auch noch ein weiteres Problem hervorgebracht: einen Mangel an Vertrauen zu den Ärzten, von denen sich viele zumindest genauso von den ethischen Werten ihres Berufes getrennt fühlen wie ihre Patienten. Stolz und Freude, Arzt zu sein, scheinen zu vergehen.

Es gibt kein klareres Zeichen der Zeit als die Berichte zahlreicher Ärzte, die durch die gängige Praxis in den Vereinigten Staaten von heute ernüchtert worden sind. In jüngster Zeit ist eine Artikelserie in *The New York Times* auf einige dieser Faktoren eingegangen. Eine Gallup-Umfrage für die American Medical Association ergab, daß trotz des Geldes, das Ärzte verdienen könnten, »*fast 40 Prozent der interviewten Ärzte ... wahrscheinlich oder definitiv sich nicht wieder als Mediziner ausbilden ließen, wenn sie ihren Beruf noch einmal wählen könnten*«.[3] Mehr noch – die Zahl der Bewerbungsanträge bei medizinischen Ausbildungsanstalten ist in den letzten fünf Jahren um 25 Prozent zurückgegangen. Die Prozesse wegen Verstößen gegen das Berufsethos, der Papierkrieg und die Reglementierungen durch außenstehende Organe sowie der Mangel an Gelegenheiten, das Arzt-Patient-Verhältnis zu pflegen, werden als Gründe für diese Desillusionierung genannt.[4]

Es ist kaum die Schuld der Ärzte allein. Für viele Amerikaner bedeutet Medizin heutzutage »etwas unternehmen«. Eine aggressive Behandlungsweise wird als nützlicher angesehen als eine weniger aktive, obwohl die medizinische Forschung größere Eingriffe oft nicht rechtfertigt. Aber für die meisten Patienten ist ein guter Arzt einer, der »was macht«. Einem Arzt, der abwarten und zusehen will, stehen wir mißtrauischer gegenüber als einem, der eine Behandlung vorschlägt.

Die augenblickliche Situation ist klar: Die Amerikaner verlangen eine Medizin auf die Schnelle und sind für ein Husch-Husch-System zu Kosten wie noch nie. Die Vereinigten Staaten geben mehr als jedes andere Land (12 Prozent des Bruttosozialproduktes) für das Gesundheitswesen aus, wobei die Kosten um 50 Milliarden pro Jahr steigen.[5] Bis zum Jahre 2000 werden die Amerikaner 1,5 Billionen Dollar für das Gesundheitswesen bzw. 15 Prozent des Bruttosozialproduktes aufwenden. Trotzdem stehen die US-Bürger in zwei kritischen Bereichen – der Kindersterblichkeit und der Lebenserwartung – schlechter da als die Bürger in den meisten Industrienationen. Hinsichtlich der Lebenserwartung belegen sie weltweit den zweiundzwanzigsten Platz bei den Männern und den sechzehnten bei Frauen. Die Minderheiten in den USA liegen sogar noch weit darunter.

Außerdem sind die Vereinigten Staaten bei der Bekämpfung der beiden gefährlichsten Krankheiten Krebs und Herzkrankheit nicht besonders vorangekommen. Die Zahl der Krebserkrankungen wächst alljährlich weiter an, und Herzkrankheit ist noch immer die wichtigste Todesursache bei einem von drei Todesfällen. Kostspielige Verfahren der Herzchirurgie haben sich als nicht sehr effektiv erwiesen. Es ist wohl klar, daß mit einem System, das viel kostet, unproduktiv ist und Ärzte wie Patienten nicht mehr anspricht, etwas sehr faul sein muß. Wir haben der Tatsache ins Gesicht zu sehen, daß die auf dem Krankheitsmodell beruhende Medizin bei der Verbesserung des allgemeinen Gesundheitszustandes unserer Nation nur begrenzten Erfolg gehabt hat. Besonders die Frauen haben den Preis für diese Praxis zu zahlen.

Warum die moderne Medizin den Frauen nicht viel gibt

Das »Stück-für-Stück-System« in der Medizin hat zu einer ganzen Reihe oft ungeeigneter Behandlungsmethoden für Frauen geführt. »Als Ärzte nehmen wir an, den Frauen zu helfen, obwohl wir ihnen möglicherweise oft schaden«, sagt Mary Guinan, gegenwärtig Assistenzärztin am Center for Disease Control.[6] Der Kaiserschnitt ist der üblichste chirurgische Eingriff in den Vereinigten Staaten, und an zweiter Stelle steht die Entfernung der Gebärmutter. Bei beiden handelt es sich um Operationen an Frauen. Beide Operationen sind äußerst fragwürdig, wenn sie in solcher Zahl vorgenommen werden. In der Besprechung einer Forschungsarbeit, die der *Consumer Report* veröffentlichte, heißt es, daß dies die beiden am häufigsten ausgeführten *unnötigen Eingriffe* sind. Die Hälfte der Kaiserschnitte und 27 Prozent aller Gebärmutterentfernungen wurden als nicht notwendig befunden.

Erstaunliche 600 000 Gebärmutterentfernungen erfolgen alljährlich in den Vereinigten Staaten. Das liegt um ein Mehrfaches über der Zahl der Gebärmutterentfernungen, die in europäischen Ländern wie Frankreich und Deutschland durchgeführt werden. Die Operation ist derart verbreitet, daß die Chancen für eine amerikanische Frau, mit einer intakten Gebärmutter fünfundsechzig Jahre alt zu werden, gerade bei etwa fifty-fifty stehen. Das hat ernste Folgen für ihren Gesundheitszustand: Während des chirurgischen Eingriffes ist sie Infektionen ausgesetzt, und wenn ihre Eierstöcke ebenfalls herausgenommen werden, erhöht sich für sie das Risiko, herzkrank zu werden. Möglicherweise leidet sie auch noch unter Depressionen, Erschöpfung und anderen allgemeinen Schwächezuständen, da ja ein wichtiger Teil ihrer Physiologie entfernt wurde und ihre Hormone völlig durcheinandergeraten sind.

Dann gibt es die steigende Zahl von Geburten mit Kaiserschnitt – gegenwärtig 25 Prozent aller Geburten in den USA[7] –, von denen viele im besten Falle unnötig sind, lediglich im Interesse des Krankenhauses oder des Arztes liegen und im schlimmsten Falle echten Schaden anrichten. Empfohlen werden sie oft nach elektronischen Schwangerschaftskontrollen, bei denen nicht erwiesen ist, ob sie dem Kind oder der Mutter nützen, die aber den Weg für eine dreifache Erhöhung der Zahl an Kaiserschnitten ebnen. In einem Bericht des *New England Journal of Medicine* heißt es, »Schwangerschaftskontrollen machen Sie eher zur Anwärterin auf einen Kaiserschnitt, als daß sie helfen, die Möglichkeiten von Geburtsproblemen zu verringern«.[8] Außerdem – und mindestens zwanzig Studien haben dies nachgewiesen – ist eine Frau, die ein Kind mit einem Kaiserschnitt zur Welt gebracht hat, durchaus in der Lage, ihr nächstes Kind vaginal zur Welt zu bringen. Aber trotz solcher logischen Beweise befürworten viele Geburtshelfer nach wie vor einen chirurgischen Eingriff bei nachfolgenden Geburten.

Natürlich ist die Entfernung der Gebärmutter ein sicheres und notwendiges Verfahren zur Behandlung von Gebärmutterkrebs[9] und anderen lebensbedrohenden Krankheiten, und viele Frauen haben sich dankbar den unumgänglichen Prozeduren von Schnittentbindungen unterzogen. Nichtsdestoweniger bleibt die Tatsache, daß bei mehr Frauen als bei Männern Eingriffe in ihre Fortpflanzungsorgane bzw. Entfernungen derselben vorgenommen werden, um Krankheiten zu behandeln, die *nicht lebensbedrohend* sind. Ausbildung von Uterusschleimhaut an ungewöhnlichen Stellen, Fibromyome, Gebärmuttervorfall und sogar stärkere Menstruationsbeschwerden werden oft durch Entfernung der Gebärmutter »gelöst«, obwohl es sicherere, weniger mit Eingriffen verbundene (und nicht so kostspielige) Behandlungsmethoden gibt.

Ein weiterer, in der westlichen Medizin sehr verbreiteter Eingriff bei Frauen ist der Scheidendammschnitt zur chirurgischen Erweiterung des Geburtskanals, der routinemäßig während 70 bis 80 Prozent aller Geburten in Nordamerika vorgenommen wird. Ergebnisse einer in letzter Zeit durchgeführten größeren Studie an der McGill University in Montreal gehen davon aus, daß derartige Schneideprozeduren weder für die Verhinderung von Verletzungen der Geburtskanalgewebe, das Geburtsergebnis noch für die Verbesserung des sexuellen Funktionierens von Vorteil sind, obwohl sie die Zeit der Niederkunft um etwa neun Minuten verkürzen.[10]

Insgesamt scheinen Frauen als Patienten anders behandelt zu werden als Männer. Obwohl wir uns dafür einsetzen, medizinische Unterschiede zwischen Frauen und Männern zu untersuchen und anzuerkennen, bereitet es uns Sorgen, wie Frauen in der üblichen Praxis behandelt werden.

Zur Zeit stehen Gesundheitsprobleme von Frauen im Mittelpunkt einiger der kontroversesten Behandlungsmethoden der modernen Medizin. Wie wir in Kapitel 11 besprechen werden, scheinen zwar Hormonsubstitutionstherapien ernste Symptome der Menopause zu verhindern und das Todesrisiko infolge von Osteoporose und Herzkrankheit bei Frauen zu verringern, jedoch gibt es Studien, die sich dagegen aussprechen. Neben ihrem seit langem bekannten potentiellen Risiko, die Häufigkeit von Gebärmutterkrebs sowie die Häufigkeit von Gallenblasenproblemen, Lebertumoren und Blutgerinnseln zu erhöhen, könnte die Hormonsubstitutionstherapie auch noch das Risiko von Brustkrebs um 36 Prozent erhöhen. Das waren die Ergebnisse des Forschungsteams von Graham Colditz von der Harvard Medical School, das eine der umfassendsten laufenden Studien zu Gesundheitsproblemen von Frauen, an der sich 121 700 Frauen im Bostoner Raum beteiligten, durchgeführt hat.[11] In bezug auf die Hormonsubstitutionstherapie gibt es noch keine klaren Antworten, aber zumindest sind individuelle Erwägungen über die Familienvorgeschichte hinaus, wie die Dosierung und die eigene Befindlichkeit der Frauen sowie ihre Reaktionen auf die Behandlungsmethoden, in dieser Auseinandersetzung noch nicht genügend angesprochen worden. Außerdem müssen weniger bedrohende Techniken zum Ausbalancieren der Hormone und auch neue Methoden bei Herzkrankheiten und Osteoporose noch eingehend untersucht werden.

Die Ansätze der Medizin zu Fragen der geistigen Gesundheit bei Frauen sind ebenfalls problematisch. Bekanntlich neigen beispielsweise Frauen doppelt soviel wie Männer zu Depressionen. (Etwa eine von vier Frauen und einer von acht Männern hat mindestens einmal im Leben eine größere Depression.) Eine jüngste 12-Jahres-Studie an der Johns Hopkins University hat gezeigt, daß Frauen zehnmal mehr zu depressiven Verstimmungen im Zusammenhang mit emotionalem Streß neigen. Die »schwankenden Hormone« der Frauen bzw. die Menstruationszyklen können da nicht immer als Grund angeführt werden. Es wird jetzt davon ausgegangen, daß soziale Faktoren häufig die Grundlage solcher lähmenden Gefühle bilden. Während man Hormone überbewertet, ignoriert man soziale Probleme oft. Psychosoziale Faktoren, darunter Armut, unglückliche Ehen, Unfruchtbarkeit und sexueller sowie körperlicher Mißbrauch, begründen jedoch eher als die Biologie, warum Depressionen bei Frauen häufiger sind als bei Männern, wie ein Forschungsbericht der American Psychological Association aus dem Jahre 1990 zeigt. Beispielsweise haben mindestens 20 Prozent aller erwachsenen Frauen in den USA bereits einen schwerwiegenden sexuellen Mißbrauch bzw. körperliche Gewalt erlebt.

Aber traurigerweise hat sich die Ärztewelt mit den geistigen und emotionalen Reaktionen der Frauen auf solche Ereignisse immer noch nicht richtig auseinandergesetzt. Die typischste Behandlungsweise bestand in der Verordnung von Medikamenten. Valium und andere Beruhigungsmittel gehörten zu den Arzneien, die Frauen in den fünfziger, sechziger und siebziger Jahren am häufigsten verschrieben wurden. Aber sie bewirkten nichts, sondern führten bei einer großen und nichtsahnenden Gruppe von Patientinnen zu Arzneimittelsucht. Viele dieser Frauen stehen jetzt vor einer Suchtkrise und der Entgiftung und müssen sich mit den Grundproblemen auseinandersetzen, die durch die Betäubung jahrzehntelang verdrängt wurden. Selbst heute bekommen Frauen noch immer mehr Arzneimittel verschrieben als Männer.[12]

Erkennung von Frauenkrankheiten

Den genannten statistischen Angaben liegt eine wesentliche Tatsache zugrunde: Unser medizinisches System tendiert dahin, operative gynäkologische Eingriffe zu übertreiben (wogegen es Symptome in anderen Organen wie dem Herzen zuweilen vernachlässigt). Selbst die normale Fortpflanzungsfunktion der Frauen wird häufig im trüben Licht des auf Krankheit ausgerichteten Modells gesehen und als Krankheit – im allgemeinen mit Medikamenten – behandelt. Viele normale Beschwerden der Frauen, insbesondere solche, die mit dem Reifeprozeß zusammenhängen, werden somit pathologisch betrachtet. Die Menopause beispielsweise wird generell als »Östrogenmangelstörung« bezeichnet, unabhängig davon, ob sie mit Beschwerden verbunden ist oder nicht. Reifesymptome bei Männern dagegen werden nicht als Krankheiten angesehen. Kahlköpfigkeit beispielsweise ist einfach nur Kahlköpfigkeit, obwohl sie gelegentlich in positiver Weise mit der Zeugungsfähigkeit in Zusammenhang gebracht wird.[13]

Abgesehen von solchen unangebrachten Sorgen *gibt* es reale medizinische Probleme, die damit zusammenhängen, heutzutage eine Frau zu sein. Die Frauen bekommen mehr »Frauenkrankheiten« als in der Vergangenheit. Das prämenstruelle Syndrom (PMS), schmerzhafte Regelblutungen, Fibromyome, Eierstockzysten, Eileiterschwangerschaften, Unfruchtbarkeit und Brustkrebs häufen sich in einer Weise, für die bessere Diagnostik allein der Grund nicht sein kann. Diese ansteigende Häufigkeit ist wahrlich furchterregend, um so mehr, als wir nicht wissen, warum das so ist. Es gibt noch keine medizinische Erklärung dafür, warum eine von 8,5 Frauen heutzutage an Brustkrebs leidet oder warum sich dessen Häufigkeit seit 1960 verdoppelt hat und allein in den letzten zehn Jahren um über 25 Prozent angestiegen ist. Ebenso ist es furchterregend, daß auch 1989 von annähernd 700 Milliarden Dollar, die für die Gesundheitsfürsorge in den Vereinigten Staaten ausgegeben wurden, nur 16 Millionen Dollar an die Forscher in den National Institutes of Health kamen.

Umweltbedingte Ursachen, Bedingungen des Lebensstils und andere Faktoren scheinen ihren Tribut zu fordern, jedoch verläßliche Antworten auf die Fragen nach dem Warum sind kaum zu bekommen. Warum ist die Zahl der Männer in den USA schneller gewachsen als die der Frauen (obwohl es immer noch sieben Millionen mehr Frauen als Männer in den Vereinigten Staaten gibt)? Warum hat die vorzeitige Mortalität bei Männern etwas mehr abgenommen als bei Frauen? Dieses Phänomen hat es laut U.S. Census Bureau in hundert Jahren nicht gegeben.[14]

Die wichtigste Ursache für die Krise in der Gesundheitspflege der Frauen heutzutage scheint die Enge unseres medizinischen Modells zu sein. Dieses Modell beherbergt ein weiteres Problem, das noch krasser ist als alle anderen: Wir erliegen sämtlichst dem Mißverständnis, daß Gesundheit nicht so sehr davon abhängt, wie wir täglich leben, sondern davon, wie gut wir auf die Anforderungen und Empfehlungen des augenblicklichen Gesundheitswesens reagieren. Irgendwie meint man, wenn man sich regelmäßig durchchecken läßt, zu Krebsvorsorgeuntersuchungen des Brust- und Unterleibsbereichs usw. geht, sei man vor dem Krankwerden geschützt. Hauptsache, wir sind »gut« im regelmäßigen Testenlassen.

Viele von uns überprüfen fleißig ihre Brust selbst, und 90 Prozent aller Brusttumoren werden tatsächlich von den Frauen selbst entdeckt.[15] Aber was uns vielleicht nicht gesagt wird, ist, daß bis zu der Zeit, wo ein Brustkrebsknoten von weniger als einem Zoll Durchmesser entdeckt wird, ein Tumor schon fünf Jahre gewachsen ist. Selbst Mammographien sind nicht so nützlich, wie man uns weismachen wollte, denn viele Krebstumoren haben sich bis zu ihrer Feststellung auf dem Röntgenbild bereits ausgebreitet. Glücklicherweise kann eine Entdeckung durch eine Mammographie helfen, die Krankheit in manchen Fällen umzukehren, und so gesehen ist sie daher nach wie vor von Wert. Aber eine ausgesprochen verläßliche Methode ist sie *nicht*.

Natürlich ist Früherkennung von Krebs oder anderen ernsthaften Erkrankungen sicherlich besser als spätes Erkennen, aber durchaus nicht die Antwort, um die es uns geht. Solche vorbeugenden Testmaßnahmen sind zwar hilfreich, werden aber überschätzt und können zu unnötigem Schuldgefühl bei einer Patientin führen, etwas nicht früh genug erkannt zu haben, sowie auch zum unverdienten Vorwurf gegenüber einem Arzt wegen unterlassener Erkennung. Was wir brauchen, ist ein System für eine Früherkennung weit *vor* dem Akutwerden einer solchen Krankheit, die schließlich als Krebs erkannt wird. Denn ob wir die Tests machen oder nicht – Tatsache ist, daß wir kränker werden. Und die moderne medizinische Forschung kann uns nicht überzeugend sagen, warum.

Forschungen zum Gesundheitszustand der Frauen

Obwohl es immer notwendiger wird, etwas für die Gesundheit der Frauen zu tun, und obwohl Frauen verhältnismäßig mehr Geld für ihre Gesundheit ausgeben als Männer, wird wenig hinsichtlich der Gesundheitsprobleme der Frauen geforscht. »Die Frauen fühlen sich im Stich gelassen«, berichtet Mathilde Krim, Mitbegründerin der American Foundation for AIDS Research (AmFAR), in einer Diskussion über den Umfang der AIDS-Forschung mit Blick auf die Frauen. Ihre Feststellung gilt ebensogut auch für alle anderen Bereiche der medizinischen Forschung in Amerika. Besprechungen in *The New York Times* und *The Washington Post* zu Forschungen über den Gesundheitszustand der Frauen geben an, daß die US-Regierung viel weniger zur Erforschung wichtiger Krankheiten bei Frauen als bei Männern ausgegeben hat.[16] Ganze 13 Prozent des Haushaltes der National Institutes of Health (NIH) wurden in den letzten zehn Jahren ausgegeben, um Gesundheitsprobleme zu untersuchen, die über 50 Prozent der Bevölkerung betreffen.

Die Frauen sind in fast jedem Forschungsbereich im Stich gelassen worden. Oft wurden sie gänzlich aus klinischen Erprobungen neuer Arzneimittel ausgeschlossen, weil man Beeinflussungen durch Schwankungen des Menstruationszyklus oder mögliche Schwangerschaftskomplikationen befürchtete. So wurden viele Studien, deren Ergebnisse Ärzte zu Grundlagen ihrer Behandlungsmethoden machen, nur an Männern durchgeführt. Beispielsweise enthält die kürzlich durchgeführte NIH-Studie über das Altern *Normal Human Aging* für die ersten zwanzig Jahre *keinerlei* Angaben über Frauen.

Glücklicherweise wendet sich jetzt das Blatt, denn auf diesen Mangel in der Forschung wird jetzt sowohl in Fachkreisen als auch in der Öffentlichkeit immer stärker hingewiesen. Beispielsweise haben die National Institutes of Health 1992 unter Leitung von Bernadine Healy eine für zehn Jahre vorgesehene Studie in Angriff genommen, die 500 Millionen Dollar kostet. Sie heißt »Women's Health Initiative« (= Frauen-Gesundheitsinitiative) und soll verschiedene lebenswichtige Gesundheitsprobleme der Frauen untersuchen, darunter auch die Frage nach einem Zusammenhang zwischen Nahrungsfetten und

Brustkrebs, die Hormonsubstitutionstherapie und ihre Auswirkungen auf Herzkrankheiten, Krebs und Osteoporose. Der Ausschaltung von Frauen aus den Erprobungen neuer Medikamente begegnet man jetzt in den USA durch Schaffung neuer Körperschaften wie der Gründung eines bundesweiten Office of Women's Health bei den NIH. Die unterschiedlichen Stoffwechsel von Mann und Frau wurden bei Arzneimitteltests bisher selten berücksichtigt. Gemäß einer Studie aus dem Jahre 1993, über die im *Journal of NIH Research* berichtet wurde, »*wirken Arzneimittel, die Schmerzen bei Männern stillen sollen, nicht unbedingt auch bei Frauen*«.[17] Können Frauen dieselben Dosierungen wie Männer bekommen, obwohl keine weiblichen Versuchspersonen getestet werden? Wirkt das Arzneimittel bei Frau und Mann gleich? Daß diese Fragen gestellt werden müssen, zeigt den Mangel, der vorhanden ist, und zeigt auch, daß das medizinische Establishment nichts über die Gesundheitsprobleme der Frauen weiß.

Werden Gesundheitsprobleme der Frauen ernst genommen?

In der entstandenen komplizierten psychosozialen Struktur, in der man medizinische Probleme von Männern und Frauen mit unterschiedlichem Dringlichkeitsgrad behandelt, scheint das augenblickliche System die Frauen noch stärker im Stich zu lassen. Abgesehen von Fragen der Fortpflanzung nimmt man wahrscheinlich weder die Lebensbedingungen der Frauen noch ihre Beschwerden so ernst wie die der Männer. Wie Gena Corea in ihrem bedeutsamen Buch *The Invisible Epidemic* schreibt, machen AIDS-Fälle bei Frauen, über die weit weniger berichtet wird und die falsch diagnostiziert werden, auf ein tiefer liegendes Problem aufmerksam: Frauen werden allgemein, wenn auch in aller Stille, in der gegenwärtigen medizinischen Praxis an den

Rand gedrängt. In dieser Hinsicht gibt es sehr viel medizinische Mystik, bei der nicht sein kann, was nicht sein darf.

Punkt 1: Subjektive Erfahrungen von Frauen hinsichtlich ihres Gesundheitsbewußtseins und ihrer Selbstdiagnose werden oft nicht ernst genommen. Ärzte gehen auf Symptome von Frauen, sogar bei allgemeinen Beschwerden wie Kopf- und Rückenschmerzen, Schwindelgefühl, Brustweh und Erschöpfungszustände, obwohl auch Männer darüber klagen, weniger ein.[18] Wissenschaftler haben auch unangenehme Kommunikationsprobleme zwischen Frauen und ihren Ärzten festgestellt.

Punkt 2: Fünfhunderttausend Frauen sterben pro Jahr in den Vereinigten Staaten an Herzattacken und Schlaganfall, zehnmal soviel an Brustkrebs. Diese Krankheiten sind jetzt bei Frauen wie bei Männern Todesursache Nr. 1. Nach ihrem sechzigsten Lebensjahr sterben mehr Frauen an Herzkrankheiten bzw. Schlaganfall als Männer. Studien belegen jedoch auch, daß Ärzte Herzkrankheiten bei Frauen nicht so schnell diagnostizieren. Herzattacken treten bei Frauen meist erst später im Leben auf, so daß Ärzte die Möglichkeit von Herzkrankheiten bei Frauen weniger in Betracht ziehen.

William Castelli, Leiter der Framingham (Massachusetts) Heart Study (= Herzstudie), meint, »angesichts des Mythos, daß Frauen keine Herzattacken haben, nehmen Ärzte Anzeichen und Symptome bei Frauen möglicherweise nicht ernst«.[19] Aufgrund dieser Lässigkeit sind Frauen schließlich ernsthafter erkrankt, wenn sie sich einer Herzoperation unterziehen müssen. Sie genesen nicht so gut, und eine Genesung ist auch weniger wahrscheinlich. Herzkrankheit gilt in der Tat als derart »männlich«, daß sogar das Operationsbesteck für die (größeren) Arterien der Männer bestimmt ist.[20]

Wir wissen nicht, ob den Frauen durch diesen allgemeinen Mangel an Behandlungsmöglichkeiten geholfen oder geschadet wurde, denn über aggressive Behandlungsmethoden bei Herz-Kreislauf-Erkrankungen für Frauen gibt es fast keine Daten.

Punkt 3: AIDS gehört mit zu den fünf wichtigsten Todesursachen bei Frauen zwischen fünfzehn und fünfundvierzig Jahren. Die Gruppe der AIDS-kranken Frauen stellt eine unverhältnismäßig große Zahl an armen Frauen und Frauen von Minderheiten. Obwohl Frauen zu der Gruppe von AIDS-Patienten in der Welt gehören, die am schnellsten wächst, d. h. annähernd 50 Prozent aller neuen AIDS-Fälle ausmachen, und oft an ganz anderen Infektionskrankheiten eher sterben als Männer, hat es viele Jahre gedauert, bis nennenswerte Forschungen über Frauen und AIDS in Gang kamen. Frauen erliegen der Krankheit – nach Forschungsberichten – oft durch unzulängliche Behandlung eher. In einem Bericht des *Journal of NIH Research* heißt es: *»Einige äußere Merkmale der HIV-1-Infektion sind bei Frauen anders als bei Männern. Solche Unterschiede werden jedoch schlecht verstanden, und diejenigen, die sich für AIDS-Patienten einsetzen, beklagen, daß es dem Gesundheitswesen nicht gelingt, sich den Nöten der Frauen zu stellen.«*[21] Erst in jüngster Zeit werden die Umstände, unter denen Frauen insbesondere Anzeichen des Virus hervorbringen, als AIDS-bezogen ernst genommen.

Spezialisierung der Gesundheitsfürsorge für Frauen

Um einige dieser Probleme zu verringern, wird immer mehr für eine medizinische Fachrichtung geworben, die über Geburtshilfe und Gynäkologie hinausgeht. Im Idealfalle wäre solch eine Fachrichtung »unspezialisiert« und würde einen integrativen bzw. ganzheitlichen Ansatz für alle Gesundheitsprobleme beinhalten. Dadurch könnte eine Frau sich regelmäßig an einen Arzt wenden und nicht nur an einen für das Fortpflanzungssystem und an andere für alles andere. Diese neue Richtung würde sich dem körperlichen, geistigen und emotionalen Wohlergehen der Frauen widmen und einen Arzt erforderlich machen, der zumindest in Gynäkologie, Psychologie und Nervenheilkunde, Ernährungswissenschaft, Orthopädie, Urologie und verhütender Medizin ausgebildet wäre.

Dagegen meinen manche Ärzte, daß es vernünftiger sei, die Medizin im allgemeinen den Frauen gegenüber verantwortungsbewußter zu machen, statt eine neue Fachrichtung aufzubauen. Unserer Ansicht nach wäre eine Fachrichtung für Frauengesundheitswesen zwar hilfreich, weil sie einer Frau einen Arzt für die meisten ihrer Gesundheitsprobleme bietet, würde aber weiterhin den chaotischen und bruchstückhaften Behandlungsansatz unterstützen, wenn auch unter einem Dach. Ihre Menstruationsprobleme würden wie eh und je getrennt von ihren Rückenschmerzen behandelt werden müssen, und ihre gedrückte Grundstimmung bräuchte eine andere Behandlung als ihr Reizdarmsyndrom. Selbst innerhalb dieser Fachrichtung bräuchten wir noch einen tiefer gehenden Ansatz, um über die Körperteile oder sogar die Anteile der Persönlichkeit hinauszukommen, um zu verstehen und klarzustellen, warum eine Frau überhaupt erst krank geworden ist. Wir brauchen ein medizinisches System, das Arzt und Patientin helfen kann, die Entstehungsgeschichte eines Symptoms mit Blick auf alle möglichen Wechselwirkungen von Geist, Körper und Umwelt zu verstehen. Widmet man sich dieser vorrangigen Ursache nicht, kann die Gesundheit nicht wieder vollständig hergestellt werden bzw. können weitere Symptome nicht vermieden werden. Wenn wir die Medizin weiterhin so bruchstückhaft betreiben, schaffen wir es, die einen Symptome zu beseitigen, um gleich auf die nächsten zu warten und uns nie richtig mit dem eigentlichen Gesundheitsproblem auseinanderzusetzen. Im Grunde muß es in der Gesundheitsfürsorge für Frauen und Männer darum gehen, wie man das leistungsfähige Heilsystem der Natur

auf der tieferen Ebene unseres Funktionierens aktiviert, d. h. dort, wo Körper, Geist und Gefühle zusammenkommen und ausgewogen sind, einander verstärken und tiefer gehen als unsere Organe, Gewebe, unsere Biochemie oder sogar unsere DNS. Die Aufgabe einer Fachrichtung für Frauengesundheitswesen sollte unserer Ansicht nach darin bestehen, medizinisches Wissen – in welcher Darreichungsform auch immer – an die Hand zu geben, damit Frauen echte Vorbeugung, Selbstbehandlung und vollkommene Heilung auf einer tiefer gelegenen Ebene erlernen können.
Fest steht, daß die Frauen nicht nur einen tiefer gehenden Ansatz für die Medizin wollen, sondern vielleicht sogar auch gar keine andere Wahl haben, wenn es ihnen heute und morgen gutgehen soll. Ein solcher Ansatz würde auch die eigenen Erkennungs- und Heilfähigkeiten erst richtig voll zur Wirkung kommen lassen.

Die Fähigkeit der Frauen zur Erkennung von Krankheit

Die Forschung hat gezeigt, daß Frauen für ihre Gesundheit mehr Geld ausgeben und eher auf Informationen zur besseren persönlichen Gesundheitsfürsorge reagieren. Frauen von heute werden wahrscheinlich eher folgendes tun:

- Sie berichten eher von Krankheiten und erkennen sie früher als Männer. Eine in Detroit durchgeführte Gesundheitsstudie hat gezeigt, daß Frauen geneigt sind, über eine längere Symptomatik zu berichten als Männer; vielleicht zeigen sie damit, daß sie sich des Ausbruchs einer Krankheit früher bewußt werden.[22]
- Sie suchen mehr Hilfe zur Gesundheitsfürsorge als Männer.[23]

- Sie wünschen mehr Kommunikation während des Heilprozesses.
- Sie berichten über viele Symptome, die Männer nicht zur Sprache bringen. Frauen und Männer haben die Fähigkeit, sich selbst zu diagnostizieren, aber Forschungen zeigen, daß Frauen es eher tun.

Eine Frau vermag möglicherweise eine Situation nicht beim Namen zu nennen, aber sie kann im allgemeinen deren einzelne Symptome identifizieren und einem Arzt ein klares Bild vermitteln. Wie wir jedoch gesehen haben, sind die meisten Ärzte heutzutage dazu ausgebildet worden, sich auf das Finden einer Diagnose zu konzentrieren. Dadurch behandeln sie zu oft die Laborergebnisse und nicht den Patienten. Wenn keine oberflächlichen Anzeichen vorhanden sind und kein Arzt eine Krankheit bestätigen kann, nehmen wir an, daß jemand gesund ist, und sind schockiert, wenn später etwas anderes geschieht und eine Freundin berichtet: »Kannst du dir das vorstellen? Joan ist ganz plötzlich gestorben. Und dabei war sie so gesund!« Offensichtlich doch nicht.

Schon früh kann eine Krankheit als das ganz schwache subjektive Empfinden bemerkt werden, daß etwas nicht ganz in Ordnung ist. Die subjektive Bewertung des Gesundheitszustandes sollte daher ein sehr wichtiger Bestandteil von Diagnostik und Behandlung sein. Subjektive Gefühle können tatsächlich genauer sein als irgendeine »objektive« ärztliche Beurteilung. Das zeigte eine Siebenjahresstudie an 3500 älteren Menschen, die gebeten wurden, ihren Gesundheitszustand zu bewerten.

Es überraschte nicht, daß bei denjenigen, die ihren Gesundheitszustand als schlecht beurteilten, die Wahrscheinlichkeit, vorzeitig zu sterben, dreimal größer war als bei denen, die von sich behaupteten, gesund zu sein. Überraschend war dagegen, daß diejenigen, deren Gesundheitszustand nach Ansicht ihrer

Ärzte schlecht war, die *sich selbst* jedoch als gesund betrachteten, länger lebten als ihre pessimistischen Mitmenschen.[24]

Wie wir bereits sahen, wurden die meisten Frauen durch die gesellschaftliche Entwicklung dazu angehalten, eine sehr reale intuitive Fähigkeit im Rahmen ihres psychophysiologischen Funktionierens zu entwickeln, die zu erhöhter Empfindlichkeit für körperliche und emotionale Zustände führte. Daher bemerken Frauen ganz natürlich feine Anzeichen von Krankheiten, die nicht als solche zu diagnostizieren sind und daher erst effektiv behandelt werden, wenn sie sich verschlimmern. Oft bekommen Frauen, die frühzeitig einen Arzt aufsuchen, zu hören: *»Das bilden Sie sich doch alles nur ein«*, und/oder man verschreibt ihnen Pillen zum Verdecken der undeutlichen Symptome, die sich dann später deutlicher, aber auch bedrohlicher zeigen können. Diese allgemeine Erfahrung macht man, wenn Ärzte spezielle Krankheiten finden wollen und keine Werkzeuge haben, um mit weniger als einem normalen Gesundheitszustand umzugehen, der noch keine ausgewachsene Krankheit ist. Linda Hughy Holt, Leiterin der Abteilung für Geburtshilfe und Gynäkologie an einem Krankenhaus in Chikago, meint: »Ich glaube, es frustriert Frauen doch sehr, wenn sie erst nach einem Arzt suchen müssen, der sie nicht wieder wegschickt, weil sie ihm ihr Problem nicht richtig erklären können.«

Wenn Ärzte Symptome nicht als Krankheit identifizieren können, dann können sie sie im Grunde auch nicht behandeln. Kann keine Diagnose gestellt werden, wird auch keine Krankheit anerkannt.

»Sie werden für ein namenloses Problem wie ›sich nicht wohl fühlen‹ oder ›es liegt am Wetter‹ nicht viel Sympathie finden, besonders dann nicht, wenn dies zu häufig geschieht«, hat die Autorin Barbara Ehrenreich bemerkt.[25] Kann ein Arzt keine sichtbaren Anzeichen gesundheitlicher Schäden finden, nimmt er möglicherweise an, das körperliche Unbehagen seiner Patientin sei Ergebnis emotionaler oder geistiger Überempfindlichkeit, und schickt sie zu einem Psychiater oder versichert ihr rasch, daß nichts vorliegt.

Aber es *liegt* etwas vor. Patienten, die in einem heftigen Leidenszustand in die Sprechstunde kommen, obwohl sie noch nicht körperlich sichtbar krank sind, haben es möglicherweise mit einem Frühstadium einer körperlichen Erkrankung und/oder mit eingebildeten Vorgängen und Sorgen zu tun, die leicht zu (weiteren) Verschlechterungen führen könnten. Davon gehen die jüngsten Forschungen über die Wechselwirkungen zwischen Geist und Körper aus.

Natürlich sind die Erwartungen, wie man sich fühlt, wenn man gesund ist, bei allen Menschen unterschiedlich und werden das ganze Leben hindurch neu definiert. In manchen Fällen kann unsere Angst daher rühren, wie wir Symptome deuten oder wie wir erwarten, uns in einem bestimmten Alter oder in einer bestimmten Zeit unseres Lebens zu fühlen. Manche weisen Abgespanntsein als bedeutungslos zurück, andere wiederum sehen darin einen Grund zur Besorgnis. Indem wir unsere eigene Deutung, wie die Grundlage unseres Gesundseins auszusehen hätte, mit in unsere intuitive Selbstdiagnose einbeziehen, können wir Ärzten und uns selbst Kontinuität bei der Beurteilung unseres jeweiligen Gesundheitszustandes verschaffen.

Susan R., Geschäftsführerin in einer Firma und gewöhnt, sich so zu fühlen, als habe sie ihr Leben unter Kontrolle, sah sich zutiefst frustriert, als sie versuchte, ein medizinisches Dilemma ohne entsprechende Unterstützung des Spezialisten, den sie aufgesucht hatte, zu lösen. Nach vielen Monaten wandte sie sich an einen anderen Arzt, von dem sie dachte, er würde ihrem Wissen über sich selbst und ihren Sorgen über ein mögliches Schilddrüsenproblem aufgeschlossener gegenüberstehen.

Sie sagte: »Ich weiß, daß mein Facharzt für Endokrinologie meint, laut Labortest sei mein Zustand nicht so ernst, daß er behandelt werden müßte. Aber ich bin davon überzeugt, daß mit mir etwas nicht in Ordnung ist. Er scheint mir einfach nicht zu glauben, wenn ich ihm beschreibe, wie ich mich fühle. Ich weiß, daß ich nicht alles gleich überblicke. Ich muß mich zum Aufstehen zwingen, selbst nach neun Stunden Schlaf. In den letzten drei Monaten habe ich zehn Pfund zugenommen, ohne etwas anderes gegessen oder mich anders bewegt zu haben. Das Schlimmste ist, daß es mit meinem Erinnerungsvermögen nicht gut steht, und als Firmenleiterin kann ich mir das nicht leisten.«

Nach einem weiteren Test wurde festgestellt, daß die frühen Anzeichen einer Unterfunktion der Schilddrüse tatsächlich fortgeschritten waren, und nun hatte Susan klinisch und nachweisbar eine Unterfunktion der Schilddrüse. Aber sie hatte bereits Monate zuvor gewußt, daß etwas nicht in Ordnung war.

Unser heutiges medizinisches Modell eignet sich nicht zur Auseinandersetzung mit subjektiven Diagnosen, die dem Patienten eine Chance geben und nicht dem Labor. Wird keine bestimmte Krankheit festgestellt, werden im allgemeinen keine Behandlungsmethoden angeboten, es sei denn, man gibt ein paar allgemeine Ratschläge, Streß zu vermeiden oder ein schnell verschriebenes Beruhigungsmittel einzunehmen. (Glücklicherweise macht man letzteres jetzt nicht mehr so häufig wie vor ein paar Jahren.) Ob es nun um subtile »funktionale« Symptome oder voll ausgebrochene Krankheiten geht – das moderne medizinische System beschränkt sich auf die Behandlung von Krankheiten, anstatt das Gleichgewicht zwischen Körper und Geist auf einer tiefer gelegenen Ebene wiederherzustellen. Wir behandeln durch nervliche Belastung entstandene Kopfschmerzen mit schmerzlindernden Mitteln, Sodbrennen mit Säurehemmern, viele chronische Krankheiten mit Steroiden und schmerzhafte Regelblutungen mit Pillen zur Geburtenkontrolle. Das ist keine Wiederherstellung von Gesundheit, sondern Krankheitsmanagement, und in vielen Fällen verhindern wir tatsächlich die Möglichkeit, daß Heilung stattfinden kann.

Die Beziehung zwischen Patient und Arzt

Müßten subjektive Krankheitsgefühle ernst genommen werden, würde der Respekt vor dem, was der Patient von sich aus zu sagen hat, im Sprechzimmer des Arztes beginnen und würde nicht als Witz, sondern als lebenswichtig angesehen werden. Dadurch würde das Verhältnis zwischen Arzt und Patient nicht mehr so statisch, sondern gesünder sein. Eigentlich sind ja Patient und Arzt bei der Lösung eines Gesundheitsproblems Partner. Wenn dieses Verhältnis nicht liebevoll, sondern nur eine formale Verabredung ist, kann beim Heilen nur sehr wenig geschehen.

»Doktor« sein bedeutete ja ursprünglich »lehren« bzw. »ausbessern«. Jetzt aber bedeutet es »fälschen« bzw. »panschen«. Wir können uns vorstellen, daß das »Doktorsein« irgendwo im Lauf der Zeit aus einem Heilmodell zu einem Wiederinstandsetzungsmodell geworden ist (daß eben etwas von außen repariert werden muß) und von da ab zu einem Modell von Ablehnung und Mißtrauen. Da sich der äußere Heiler vom inneren Heiler wegbewegt hat, ist der gesamte Prozeß des Gesundmachens durcheinandergeraten, und zwar so gründlich, daß die Patienten jetzt glauben, sich vor ihren Ärzten schützen zu müssen und die Ärzte vor ihren Patienten.

Wir wissen doch, daß ein großer Prozentsatz von Heilung das Ergebnis der Reaktionen auf die Zuwendung ist, die bei einer Begegnung zwischen Patient und Arzt entstehen. Die Beziehung zu einem einfühlsamen Arzt kann Wirkungen auslösen, die genauso intensiv sind wie alles Verschreiben. »Wenn sich Patient und Arzt darüber einig sind, wo das Problem liegt«, hat Adolph Meyer, erster Professor für Psychiatrie an der Johns Hopkins University, festgestellt, »wird der Patient wieder gesund.«[26]

Beim Ayurveda besteht eine Einheit zwischen Arzt, Patient und Heilprozeß im Patienten, denn alle drei spielen eine wichtige und wirksame Rolle in der Gesundheitsfürsorge. Dadurch entsteht ein Gefühl gegenseitigen Vertrauens und Achtung und kein Antagonismus, keine Angst oder irgendeine der wenig hilfreichen und unnötigen Blockaden des Heilprozesses. Deepak Chopra erklärt die subtile Dynamik dessen, wie der Heiler in uns Gesundheit schafft, so: »Die eine Ganzheit, die hinter der ... Mannigfaltigkeit steht. Mit den kleinen Sinneshäppchen jedenfalls, die unsere Wahrnehmung uns zugesteht, können wir diese tiefere Wirklichkeit nicht erfassen. Nur das Transzendieren erlaubt uns, diese Ebene der Wirklichkeit zu berühren ... Kehren wir aber dorthin zurück, dann erkennen wir, daß das Selbst ... nichts anderes ist als diese Einheit und daß diese Einheit nichts anderes ist als das Selbst ... Aus dem Mitgefühl aber entsteht Liebe, und mit der Liebe kommt Frieden.«[27]

Auf der Suche nach einem fürsorglicheren und kraftvolleren Umgang mit unserer Gesundheit

Ein sehr positiver Trend macht sich heute im Gesundheitswesen für Frauen bemerkbar: das Bewußtsein eines kollektiven Wunsches nach besserer Fürsorge, nach einem System, das für das Verständnis subjektiver Symptome wirbt, die mit den bestehenden Behandlungsmethoden nicht diagnostiziert bzw. behandelt werden können. Ein solches Fürsorgesystem würde die intuitiven Fähigkeiten der Patientinnen nutzen, würde respektieren, wenn sie sich ihrer Krankheiten bewußt sind, würde sie gleichberechtigt im Diagnose- und Heilungsprozeß behandeln und dafür sorgen, daß sie medizinisch unterstützt und finanziell abgesichert werden, um sich an ausgesprochen vorbeugenden Programmen zur Wiederherstellung der Grundlage für einen guten Gesundheitszustand zu beteiligen.

Ein Arzt, der in so einem System praktiziert, würde die Selbsteinschätzungen seiner Patientinnen wirklich berücksichtigen. Zum Beispiel würde er Furcht als Symptom respektieren. Eine Frau hat letztens in einem Interview gesagt: »Wenn man sich so entsetzlich krank fühlt wie ich und die Ärzte einem sagen, man sei vollkommen gesund, bekommt man Angst, daß einem niemand helfen kann und daß es einem immer so geht.«

Eine Krankheit kommt ja nicht über Nacht. Patienten und Ärzte müssen das »Warum« verstehen können. Hinter dem Ausbruch einer multiplen Sklerose, einer Gelenk- oder einer Schilddrüsenentzündung, oder einer Gefäßerweiterung bei Migräne bzw. den Prostaglandinen bei einer schmerzhaften Regelblutung liegt eine grundlegendere Kausalebene. Bevor eine Brustzelle wirklich krebsartig wird, bevor sich ein Gallenstein bildet oder bevor eine manifeste Depression zutage tritt, sind bereits einige Alltagsfunktionen von Geist und Körper aus dem Gleichgewicht geraten und können sich nicht mehr selbst reparieren. Diese Ebene des biologischen Funktionierens muß verstanden werden, zu ihr muß man den Zugang haben, um echte Heilung zu bewirken.

Frauen wie Männer brauchen eine Medizin, die dort tief im Inneren heilt, wo ein Gedanke oder eine Emotion ein Neurotransmitter wird, wo das Bewußtsein am wachsten und am präzisesten ist: an dem Schnittpunkt, wo sich Geist, Herz und Körper treffen und miteinander verbunden sind und wo der Körper beginnt, sich selbst zu heilen.

Unser Geist, unser Körper, unsere Gefühle, unsere Gesellschaft und unsere Umwelt stehen alle miteinander in Verbindung, wie die wachsende Zahl der Forschungen auf dem Gebiet der PNI und unsere eigenen Erfahrungen bezeugen. Unser ideales medizinisches System würde so etwas widerspiegeln. Alle Bereiche der Gesundheit würden in einem einheitlichen Rahmen gesehen werden, und das heutige Verfahren der Gesundheitsfürsorge, bei dem der Geist zu dem einen Arzt, der Arm zu einem anderen und das Herz zu einem dritten geschickt wird, würde von Grund auf reorganisiert werden. Nur ein System einer einheitlichen Medizin, das über die Moleküle hinausgeht, wird uns helfen, daß es uns wieder gutgeht und dies auch so bleibt. Der Maharishi-Ayurveda geht ausgesprochen integrativ an Gesundheit und Heilung heran und leitet uns an, die Antwort auf folgende wichtigste Frage zu suchen und zu finden: Wie erwecken wir in aller Ruhe das bereits bestehende Programm der Natur in uns wieder zum Leben?

Wiedererweckung der Intelligenz Ihres Körpers durch Ayurveda

Der Ayurveda liefert Ihnen Diagnose- und Behandlungsmethoden für die ausgeprägten und die noch versteckten Zustände von Krankheit und Vor-Krankheit auf den subtilsten Ebenen Ihres psychophysiologischen Funktionierens. Als Frau ist Ihnen zweifellos klar, daß Ihr Körper, Ihr Geist und Ihre Gefühle durch gewisse biologische Zyklen in engem Zusammenhang mit der Natur stehen. Da diese biologischen Rhythmen das ganze Leben regieren und im Gleichgewicht halten, erfolgt ein unverzügliches physiologisches Erwachen, wenn Ihr Körpergeist an diese biologischen Wurzeln erinnert wird. Durch die Benutzung spezieller ayurvedischer Routineübungen können Sie mühelos die grundlegenden Heilebenen anzapfen, so daß Ihr Körper genauso wie Ihr Geist und Ihr Herz automatisch das liefern, was benötigt wird, um gesund zu bleiben. So können Sie rasch zu Ihrem »wirklichen Selbst« und zu der darauffolgenden Erfahrung spontanen Gesundseins auf jeder Ebene Ihres Lebens zurückkehren.

Der Maharishi-Ayurveda führt die medizinische Fürsorge über das Freisein von körperlichem Leiden hinaus zu einem tieferen Verständnis als nur der Betrachtungsweise »Wenn's weh tut, nimm's heraus«. Er bietet Ihnen eine Möglichkeit, sich wieder darin auszubilden, was es bedeutet, gesund zu sein; er befähigt Sie, Ihr inneres Muster von einer Betrachtungsweise, die auf Krankheit fußt, zu einer Betrachtungsweise anzuheben, die auf Gesundheit beruht. Er erinnert Sie daran, daß Sie einen gesundheitserzeugenden Bewußtseinszustand erfahren können, der weniger Unordnung, Abnutzung, Abgespanntsein und Streß hereinläßt, einen Zustand, in dem Sie Ihre Energie nicht wieder auffüllen müssen, weil Sie nicht erleben, daß Sie sie verlieren.

Der Maharishi-Ayurveda bietet frühzeitigere Vorkehrungen im Prozeß der Gesunderhaltung sowie Behandlungsprogramme, um jegliche Unausgeglichenheit zu beseitigen, die Sie möglicherweise erfahren, wenn Symptome offensichtlicher werden. Da er über Methoden verfügt, um subtilere Symptome zu behandeln, als die Schulmedizin dies vermag, braucht er nicht immer High-Tech-Maschinerien, um Ihnen Ihr ursprüngliches Gefühl, daß Sie krank sind, zu bestätigen. Außerdem haben ayurvedische Behandlungsmethoden und Vorschriften nicht all die schädlichen Nebenwirkungen wie viele moderne medizinische Behandlungsmethoden. Selbst wenn stark wirkende Chemikalien oder aggressive chirurgische Eingriffe erforderlich sind, kann man sich darauf verlassen, daß der Ayurveda Mittel und Wege findet, um Nebenwirkungen und Giftgehalt auf ein Mindestmaß zu beschränken und die Selbstheilungsfähigkeiten des Körpers schnell und wirksam wiederherzustellen.

Der Maharishi-Ayurveda bringt Ihnen Techniken und Grundsätze der Selbstheilung, des Gleichgewichts und der Ordnung sowie auch Mittel bei, um nicht einfach nur ein Nicht-Kranksein, sondern einen freudvollen, glücklichen Lebenszustand zu erfahren. Er bietet auch ein Mittel, das Zusammenspiel Ihrer geistigen, emotionalen, spirituellen, gesellschaftlichen und körperlichen Lebensbereiche zu erfahren und zu erkennen, daß da kein Unterschied besteht. So beseitigt das medizinische Modell des Ayurveda letztendlich den bedrückendsten und unglücklichsten Mangel in der modernen Medizin: den Verlust unseres Verbundenseins mit den wiederaufbauenden Kräften der Natur.

»Wenn du nicht weißt, wo du hinwillst«, sagte die Raupe zu Alice im Wunderland, »dann spielt es auch keine Rolle, wie du da hinkommst.« Bevor wir bestimmen, »was (im Sinne des Ayurveda) zu tun ist«, müssen wir erst einmal wissen, wohin wir wollen. Was meinen wir mit tiefer gelegenen Ebenen der Gesundheit? Warum wollen wir uns mit der Natur in uns verbinden? Wie bringt das Bewußtsein unsere Gedanken mit unseren Nervenzellen zusammen? Lassen Sie uns einen kurzen Blick auf das werfen, was all dem zugrunde liegt und was wir die »Physik der körperlichen Gesundheit« nennen, bevor wir erforschen, wie wir dort hinkommen.

Die Physik der körperlichen Gesundheit – von der klassischen Medizin zur Quantenmedizin

Geist und Materie sind im Grunde dasselbe.
Der subjektiv erfahrene Bereich ist der Geist,
objektiv ist er die Welt der materiellen Gegenstände.
Yoga Vasistha

Vielleicht wundern Sie sich, warum Sie sich beim Nachdenken über Heilung mit Physik beschäftigen sollen. Die Antwort lautet: Durch das Nachdenken über Physik denken Sie am treffendsten über Ihr physisches Selbst nach. Um einen Begriff davon zu bekommen, wie Sie wieder genesen, müssen Sie natürlich verstehen, was es heißt, vollkommen gesund zu sein, denn sonst können Sie diesen Zustand nicht herstellen. Um die Tiefe zu begreifen, in der Heilung in Ihrem Körper und in Ihrem Geist tatsächlich stattfindet, müssen Sie in Ihrem Körper tief hinuntergehen, d. h., Sie müssen die innerste Ebene Ihres körperlichen Universums, den entscheidenden Heilbereich, in sich entdecken. Lassen Sie uns das Heilen unter diesem Gesichtspunkt betrachten.

Während Ihre Gedanken in den tieferen Regionen Ihrer Physiologie – in der DNS, den Hormonen, den Neurotransmittern und den Immunmodulatoren – Gesundheit gestalten, formt der Körpergeist sie aus noch tieferen Intelligenzmustern. Auf den tiefsten Ebenen Ihres Seins vereint, schafft der Körpergeist die Grundmuster der Psychophysiologie als jeweilige Blaupause dessen, der Sie sind. Dieses »Wer-Sie-sind« ist in jeder einzelnen Zelle Ihrer Physiologie enthalten, genauso wie ein winzig kleines Stück von einem Hologramm das gesamte Hologramm enthält.

Die PNI-Forschung hat gezeigt, daß unsere Gedanken und Gefühle unseren Körper rascher und wirksamer verändern als jede von außen kommende Medizin. Sie geht davon aus, daß *Heilen ein einziger organisierter Prozeß von zusammenarbeitenden Gedanken, Gefühlen und Zellen ist* und daß alle Vorgänge der Gesundheit in Körper und Geist gleichzeitig erfolgen. Bevor es zu einer spontanen Besserung kommt, hat gewöhnlich schon ein tiefgreifender Wandel in der geistigen und gefühlsmäßigen Einstellung stattgefunden, die tiefer liegenden Muster der biochemischen Intelligenz neu gestaltet und eine Veränderung in den Zellen und Molekülen bewirkt.

Während Ärzte und Forscher heute beginnen, die wechselseitige Abhängigkeit zwischen Geist und Körper anzuerkennen, hat die moderne medizinische Praxis im allgemeinen diesen Zusammenhang noch nicht voll erfaßt. Sie widmet sich nach wie vor dem objektiven, meßbaren »körperlichen« Aspekt der Medizin und vernachlässigt dabei im allgemeinen, daß die körperlichen und die subjektiven Aspekte zusammenhängen. Auf diese Weise bleibt jede Krankheit ohne eine spezielle, zu beobachtende Pathologie durch Medikamente oder Chirurgie unbehandelbar. Nicht einmal die Psychiatrie, die am meisten auf die körperlichen Grundlagen von Geisteskrankheiten und auf die geistigen Grundlagen körperlicher Krankheiten anspricht, hat ein Verständnis dafür, wie diese beiden – Geist und Körper – auf einer tieferen Ebene biologischer Intelligenz innerhalb des Körpergeistes vereinigt sind.

Vieles in der heutigen Praxis der sogenannten modernen Medizin scheint sich nach wie vor auf die medizinischen »Ursache-und-Wirkung«-Theorien des 18. und 19. Jahrhunderts, auf Newtons Modell der klassischen Physik und auf den Dualismus des französischen Philosophen René Descartes zu stützen. Dadurch bleiben viele Krankheiten unbehandelt, denn das klassische System der Medizin vermag die eigentlichen Ursachen der Krankheiten, die sich auf einer Ebene manifestieren, welche tiefer als Zellen und Gewebe liegt, nicht zu erforschen. Folglich fehlt es uns weiterhin an einer vollkommenen medizinischen Praxis, die diese grundlegende Ebene der Physiologie diagnostizieren und behandeln kann, auch wenn die neue Medizin genauso wie die neue Physik darauf warten, daß wir uns ihre kraftvoll einenden Heiltechniken zunutze machen.

Mit wechselndem Erfolg hat die ganzheitliche Medizin versucht, diesen Mangel durch mehrere Programme zu beseitigen, darunter auch durch verschiedene Kräuter- und Physiotherapien, Diäten und Übungen, um Geist und Körper gemeinsam anzusprechen. Aber so effektiv sie auch gewesen sein mag, der größte Teil der ganzheitlichen Medizin ist ebenfalls eklektisch an den Heilprozeß herangegangen. Nur wenige Verfahren der ganzheitlichen Medizin haben einen mehr in die Tiefe gehenden theoretischen Rahmen geliefert, um zu verstehen, wie die Heilprozesse in einem Gesamtsystem jenseits von Zellen und Geweben funktionieren. Mehr noch – obwohl die meisten ganzheitlichen Praktiken verschiedene Aspekte der Verbindung zwischen Geist und Körper anerkennen und nutzen, ist die Mehrheit von ihnen nicht über eine allgemeine Symptombehandlung ähnlich der des Krankheitsmodells hinausgekommen

und erkennt *individuelle Konstitutionsunterschiede* bei ihren Patienten genausowenig an wie die moderne Medizin.
In mancherlei Hinsicht behandelt die ganzheitliche Medizin, wie sie in unserer Gesellschaft praktiziert wird, vieles sogar weniger individuell als die moderne Medizin. Zum Beispiel: Zwar haben Kräuter nicht die potentiell schädlichen Nebenwirkungen einiger moderner Medikamente, sind aber auch nicht für alle gut. Ohne ein vollständiges ganzheitliches System kommen wir möglicherweise in die Situation, anstatt von einem Doktor der Schulmedizin zum anderen, von einem alternativen Praktiker zum anderen zu laufen, um all unsere Symptome behandeln zu lassen, und wenden uns wiederum den Blättern und vielleicht den Zweigen, aber nicht den Wurzeln des Baumes zu.

Die Quantenmedizin des Ayurveda

Die ayurvedische Medizin ist insofern überraschend modern, als sie die Gesundheit vom Ausgangspunkt der Quantenphysik und der Theorie des einheitlichen Feldes angeht. Sie dient im Grunde als Brücke zwischen Quantenphysik und Medizin. Darüber hinaus liefert sie einen in sich geschlossenen und theoretisch vollständigen Rahmen, von dem aus diagnostiziert und behandelt werden kann. Genauso wie die Quantenphysik die klassische Physik nicht negiert, sondern mit einschließt, verleugnet der Ayurveda nicht die moderne Medizin, sondern ist in der Lage, sie zu vervollkommnen, einzubeziehen und in einen größeren Zusammenhang zu stellen.
Die alte Theorie und Praxis des Ayurveda beschreibt sehr detailliert das tiefere Funktionieren unseres Körpergeistes in Begriffen, die in erstaunlicher Weise denen ähneln, welche die Quantenphysiker heutzutage benutzen, um die tiefer gelegenen Ebenen der physikalischen Welt zu beschreiben. Wir können

uns die alten ayurvedischen Weisen als erste »Quantenärzte« und Praktiker tiefer Meditation und Selbsterkenntnis vorstellen, die buchstäblich die Einheit der subatomaren Welt erfuhren sowie schweigend erkannten, wie die Natur funktioniert und auf den tiefsten Ebenen des Lebens heilt. Ihre Beschreibungen der menschlichen Physiologie als Manifestationen sich ständig umgestaltender Wellenfunktionen gehen weit über die klassischen biochemischen Beschreibungen von Zellen und Geweben hinaus und untersuchen die Energiefelder, die all die Teilchen enthalten, welche unsere körperlichen, geistigen und emotionalen Funktionen miteinander verbinden. Deepak Chopra beschreibt das so:

Im Ayurveda verlagern wir den Schwerpunkt von der sich ändernden und mit der Zeit absterbenden Zelle auf die tiefer liegende Intelligenz, von der sie überlebt wird und durch die jeder von uns seine wahre ewige Eigenart bekommt ... Das gibt uns ein neues Modell zum Heilen des menschlichen Körpers, ein Modell, das von seiner gröbsten Ebene her – den Zellen, Geweben und Organen des Körpers – bis hinunter zu den subtilen Impulsen verfolgt werden kann, die von einer einzigen Quelle im Quantenfeld aufsteigen. Dies ist das quantenmechanische Heilmodell.[28]

Ausgehend von diesem tiefen Lebensverständnis bietet der Maharishi-Ayurveda ein Heilprogramm für den Körpergeist, einen »Quantenfeldansatz«, der das fehlende Grundelement in die moderne medizinische Praxis hineinbringt.

Das Quantenkontinuum – die Gesundheit, die jeder Krankheit zugrunde liegt

Wenn Sie den tiefen Zusammenhang zwischen dem einheitlichen Feld des Bewußtseins und Ihrem Körper verstehen, bekommen Gesundheit und Krankheit einen ganz anderen Charakter und verlassen den Bereich des Gegensatzpaares Gut und Böse bzw. Glück und Unglück. In der Quantenwelt mit ihrer vollkommenen Ordnung sind diese Begriffe keine Gegensätze, wie sie das in der klassischen stofflichen Welt zu sein scheinen. Eher sind sie Begriffe des Lebens, geschaffen aus einem einzigen unsterblichen Feld, einer einzigen Fabrik des Ganzseins. Der Physiker Larry Dossey hat einmal gesagt: »All die Schnitzereien, die das Leben in einzelne Stücke aus Gesundheit und Krankheit aufsplittern, schaffen eine Illusion, die die nahtlose Existenz des Lebens zerstört.«

Vom einheitlichen Feld aus gesehen, wo sich unser kleines bißchen DNS geruhsam an den Busen der »großen DNS« schmiegt und die allumfassende Intelligenz sich um alles in der Schöpfung gleichzeitig kümmert, erkennen wir, daß das Weltall eigentlich gar nicht außerhalb von uns liegt. Das einheitliche Feld ist in uns, in unserem eigenen Sein. In Wirklichkeit sind wir nichts anderes als dieses einheitliche Feld. Und so können wir ausgezeichnet die allgemein berichtete Beobachtung verstehen, daß alle Entscheidungen, Handlungen und Haltungen während unseres Krankseins genauso wichtig sind wie die Art von Krankheiten, die wir haben, und die Behandlungen, denen wir uns unterziehen. Wir bestimmen nämlich das Ergebnis. Die Art und Weise, wie Medizin in unserem Körper aufgenommen wird, d. h. mit welchen geistigen und gefühlsmäßigen Haltungen, wird mindestens ebenso bedeutsam wie die Medizin selbst.

Die Forschung verweist darauf, daß wir die Auswirkungen von Medizin weit mehr kontrollieren können, als wir uns das vorzustellen vermögen. Wenn Sie eine Pille nehmen und denken: »*Diese Pille ist unglaublich wirksam und wird mir tatsächlich helfen*«, kann sie ganz anders in Ihrem Körper wirken, als wenn Sie sie mit der Haltung einnehmen: »*Die wird mir wahrscheinlich nicht allzu guttun.*« Das ist der Placebo-Effekt, der Effekt

Ihrer inneren Haltung gegenüber einer »Pille«, die keine »objektive« Medizin enthält. Wenn ein Arzt »Realist« zu sein versucht und einem Patienten bzw. einer Patientin sagt, er bzw. sie habe nur noch drei Monate zu leben, erzeugt dies auch einen physischen Effekt, und zwar wahrscheinlich einen recht negativen. All das geschieht, weil *nichts wirksamer ist als die Medizin, die das Bewußtsein selbst macht.*

Vom Standpunkt der modernen Medizin aus hat eine klassisch informierte Patientin eine Krankheit, die real, konkret gesagt, »die traurige Wahrheit« ist. Die Krankheit ist realer als ihr Nachdenken über sie. Vom ayurvedischen Quantenstandpunkt aus ist die Art und Weise, wie wir über unsere Gesundheit und Krankheit denken, Teil eines größeren Bildes, das über den Körpergeist hinausgeht.

Im Sinne der Quanten können Sie selbst dann noch gesund sein, wenn Sie an einer speziellen Krankheit leiden. Es gibt viele dramatische Beispiele von Menschen, die kurz vor dem Tode zu stehen scheinen, deren Körper verfallen und die doch ausgesprochen ruhig, friedlich und liebevoll sind. In ihrer Gegenwart empfinden wir oft tiefen Frieden. Während wir sie aufheitern wollen, werden wir womöglich von ihnen aufgeheitert. Sie scheinen gar nicht geistig bzw. gefühlsmäßig von einer körperlichen Krankheit überschattet zu sein, sondern sich in einem tieferen Zustand allgemeiner Gesundheit zu befinden, der Freude macht.

Wir waren vielleicht schon einmal bei einer Freundin, die krank war, vielleicht sogar wegen Krebs Bestrahlungen bekam; sie war schwach, hatte Haare verloren, aber vielleicht nicht ihren Humor bzw. ihre Entschlossenheit. Sie für *sich selbst* war noch intakt, trotz allem, was sie durchmachte, weil sie einen Schritt zurücktreten und das größere Bild betrachten konnte. Sie hatte Zugang zu ihrer Quantenphysiologie, die grundlegender als die Krankheit war, zu einem inneren Bereich des Nicht-Krankseins/Nicht-Gesundseins. Sie erlebte, daß sie nicht ihr Krebs

war; sie erfuhr den innersten Kern ihres Seins. Dieser Kontakt erweckte alle Hilfsquellen ihres Körpergeistes.
Zuweilen können sich solche Menschen gewissermaßen selbst von der Ebene des einheitlichen Feldes aus, vom Bewußtsein her »neu gestalten«, ihre Gefühle, ihre geistigen Erfahrungen und sogar die ausgesprochen stofflichen Bereiche ihres Körpers neu beleben. Diese Quantenrestrukturierung ist eine mögliche eigentliche Erklärung für spontane Besserungen. Sie ist anders als »positives« Denken oder sich irgendwie bei Laune halten. Sie bezieht alle Vorgänge unseres Körpers, unseres Geistes und unseres Herzens in eine synchrone physiologische Zielrichtung ein, um uns in unserem Wunsch zu unterstützen, aus einem Stück zu sein, selbst wenn wir sehr krank und gewissermaßen in Stücke zerbrochen sind. Wenn viele Menschen berichten, daß sie gleichzeitig sehr gesund und sehr krank sind, könnte dies daher rühren, daß sie Kontakt zum einheitlichen Feld haben. Diese Erfahrung liefert den Beweis, daß eine »ewige« Quantenphysiologie parallel zum klassischen Phänomen des körperlichen Verfalls bestehen kann. Man bezeichnet dieses Phänomen auch als Quantenheilung. Sehen wir uns nun einmal näher an, welche Art von Freiheit es bringt.

Quantenheilung von der »Superposition« aus

Stellen Sie sich einmal vor, Sie schauen in die Wolken und bemerken ein bestimmtes Gebilde, das einer kleinen Elefantenherde ähnelt. Schauen Sie noch einmal hin, so sehen Sie vielleicht ein prunkvolles Puttengemälde aus dem 18. Jahrhundert. Je nachdem, wie Sie es wahrnehmen, können Sie bei Ihrer Wolkenbeobachtung augenblicklich von einem Bild zum anderen wechseln. Manchmal, direkt vor dem Bildwechsel, können Sie beide Bilder sehen. Sie sehen das »Potential« eines jeden Gebildes, bevor Sie geistig zu dem anderen weitergehen.

Genauso stellt die Quantenphysik die Welt als eine Vielzahl von Möglichkeiten dar. Vor dem Treffen einer Wahl ist die Welt eine kuriose Überlagerung all ihrer Möglichkeiten. Dieses Phänomen kennen die Physiker als »Superposition«. Von der Superposition aus können sogar Dinge, die einander auszuschließen scheinen, gleichzeitig geschehen, weil sie potentiell und nicht konkret sind. Wenn Sie von der Superposition aus in Ihrem Bewußtsein operieren können, können Sie wählen, welche Wirklichkeit Sie wollen. Das ist Ihre Freiheit in der Quantenwelt, denn hier befinden Sie sich – wie der Physiker John Wheeler es beschreibt – tatsächlich in einem »Mitbestimmungsuniversum«, wo nichts vom anderen unabhängig ist. Während Teilchen und Wellen in der Welt der klassischen Physik voneinander getrennt und verschieden sind, können Sie in der Quantenwelt beobachten, daß ein und dieselben Dinge wie beispielsweise Lichtphotonen entweder Teilchen *oder* Wellen sind, je nachdem, welche Wechselwirkungen Sie mit ihnen herstellen wollen. Sie entscheiden, ob sie wellen- oder teilchenartig werden.

Diese Quantenprozesse gehen auch auf den höheren Ebenen des physiologischen Funktionierens beim Menschen vor sich, so daß Sie zwei oder mehrere scheinbar entgegengesetzte Dinge zur selben Zeit erleben können, wie z. B. gleichzeitig krank zu sein und sich wohl zu fühlen. Sie beziehen so mehr Ganzheit in Ihren Körpergeist ein und funktionieren auf einer tieferen, einheitlicheren Bewußtseinsebene. Wenn Sie beginnen, Ihr Leben aus einer tiefer gelegenen Ganzheitsebene zu erleben, sind Sie in einer Superposition zum »Superheilen«.

Der Psychologe Albert Rothenberg bezeichnet die Fähigkeit, zwei gegensätzliche Vorstellungen gleichzeitig im Kopf zu behalten, als »Janus-Denken«, hergeleitet von dem römischen Gott Janus, der gleichzeitig in die Zukunft und die Vergangenheit schaut. Betreten wir die Welt der Medizin mit dieser Quantenauffassung, dann ist das Leben sowohl Welle, Gedanke und Gefühl (Geist) als auch Teilchen, Zellen und Gewebe (Körper). Es ist beides, aber keins von beiden kann ausgelassen werden. Die moderne Medizin läßt in der Praxis das Bewußtsein und den Großteil unserer subjektiven Welt aus. Sie konzentriert sich nur auf die Teilchen und läßt die Wellen aus. Sie will die »Teilchen-Physiologie« behandeln, nicht aber die ihr zugrunde liegenden Wellenmuster der Intelligenz. Der Ayurveda hingegen wendet sich an den Geist, den Körper und die Gefühle und sieht alle drei als Ausdruck derselben grundlegenden Wirklichkeit.

Genauso wie die Quantenphysik die klassische Physik enthält und viele ihrer Probleme löst, enthält der Ayurveda auch das körperliche Herangehen an die Gesundheit, das Kennzeichen der modernen Medizin, und löst viele ihrer Fragen. Während die moderne Medizin spezielle Krankheiten auf der strukturellen, molekularen und biochemischen Ebene behandelt und beseitigt, öffnet der Ayurveda die tiefer gelegenen Kanäle für den ununterbrochenen Fluß der Gesundheit innerhalb des Körpergeistes vornehmlich durch Vorbeugungstechniken auf der Ebene des einheitlichen Feldes. Der Ayurveda lehnt Arzneimittel bzw. chirurgische Eingriffe keinesfalls ab. Es waren die ayurvedischen altindischen Ärzte, die die Chirurgie in die Welt gebracht haben! Sie hatten erkannt, daß die groben strukturellen und biochemischen Wiederinstandsetzungsebenen zuweilen erforderlich sind. Dafür eignen sich Chirurgie und Arzneimittel ausgezeichnet. Ein gebrochenes Bein und eine beschädigte Netzhaut müssen auf struktureller Ebene repariert werden.

Aber es gibt tiefer liegende Ebenen erforderlicher Wiederinstandsetzung, und dorthin kommen weder Arzneimittel noch Chirurgie.

Wenn wir die physische Verhaltensweise unseres Körpers ändern und unseren allgemeinen Gesundheitszustand durch einen Prozeß der »Gesundheitsbestimmung« stärken wollen, brauchen wir nichts Dramatisches zu tun, sondern müssen nur der Natur gestatten, frei in uns zu fließen.

Jenseits einer spezialisierten Medizin – der Zugang zum heilenden Feld

Es ist ohne weiteres möglich, daß durch die Entdeckung des einheitlichen Feldes andere Techniken der Medizin nicht mehr so notwendig sind. Um Heilung zu fördern, können wir uns nun genauso um das Feld (das Bewußtsein) wie um das Teilchen (den Körper), um die Gesamtheit tief in uns und jenseits des Körpers wie auch um die spezifischen Symptome kümmern.
Zuerst einmal müssen wir über die Medizin anders denken. Wir wissen, daß wir das Funktionieren unseres Körpers durch unsere Denkprozesse, unsere Intelligenz, unsere Gefühle, unser Verhalten und unsere Wünsche beeinflussen. Aber offensichtlich sind das nicht die einzigen Einflüsse auf unsere Gesundheit. *Alles* hat seinen Einfluß, und daher kann alles Medizin sein: die Luft, die wir atmen, die Freunde, mit denen wir unsere Zeit verbringen, die Fernsehsendungen, die wir anschauen, ganz zu schweigen von dem, was wir essen oder trinken. Durch irgendeinen Film beginnt unser Herz vor Angst wie wild zu rasen, oder wir bekommen Depressionen; je nachdem, was wir für einen Körpergeist haben. Selbst wenn wir darum wissen, geschieht es, fühlen wir uns verpflichtet und interessiert, Dinge in uns aufzunehmen. (Wenn wir sagen: »Ich ziehe mir einen Film rein«, so hat das eine reale Bedeutung für unsere Physiologie.) In dem Maße, wie wir nicht genug Unterscheidungskraft besitzen, um negative, streßerfüllte Einflüsse zu vermeiden, und uns ihnen lieber aussetzen, werden wir krank und wissen nicht einmal, warum.
Ob als gute oder schlechte Medizin – die Medizin kommt in allen Verpackungen zu uns. Zu den Arten von »Medizin«, die

dem Körper helfen, gesund zu bleiben, gehören die Schönheit der Natur, die wechselseitige Aufmerksamkeit liebender Freunde und Familienmitglieder, die Unterstützung durch die Gesellschaft und die Hoffnung. Je gesünder wir sind, um so mehr können wir »gute« Medizin, d. h. Medizin, die mit dem Gesetz der Natur in Übereinstimmung steht und von ihm getragen wird, erfahren.

Die Forschung bestätigt dies. Als beispielsweise einer Gruppe Hochschulstudenten ein Film über Mutter Teresa gezeigt wurde, erhöhte sich ihre Immunfunktion, gemessen durch Speichel-Immunglobulin-A-Konzentrationen, und blieb noch eine Stunde danach hoch. Selbst die Studenten, die Mutter Teresa nicht besonders mochten, wurden durch das Ansehen des Filmes noch immunologisch beeinflußt. Forschungsleiter David McCleeland von der Harvard University hat daraus den Schluß gezogen, daß die »ablehnenden« Studenten den Einfluß von Mutter Teresas liebevollem Verhalten wahrscheinlich auf einer Ebene ihrer Psychophysiologie »mitgenommen« haben, die tiefer lag als ihre Einwände.[29]

Mit dem Quantenelement der Subjektivität haben Sie schließlich den wichtigsten Bestandteil der Gesundheit, das »Herz« der Medizin, jenes reine Klima, in dem Heilung am besten stattfinden kann. Die Techniken des Ayurveda sind Grundmethoden, um Sie zum möglichst vollständigen »Mitnehmen des Guten« zu befähigen und die ordnende Intelligenz der Natur in Ihnen so unmittelbar wie möglich zu fördern. Sie können einen sternklaren Nachthimmel, ein Musikstück oder ein Heilkraut aufnehmen. Aber wie Sie das alles verdauen, ob teilweise oder vollständig, in Furcht oder in Liebe, zynisch oder offen, macht für Ihr Gesundsein den Unterschied aus.

Erleben Sie erst einmal die tiefste Ebene der Gesundheit, können Sie die wohltuenden und miteinander zusammenhängenden Qualitäten der Natur voll in sich aufnehmen und sich von den zerstörerischen abwenden. Sie können lernen, Ihre

Gesundheit richtig einzuschätzen und zu erkennen, wie Sie sich wirklich fühlen, und zwar nicht in Form von Schmerzen und Qualen, sondern so, daß Sie Ihr Selbst denken, fühlen und sind. Das sind sowohl die Labortests für die Gesundheit, die in jedem Menschen stecken, als auch die Heiltechniken. Ein spürbares Zeichen von Gesundheit ist »reine Freude« in jedem Augenblick des Lebens. Das können Sie erwarten, und Sie werden auch erkennen, daß Sie eine wichtige Form der Selbstheilung praktizieren, wenn Sie eine Welle des Glücklichseins oder eine Zunahme von Zärtlichkeit oder Mitgefühl für einen Freund bzw. eine Freundin verspüren.

Durch das Wiederanknüpfen an die Grundtendenz der Natur, Gleichgewicht und Gesundheit wiederherzustellen, *wecken Sie die Intelligenz der Natur in sich wieder, um Krankheit zu beseitigen.* Ist diese Verbindung erst einmal wiedergefunden, erwachen alle Aspekte Ihres Lebens, und Gesundsein bekommt eine viel umfassendere Bedeutung. Sie erkennen, daß Gesundsein weit über körperliches Wohlergehen hinausreicht, daß es auch Glücklichsein, Selbstachtung, tief befriedigende Selbstverwirklichung, Entfaltung persönlicher Größe und einen ausgeprägten Wunsch nach Gesundheit und Glück für andere mit in sich einschließt.

Der Selbstheilungsprozeß – das Hiersein

Es gibt eigentlich nur eine Art der Heilung – die Selbstheilung. Die Natur hat jedem von uns ein wunderbares Werkzeug zur raschen und wirksamen Selbstheilung mitgegeben. Nach dem Grundsatz »Heraus mit dem Alten, hinein mit dem Neuen« werden Ihre Zellen und Gewebe tagtäglich neu geschaffen. Der Architekt, Designer und Erfinder Buckminster Fuller hat diesen Regenerationsprozeß mit einem Kreuzschiff verglichen, bei dem neue Fahrgäste an Bord kommen und andere aussteigen, das Schiff aber seine Fahrt fortsetzt. Genauso, wie Sie nicht nur Teilchen, sondern auch Welle sind, ist Ihr Körper nicht nur Substanz der Materie, sondern auch Vorgang. Chopra erklärt das so: »Der Körper ist wie ein Fluß. Wir neigen dazu, unseren Körper als eine Eisstatue zu begreifen, während er in Wirklichkeit eher wie ein Fluß ist.« Wir wissen, fügt er hinzu, daß sich unser Körper ständig erneuert. Der Körper, den wir letztes Jahr hatten, besteht nicht mehr. Er ist zu 98 Prozent durch neue Atome ersetzt worden. »Wir bekommen alle fünf Tage eine neue Magenschleimhaut ... Unsere Haut erneuert sich alle fünf Wochen. Unser Skelett, das doch so fest und beständig erscheint, ist alle drei Monate ein neues.«[30] Was sich aber nicht in unserem Körper ändert, ist das, was sich in keinem Bereich der stofflichen Welt ändert – die Intelligenzmuster, die diesen Veränderungen zugrunde liegen und sie bestimmen. Somit ist die Fähigkeit zur Herstellung eines neuen, gesünderen Körpers und der starke Wunsch nach langem Leben in Richtung Unsterblichkeit gar nicht so abwegig, wie dies auf den ersten Blick scheinen mag. Indem Sie die tiefste Erinnerung daran, wer Sie wirklich sind, zurückrufen, kommen Sie zu der Feststellung, daß Sie nicht nur ein Mensch sind, sondern auch ein *Sein*, ein lebendiger Vorgang der Natur. Sie sind nicht einfach nur ein *aus* der Natur geschaffenes Objekt, sondern Sie *sind* Natur, in jedem Augenblick.

Der Maharishi-Ayurveda gibt ein Modell für Diagnose, Behandlung und Vorbeugung, das das gesamte biologische Leben widerspiegelt. Er lehrt subtile medizinische Techniken für Ebenen des Körpergeistes, die die klassische Medizin nicht erreicht. Er bietet eine Vielfalt an Methoden zur Erhaltung der Gesundheit, darunter individuelle Ernährungsempfehlungen, Übungen und umwelt- bzw. jahreszeitbedingte Verhaltensregeln, um Ihrer individuellen Physiologie zu helfen, mit ihrer eigenen Natur in Berührung zu kommen und dabei im Gleichgewicht zu bleiben. Sie können so Ihren Körpergeist durch jede Tür

betreten; das innere Heiligtum Ihrer eigenen Hilfsquellen zur Selbstheilung erwartet Sie.
Mit Hilfe einiger einfacher Grundsätze können Sie lernen, die Natur durch Ihre Psychophysiologie fließen zu lassen und der organisierenden Kraft des einheitlichen Feldes zu erlauben, jeder Handlung ein Gefühl des »Seins«, jedem Gedanken, jeder Geste und jedem Gefühl die Empfindung von Gesundsein und jeder Tat in Ihrem Leben die Erfahrung von Ganzheit zu verleihen.
Das folgende Kapitel liefert Ihnen spezielle Informationen zur Feststellung des ayurvedischen Konstitutionstyps Ihres »Körpergeistes« und zeigt Ihnen, wie Sie ihn weise und gut nutzen können. Sie werden lernen, wie sich das einheitliche Feld in Ihrem besonderen Körpergeist ausdrückt und wie Sie das Bewußtsein, daß dieses einheitliche Feld vorhanden ist, aufrechterhalten können. Außerdem werden Sie erfahren, wie Sie, wenn Sie zum erstenmal Unausgewogenheiten bemerken, Mittel ergreifen können, um eine stabile Basis echter Vorbeugung zu schaffen. So können Sie sich Ihrer Physiologie widmen und darangehen, diese unbesiegbar zu machen.

3 WISSEN
Bestimmung des ayurvedischen Konstitutionstyps – Frauen mit Schwung, Entschlossenheit und innerer Festigkeit

Gesundheit kommt aus der natürlichen
Ausgewogenheit der Doshas. Daher trachten die Weisen
danach, sie im Gleichgewicht zu halten.
Charaka Samhita

Warum wird der eine krank, während der andere gesund bleibt? Wenn wir herausfinden könnten, wodurch jemand robuster wird und Eindringlingen besser Widerstand entgegensetzen kann, könnten wir Krankheiten von innen heraus verhüten und bräuchten uns weniger Gedanken um das zu machen, was von außen kommt. Aber die moderne Medizin konzentriert sich hauptsächlich auf den Eindringling – die Bakterie, das Virus oder das Gift –, der ihrer Meinung nach Krankheiten erregt. Geht man jedoch von der »Widerstandsfähigkeit des Wirtes« aus, kommt man zu einer anderen Möglichkeit: Es gibt etwas im Immunsystem gesunder Menschen, das ihnen wirksamer bei der Bekämpfung von Krankheiten hilft als denjenigen, die nicht so widerstandsfähig sind.

Als das Common Cold Research Center in Salisbury, England, kürzlich seine Pforten schloß, nachdem es etwa fünfzig Jahre vergeblich versucht hatte, einen Impfstoff oder eine Antivirus-Verbindung zu finden, um gewöhnliche Erkältungskrankheiten zu besiegen, blieb die Hauptentdeckung der Forscher genauso ein Mysterium wie das Kurieren von Erkältungen. Sie hatten festgestellt, daß annähernd ein Drittel der Versuchspersonen, auf die ein Virus angesetzt wurde, das bei den anderen zwei Dritteln Niesen, Husten und miserables Allgemeinbefinden bewirkte, keinerlei Anzeichen von Erkältung zeigte. Aber warum das so war, fanden sie nie heraus.

Niemand scheint voraussagen zu können, wer durch ein bloßes Zusammentreffen ungünstiger Umstände oder Gewohnheiten krank wird. Vor einem Jahrhundert bemerkte der berühmte Arzt Sir William Osler folgendes: »Es ist viel wichtiger, zu wissen, welche Art Patient eine Krankheit hat, als welche Art Krankheit ein Patient hat.«[1]

Sich mehr auf den Menschen als auf die Krankheit zu konzentrieren war stets das Hauptanliegen der ayurvedischen Medizin. Sie unterschied genau die individuellen Eigenheiten jedes Patienten und setzte das »Wer« vor das »Warum«.

Persönliche Gesundheit als universelles Gleichgewicht

Der Ayurveda geht davon aus, daß jede Funktion im Körper vom Gleichgewicht regiert wird und jede Krankheit durch die Störung der Homöostase bzw. des Gleichgewichtes entsteht. Während sich die westliche Medizin darauf konzentriert, den äußeren Eindringling zu vernichten, konzentriert sich der Ayurveda darauf, durch ein inneres Gleichgewicht, wie es sich aus der DNS heraus organisiert und bestimmt, unüberwindbare Abwehrmaßnahmen aufzubauen. Wenn das Leben von ordnender Intelligenz erfüllt ist, dann ist die DNS wie ein Mikrochip reiner biologischer Intelligenz, eingeprägt in einen chemischen Code, den sogenannten genetischen Code, der die dynamische Blaupause darstellt, aus dem Ihr Körper aufgebaut ist. Hält der Körper sein Gleichgewicht, geht jede Funktion auf die selbstkorrigierende Anleitung seiner DNS zurück. Wie ein hervorragender, sich selbst kennender Computer repariert sich die DNS selbst, wenn der Code, den sie enthält, beschädigt wird. Sie benutzt äußerst ausgeklügelte Mechanismen, um Fehler zu entdecken, die sich möglicherweise in den Code einschleichen, und korrigiert sie, bevor sie weitere Probleme verursachen. Nach Meinung vieler Genetiker führt der Zusammenbruch der präzise arbeitenden, sich selbst reparierenden DNS-Mechanismen zu der Degeneration, die wir Altern nennen, sowie zu Funktionsstörungen in den Zellen, die wir als Krankheiten wie Krebs kennen. Der Ayurveda zielt darauf, die DNS in die Lage zu versetzen, sich unbehindert von den Fehlern, die zu Degeneration und Funktionsstörungen führen könnten, ausdrücken zu können. Da der Ayurveda einen anderen medizinischen Ansatz hat, von einer Ebene, die tiefer als die DNS liegt, ausgeht, kann er helfen, die unglaublich verzwickte Aufgabe fehlerfreien Wiederinstandsetzens zu organisieren, indem er die Millionen von Arbeitsgängen in Ihrem Körpergeist auf einige wenige Stoffwechselprinzipien zurückführt, die, wenn sie im Gleichgewicht sind, das Gesundsein »von Grund auf« unterhalten.

Die Erschaffung Ihres Körpergeistes – in der Welt vor der DNS

Durch das einheitliche Feld entstehen all die Strukturen der Natur, die wir materielle Welt nennen. Aber zwischen dem einheitlichen Feld und der physischen Welt liegt das, was die Neurophysiologin Candace Pert als »*immaterielles Substrat, das den Informationsfluß bestimmt*«, beschreibt. Das ist die Welt vor der DNS.

Wie wir wissen, hat jede Sache, jedes Ding – jeder Fingerabdruck und jedes Rotkehlchenei – seine eigene innere Geschlossenheit und seine individuellen Muster. Der Vorgang, durch den die physische Form aus dem einheitlichen Feld entsteht, erfordert gewisse Arten von Umwandlungen, die die Physik als »Wellentransformation« kennt. Diese sich herausbildenden Energiefelder bzw. Muster sind die Impulse vor der DNS, die subtilen, bestimmenden Gesetze, die Ihre Individualität entstehen läßt, die die Grundlage für Ihr Denken und Fühlen, Aussehen, Wachsen und wie Sie am Leben bleiben, schafft.

Im Ayurveda heißen diese Muster »Intelligenzformen« bzw. *doshas*. Die Doshas sind die Äußerungen der Natur an der Schnittstelle zwischen Bewußtsein und Materie. Candace Pert meint, wenn wir verstehen wollen, wie wir vollkommen gesund bleiben, »müssen wir darüber nachdenken, wie wir Bewußtsein in die verschiedenen Teile des Körpers projizieren«.

Der Maharishi-Ayurveda beschreibt, wie man das machen kann, und durch ihn können Sie verstehen, wie dieses immaterielle Substrat in das stoffliche Material Ihres Körpers und in Ihre Gefühle und Denkprozesse fließt. Er hat das Wissen darüber, wie einige wenige Grundelemente und Prinzipien die gesamte Schöpfung gestalten und wie die Unterschiede in den einzelnen Körpergeist-Konstitutionen entstehen. Und – was das Wichtigste ist – Sie können durch ihn reines Bewußtsein erleben.

Wie die fünf Elemente der Natur »unser Körper, unsere Zellen« werden

Die fünf ayurvedischen *mahabhutas* bzw. Elemente, aus denen wir geschaffen sind, kennen wir als Erde, Wasser, Feuer, Luft und Raum (Äther). Aber diese fünf Mahabhutas liefern mehr als die materiellen Aspekte des Lebens, mehr als die Erde in unseren Gärten und den leichten Wind in den Bäumen, mehr als die 50 Prozent Wasser, aus denen der Körper einer erwachsenen Frau besteht. Diese Elemente enthalten auch die tiefer liegenden Gesetze der Natur, durch die sie geschaffen wurden. In ihrer intelligenten, aber immateriellen Form stellt man sie sich am besten als Substanz (Erde), Flüssigkeit (Wasser), Umwandlung (Feuer), Beweglichkeit (Luft) und das vor, was die Veden *akasha* – Raum (Äther) nennen. Wir können uns Akasha als das vorstellen, was die Materie umgibt. Es ähnelt dem, was Bildhauer und Architekten »negativen Raum« nennen – den Rahmen für Skulpturen oder Gebäude, selbst wenn er unbemerkt bleibt, oder, wie die Dichterin Edna St. Vincent Millay es beschrieb: »Die fünfte Essenz – die Quintessenz.«

Aus diesen fünf Mahabhutas entstehen die *doshas*, die drei psychophysiologischen Grundprinzipien, die sich in der gesamten Natur manifestieren und deren Ergebnis Ihr individueller Körpergeist ist. Westlichen Wissenschaftlern sind sie nicht unbekannt. Nach Darstellung des Physikers John Hagelin haben Quantenphysiker fünf grundlegende quantenmechanische »Dreh- oder Spintypen« von Elementarteilchen festgestellt, die sich wiederum verbinden, um drei »Superfelder« zu bilden, die mit den fünf Mahabhutas, durch welche die Doshas entstehen, gleichgesetzt werden können.[2]

Durch Luft und Raum (Äther) entsteht *vata*, ein Dosha, das für die Bewegung verantwortlich ist. In der Natur wird Vata am besten durch den Wind dargestellt. Durch Feuer und Wasser entsteht *pitta*, das für den Stoffwechsel verantwortliche Dosha, das in der Natur durch die Sonne dargestellt wird. Erde und Wasser lassen *kapha* entstehen, das für die Struktur verantwortliche Dosha, das in der Natur als Erde und als Weltmeergezeiten im Verhältnis zum Mond dargestellt wird.

Doshas gibt es in allen Lebensbereichen. Sie finden ihren Ausdruck in der Intelligenz, die beispielsweise für unsere Verdauung verantwortlich ist, und in allen anderen Vorgängen und Strukturen unseres Körpers. Sie sind auch die leitenden Prinzipien für die innere Organisation, die uns in die Lage versetzen, Nahrung zu verdauen und dabei gleichzeitig Marathon zu

laufen. Wir sehen also in den Doshas nicht einfach nur die Ziegelsteine und den Mörtel des Körpers oder auch nur die DNS-Blaupause, sondern das *kollektive innere Denken* jedes Arbeiters auf der Baustelle, die Intelligenz, die die Entwicklung jeder Zelle leitet, die »innere Blaupause« der Blaupause.
Genauso wie die Schwerkraft und andere Prinzipien der Natur, die wir zwar erleben, aber nicht »sehen« können, sind die Doshas starke tiefer liegende Kräfte, die unseren Gesundheitszustand, unsere äußere Erscheinung und sogar unsere Persönlichkeit bestimmen. Wir können die Doshas als philosophische Grundregeln für unseren Körpergeist wie auch als praktische, eingebaute physiologische Computerprogramme betrachten. Oft jedoch geraten sie aus dem Gleichgewicht, funktionieren nicht optimal, und dann fühlen wir uns durch ihr Unausgeglichensein schlecht. Im Ayurveda sind Krankheiten Unausgeglichenheiten der Doshas.
Unsere individuellen Dosha-Programme richten uns auf die verschiedenen Ausdrucksformen der Elemente in allen Bereichen der Schöpfung aus. So vertreten zum Beispiel manche Menschen das Element Feuer stärker in ihrer Physiologie und verkörpern Eigenschaften, die mehr in Richtung Sonne, Hitze, Energie und Intensität gehen. Andere wiederum drücken stärker das Element Luft aus und erinnern ihre Freunde und Familien an Eigenschaften des Windes – an Forschheit, Schnelligkeit und Veränderbarkeit. Und einige von uns stellen große Festigkeit dar und verkörpern Eigenschaften des ungebrannten, an der Luft getrockneten Ziegels, d. h. Stärke, Standfestigkeit und die Gelassenheit von Wasser und Erde zusammen. Je nachdem, welche Doshas nun also in jedem Menschen am stärksten zum Ausdruck kommen, können wir in unserer Familie und unter unseren Freunden solche entdecken, die eher Feuernaturen, Luftnaturen oder Erdnaturen sind.

Das ayurvedische Gesundheitssystem stellt die speziellen physischen und psychologischen Unterschiede fest, die sich aufgrund des Überwiegens eines oder mehrerer Doshas ergeben. Diese bilden Ihren *Konstitutionstyp.* Die äußere Erscheinung (ob Sie dünn, kräftig, dunkel oder blaß sind), die geistigen Eigenschaften (ob Sie schlagfertig oder nachdenklich sind bzw. ein gutes Gedächtnis haben), die emotionalen Kennzeichen (nervös, temperamentvoll, ruhig, Typ A oder Typ B) und die sozialen Eigenheiten (redselig, treu oder großzügig) können im Rahmen der Doshas bestimmt werden. Außerdem sind Ihre Vorlieben für verschiedene Nahrungsmittel, Filme, Freunde und Wetterarten, Wohnungen und sogar für Ferienorte sämtlichst davon abhängig, welches Dosha (bzw. welches von den drei Doshas) in Ihrer Konstitution dominiert.

Bei ein und demselben Ereignis im Leben, beispielsweise dem Ablegen einer Prüfung, wird jeder von uns auf dieses potentiell gefühlsmäßig streßreiche Ereignis physiologisch anders reagieren. Eine ganz neue Studie ergab, daß von Studenten, die dieselbe Prüfung ablegten, ein Teil mit schnellerem Herzschlag, der andere mit Schweißausbrüchen reagierte. Diese Reaktion erklärt sich aus den Doshas. Die einen waren sicherlich eher Vata-Typen, die anderen dagegen Pitta-Typen. Die Kapha-Typen hatten vielleicht überhaupt kaum Angst gezeigt.

Wie Sie später noch im einzelnen sehen werden, bestimmt Ihr Konstitutionstyp auch *Ihre Neigung zu verschiedenen Krankheitstypen.* Es sei jedoch daran erinnert, daß ein Dosha zwar überwiegen kann, wir jedoch jeder drei Doshas haben und alle drei in jedem Augenblick aktiv sind. In einem größeren Zusammenhang gesehen, schränkt es uns also ein, wenn wir uns mit dem einen oder anderen Dosha identifizieren, besonders wenn wir gesund sind. Wenn wir jedoch krank sind oder Krankheiten vorbeugen wollen, ist es sehr nützlich, wenn wir die jeweiligen

Doshas kennen und wissen, wie sie in unserem Körpergeist ausbalanciert werden.

Die Funktionen der drei Doshas

Medizinisch gesehen sind die Doshas die Stoffwechselprinzipien, die Ihr gesamtes psychophysiologisches Gefüge und dessen Vorgänge regieren. Das Vata-Prinzip ist zuständig für die Bewegung, leitet den Informations- und Materiefluß und schafft so die Grundlage für Geordnetheit in jedem Körperteil. Es organisiert die Tätigkeit des Nervensystems, bewegt die Nahrung in die Zellen, wieder hinaus und durch den gesamten Körpergeist. Vata ist somit verantwortlich für das Kauen, fürs Schlucken und für die Peristaltik, für die Bewegung der Nahrung von Ihrem Mund zu Ihrem Magen und durch den Verdauungstrakt. Vata wird auch mit Ihrem Geist, Ihren Emotionen, Atemwegen, Ihrem Kreislauf und den Ausscheidungsorganen sowie mit Ihren Knochen und den Geschlechtsorganen in Verbindung gebracht. Hier treten am häufigsten Symptome auf, wenn etwas aus dem Gleichgewicht gerät oder überstimuliert wird und außer Kontrolle gerät, weil zuviel Vata (bzw. zuviel Schnelligkeit, Luft oder Leichtigkeit) vorhanden ist. Unausgeglichenes Vata wird also mit Störungen in Verbindung gebracht, die mit einer Überaktivität des Nervensystems zusammenhängen; mit einbegriffen sind Furcht und schneller Herzschlag, zuviel Luft bzw. Trockenheit, sei es in den Gelenken oder in den Eingeweiden, sowie geistige »Weitläufigkeit«.

Das Kapha-Prinzip bestimmt den Aufbau Ihres Körpers – Ihrer Gewebe, Ihrer Knochen, Ihrer Stärke und Ihrer Gelenkschmierung, sorgt für Geschlossenheit und Stärke auf jeder Ebene. Kapha stellt Sie auf festen Boden und gibt Ihnen buchstäblich ein »Standbein«. Es wird insbesondere mit der Produktion von Schleim und Flüssigkeit in Verbindung gebracht und zeigt sich am aktivsten in Ihrem Magen, Ihren Lungen, Ihrem Lymphsystem, Ihrem Mund und Ihren Gelenken. Gerät es aus dem Gleichgewicht, beeinträchtigt es die Fähigkeit Ihres Körpers, mit überschüssigen Flüssigkeiten fertig zu werden. Deshalb ist Kapha für Harnverhalten, Schwere, Lethargie und jede Art von Verstopfung verantwortlich. Das Pitta-Prinzip kann man mit einem Vermittler zwischen Vata und Kapha vergleichen. Es leitet Energieumwandlungen und Hitzeerzeugung, verwandelt Nahrung in Tätigkeit, hält Sie »in der Spur«, auf einen Punkt gerichtet, sei es beim konzentrierten Denken oder beim unerschütterlichen Verfolgen einer besonderen Beziehung bzw. eines Karriereziels. Pitta wird speziell mit Ihrer Verdauung, den Verdauungsenzymen, die die Nahrung in Energie umwandeln, mit Ihrem Hormonsystem, dem Herzen, dem Blut, der Leber, den Därmen, der Milz, den Augen und der Haut in Verbindung gebracht. Es ist das »Kochsystem« des Körpers, und jede Art von Entzündung infolge übermäßiger »Hitze«, wie Hautausschläge, Magengeschwüre, emotionale Reizbarkeit oder aufbrausendes Wesen, hängt mit einem allzu aktiven (bzw. aus dem Gleichgewicht geratenen) Pitta zusammen.

Das ayurvedische System zur Bestimmung des Körpergeistes

Jeder hat alle drei Doshas in unterschiedlichen Verbindungen, die immer in unterschiedlichem Maße tätig sind. Aber bei jedem Menschen überwiegen ein oder zwei Doshas, bzw. in seltenen Fällen sind sie alle drei ausgeglichen. Der Ayurveda beschreibt sieben verschiedene konstitutionelle bzw. psychophysiologische Körpergeisttypen, in die Sie hineingehören. Es sind dies Vata, Pitta, Kapha, Vata-Pitta (bzw. Pitta-Vata), Pitta-Kapha (bzw. Kapha-Pitta), Vata-Kapha (bzw. Kapha-Vata) und Vata-Pitta-Kapha.

Der Konstitutionstyp unseres Körpergeistes gibt unsere individuelle Eigenart an. Diese Konstitutionszugehörigkeit ist auch bekannt als die *prakriti*, die jemand hat und die schon bei der Geburt feststellbar ist. Jeder von uns kommt mit einer anderen Tätigkeitsebene für jedes Dosha zur Welt, die unser besonderes psychophysiologisches Gebilde ist und zu unterschiedlichen Mustern fürs Schlafen, fürs Essen, für die Verdauung, die Persönlichkeit, die Beziehungen zu anderen, die Empfindlichkeit gegenüber Lärm und anderen Erregungen usw. führt.
Die meisten Eltern, die mehr als ein Kind haben, werden feststellen, daß kein Kind wie das andere ist. Die ayurvedischen Prakriti-Darstellungen beschreiben ausführlich, warum das sowohl vom Standpunkt der Physis als auch der Psychologie so ist. Säuglinge, bei denen Vata vorherrscht, sind sehr schreckhaft, haben unregelmäßige Darmentleerungen und sind besonders empfindlich, was ihre nassen Windeln, Lärm oder kühlen Luftzug angeht. Sie lachen und schreien schneller, stellen eher Beziehungen zu anderen her, wachen leichter auf und schlafen weniger als die beiden anderen Typen.
Säuglinge, bei denen Kapha überwiegt, sind oft schwer, haben große Knochen, nehmen leicht zu, sind zurückhaltender, haben regelmäßige Darmentleerungen und sind nicht besonders empfindlich, schreien nicht so häufig, schlafen länger und oft die ganze Nacht durch.
Säuglinge, bei denen Pitta überwiegt, haben einen guten Appetit, konzentrieren sich intensiv auf Gegenstände, sind empfindlich gegenüber Sonne und Licht, leichter reizbar und frustriert, besonders wenn sie hungrig sind, und neigen mehr zu Windelausschlag und/oder Ekzemen.
Die Dosha-Muster spiegeln angeborenes Überwiegen der einzelnen Doshas wider, was das ganze Leben hindurch anhalten kann. Das erklärt, warum manche Menschen von Natur aus körperlich und geistig wendiger sind und mehr Nervenenergie haben, während andere von Natur aus entschlossener und

ruhiger sind. Jedoch sollte das eine oder andere Dosha nie für besser oder schlechter als das andere gehalten werden, so wie man ja auch nicht denken sollte, daß die Sonne besser als der Wind oder der Mond sei. Sind Ihre Doshas im Gleichgewicht, dann sind Sie geistig, emotional und körperlich gesund, ganz gleich, welches Dosha überwiegt. Sind Ihre Doshas aus dem Gleichgewicht, bemerken Sie körperliche, geistige und emotionale Symptome, die »Dosha-spezifisch« sind.

Obgleich wir keine genauere und umfassendere psychophysiologische Beschreibung der menschlichen Konstitution als die des Ayurveda gefunden haben, muß gesagt werden, daß eine solche Klassifikation der modernen Medizin nicht unbekannt ist. Ihre endomorphen, ektomorphen und mesomorphen Typen entsprechen den Körpertypen der Doshas, gehen aber nicht über Beschreibungen von Muskeln und Skeletten hinaus.

Doch gibt es auch Studien, die den Zusammenhang von körperlichem und geistigem Typ zu klassifizieren suchten. Die Kardiologin und Internistin Caroline Thomas und die Psychiaterin Barbara Betz haben über dreißig Jahre den körperlichen und geistigen Gesundheitszustand von 1000 Studenten der Johns Hopkins Medical School verfolgt, um über einen längeren Zeitraum hinweg Verbindungen zwischen persönlichen Wesenszügen und Gesundheitsstörungen herzustellen.[3] Zu Beginn unterteilten sie die Studenten in drei »Temperamentkategorien«. Die erste Gruppe, die Alphas, waren »*vorsichtig, ruhig, selbständig, paßten sich nur langsam an und waren nicht abenteuerlustig*«. Die zweite Gruppe, die Betas, waren »*lebhaft, spontan, gescheit und flexibel*«. Die dritte Gruppe, die Gammas, »*neigten zu Extremen – zuweilen waren sie übervorsichtig, dann wieder rücksichtslos und tyrannisch* ...« Die Forscherinnen beobachteten, daß das Temperament eines Menschen wesentlich zu Krankheiten beitragen kann, und zogen die Schlußfolgerung, daß das Temperament »*der eigentliche Kern des Selbst ist*«.

Vom Standpunkt der Doshas könnte die erste Gruppe Kapha, die zweite gesundes Vata und die dritte Pitta sein, wenn auch etwas aus dem Gleichgewicht geraten.

Nun haben Sie Gelegenheit, herauszubekommen, welche Doshas in Ihrer Psychophysiologie am deutlichsten ausgeprägt sind. Die nachstehenden Fragen zur Selbsteinschätzung werden Ihnen helfen, Ihr Prakriti zu erkennen und zu bestimmen, welche Doshas in Ihnen vorherrschen. Notwendigerweise handelt es sich um eine vereinfachte Bewertung, damit Sie eine kurze allgemeine Einschätzung Ihres Körpergeisttyps bekommen, die natürlich Ihren Gesundheitszustand nicht vollständig bewerten kann.

Denken Sie bei der Selbsteinschätzung daran, *jede Frage im Rahmen der allgemeinen Muster Ihres gesamten Lebens zu sehen und nicht so, wie Sie sich vielleicht in letzter Zeit gefühlt haben.*

Die Bestimmung der Konstitution Ihres Körpergeistes

Bewerten Sie bitte die Eigenheiten Ihrer Konstitution so, wie Sie sie das ganze Leben hindurch beobachtet haben, benutzen Sie nachstehendes Bewertungssystem, und schreiben Sie nach folgendem Muster eine Zahl auf jede Zeile:

0 = Trifft überhaupt nicht zu
1 = Trifft etwas auf mich zu
2 = Trifft recht gut auf mich zu
3 = Trifft fast vollständig auf mich zu

Die Bewertung Ihres Ergebnisses

Liegt ein Spaltenergebnis 15 oder mehr Punkte über den anderen, ist Ihr beherrschender Konstitutionstyp natürlich Vata, Pitta oder Kapha. Liegt der Unterschied zwischen zwei

Spaltenergebnissen zwischen 0 und 15 Punkten, haben Sie eine doppelte Dosha-Dominanz: Vata-Pitta (oder Pitta-Vata), Pitta-Kapha (oder Kapha-Pitta) oder Vata-Kapha (oder Kapha-Vata). Und wenn der Unterschied zwischen jedem Spaltenergebnis innerhalb von 0–10 Punkten liegt, sind Sie ein Drei-Dosha-Konstitutionstyp.
Nun wollen wir uns einmal ansehen, was das alles für die Gesundheit Ihres Körpers, Ihres Geistes und Ihrer Gefühle bedeutet.

Überwiegendes Vata – leicht, luftig, schöpferisch

Sie stehen auf einem Berg, verspüren die Weichheit der Luft, die Weite des Raumes ringsumher und stellen sich auf Vata (bzw. Vayu, den Wind) ein. Das könnte bei Ihnen ein Hochgefühl und die Empfindung glückseliger Leichtigkeit auslösen. So erleben Sie Ihr Vata-Dosha.
Vata ist das Luft- und Raumprinzip, steht für die Körperfunktionen, die etwas mit Bewegung zu tun haben, und kontrolliert die Bewegung in Geist und Körper. Vata wird auch mit Leichtigkeit, Schnelligkeit, Trockenheit, Feinheit, Dünnheit, Rauheit und Kälte in Verbindung gebracht.
Die Vata-Frau ist mit einer Art Leichtigkeit und Wandlungsfähigkeit gesegnet; wenn Vata gesund ist, findet es seinen Ausdruck in Freude, Kreativität und Vitalität. Denken Sie an Mutter Teresa, Lily Tomlin oder Diana Ross.
Bei Unausgeglichenheit oder Übermaß kann sich Vata als Ängstlichkeit, Unruhe, Schlaflosigkeit, Schwindelgefühl, Verlassen- und Leersein manifestieren. Bei zuviel Vata wird Ihnen möglicherweise ganz »mulmig im Magen«, und Sie haben ein Gefühl von Unschlüssigkeit, von zuviel Raum, das sich auch als Trockenheit ausdrücken kann, sei es an der Haut, in den

Nägeln, dem Dickdarm, den Gedärmen (Verstopfung), in der Nase, in den Gelenken durch Austrocknen der Gelenkschmiere (was zu Knochen- und Gelenkentzündung führt) sowie in den Knochen (was zu Knochenschwund führt). Vata-Unausgeglichenheiten werden auch mit anderen Zuständen wie Ausbildung von Uterusschleimhaut an ungewohnter Stelle, schlechter Verdauung, Darmblähung, Ischias, Benommenheit, Schwindelgefühl und Koordinationsschwäche oder dem allgemeinen Gefühl, keinen Boden unter den Füßen zu haben, in Verbindung gebracht.

In vielerlei Hinsicht sind wir eine Vata-Kultur: wurzellos, nach oben und nach unten beweglich und flüchtig. Könnte eine ganze Stadt ein unausgewogenes Vata haben, müßte es New York sein, wo Millionen Menschen in großen Türmen in der Luft hängen, Boden unter den Füßen zu bekommen suchen und ihr Vata ausbalancieren wollen.

Eine Frau, bei der Vata überwiegt, hat überschüssige wache Energie, besonders am Morgen, kann aber tagsüber leicht müde werden. Sie ist oft sehr lustig und charmant, unterbricht die Unterhaltung und vergißt dann, was sie eigentlich sagen wollte. Aber man vergibt ihr, denn man weiß, es war ganz unabsichtlich. Da eine Vata-Frau oft den ersten Schritt in einer Beziehung machen wird, schätzt sie die Unterstützung eines Kumpels, der zu ihr hält, sowie die treuer Freunde. Obwohl sie gern reist, fühlt sie sich am wohlsten, wenn sie zu Hause und auf der Arbeit ein Gefühl von Beständigkeit bekommt, um ihre Ruhelosigkeit zu überwinden.

Von allen Doshas ist vor allem für Vata eine regelmäßige Lebensführung äußerst wichtig, um dadurch einen relativen Stabilitätsmangel im Funktionieren des Körpers auszugleichen. Zur Beseitigung von Vata-Störungen brauchen wir vor allem vier Dinge: Ruhe, Regelmäßigkeit, Ölungen (Öl) und Wärme. Ein Vata-Typ ist am liebsten mit nachsichtigen und warmherzigen Menschen zusammen und schläft am besten weich.

	Vata	*Pitta*	*Kapha*
1. Mein Haar ist meist	trocken, lockig, füllig	glatt, dünn	dick, wellig, glänzend
2. Meine Haarfarbe ist	mittel- oder leicht braun	blond bzw. rötlich bzw. früh grau	dunkelbraun, schwarz
3. Meine Haut ist meist	trocken	zart, empfindlich	fettig, weich
4. Mein Teint ist (im Vergleich zu anderen Personen meines Typs)	dunkler	mehr rötlich, sommersprossig	heller
5. Im Vergleich zu anderen Personen, die so groß sind wie ich, habe ich	kleinere Knochen	Knochen von durchschnittlicher Größe	größere Knochen
6. Mein Gewicht ist	gering; ich nehme nicht so leicht zu	durchschnittlich	schwer; nehme leicht zu
7. Mein Energiespiegel	neigt zur Fluktuation und kommt schubweise	ist mäßig bzw. hoch; kann mich zu sehr schinden	ist beständig
8. Bei Temperaturen	mißfällt mir Kälte; bei Hitze fühle ich mich wohl	mißfällt mir Hitze; schwitze leicht; im Winter geht's mir gut	mißfällt mir feuchte Kälte; Extreme ertrage ich gut

	Vata	*Pitta*	*Kapha*
9. Mein typisches Hungergefühl	kann von übermäßig bis zu Desinteresse an Nahrung variieren	ist intensiv; ich brauche regelmäßige Mahlzeiten	ist gewöhnlich niedrig, kann aber emotional hochgetrieben werden
10. Ich bevorzuge Nahrung/Getränke	warm, feucht, fettig	kalt	warm, trocken
11. Ich esse im allgemeinen	schnell	gemäßigt schnell	langsam
12. Mein Schlaf ist meist	unterbrochen, leicht	tief, mäßig	tief, lang; werde nur langsam wach
13. Ich träume oft	daß ich fliege und dabei nach unten schaue; träume von Bergen und von Abhetzen	von Feuer, Wasserfällen, Schlachten und Kämpfen	von Ozeanen, Wolken und Phantasiegeschichten
14. Mein Puls bei Ruhe (Schläge pro Minute) – Frauen – Männer	 80–100 70–90	 70–80 60–70	 60–70 50–60
15. Mein sexuelles Interesse ist	stark, wenn ich emotional engagiert bin, sonst gering bis mäßig	mäßig bis stark	langsam zu wecken, aber ausdauernd; allgemein stark
16. Ich bin sehr empfindlich gegenüber	Lärm	hellem Licht	starken Gerüchen

	Vata	*Pitta*	*Kapha*
17. Meine Stimmungen	wechseln leicht; ich reagiere schnell	mäßigen sich schnell; sind intensiv	ich bin ausgeglichen; bin schwer zu verärgern
18. Auf Streß reagiere ich allgemein	ängstlich; furchtsam	gereizt	meist ruhig
19. In Geldfragen	bin ich bequem und impulsiv	bin ich sparsam, gebe aber Geld aus	neige ich zum Sparen und zum Ansammeln
20. Meine Lernweise	ich lerne schnell, interessiere mich gleichzeitig für mehrere Dinge, kann die Konzentration verlieren	ich konzentriere mich scharf, bin kritisch, führe zu Ende, was ich beginne	ich nehme mir Zeit, neige zu methodischem Vorgehen
21. Ich lerne Neues am besten	indem ich jemandem zuhöre	indem ich lese oder visuelle Hilfsmittel benutze	indem ich mit Bekanntem assoziiere
22. Mein Gedächtnis ist	vor allem ein Kurzzeitgedächtnis	allgemein gut	vor allem ein Langzeitgedächtnis
23. Ich spreche	schnell und oft einfallsreich oder zuviel	klar, präzise; ins Einzelne gehend, gut durchdacht	besänftigend und mache oft Pausen beim Sprechen
24. Folgender Charakterzug trifft am besten auf mich zu	lebhaft	entschlossen	gelassen

	Vata	*Pitta*	*Kapha*
25. Hinsichtlich meiner Beziehungen zu anderen	passe ich mich leicht an die verschiedensten Menschen an	suche ich mir oft meine Freunde auf der Grundlage ihrer Werte	schließe ich nur langsam neue Freundschaften, bin aber immer treu
26. Meine Familie und meine Freunde halten mich eher für	begeisterungsfähig	tolerant	beständig
27. Bei dieser Auswertung fühlte ich mich	unentschlossen	verärgert	schläfrig
	VATA	PITTA	KAPHA
INSGESAMT:			

Vata-Typen tun am besten daran, mit den Füßen auf dem Boden zu bleiben. Sie haben auch Wasser gern, am liebsten warmes. Wenn wir älter werden, verstärkt sich unser Vata meist, so daß wir uns ausgedörrter, kälter fühlen und trockene, kalte Winter schlechter ertragen können, unabhängig davon, welches Dosha früher in unserem Leben überwog. Ältere Menschen tun im allgemeinen wirklich am besten daran, sich in warmem Klima aufzuhalten, besonders in der Nähe von Wasser. Folglich gibt es einen ayurvedischen Grund, wenn in den Vereinigten Staaten ältere Menschen nach Kalifornien und nach Florida gehen sowie viele Mittel- und Nordeuropäer in wärmere Gefilde abwandern.

Überwiegendes Pitta – klar, hitzig und dynamisch

Sie sind am Strand. Laufen in den Ozean hinein. Verbunden mit der Sonnenhitze erzeugt das Wasser ein Gefühl von Intensität, Dynamik und leidenschaftlicher Lebensfülle. Sie erleben Ihr Pitta-Dosha. Im Körpergeist dient es als Energieschnittstelle, als eine Art Hitzepresse bzw. Transformator, der den mit Vata in Verbindung gebrachten Informationsfluß in die mit Kapha assoziierte Körperstruktur leitet.

Physiologisch gesehen steht Pitta für die Körperfunktionen, die mit dem Stoffwechsel, besonders mit der Verdauung, zu tun haben. Mit Pitta werden Eigenschaften wie Hitze, Säure, Fettigkeit, Schärfe und alles Fließende in Verbindung gebracht. Übermäßiger Hunger und Durst sind kennzeichnend für ein aus dem Gleichgewicht geratenes Pitta. Eine Frau, bei der Pitta überwiegt, ist heftig, aber ihre Heftigkeit ist anders als bei Vata konzentriert, sie ist mehr wie Laserlicht. So entsteht ein scharfer Geist, eine klare und direkte Sprechweise und – wenn unausgeglichen – zuweilen eine scharfe Zunge. Bei Gesundheit ist Pitta entschlossen, tüchtig, beredsam, leidenschaftlich und lebenshungrig. Ist jemand weniger gesund, kann sich Pitta als schlechte Laune, Verdrießlichkeit, Sodbrennen, Herzattacken infolge von Streß, Magengeschwüre, mit Durchfällen einhergehende Dickdarmentzündung, Akne, Ausschläge, frühes Grauwerden und übermäßige aufsteigende Hitze während der Menopause äußern.

Eine Pitta-Frau ist oft mutig, umsichtig und erfolgreich. Aber da sie innerlich aus Wasser und Feuer gemischt ist, kann es auch zu einem Überkochen, zu einem Ausbruch von Reizbarkeit oder Zorn kommen. Das fände man auch bei Personen, die dazu noch ungeduldig, hitzköpfig und rechthaberisch sind, selbst wenn sie sich in der Gewalt haben. Keine Frau verkörpert vielleicht heutzutage das Wesen der Pitta-Frau mehr als die ehemalige britische Ministerpräsidentin Margaret Thatcher. Zu den Pitta-Frauen gehören auch Katharine Hepburn, Whoopi Goldberg, Connie Chung und Hillary Rodham Clinton, um nur einige wenige zu nennen.

Jahreszeitlich bedingte biologische Rhythmen wirken sich oft auf Stimmungen und Verhaltensweisen aus. Im Sommer überwiegt Pitta selbstverständlich mehr, und Hitze kann zu aggressivem Verhalten führen. Laut Statistik des Polizeidepartments von Des Moines in Iowa werden im Sommer 30 Prozent mehr Gewaltverbrechen begangen als im Winter. Der Forscher Craig Anderson von der University of Missouri hat festgestellt, daß schon in den achtziger Jahren des vergangenen Jahrhunderts *»hohe Temperaturen aggressive Motive und Tendenzen gesteigert haben«*. Es gäbe aber, so schlußfolgert er, noch keine Studien dazu, die die Steigerung physiologischen Faktoren zuschreiben.[4] Vom ayurvedischen Standpunkt aus sind Aggressionen zur Sommerszeit und steigende Verbrechensraten nicht so rätselhaft, wenn man sie als Pitta-Unausgewogenheiten auffaßt, von denen die ganze Nation betroffen ist.

Pitta-Frauen fahren daher im Sommer am besten, wenn sie sich gefühls- und milieumäßig abkühlen. Sie haben sogar im Winter und in kühleren Gegenden die Fenster gern offen, und Skiurlaub kann sie sehr glücklich machen. Sie haben es gern, wenn zur rechten Zeit gegessen wird, und werden nicht vergessen, daß Mittagszeit ist, was eine Vata-Frau vielleicht täte. Pitta-Frauen können in vielen Dingen auch ein wenig zwanghaft und fanatisch werden. Deshalb genießen sie es zwecks emotionalen Komforts, Kapha-Toleranz und Vata-Leichtigkeit um sich zu haben. Aber die Pitta-Frau ist oft die erfolgreichste. Sie sieht klar, ist konzentriert und macht Nägel mit Köpfen. Pitta wird in Verbindung gebracht mit den Jahren des Erwachsenseins bis hin zum späten Mittelalter, mit den Jahren also, wo Frauen aller Körpertypen im allgemeinen am aktivsten und leistungsfähigsten sind. Während der »Pitta-Jahre« kann eine Frau, bei der

Pitta überwiegt, zu Hause oder auf jeder Arbeitsstelle so auf Leistung ausgerichtet sein, daß sie vielleicht »Ruhezeit« einplanen muß, um sich nicht zu überfordern.

Überwiegendes Kapha – Gelassenheit, Erdverbundenheit, Weisheit

Sie befinden sich in einer stillen Höhle, umgeben von weicher, kühler Erde. Sie schützt, besänftigt und wirkt wie der Schoß von Mutter Natur, der Sie in sich aufnimmt. Sie erleben Ihr Kapha »flüssig, liebenswert und weise«.

Kapha steht für die stützende Struktur des Körpers, für die Erde, und regelt auch deren »Schmierung«, das Wasser. Kapha hält auch zusammen. Wenn Kapha in Ihrer Physiologie nicht aktiv genug ist, haben Sie möglicherweise das Gefühl, nicht mit beiden Beinen fest auf dem Boden zu stehen. Wenn Sie zuviel Vata und nicht genug Kapha haben, kommt es Ihnen möglicherweise vor, als seien Sie »ungeleimt«. Haben Sie aber zuviel Pitta und nicht genug Kapha, fühlen Sie sich überhitzt, und Ihr Blutdruck steigt vielleicht zu sehr. Sie brauchen den kühlenden und stabilisierenden Einfluß von Kapha. Kapha schafft starke Knochen, kräftige Zähne und die Fähigkeit der Energiespeicherung, wodurch gut proportionierte und schwere Körper entstehen können. Die Kapha-Frau ist oft sinnlich, hat schöne große Augen, glänzendes Haar und eine Gelassenheit, von der sich alle angezogen fühlen. Oprah Winfrey, Sophia Loren und Barbara Bush sind Beispiele für Frauen mit sehr viel Kapha, obwohl jede von ihnen auch ein gut Teil Pitta hat. Irdische Freuden, die den Geschmacks- und den Geruchssinn ansprechen, wie z. B. gutes Essen, wirken stark auf Kapha-Frauen. Mrs. Bush verglich sich einmal mit Nancy Reagan (einer Vata-Pitta) und bemerkte: »Der Unterschied zwischen Nancy und mir besteht darin – und das ist traurig für mich –, daß sie nicht

ißt, wenn sie sich Sorgen macht. Bei mir ist es anders. Ich esse mich durch eine Krise so richtig hindurch.«[5]
Bei Gesundheit ist Kapha stark, langlebig, ruhig, erdgebunden, versöhnlich, lieblich in der Sprechweise, besonnen und fähig, an Geld und Freunden festzuhalten. Frauen, bei denen Kapha überwiegt, sind nicht aus der Ruhe zu bringen, sind sicher, treu wie Gold und echte Trösterinnen. Bei angeschlagener Gesundheit äußert sich Kapha in Form von Problemen der Nebenhöhlen, von Asthma, Diabetes und Bronchialkatarrh. Frauen mit Kapha-Dominanz können zu Stauungen in jedem Körperteil neigen, besonders in den Lungen; sie könnten auch unter Harnverhalten leiden und für Ödeme anfällig sein. Auch in ihrer Persönlichkeit können sie »gestaut« sein, selbstgefällig, bedrückt und gefräßig werden und sich nicht gern bewegen wollen. Während eine Vata-Frau möglicherweise mit dem Kopf in den Wolken schwebt, könnte eine Kapha-Frau wie der Vogel Strauß werden und ihren Kopf in den Sand stecken, um Veränderungen aus dem Wege zu gehen.
Frauen, bei denen Kapha überwiegt, können auch etwas der Lethargie verfallen und eher als Vatas oder Pittas viel Zeit auf der Couch verbringen. Sie müßten an regelmäßigen Übungsprogrammen teilnehmen. Sie brauchen auch manchmal weniger Nahrung und haben den Vorteil (und auch den Nachteil), diese gut speichern zu können. Sie brauchen Gelegenheiten zum Wechsel, zum bewußten Brechen mit alten Verhaltensweisen und Gedankenmustern, um ausgeglichen zu bleiben. Bewegung, Tanz und Reisen sowie ein warmes, trockenes Klima, um das Tätigsein anzureizen, aufregende Freunde und gelegentlich ein guter Wecker tun Kaphas besonders gut.

Konstitutionstypen mit doppelter Dosha-Dominanz

Wie Sie möglicherweise aus Ihrer Selbsteinschätzung bemerkt haben, können zwei Doshas fast in gleicher Weise überwiegen. Trifft das auf Sie zu, sind Sie ein Typ mit doppelter Dosha-Dominanz. Sie haben Eigenschaften von zwei Doshas lebhaft in sich, zuweilen gleichzeitig, oft aber zu verschiedenen Zeiten. Eine Vata-Pitta-Frau könnte daher sowohl locker als auch hoch konzentriert sein. Sie ist vielleicht manchmal spontan und originell und ein anderes Mal scharfsinnig und kritisch anderen gegenüber. Sind beide Doshas aus dem Gleichgewicht geraten, kommt es ihr möglicherweise im Winter zu kalt und im Sommer zu heiß vor, wogegen einer Frau, die mehr Vata hat, die Hitze im Sommer überhaupt nichts ausmacht und eine Frau mit mehr Pitta sich auch bei kaltem Wetter durchaus wohl fühlt.

Sind die Doshas unausgeglichen, drängt eine Vata-Pitta-Frau möglicherweise zu sehr auf Leistung und verursacht eine Vata-Störung, so daß es zu Ängstlichkeit, Schlaflosigkeit und/oder Verstopfung kommt. Ihre Ängstlichkeit könnte somit ihre Freude am Erfolg beeinträchtigen. Aber wenn sie gesund ist, kann sie die Tugenden einer einfallsreichen Vata-Frau mit der Klarheit und Disziplin einer Pitta-Frau verbinden, um ausgesprochen schöpferisch etwas zu leisten.

Eine Kapha-Pitta-Frau bzw. eine Pitta-Kapha-Frau dagegen hat das Glück, die Konstitutionsstärke von Kapha und das Feuer von Pitta zu haben, so daß sie sowohl dynamisch als auch selbstgenügsam ist. Sie hat die Stabilität von Kapha und die Intensität von Pitta. Mit einer scharfen Pitta-Intelligenz und der von Kapha kommenden Geduld sowie der Fähigkeit, sich längere Zeit auf eine bestimmte Aufgabe konzentrieren zu können, sind ihre Managerfähigkeiten oft ganz ausgezeichnet. Aber wenn sie aus dem Gleichgewicht gerät, kann sie ein wenig arrogant sowie auch von sich eingenommen und in Verbindung

damit auch oft zu ernst sein, so daß ihr der Humor und die Leichtigkeit der Vata-Frau abgehen.
Eine Vata-Kapha-Frau bzw. Kapha-Vata-Frau ist mit Gegensatzpaaren gesegnet – mit Kapha-Gelassenheit und Vata-Dynamik. Dadurch kann sie locker und doch beständig sein. Da ihr das Kritischsein des Pitta fehlt, neigt sie oft dazu, gar nicht zu urteilen, und kommt daher mit den unterschiedlichsten Leuten gut aus. Zuweilen gibt sie ihr Geld vielleicht impulsiv aus (Vata), zu anderen Zeiten wiederum wird sie eine bewußte Sparerin (Kapha). Möglicherweise hat sie nicht die Kapha-Tendenz zum Schwerwerden (sowohl körperlich als auch geistig) zu befürchten, noch wird sie allzu ängstlich sein, obwohl die potentielle Verbindung von Furcht und Lethargie zu Zögerlichkeit und/oder Unentschlossenheit führen könnte. Durch die Vata-Offenheit, verbunden mit Kapha-Gefühlstiefe, ist sie möglicherweise in Beziehungen verwundbar und leicht zu verletzen, besonders wenn ihr das Pitta-Draufgängertum fehlt. Da keines der beiden Doshas Kälte gut vertragen kann, bräuchten Vata-Kapha-Frauen mehr Sonnenschein als andere.
Die »Drei-Dosha-Frau«, eine Vata-Pitta-Kapha-Frau, kommt selten vor. In einigen Fällen sind vielleicht alle drei Doshas gerecht bei ihr verteilt, aber es kann auch Unausgeglichenheiten bei jedem einzelnen Dosha geben, die zu mehr potentiellen Krankheiten führen. Im allgemeinen aber, wenn alle drei Doshas von Geburt an gleichmäßig wach sind, neigt ihr Körpergeist mehr dazu, alle drei Doshas im Gleichgewicht zu halten, und dadurch ist sie kerngesund. Umweltfaktoren können jedoch jeden von uns beeinflussen. Ein gesunder Lebensstil ist also für einen Drei-Dosha-Typ natürlich wichtig.

Unausgeglichene Doshas als Vorläufer für Krankheiten

Wie wir bereits bemerkten, sind Frauen oft frustriert, weil die moderne Medizin nicht in der Lage ist, ihre Beschwerden zu diagnostizieren, da »Zustände vor Krankheiten« nicht einzuordnen bzw. von den Techniken der modernen Medizin nicht behandelbar sind. Aber sie *sind* leicht zu erklären und zu behandeln, wenn man versteht, wie die Doshas funktionieren. Wir wollen nun erklären, was der Ayurveda als »Unausgewogenheit« in dem Dosha bezeichnet, das in unserer Konstitution am stärksten vertreten ist, weil dessen Eigenschaften in unserem Körpergeist bereits sehr aktiv sind.

Wenn eines oder mehrere Doshas nicht so aktiv bzw. aktiver sind, als dies für ein ausgeglichenes physiologisches Funktionieren gebraucht wird, nennt man das *vikriti.* Vikriti ist eine für den jeweiligen Körpertyp unangebrachte unnatürliche Ansammlung eines oder zweier oder aller drei Doshas. Dazu kommen könnte dies beispielsweise während einer bestimmten Jahreszeit, die mit dem Dosha in Verbindung steht, das bei Ihnen am stärksten vertreten ist. Überwiegt bei Ihnen Pitta, bemerken Sie möglicherweise unausgeglichenes Pitta, wenn der Sommer zu Ende geht, und erleben diese Jahreszeit mit Unbehagen und Gereiztheit. Überwiegt aber Vata oder Kapha, häufen Sie möglicherweise zuviel Vata bzw. Kapha an und fühlen sich bei kaltem Wetter am unbehaglichsten und unausgeglichensten.

Um dieses Prinzip besser zu verstehen, wollen wir uns diese Reaktion am Beispiel eines unausgeglichenen Doshas ansehen. Vata ist das zarteste und am leichtesten zu beeinflussende (am wenigsten stabile) Dosha und wird dadurch am schnellsten aus dem Gleichgewicht gebracht. Da Vata zudem für die Bewegung zuständig ist, trägt es die anderen Doshas durch den Körpergeist. Gerät es aus dem Gleichgewicht, stört das früher oder später auch die anderen Doshas. Vata reguliert auch das Funktionieren Ihres Intellekts und Ihres Nervensystems. Jeder geistige oder gefühlsmäßige Streß wirkt sich oft zuerst auf Vata aus. Dadurch deuten die am meisten mit Streß verbundenen Symptome wie Ängstlichkeit, Schlaflosigkeit, Schwäche, Abgespanntsein, Mangel an geistiger Klarheit, Appetitlosigkeit, allgemeine Schmerzen und Beschwerden darauf hin, daß Vata allein oder auch die anderen Doshas aus dem Gleichgewicht geraten sind.

Da Vata empfindsam und zart ist, neigt eine Frau mit einer Vata-Konstitution mehr zu Empfindsamkeit und Zartheit in körperlicher, geistiger und gefühlsmäßiger Hinsicht. Ist sie ausgeglichen, wird sich diese erhöhte Empfindsamkeit in vielen Bereichen ihres Lebens wohltuend auswirken; vielleicht wird sie unheimlich fähig sein, Menschen oder Situationen intuitiv einzuschätzen, oder sie besitzt künstlerische Tiefe und künstlerisches Talent, oder sie ist eine außerordentlich empfindsame und verständnisvolle Mutter und/oder eine clevere Geschäftsfrau. Sind aber diese Eigenschaften aus dem Gleichgewicht geraten, könnte sie sich bei Temperaturextremen sehr unwohl fühlen, mit Überreaktionen auf Zornesausbrüche oder Feindseligkeiten anderer antworten, oder aber sie reagiert empfindlichst auf die Folgen von Schlafmangel oder ungeeigneter Ernährung.

Die meisten Störungen oder Krankheiten, die mit Vata zusammenhängen, entwickeln sich durch spezielle Langzeitgewohnheiten im Lebensstil, die die verschiedenen Vata-Eigenschaften verstärken. Beispielsweise entsteht Schlaflosigkeit als klassische Vata-Störung (obwohl sie gelegentlich auch auf eine Pitta-Unausgewogenheit zurückgeht) mehr oder weniger durch überzogene Betriebsamkeit und Unregelmäßigkeiten im Verhältnis zwischen Ruhe und Schlaf. Eine durchwachte Nacht stärkt Vata in erster Linie deshalb, weil sie nicht synchron mit den Zyklen des Universums und den Circadianrhythmen ist, wogegen Regelmäßigkeit und Übereinstimmung mit diesen Rhythmen Vata beruhigen.

An Schlaflosigkeit leidende Frauen halten sich oft für »Nachtmenschen« und glauben, bis in die frühen Morgenstunden wach bleiben zu können. Die Angewohnheit langen Aufbleibens verstärkt Vata und liefert übermäßig viel Energie an das Nervensystem. Bei einer Frau, die an Schlaflosigkeit leidet, kommt dadurch der Schlaf nicht so leicht, wenn sie schließlich doch zu Bett geht oder versucht, sich nach einer langen Nacht am nächsten Abend früher schlafen zu legen. Fühlt sie sich am Morgen dann sehr abgespannt, wird eine Frau mit Vata-Unausgewogenheiten oft zu Kaffee, Cola oder Tee greifen, um ihren charakteristischen Energiespiegel zu erleben. Dadurch kommt aber nur einige Stunden später eine noch stärkere Welle von Abgespanntheit sowie der Wunsch nach einer weiteren Tasse und eventuell ein Suchtverhalten. Da Koffein anregend wirkt, beschleunigt es außerdem auch noch die Tätigkeit des Nervensystems und den Stoffwechsel und verstärkt natürlich das bereits rasche Vata. Nach einem Tag mit Koffein ist ein erquickender Schlaf sogar noch weniger wahrscheinlich. Um diese Situation umzukehren, empfiehlt der Ayurveda ein spezielles Eß- und Ruheprogramm (siehe nächstes Kapitel), das die eigentliche Ursache – die Vata-Störung – lindern kann. Denken Sie daran, daß wir uns hier eine Vata-Unausgeglichenheit angesehen haben. Aber wir könnten dieselben Überlegungen hinsichtlich von Pitta- und Kapha-Störungen anstellen.

Behandlung aus dem Gleichgewicht geratener Doshas

Da es dem Ayurveda um den Menschen und nicht um die Krankheit geht, sieht er den Unterschied zwischen Gesundsein und Kranksein als Unterschied zwischen ausgeglichenen und unausgeglichenen Doshas, ohne Rücksicht darauf, ob die Symptome nun Ausdruck einer lebensbedrohenden Situation oder einer oberflächlichen Beschwerde sind. Wenn Sie erkennen, wie die Doshas in Ihrem Körpergeist organisiert sind, kann Ihnen das sehr gut helfen, über alle grundlegenden oder gemischten Symptome hinaus Ihre Behandlungsmethode zu bestimmen. Da mit jedem einzelnen Dosha viele Eigenschaften in Verbindung gebracht werden und jedes Dosha für eine Fülle von Körperfunktionen zuständig ist, kann ein aus dem Gleichgewicht geratenes Dosha zu einer Vielzahl körperlicher und geistiger Symptome führen. Bei ein und demselben Anzeichen können bei Maßnahmen zur Herstellung des Gleichgewichtes eines bestimmten Doshas zahlreiche Probleme zur selben Zeit auftreten.

Der Zweck der Ayurveda-Behandlung liegt grundsätzlich darin, jedes Dosha daran zu »erinnern«, seine eigentliche Arbeit zu verrichten. Hier gelten zwei Hauptprinzipien für die Behandlung:

1. Das Prinzip der Behandlung durch natürliches Ausbalancieren auf der Grundlage von Ähnlichkeiten und Gegensätzen.
2. Das Prinzip der Behandlung von »vielem in einem«, d. h. der Behandlung einer Ursache zur Linderung vieler Zustände.

Natürliches Ausgleichen von Ähnlichkeiten und Gegensätzen

Den ayurvedischen Behandlungsmethoden geht es vor allem um das Gleichgewicht zwischen ähnlichen und entgegengesetzten Eigenschaften, die je nach den Unausgewogenheiten entweder herabgesetzt oder verstärkt werden. Das funktioniert so: Nehmen wir an, Sie haben durch unregelmäßiges Essen, Hast, geistige Überbelastung oder Mangel an ausreichender Ruhe ein Vata-Ungleichgewicht oder durch zuviel Sonne, zuviel Alkohol, zuviel konzentrierte geistige Arbeit, durch Überbelastung

Ihres Sehvermögens oder durch den Verzehr zu heißer und zu stark gewürzter Speisen ein Pitta-Ungleichgewicht oder durch Bewegungsarmut, zuviel Essen, Mangel an geistiger Anregung oder zu langen Aufenthalt in Feuchtigkeit und Kälte ein Kapha-Ungleichgewicht herbeigeführt. Aufgrund der jeweiligen Dosha-Eigenschaften, die entweder im Übermaß vorhanden sind oder nicht zum Zuge kommen, werden dann spezielle Eßregeln und Empfehlungen für den Tagesablauf verschrieben. Der doppelte Zweck besteht darin, ein übermäßig aktives Dosha zu beruhigen bzw. ein schlafendes zum Leben zu erwecken.

Zwei Prinzipien sind am Werk. Das erste ist *samanya*, das »Prinzip des Gleichgewichtes der Ähnlichkeiten«, dem zufolge jede Eigenschaft außerhalb von uns die gleiche Eigenschaft in uns verstärkt. Plötzliche Bewegung könnte sich daher eher auf eine Vata-Person auswirken als auf eines der beiden anderen Doshas, weil rasche Bewegungen ähnliche Eigenschaften mit der Vata-Energie des Nervensystems gemeinsam haben. Pittas spüren die Hitze im Sommer weit mehr und vertragen sie nicht so gut; sie verspüren auch das Entstehen von mehr Pitta-Eigenschaften in Gegenwart eines leicht aufbrausenden Menschen. Wenn es sehr kalt ist oder am Buffet viele kalte Speisen angeboten werden oder wenn sie es mit jemandem zu tun haben, der ein »kaltes Herz« hat, bemerken Vata- und Kapha-Typen eine Verstärkung von Vata und/oder Kapha, weil sie selbst kühl sind.

Das zweite ist *vishesha*, das »Prinzip des Ausgleichs der Gegensätze«. Es bedeutet, daß Eigenschaften, die *im Gegensatz* zu den Eigenschaften eines speziellen Doshas stehen, dieses besänftigen, beruhigen bzw. wieder ins Gleichgewicht bringen. Im Falle von Vata lindern warmherzige, freundliche Menschen die Unausgewogenheiten und erwärmen das Herz, und die warme, feuchte Luft am Ozean an einem Sommertag macht die Haut glatt und weich. Ist Ihr Geist ausgeruht und friedfertig, ist auch Vata beruhigt und ausgeglichen. Bei Pitta gleicht das kühle, gelassene Gleichgewicht von Kapha und die quecksilbrige Unbeschwertheit von Vata in Menschen, Orten und Dingen die Hitze und Reizbarkeit von Pitta aus. Sie werden feststellen, daß Wanderungen durch Wälder und andere abkühlende Tätigkeiten wie z. B. Windsurfen Ihnen guttun. Bei unausgeglichenem Kapha gleicht der trockene Witz von Vata, die konzentrierte Wärme von Pitta oder im Idealfall die trockene Hitze der Wüste jegliche Schwere und Feuchtigkeit, die Sie empfinden mögen, wieder aus, und es erfolgt eine Belebung.

Die Behandlungsmethode »Vieles in einem«

Die ersten Anzeichen einer Dosha-Unausgeglichenheit sind gewöhnlich ziemlich mild, da die Störung der Körperfunktionen noch nicht das Stadium einer benennbaren Krankheit erreicht hat. So ist die ayurvedische Behandlung sowohl mild als auch im Unterschied zu den meisten anderen medizinischen Behandlungsmethoden äußerst angenehm. Sie ist wohltuend und praktisch zugleich. Durch die Behandlung des eigentlichen Grundes – einer Dosha-Unausgeglichenheit – kann eine einzige Behandlungsmethode eine ganze Palette von Symptomen erfassen.

Das ist doch umwälzend. Wie wir bereits besprachen, sucht in der Schulmedizin ein Patient eine Vielzahl von Fachärzten wegen einer Vielzahl von Leiden auf, die scheinbar nichts miteinander zu tun haben, ohne daß der eigentliche Grund wirklich erkannt wird. Da der Ayurveda individuelle Unterschiede anerkennt, berücksichtigt er eine ganze Reihe von Zuständen körperlicher und verhaltensmäßiger Gesundheit und/oder Krankheit, die vom individuellen Konstitutionstyp abhängen. So bekämen beispielsweise zwei Patienten mit zu hohem Blutdruck unterschiedliche Diagnosen ihrer anscheinend ähnlichen Beschwerden, die nicht auf der Krankheitsart fußen, sondern auf der ihr zugrunde liegenden Unausgewogenheit, durch die sie verursacht wurden. Die Unausgewogenheit könnte auch für mehrere andere, weniger ernsthafte Zustände verantwortlich sein, und glücklicherweise kann der Ayurveda subtile Symptome genauso leicht erkennen und beeinflussen wie offensichtlichere. Das Großartige an ihm ist, daß er nicht nur medizinische Kenntnisse bietet, sondern das tiefere Wissen um das Leben als Ausdruck des Naturgesetzes.

Diagnose und Behandlung von Unausgewogenheiten – drei klinische Fälle von Vata, Pitta und Kapha

Eine Vata-Geschichte

Als sich Janet den Vierzigern näherte, erkannte sie, daß es an der Zeit war, sich mehr um die Gesundheit zu kümmern. Als Psychologin in einer Klinik hatte sie viele Jahre ihrer Ausbildung und später dann der Behandlung von Patienten gewidmet. Nun forderten bei ihr selbst Geist und Körper ihr Recht.

Obwohl Janet stets eine »Schwarzseherin« war, sah sie jetzt nicht nur schwarz, sondern fühlte sich auch erschöpft und deprimiert. Psychotherapie und Mittel gegen Depressionen hatten ihr durchaus geholfen, jedoch eine Reihe beunruhigender körperlicher Symptome war geblieben.

Die Tendenz zur Verstopfung, an der sie schon ihr ganzes Leben litt, war inzwischen so problematisch geworden, daß sie Abführmittel brauchte, damit ihre Därme normal arbeiteten. Ihre Verdauung war schlecht, ständig hatte sie Winde, Blähungen und ein Völlegefühl nach dem Essen. Infolge nervlicher Belastung litt sie an verschiedenen Schmerzen und Beschwerden, besonders an

Kopfschmerzen. Außerdem hatte sie im letzten Jahr zwölf Pfund abgenommen, fünf Monate lang keine Regel gehabt und machte sich auch Sorgen um ihre Libido, die ebenfalls nachgelassen hatte.
Als Janet das erste Mal zu einer ayurvedischen Auswertung kam, wog sie nur 90 Pfund, was für ihre Größe äußerst wenig war. Ihre körperliche Untersuchung war normal, bis auf ihr niedriges Gewicht. Vom Standpunkt der modernen Medizin fehlte ihr eigentlich »nichts«. Vom Gesichtspunkt des Ayurveda jedoch litt sie an einer Vielzahl von Vata-Symptomen. Als Vata-Konstitutionstyp reagierte Janet besonders empfindlich auf die Vata-verschlimmernden langen Arbeitszeiten, die unregelmäßigen und in Eile eingenommenen Mahlzeiten und auf sehr viel angespannte geistige und emotionale Arbeit, von der sie in den zehn Jahren ihrer Ausbildung und ihrer Privatpraxis mehr als genug gehabt hatte.
Janet bekam Verständnis für die Eigenarten ihres Konstitutionstyps und Wissen um das Ausbalancieren von Vata durch Maßnahmen wie Änderung des Tagesablaufes (mehr Zeit für Mahlzeiten, Schlaf und Entspannung), ein Vata-beruhigendes Diätprogramm sowie eine tägliche Ölmassage und machte sich nun an die Wiederherstellung ihrer Gesundheit. Zwei Monate später berichtete sie: »Es ist alles wieder normal ... ich fühle mich besser, viel ausgeglichener, frei von Stimmungswechseln, wie ich sie früher kannte, und habe zweifellos mehr Energie.«
Nach acht Monaten hatte sie zehn Pfund zugenommen, und ihre Regel bekam sie auch wieder. Ausscheidung und Verdauung waren kein Problem mehr, und sie erzählte allen, daß sie sich »großartig fühlt«. Ein Jahr später, nachdem sie auch mit der streßmindernden Technik der Transzendentalen Meditation begonnen hatte, fand Janet, daß sie sich nun körperlich und geistig ausgeglichen fühlt und keine Beruhigungstabletten sowie Mittel gegen Depressionen mehr braucht. Mehr noch – nur dann, wenn sie ihre regelmäßigen Übungen längere Zeit unterbricht, bekommt sie zeitweilig eines ihrer früheren Symptome wieder zu

verspüren. Sie schreibt: »Ich fühle mich so glücklich, diese Ayurveda-Methode für meine Gesundheit gefunden zu haben. Für mich ist sie ein Schatz; so sanft und doch so durchschlagend.«

Eine Pitta-Geschichte

Karen, eine energiegeladene, erfolgreiche Steuerberaterin, war mit fünfzig ein anerkannter, sich selbst sehr stark fordernder und intensiv konzentrierter Typ A, obwohl sie zuweilen vielleicht spürte, daß sie etwas weniger arbeiten sollte. Sie war immer verhältnismäßig gesund gewesen, bis auf ein ärgerliches Problem, einen herabgesetzten Blutzucker, so daß sie nicht viel Süßes essen durfte, obwohl sie's gern wollte, und auch nicht zwischendurch ein paar Kleinigkeiten naschen konnte, besonders beim Üben.

Dann bekam sie Schmerzen, die sich regelmäßig wiederholten. Ohne Vorwarnung verspürte sie minutenlang oder zuweilen sogar stundenlang einen brennenden Schmerz im Unterleib, in der Brust und zuweilen im Rücken. Ihr anfängliches Diagnoseergebnis hatte nichts Endgültiges erbracht. Die Schmerzanfälle stellten sich jedoch in den nächsten anderthalb Jahren alle paar Wochen wieder ein. In einer Nacht waren die Schmerzen so stark, daß ihr Mann sie zum Notdienst fuhr und sie erst wieder mit nach Hause nehmen wollte, wenn herausgefunden war, was ihr fehlte.

Mehrere Stunden später lautete das Urteil, daß sie mehr als zehn große Steine in der Gallenblase habe, die die Gallengänge blockierten. Ihre Ärzte drängten sie, sich sofort operieren zu lassen. Es schien tatsächlich keine andere Wahl zu geben, die Schmerzen waren zu groß, und es war nicht zu erwarten, daß sie von selbst weggingen.

Vier Tage nach der Operation, sie lag noch im Krankenhaus, wurde Karen unsanft aus tiefem Schlaf geweckt. So unglaublich das sein mochte – die Schmerzen waren wieder da. Diesmal dauerten sie jedoch nicht an. Nach weiteren Untersuchungen wurde festgestellt, daß noch ein Gallenstein abgesondert worden war. Einige Tage später wurde sie aus dem Krankenhaus entlassen, wurde jedoch nicht so schnell wieder gesund, wie sie erwartet hatte. Zwei Wochen später fühlte sie sich immer noch schwach, hatte Magenbeschwerden und heftige Schmerzen in Armen und Beinen. Sie hatte wenig Appetit und fühlte sich allgemein ziemlich krank. Da beschloß sie, zu einer ayurvedischen Auswertung zu gehen.

Diese zeigte, daß Karen vorwiegend eine Pitta-Konstitution hatte und daß Pitta und Vata bei ihr gänzlich aus dem Gleichgewicht geraten waren. Insbesondere das Ranjaka-Pitta, eine speziellere Pitta-Ebene, die in Leber und Gallenblase funktioniert, war ernstlich gestört, und das erklärte ihr schon lange währendes Problem des herabgesetzten Blutzuckers und ihre augenblicklichen Gallenprobleme. Durch die Pitta-Störung verdaute sie trotz Gallensteinentfernung nach wie vor schlecht und hatte dadurch ständig wenig Appetit. Schwäche und Schmerzen in Gelenken und Muskeln waren eine Nebenwirkung ihrer schlechten Verdauung, durch die sich in ihrem Körper schlecht verdaute Nahrung ansammelte. Karen erfuhr, daß ihr Gallenblasenproblem in erster Linie aus einer Unausgeglichenheit ihres Pitta-Doshas herrührte, das für Verdauung und Stoffwechsel zuständig ist, und daß sie, um Pitta wieder ins Gleichgewicht zu bringen, nicht nur ihre Ernährungsweise, sondern auch ihren Lebensstil ändern müßte. Tatendrang und Energie, wie sie ihr angeboren waren und für eine Pitta-Konstitution kennzeichnend sind, hatten ihr nicht nur zu Erfolg in ihrer Karriere verholfen, sondern auch ihre Psychophysiologie aus dem Gleichgewicht gebracht. Sie bekam eine Pitta-beruhigende Diät, spezielle Kräuter, Empfehlungen zur Verbesserung ihrer allgemeinen Verdauung und Hinweise, wie sie die Doshas als Teil jedes Bereiches ihres Tagesverlaufes ins Gleichgewicht bringen sollte. Es wurde ihr auch nahegelegt, die Technik der Transzendentalen Meditation zu erlernen, um ihren Streß

abzubauen und eine reibungslosere und engere Verbindung zwischen ihrem Geist und ihrem Körper zu fördern.
Drei Wochen später rief Karen in Hochstimmung an, um zu berichten, wieviel besser sie sich inzwischen fühlte. Sie hatte jede einzelne Empfehlung befolgt und auch von sich aus weitere Veränderungen vorgenommen. »Ich habe meine arbeitswütige Lebensweise grundlegend geändert. Spätabends arbeite ich nicht mehr und bin auch nicht mehr jede Minute ›ausgebucht‹. Ich nehme mir Zeit für eine tägliche Ölmassage und ein Wannenbad und fühle mich bei beidem ausgezeichnet. Durch die Transzendentale Meditation fühle ich mich in Geist und Körper ruhig und glücklich. Mein Energievorrat scheint stark und stabil zu sein. Mehr noch – ich kann zwei Stunden lang Tennis spielen, ohne überhaupt an meinen Blutzucker zu denken.«

Karens größte Veränderung bestand in der Veränderung ihrer inneren Einstellung, d. h., sie hatte ihre Absicht, was sie eigentlich für sich selbst wollte, geändert. Als gut organisierte Pitta-Frau lenkte sie ihren entschlossenen Geist und ihre gebündelte Energie auf den Heilprozeß und das wiederbelebende Gleichgewicht und machte so rasche Fortschritte. Vor allem durch ihr gesteigertes Selbstbewußtsein konnte Karen einen echten Wandel in ihren persönlichen Prioritäten herbeiführen. Selbst Veränderungen, die sie eigentlich nicht geplant hatte, wie z. B. die Neuordnung ihres Tagesplans, um etwas für ihre Gesundheit zu tun, gingen ganz leicht von der Hand. Wie eine zweite Natur.

Eine Kapha-Geschichte

Laura, eine Chemikerin von dreiundvierzig Jahren, arbeitete für die US-Regierung, als sie erstmalig auf ayurvedische Behandlungsmethoden stieß. Sie war in ein »krankes« (toxisches) Gebäude versetzt worden, für das man viel Reklame gemacht hatte, und begann danach an starken, durch Sinusitis hervorgerufenen Kopfschmerzen, an Blutstau und sogar an leichtem Asthma zu leiden. Sie spürte weniger Energie als sonst, und besonders, wenn sie sich in dem Gebäude befand, litt sie an Lethargie, Schläfrigkeit, geringer Konzentrationsfähigkeit und verringerter geistiger Klarheit. Sie verdaute schlecht, hatte weichen Stuhlgang und schon ein paar Pfund zugenommen, die sie einfach nicht wieder los wurde. Pro Nacht brauchte sie neun oder mehr Stunden Schlaf und kam frühmorgens kaum aus dem Bett. Auch sehr depressiv war sie geworden.

Eine ayurvedische Untersuchung ergab, daß ihr Kapha aus dem Gleichgewicht geraten war. Obwohl durch Schadstoffe aus der Umwelt ausgelöst, waren Lauras spezifische Reaktionssymptome auch eine Widerspiegelung ihrer angeborenen Kapha-Konstitution und ihrer schon das ganze Leben währenden Tendenz zur Entwicklung Kapha-typischer Unausgewogenheiten.

Lauras ayurvedische Behandlung bestand in einem Kapha-Reduzierungsprogramm zur Beseitigung der in ihrem Körpergeist angesammelten Schadstoffe. Sie begann eine Kapha-beruhigende Ernährungsweise und nahm mehr Flüssigkeit zu sich, insbesondere klares, heißes Wasser. Das wirkte sich sofort auf ihre Verdauung aus und verringerte den Blutstau in ihren Nebenhöhlen. Außerdem praktizierte sie jetzt täglich Transzendentale Meditation, um ihren geistigen Streß zu lösen, der sich als chronische Kapha-typische Depression in Form von Lethargie, wenig Energie, zuviel Schlaf und Gewichtszunahme zeigte. Sie sah, daß sie nun ohne Kopfschmerzen über den Tag kommen konnte, und war zunehmend klarer im Kopf, konzentriert und leistungsfähig, obwohl sie noch immer im selben Gebäude arbeitete.

Im Frühjahr, wo sie gewöhnlich durch ihre Symptome während der »Kapha-Jahreszeit« stärker geschwächt wurde, unterzog sie sich einem ayurvedischen »Panchakarma«. Das waren mehrere Behandlungen, um überschüssigen Ballast loszuwerden und ihre Doshas ins Gleichgewicht zu bringen. Dabei erlebte sie einen

Energieanstieg und zum ersten Mal seit Jahren eine Besserung all ihrer Symptome. Obwohl sie jetzt immer noch ihre Diät einzuhalten hat und aufpassen muß, daß ihr Kapha im Gleichgewicht bleibt, führt Laura ein weit angenehmeres Leben, da sie nicht mehr von Depressionen, Kopfschmerzen und Erschöpfungszuständen geplagt wird.

Einfache Heilung auf der Grundlage der Gleichgewichtsprinzipien

Vom ayurvedischen Standpunkt aus ist eine ernste Erkrankung Ergebnis einer ernsthaften Unausgeglichenheit. Durch Störungen in den Doshas entstehen Störungen in den Zellen und Geweben, und das führt zu bestimmten Symptomen. Ob nun auf der Ebene der Moleküle, der Struktur, der Eingeweide, des Geistes oder der Gefühle – für den Ayurveda hat unsere Gesundheit ihre Grundlagen in den *Dosha-Mustern.* Die Doshas organisieren in aller Ruhe und ganz elegant unseren Körpergeist wie Straßensysteme, die willkürlich wirken, wenn wir uns innerhalb von ihnen bewegen, die aber aus einem Flugzeug gesehen deutlich als organisierte Strukturen von Alleen und Straßen zu erkennen sind (außer vielleicht in Boston). Auf diese Weise soll uns die ayurvedische Vorstellung von Gleichgewicht und Ungleichgewicht helfen, die notwendigen Änderungen vorzunehmen, um »in der Spur zu bleiben«. Da der Ayurveda über die Symptome hinaus in die tieferen Strukturen des Körpergeistes vordringt, bezieht er eine Krankheit niemals nur auf die körperliche, die geistige oder die emotionale Ebene. Das Gleichgewicht innerhalb unserer Doshas bestimmt die Qualität unseres Seins, einschließlich unserer Sprechweise, unserer Empfindlichkeit auf Bemerkungen anderer, unserer Reaktion auf Sonne, unseres Appetits auf Zucker oder der Wirkung unserer prämenstruellen Symptome.

Bei der Benutzung individualisierter ayurvedischer Methoden für Nahrungsmittel wird beispielsweise jemand mit unausgeglichenem Vata entsprechend dem Samanya bzw. dem Prinzip der Ähnlichkeiten negativ auf Lebensmittel reagieren, die Vata verschlimmern, d. h. auf kalte Speisen, Koffein, rohes Gemüse und getrocknete Bohnen u. a. Ähnlich könnten Menschen mit unausgewogenem Pitta Überreaktionen auf stark gewürzte und saure Speisen zeigen. Menschen mit unausgeglichenem Kapha müßten vielleicht gewisse schleimerzeugende Milchprodukte, Süßigkeiten usw. meiden.

Mit der nachstehenden Tabelle der Dosha-Eigenschaften können Sie feststellen, welche Dosha(s) bei Ihnen überwiegen und was bei Ihnen ausgeglichen bzw. unausgeglichen ist. Außerdem sehen Sie Beispiele dafür, wodurch das unausgeglichene Dosha in Ihrem Leben vielleicht verursacht wird. Dann werden Sie wissen, wo Sie kürzertreten müssen bzw. was Sie völlig meiden sollten, um das Dosha wieder ins Gleichgewicht zu bringen.

Tabelle der Dosha-Eigenschaften

	Auswirkung des ausgeglichenen Doshas	*Symptome eines nicht ausgeglichenen Doshas*	*Ursachen für ein nicht ausgeglichenes Dosha*
Vata	Hochgefühl klarer und wacher Kopf perfektes Funktionieren der Gedärme und der Harnwege einwandfreie Ausbildung aller Körpergewebe fester Schlaf	rauhe, trockene Haut Gewichtsverlust Schmerzen Angst Rastlosigkeit Besorgnis Verstopfung Gelenkschmerzen Schwäche Konzentrations-	übermäßiger Sport Schlaflosigkeit (langes Aufbleiben, keine ausreichende Ruhe) zuviel Rohkost Unterdrückung natürlicher Bedürfnisse

	Auswirkungen des ausgeglichenen Doshas	*Symptome eines nicht ausgelichenen Doshas*	*Ursachen für ein nicht ausgeglichenes Dosha*
	ausgezeichnete Vitalität und Immunität	Schwäche Schlaflosigkeit	zuviel in der Kälte gewesen zuviel gearbeitet Furcht, Kummer, Sorgen Aufregung Fasten scharfe, herbe und bittere Speisen Spätherbst und Winter (November bis Februar)
Pitta	glänzender Teint Zufriedenheit ausgezeichnete Verdauung glatter Körper Hitze- und Durstmechanismen im Gleichgewicht starker Intellekt	übermäßige Körperhitze Entzündungen Hautkrankheiten, Ausschläge Sodbrennen Magengeschwür übermäßiges Schwitzen übermäßiger Durst übermäßiger Hunger häufige Aggressivität Reizbarkeit Durchfall	Ärger starker Sonnenschein Gefühle des Brennens Fasten Wein, Essig, Alkohol scharfe, saure oder salzige Speisen Spätsommer und Herbst (Juli bis Oktober)
Kapha	Stärke normale Gelenke stabiler Geist Würde liebevolles und	blasser Teint Kälteempfindlichkeit Lethargie zuviel Schlaf Schwerfälligkeit	Schlafen am Tage mangelnde Bewegung schwere Speisen süße, saure oder salzige Speisen

Auswirkungen des ausgeglichenen Doshas	*Symptome eines nicht ausgeglichenen Doshas*	*Ursachen für ein nicht ausgeglichenes Dosha*
versöhnliches Wesen starker und gut proportionierter Körper Mut Vitalität	Asthma, Bronchitis Erkältungen, Allergien übermäßiger Gewichtsverlust Hefeinfektionen Motivationsmangel	Milchprodukte Frühling und Frühsommer (März bis Juni)

Die Sinne und die Doshas

Jedes Dosha wird durch die einzelnen Sinne, die auf den fünf Elementen beruhen, stark beeinflußt. Vata wird mit dem Tast- und Hörsinn, Pitta mit dem Seh- und Geschmackssinn und Kapha mit dem Geschmacks- und Geruchssinn in Verbindung gebracht.

Da Vata-Typen allgemein geräuschempfindlich sind, brauchen sie einen ruhigen Platz zum Schlafen bzw. Lernen und können durch entsprechende Musik leicht beruhigt werden. Sie reagieren auch sehr stark auf Berührungen sowie darauf, wie sich ihre Kleidung anfühlt, und eine liebevolle Umarmung bzw. eine Körpermassage kann ihnen sehr viel geben.

Pitta-Typen sind lichtempfindlich, nehmen visuelle Informationen in großen Einzelheiten auf und reagieren positiv auf eine angenehme äußere Umgebung und auf Nahrung, die zu ihrem Körpertyp paßt. Durch einen süßen, cremigen Nachtisch können sie entspannt und gelassen werden.

Kapha-Typen reagieren sehr empfindlich auf Geschmack und Gerüche, die Erinnerungen wachrufen und ihre Gefühle (aufgrund von Assoziationen) aufwühlen. Sie fühlen sich daher leicht dazu angeregt, für ihren Gefühlskomfort mehr zu essen, als sie eigentlich Hunger hätten. Kapha-Typen gedeihen prächtig bei einer Diät, die reich an köstlichen Aromen ist und ihre sinnliche Natur befriedigt. Eine Kapha-Diät enthält auch entsprechende Gewürze und leichtere Speisen, die eine stärkere Verdauung anregen. Mit einer Aromatherapie können Kapha-Typen einfach und wirksam im Gleichgewicht gehalten werden. Grundsätzlich sollten Sie zur Ausbalancierung Ihrer Doshas aufgrund der Liste charakteristischer Symptome feststellen, welche Dosha-Unausgewogenheit(en) bei Ihnen überwiegt (überwiegen). Danach befolgen Sie die nachstehend gegebenen Vorschläge für Ihr(e) Dosha(s). Im nächsten Kapitel erfahren Sie noch mehr Einzelheiten.

Vata

- Führen Sie ein regelmäßiges Leben mit festen Zeiten für Mahlzeiten, Schlaf und Aufstehen. Achten Sie auf ausreichende Ruhe.
- Essen Sie mehr warme und gekochte Speisen, und meiden Sie kalte Speisen und Getränke sowie große Mengen Salate und Rohkost. Ist Ihre Nahrung sehr fettarm, geben Sie vielleicht etwas mehr Öl hinzu.
- Machen Sie täglich vor der Morgendusche oder dem Bad ein *Abhyanga*, d. h. eine warme Sesamölmassage (siehe Hinweise in Kapitel 12).

Pitta

- Sorgen Sie für rechtzeitige Mahlzeiten, besonders für die Mittagsmahlzeit.
- Meiden Sie scharfe Gewürze, Tomaten, Essig, Alkohol, Raffinadezucker und saure bzw. scharfe Speisen.
- Nehmen Sie sich viel Zeit, wenn Sie einen Termin haben, und meiden Sie übermäßiges Planen und zuviel Arbeit.

Kapha

- Sie brauchen ein regelmäßiges Übungsprogramm. Wählen Sie eine Sport- oder Gymnastikart, die Ihnen gefällt, und üben Sie jeden Tag so lange, bis Sie sich gekräftigt fühlen.
- Schlafen Sie nicht zuviel. Vermeiden Sie besonders Nickerchen am Tage. Stehen Sie gegen sechs Uhr morgens auf, um sich den ganzen Tag über leichter und energiegeladener zu fühlen.
- Essen Sie mehr Gemüse, Obst und Hülsenfrüchte und weniger Süßigkeiten, Fleisch, Milchprodukte und Fettiges.

Der ayurvedische Arzt und die Ausbalancierung der Doshas

Für weitere Beratungen gibt es in der ganzen Welt Ayurveda-Ärzte, die dazu ausgebildet sind, sogar feinste Dosha-Unausgeglichenheiten zu erkennen. Diese Ärzte können Ihnen erklären, wie Sie Ihr Selbst wieder zum Leben erwecken, bieten Ihnen Programme, damit Sie Dinge innerhalb Ihres Körpergeistes selbst wieder ordnen, und können Ihnen spezielle Methoden empfehlen, um die Doshas wieder ins Gleichgewicht zu bringen. Mit dem Ayurveda können Arzt und Patient den Ursprung von Symptomen aus den tiefsten Ebenen der Psychophysiologie begreifen und Behandlungen vornehmen, die unmittelbar auf diesem subtilen Wissen beruhen. Selbst wenn der Arzt für Diagnose und Behandlung westliche Technik benutzt, bietet der Ayurveda darüber hinaus ein individuelleres Programm für jeden einzelnen Patienten.

Es folgen nun einige auf den Doshas fußende medizinische Prinzipien für Sie selbst oder Ihren westlich ausgebildeten Arzt. Im allgemeinen spricht eine Frau, bei der Vata überwiegt, stärker auf medikamentöse Behandlung an, und so versucht es der Arzt vielleicht mit einer kleineren Dosis, um zu sehen, ob

sie diese auch verträgt. Sie ist eher an einer Operation interessiert und an einem sorgfältigen Genesungsprogramm.
Ein Pitta-Typ tendiert eher dazu, allergisch zu sein, und neigt zu Ausschlägen oder Entzündungen, so daß der Arzt hier nach möglichen allergischen Reaktionen suchen wird. Ein Typ, bei dem Pitta überwiegt, ist anfälliger für Zwölffingerdarmgeschwüre und braucht daher eher etwas, damit er kürzertreten kann. Nach einer Krankheit könnte die Pitta-Frau ungeduldig darauf warten, wieder etwas zu tun, und zu ihrer Routine zurückkehren. So wird ihr ein Ayurveda-Arzt oft mehr gestaltete Ruhezeiten empfehlen, um der Pitta-Tendenz zum Übertreiben entgegenzuwirken.
Ein Kapha-Typ ist möglicherweise anfälliger für Depressionen und/oder Lethargie nach einer Operation als die anderen Doshas. Da kann ein Ayurveda-Arzt behilflich sein, die Medikamente, Nahrungsmittel oder Tätigkeiten herauszufinden, um diese Zustände zu überwinden. Typen, bei denen Kapha überwiegt, haben jedoch gewöhnlich eine stabile physiologische Struktur und erholen sich nach Operationen oft am leichtesten.

Sehen wir uns nun einmal die einfachen, praktischen Methoden an, die der Maharishi-Ayurveda für jeden von uns zum Ausbalancieren unserer Doshas bereithält. Es sind die besten Methoden für Essen, Schlafen und körperliche Bewegung, damit unser Körpergeist jeden Tag, jede Woche, jeden Monat und jedes Jahr und ein langes, langes Leben in müheloser guter Gesundheit reibungslos funktioniert.

4 GLEICHGEWICHT
die Programme für Essen, Schlafen und körperliche Bewegung

Eine Person, deren Physiologie im Gleichgewicht ist
und deren Körper, Geist und Sinne dauerhafte innere
Glückseligkeit erfahren, kann man als gesund bezeichnen.
*Susruta** *Samhita*

Der Maharishi-Ayurveda bietet ganz spezielle, einfache Programme, um drei tägliche Lebenserfahrungen, von denen Ihre Gesundheit am meisten abhängt, neu zu gestalten:

1. Essen
2. Schlafen
3. körperliche Bewegung

Nahrungsaufnahme und Verdauung

Jede Wechselwirkung mit Ihrer Umgebung ist eine Form der Nahrungsaufnahme und erfordert eine gewisse Verdauung. Ob Sie nun einen geheimnisvollen Roman lesen, eine romantische Unterhaltung führen oder ein Erdbeereis essen – jedes Erlebnis richtet Ihren Körpergeist in der einen oder anderen Richtung

* ein altindischer Arzt wie Charaka, Verfasser der Susruta Samhita, um 500 n. Chr.

neu aus. Je besser Sie in jedem Sinne dieses Wortes »verdauen«, um so weniger Streß erlebt Ihre Psychophysiologie. Essen ist eine Form von Aufnahme und Verdauung, umfaßt jedoch weit mehr als nur die Nahrung. Wenn Sie sich erst einmal alle Möglichkeiten ansehen, mit denen der Ayurveda Ihre Verdauungsfähigkeit stärkt und stützt, sollten Sie den wichtigsten Grund fürs Essen à la Ayurveda nicht vergessen: nicht durch Nachlassen in der angenehmen Tätigkeit des Essens glücklich und zufrieden werden, sondern durch Steigerung der sogar noch angenehmeren Produktion von Glück durch eine ins Gleichgewicht gebrachte Physiologie.

Ayurveda-Ärzte, in alten Zeiten als *vaidyas* bekannt, verschreiben Nahrung als wichtigste vorbeugende Medizin. Dabei wird die individuelle Psychophysiologie eines jeden Patienten berücksichtigt und dem Patienten das Wissen von *ahara*, d. h. von einer richtigen Nahrungsaufnahme, geboten. In den ayurvedischen Texten heißt es, Ahara sollte

1. Ihre Physiologie reinigen
2. zu einem starken Geist führen, der klares Denken fördert, das dann
3. nützliches Tun hervorbringt, welches
4. zur Erfüllung Ihrer Wünsche führt.

So kann eine gute Ernährungsweise Ihnen größtes Glück und Zufriedenheit im Leben bringen.

Die erste Überlegung gilt der Frage, warum wir als Erwachsene wieder lernen müssen, richtig zu essen. Was ist denn mit unserer angeborenen Fähigkeit, richtig essen zu können, geschehen?

Wie natürliche Eßgewohnheiten künstlich werden

In unserer frühen Kindheit wußten wir alle, wie wir richtig essen müssen, da wir unschuldig der Anleitung durch die Natur folgten. Als Säuglinge und Kleinkinder wählten wir, sofern unsere Eltern uns dazu ermunterten, automatisch die Nahrungsmittel aus, die uns mit all den notwendigen Nährstoffen, die für unser Wachstum nötig sind, versorgten.
Jedoch viele Eltern, selbst solche, die es gut mit ihren Kindern meinen und intelligent sind, wissen nur wenig über eine richtige, individuelle Ernährung. Dadurch entwickeln sich bei den Kindern ungesunde Eßwünsche und -gewohnheiten, die durch ständige Bestärkung die natürlichen Impulse eines Kindes durchaus verschütten können. Das führt oft zu einer lebenslangen falschen Ernährungsweise, falschen Eßgewohnheiten und in einigen Fällen zu einer Entstellung der Bedeutung und des Zweckes der Ernährung.
Chronisches Übergewicht, Verdauungsschwierigkeiten, Anorexia nervosa (Magersucht), Heißhunger und eine Menge anderer Ergebnisse unnatürlichen Essens beobachten wir ganz besonders bei Frauen. Das kann daher kommen, daß Frauenkörper aufgrund kultureller Kriterien, die nicht zur Gesundheit gehören, strenger beurteilt werden und Frauen scheinbar mehr mit Nahrung und Ernährung als Mütter und »Köchinnen« zu tun haben, sei es aufgrund der Rollenerwartungen, einer natürlichen Neigung oder aufgrund von beidem.
Die auf zig Jahren ungesunder Eßweise beruhende »künstliche Intelligenz« hat sich so viele Male über unsere biologische Intelligenz hinweggesetzt, daß unsere eingebauten Einsatzzeichen – echte Hungersignale, die Sensibilität unserer Geschmacksknospen und das innere Wissen von Sattheit – überhaupt nicht mehr zum Zuge kommen. Wir brauchen ein Mittel, um jene Eßweise wiederzufinden, die wir besaßen, als wir noch

unschuldig waren, um unsere natürliche biologische Intelligenz wiederzuerwecken, damit sie uns hilft, all das zu überwinden, wodurch viele von uns so schlechte Eßgewohnheiten bekommen haben. Wir müssen uns wieder daran erinnern, wie wir in uns hineinhören und erfahren können, was uns unser Körper über die wünschenswerteste Ernährungsweise zu sagen hat.

Ayurvedisches Essen bedeutet, den Körper seiner Eigentümerin zurückzubringen

Möglicherweise wollen Sie nicht glauben, daß das, was Sie essen, irgend etwas mit Ihrem steifen, entzündeten Hüftgelenk zu tun hat. Oder damit, daß sich in Ihrer Lunge Blut staut. Oder beides zusammen. Aber das ist so. Und vielleicht wollen Sie auch nicht wissen, daß das, was Sie essen, etwas damit zu tun hat, warum Sie sich auf der Arbeit langweilen oder warum Sie sich mit Ihrem Gatten gezankt haben. Aber es ist so. Die Gesundheitsprinzipien des Ayurveda, die immer das Ganze sehen, klären diese Zusammenhänge, und Sie können so zu besseren Eßgewohnheiten kommen.

Da der Ayurveda das Wissen um die unschuldige Ernährungsweise in Ihrem Körpergeist wiederherstellen kann, hilft er Ihnen, lebenslange schlechte Eßgewohnheiten zu überwinden und *kampflos* zu einer gesünderen Eßweise überzuwechseln. Wenn Sie Ihre richtige Verbindung zum natürlichen Quell Ihrer inneren biologischen Intelligenz wiedergewinnen, brauchen Sie nie wieder solche unnatürlichen Mittel des Gewichtsverlustes wie Diäten in Pulverform oder Radikalkuren, die Sie bloß schwächen und Sie noch weiter von Ihrem eigenen Wissen entfernen und die zu Ihren Eßgewohnheiten nur ein weiteres Täuschungsmanöver hinzufügen.

Ihre Ernährung kommt ins Gleichgewicht, wenn Sie sich wieder auf die Signale Ihres Körpers einstellen und lernen, diese zu respektieren. Das ist alles, was Sie brauchen, um gesund zu bleiben und ein gutes Gewicht zu behalten. Haben Sie sich erst einmal auf diese innere Speisekarte eingestellt, können Sie mit Ihren Freunden furchtlos in Restaurants gehen und leiden weder an schrecklichen Entzugserscheinungen noch an unkontrollierbaren Wünschen.

Die vier wichtigsten ayurvedischen Einsichten zur Ernährungsweise

1. *Essen ist eine Form der Therapie:* Es ist genauso wichtig wie medizinische Behandlungsmethoden und ist das entscheidende Mittel, um die Doshas im Gleichgewicht zu halten. Das Richtige in den richtigen Mengen zur rechten Zeit und in der richtigen Art und Weise zu essen kann mehr dazu beitragen, Krankheiten zu verhüten und das Altern hinauszuschieben, als fast alles andere. Der Maharishi-Ayurveda sieht in einer richtigen Ernährung eine Möglichkeit, konzentrierte Pakete natürlicher Intelligenz aufzunehmen, damit der Körpergeist gut organisiert bleibt und funktioniert.
2. *Wie wir die Nahrung verdauen, ist wichtiger als alles, was wir essen:* Die westliche Ernährungsweise legt großen Wert auf das, was wir unseren Mündern und Mägen zuführen, kümmert sich aber fast nicht darum, was danach geschieht. Obwohl richtige Nahrung im Ayurveda äußerst wichtig ist, ist gute Verdauung sogar noch entscheidender. Die beste Nahrung der Welt ist nutzlos und sogar schädlich, wenn sie schlecht verdaut wird.
3. *Jeder braucht andere Speisen:* Westliche Empfehlungen für die Ernährungsweise sind gern universell. Beispielsweise brauche jeder pro Tag soundso viel Gramm Protein, solle niemand zuviel Fett oder zuviel Süßigkeiten essen usw.[1] Der Ayurveda jedoch rät dem einen Patienten vom Fett ab, während er es einem anderen empfiehlt.

4. *Der Geschmack der Speisen ist für die Ernährung wichtig und nicht nur ein »Extra«:* Erstaunlicherweise pflegen wir guten Geschmack in Kunst und Musik, beim Essen allerdings nicht! Untersuchungen an Tieren haben gezeigt, daß Tiere diejenigen Nahrungsmittel auswählen, die ihnen die fehlenden Elemente für die Ernährung liefern. Wie sie diese Wahl treffen, beruht auf ihrem Geschmacks- und Geruchssinn, die ja beide eng miteinander zusammenhängen. Gesunde Säuglinge wählen ebenfalls aufgrund ihres Geschmackssinnes spontan die Speisen aus, die ihnen die benötigte Nahrung liefern.
Der Ayurveda hat den Zusammenhang zwischen Geschmack und Ernährung eingehend untersucht und geht davon aus, daß der Geschmack gesundheitsfördernd wirkt. Er nutzt dieses Wissen für seine Empfehlungen zur Ernährung. *Rasa* bedeutet Geschmack und ist der erste Teil des Wortes *rasayanas.* Das sind Kräuterverbindungen, die ayurvedische Ärzte zur Ausbalancierung verschiedener Dosha-Aspekte verschreiben.
Dieses Ausgehen vom Geschmack erfaßt mehr und ist doch im täglichen Leben leichter anzuwenden als das Zählen von Kalorien, Proteinen und Vitaminen. Jede »Geschmacksrichtung« hat eine andere physiologische Ausgleichswirkung. In den meisten amerikanischen Mahlzeiten sind die »süßen« und »salzigen« Geschmacksrichtungen, wie der Ayurveda sie nennt, überbetont, während die »bitteren« oder »herben« unterrepräsentiert sind. Mit der Zeit könnte diese Diskrepanz die in den meisten westlichen Gesellschaften so verbreiteten und zu Übergewicht führenden Kapha-Unausgeglichenheiten verstärken.
Wir werden die ersten beiden Einsichten des Ayurveda zur Ernährungsweise im Zusammenhang mit Gesundheit und Verdauung in späteren Kapiteln noch behandeln. Jetzt wollen wir erst einmal die Eigenarten der Dosha-ausbalancierenden Ernährungsweisen auf der Grundlage des Geschmacks untersuchen.

Geschmack und Qualitäten der Nahrungsmittel

Zwei Merkmale sind für die Nahrungsmittel hinsichtlich ihrer Wirkung auf die Doshas kennzeichnend: Geschmack und Qualität.

Die Geschmacksrichtungen (Rasas)

Am besten kennen wir in unserer Kultur die drei Hauptgeschmacksrichtungen süß, sauer und salzig. Sie gleichen meist Vata aus und können ein natürlicher Ausgleichsfaktor in unserer Ernährung sein, besonders bei einem typischen Lebensstil mit unausgeglichenem Vata. Ebenso begünstigen sie eine Kapha-Verstärkung und könnten zumindest teilweise für die US-nationale Tendenz zu Übergewicht und Arteriosklerose verantwortlich sein. Der Ayurveda beschreibt drei weitere Geschmacksrichtungen, die wir nicht so gut kennen, die aber in einer ausgeglichenen Ernährungsweise ebenfalls wichtig sind – scharf (heiß, würzig), bitter und herb. Für eine ideale Nährstoffzusammenstellung zum Ausbalancieren der Doshas sollte jede Mahlzeit eine Kostprobe von allen sechs Geschmacksrichtungen enthalten, oder zumindest sollten sie im täglichen Speisezettel insgesamt vertreten sein. Natürlich sind nicht alle sechs Geschmacksrichtungen in gleicher Menge wünschenswert. Aber wenn wir eine davon weglassen, kann das zu Gelüsten führen. Da unsere nationale Küche nicht einmal die Hälfte der sechs Geschmacksrichtungen liefert bzw. fördert, bleiben diese Gelüste meist, und so entsteht ein ungesunder Zyklus, der dazu führt, daß wir zuviel essen und uns falsch ernähren.

Durch die Einbeziehung aller sechs Geschmacksrichtungen können wir die Gelüste überwinden, die ja oft dadurch entstehen, daß wir unsere übliche Nahrung nur in Richtung süß, sauer und salzig gestalten. Wenn Sie erst einmal beginnen, Mahlzeiten zu sich zu nehmen, die alle sechs Geschmacksrichtungen enthalten, besonders zu Mittag, werden Sie wahrscheinlich feststellen, daß Ihre Gelüste am späten Nachmittag und zur Abendzeit abklingen. Durch die Berücksichtigung der Geschmackserfordernisse werden die meisten von uns von Naschereien und von dem Wunsch kuriert, nachmittags und abends zwischendurch etwas zu naschen, ohne sich gänzlich gesättigt zu fühlen.

Wodurch bekommt eigentlich jede Speise ihren charakteristischen Geschmack? Durch die Eigenschaften der Molekularstrukturen entstehen spezielle Geschmacksrichtungen und Gerüche. Im Ayurveda spiegelt jede Molekularstruktur ihre »elementare« Zusammensetzung in den fünf Grundelementen Luft, Erde, Wasser, Feuer und Raum *(akasha)* wider, die im letzten Kapitel behandelt wurden. Spezifische Verbindungen von je zwei dieser Elemente bilden folgende sechs ayurvedische Geschmacksrichtungen:

- Luft und Erde: herb
- Raum und Luft: bitter
- Luft und Feuer: scharf
- Feuer und Wasser: salzig
- Erde und Feuer: sauer
- Wasser und Erde: süß

Wie Sie sich vielleicht erinnern, bilden Doppelverbindungen der Elemente auch die drei Doshas. Aufgrund des in Kapitel 3 besprochenen Prinzips des Ausgleichs durch Gegensätze können gewisse Geschmacksrichtungen jedes einzelne Dosha ausgleichen.

Vata und Kapha

Raum und Luft von Vata sind Gegensätze zu Wasser und Erde von Kapha und werden durch das nachstehende gegensätzliche Geschmackstrio ausgeglichen:

Süß, sauer, salzig: gleicht Vata aus, verstärkt Kapha
Scharf, bitter, herb: gleicht Kapha aus, verstärkt Vata

Pitta

Pitta hat seine eigene einmalige Verbindung ausgleichender Geschmacksrichtungen.

Süß, bitter, herb: gleicht Pitta aus
Scharf, sauer, salzig: verstärkt Pitta

Einige Beispiele für die sechs Geschmacksrichtungen:

süß:	Zucker, Milch, Butter, Ghee, Reis, Brot, Teigwaren, Getreideflocken
sauer:	Joghurt, Zitrone, Grapefruit, alter Käse
salzig:	Salz
scharf:	heiße, gewürzte Speisen, Jalapeñopfeffer, Ingwerwurzeln und Cayennepfeffer
bitter:	Spinat, anderes grünes Blattgemüse, Gelbwurz, Meerrettich
herb:	getrocknete Bohnen, Linsen, Dhals (Erbsen oder Bohnensuppen und Pürees), grünes Blattgemüse

Qualitäten (Eigenschaften)

Im Ayurveda haben Nahrungsmittel zwanzig ayurvedische Eigenschaften, jedoch sechs davon sind von größter Wichtigkeit:
schwer, leicht,
ölig, trocken,
kalt, warm.

Die sechs Eigenschaften gleichen genauso wie die Geschmacksrichtungen durch ihre Gegensätze die Doshas aus:

Die Eigenschaften *schwer, ölig* und *warm* gleichen *Vata* aus.
Die Eigenschaften *leicht, trocken* und *warm* gleichen *Kapha* aus.
Die Eigenschaften *schwer, ölig* und *kalt* gleichen *Pitta* aus.

Das Eßprogramm des Maharishi-Ayurveda

Ohne richtige Eßweise ist Medizin nutzlos
Mit richtiger Eßweise ist Medizin unnötig
Ayurvedisches Sprichwort

Der Ayurveda weiß, wie Sie Ihrem Konstitutionstyp entsprechend essen und Unausgeglichenheiten in den Doshas beseitigen können. Wie bereits besprochen, entstehen die meisten falschen Eßweisen durch Dosha-Unausgeglichenheiten und werden von diesen begleitet. Diese wiederum werden behutsam dadurch korrigiert, daß Sie vorwiegend das essen und trinken, was am besten zu Ihnen paßt und Sie auch wirklich zufriedenstellt.
Wie wir in Kapitel 3 gesehen haben, bestimmen zwei Prinzipien das Gleichgewicht in Ihrem Körpergeist: Verstärkung und Schwächung. Denken Sie daran, daß Samanya die Aufnahme von etwas außerhalb des Körpers ist, das etwas innerhalb des Körpers ähnelt und es so verstärkt. Vishesha wiederum ist etwas

von außen Genommenes, das etwas innerhalb des Körpers nicht ähnelt und es daher schwächt. Diese beiden Prinzipien kommen ins Spiel, wenn Sie Speisen auswählen. Entweder essen Sie mehr bzw. weniger, um etwas zu verstärken, von dem Sie zuwenig haben, oder aber Sie essen mehr bzw. weniger, um etwas zu schwächen, von dem Sie zuviel haben. Spezifische Störungen können durch ein Eßprogramm gelindert werden, um das aus dem Gleichgewicht geratene Hauptdosha zu beruhigen oder wieder ins Gleichgewicht zu bringen.

Um Speisen auszuwählen, können Sie sich auf Ihre natürlichen spontanen Wünsche verlassen, d. h. darauf, wie Ihr Körpergeist ausdrückt, was er zur Erreichung des Gleichgewichtes benötigt. Beispielsweise werden wenig ausgeglichene Pitta-Typen gern Heißes, Würziges essen, sind aber auch dafür bekannt, gern Süßes zu naschen. Kapha-Typen andererseits essen, wenn ihre Doshas recht ausgeglichen sind, sehr gern würzige Speisen, sind jedoch oft nicht sehr auf Süßigkeiten aus. Ein ausgeglichener Vata-Typ wird aller Wahrscheinlichkeit nach mehr Saures oder Salziges wie Joghurt, Pickles oder Käse essen. So besteht einer der ersten Grundsätze für die Speiseauswahl beim Ayurveda darin, »zu essen, was einem schmeckt«.

Aber: Die Wahl muß unschuldig sein. Wie bereits besprochen, werden wir alle mehr oder weniger durch Eßgewohnheiten in der Familie, durch die Medien, die Ärzte und andere äußere Quellen beeinflußt und haben unsere Eßweise weitgehend intellektualisiert und emotionalisiert. Was wir unserer Ansicht nach mögen, hat meist nichts damit zu tun, was wir für unsere Ernährung benötigen, und so können uns unsere Hungersignale nach dem Falschen greifen lassen, d. h. nach Schokoladenplätzchen oder Kartoffelchips, die grundsätzlich nicht falsch sind, wenn sie unseren eigentlichen Hunger befriedigen. Es folgen drei Vorschläge, geordnet nach ihrer Wichtigkeit, um Ihnen zu helfen, mit Ihren Eßgewohnheiten »zur Unschuld zurückzukehren«:

1. Halten Sie sich an ein Eßprogramm, das den jeweiligen Dosha-Unausgeglichenheiten (vikriti) entspricht. Sie können am Eßprogramm von Kapitel 5 teilnehmen und auch eines der in diesem Kapitel behandelten Programme zur Dosha-Ausbalancierung befolgen.
2. Ändern Sie Ihr Eßprogramm je nach den Jahreszeiten und Ihrer Umgebung.
3. Befolgen Sie ein Eßprogramm, das Ihrem Körpertyp (prakriti) entspricht.

Die Auswahl Dosha-spezifischer Speisen

Sie können sich auch daranmachen, etwas über die Eigenschaften eines jeden Nahrungsmittels zu lernen und wie es zu den Doshas steht. Äpfel beispielsweise gelten als süß, herb, leicht, rauh und kühl und verstärken daher Vata, schwächen Pitta und sind gut für Kapha. Bananen sind süß, sanft und schwer und verstärken daher Kapha, verstärken Pitta etwas und schwächen Vata. Unter den Getreidearten gilt Weizen als süß, kalt, ölig und schwer; Reis ist kalt, süß und leicht; Mais ist trocken, heiß, leicht und etwas herb; und Gerste wird als kalt, trocken, leicht, süß und herb beschrieben. Denken Sie darüber nach, wie jede Getreideart jedes Dosha verstärken oder schwächen würde. Bald werden Sie die Eigenschaften von Nahrungsmitteln mit Leichtigkeit selbst bestimmen können.

Die nachstehend aufgeführten Eßprogramme enthalten Nahrungsmittel, deren Geschmacksrichtungen und Eigenschaften helfen, jedes Dosha auszugleichen bzw. zu beruhigen. Wenn Sie auswählen, welches Programm am besten für Sie paßt, beachten Sie folgende drei Faktoren:

1. *Ihre überwiegende Dosha-Unausgeglichenheit:* Wenn Sie sehr mit Zeichen oder Symptomen einer besonderen Dosha-Unausgeglichenheit zu tun haben, dann befolgen Sie das Programm, das dieses Dosha wieder ins Gleichgewicht bringt. Wenn ein im Maharishi-Ayurveda ausgebildeter Arzt gerade erst ein spezielles Eßprogramm für Sie empfohlen hat, dann befolgen Sie dieses. In diesem Kapitel bringen wir noch drei allgemeine Eßprogramme. Jedoch sei bemerkt, daß die Einhaltung einer Dosha-ausgleichenden Diät kein Ersatz für ärztliche Diagnose und Behandlung ist.

2. *Die augenblickliche Jahreszeit und Ihre Umgebung:* Passen Sie Ihr Dosha-Eßprogramm an die Jahreszeit an. In einer Kapha-Jahreszeit beispielsweise würden sogar Vata-Typen gut daran tun, weniger Öliges und Schweres wie Käse, gefrorene Nahrungsmittel usw. zu essen.

Sie wollen auch Ihre Umweltbedingungen durch Ihre Speisewahl ins Gleichgewicht bringen. Ein Nahrungsmittel spiegelt die Eigenschaften der Umgebung, in der es gewachsen ist, wider. Nahrungsmittel aus Wüsten sind meist leicht, aus feuchten Gegenden aber schwerer. Leben Sie in einer kalten, feuchten Umgebung, sollten Sie mehr leichte, trockene, warme und heiße Speisen zu sich nehmen. Und wenn Sie in einer trockenen, heißen Umgebung leben, sollten Sie diese mit kalten und öligen Speisen ausgleichen.

3. *Ihr Konstitutionstyp:* Wenn Sie an sich gesund sind und ein Dosha in Ihrer Konstitution überwiegt, dann befolgen Sie das Programm, das dieses Dosha im Gleichgewicht hält. Sind Sie ein kombinierter Typ, halten Sie sich an das stärkere Dosha bzw. an das Programm, das mehr von den Nahrungsmitteln enthält, von denen Sie sich in natürlicher Weise angezogen fühlen.

Wichtiger Hinweis: Einer der größten Fehler besteht darin, daß Sie Angst haben, einen zu machen. Werden Sie nicht stur, sondern denken Sie immer daran, daß Essen Spaß macht und eine Wohltat ist. Ihr Verbundensein mit dem Ernährtwerden und ein tiefes Gefühl der Erfüllung sind stets wichtiger als das, was Sie essen.

Treffen Sie die Auswahl Ihrer Speisen aufgrund von etwas Tieferem in Ihnen als dem Mund

Hören Sie in sich hinein, und denken Sie daran, daß Ihr Körpergeist Ihnen genau sagt, was Sie essen müssen. Sie werden erstaunt sein, daß Sie lange Zeit überhaupt nicht hungrig sind. Dieses innere Wissen widerspricht vielleicht einer lauteren Forderung Ihres Intellekts, der erklärt, daß Sie ganz bestimmt ein paar Pralinen wollen. Lehnen Sie sich also zurück, warten Sie, und horchen Sie auf einer tieferen Ebene, was Ihnen Ihr Körper sagt. Wenn Sie nicht hungrig sind, bemerken Sie vielleicht keine besonderen Wünsche, etwas essen zu wollen. Möglicherweise kommt ein ganz anderer Wunsch auf: Vielleicht wollen Sie lesen, eine Freundin besuchen oder einen Spaziergang machen. Immer mehr und mehr im Leben zu wollen ist etwas Natürliches. Aber wir sollten aufpassen, daß wir nicht versuchen, andere Wünsche dadurch zu erfüllen, daß wir uns mit Essen vollstopfen, wenn wir mehr Freude und Glück durch andere Erlebnisse und andere Sinne als den Geschmackssinn haben können.

Sie werden erfahren, ob Sie wirklich unschuldig hungrig sind, indem Sie genau hinhören: Sind Sie wirklich hungrig, wird Ihnen Ihr Körper oft mit einem speziellen Wunsch kommen. Nehmen wir an, er wünscht sich etwas Süßes, und Sie denken an einen saftigen Pfirsich. Sie können aber auch an Pralinen denken. Wenn Sie wählen können, essen Sie lieber den Pfirsich. Das ist etwas Süßes, das mehr »Intelligenz« als eine Praline hat. Er ist süß, besitzt aber auch einen hohen Nährwert und gibt Ihrem Körpergeist weit weniger Gelegenheit, *Ama* zu bilden,

d. h. Unreinheiten und Blockaden, die vollkommene Gesundheit verhindern. So wird er Sie über Ihre Geschmacksknospen und Ihren Magen hinaus letztendlich mehr zufriedenstellen. Er wird Ihren Verdauungsprozessen mehr Möglichkeiten bieten, *Ojas* zu bilden, d. h. die lebenswichtige Substanz, durch die Gleichgewicht und Gesundheit entstehen und die »reine Freude« und ein tieferes und weit anhaltenderes Vergnügen verschafft als das Glück, das Sie vielleicht gelernt haben, mit einer Praline in Verbindung zu bringen. Die Neuropharmakologin Sarah Leibowitz sagt: »Unser Gefühlsleben und unsere geistige Verfassung werden von jedem Bissen, den wir zu uns nehmen, beeinflußt.«[2] Hochverarbeitete und verpackte Nahrungsmittel, Überreste, tiefgefrorene Nahrungsmittel, Alkohol, koffeinhaltige sowie mit Kohlensäure versetzte Getränke und Schokolade sollten Sie aus Ihrem Speiseplan streichen, wenn Sie gesund bleiben wollen. Wenn Sie aber lieber Altgewordenes essen und den Gedanken, Ihre Lieblingsspeisen aufgeben zu müssen, entmutigend oder deprimierend finden, dann denken Sie nicht ans Aufgeben. Nehmen Sie lieber *mehr* Gemüse, ganze Körner, Obst und frische Säfte in Ihren täglichen Speisezettel auf, und befolgen Sie einige Verdauungsrichtlinien, um Ama zu verringern und Ojas zu fördern. Indem Sie *mehr von dem essen, was gut für Sie ist,* statt weniger von dem, was es nicht ist, kommt es automatisch zu Veränderungen in Richtung auf die Wahl gesünderer Nahrungsmittel, die dann mühelos beibehalten werden.

Innerhalb weniger Wochen werden Sie wahrscheinlich finden, daß sich Ihr Geschmack verändert hat und Sie nicht mehr so gierig auf Süßigkeiten, salzige Chips oder Schokolade (oder was auch immer) sind. Sollten Sie nicht bereit sein, ihnen ade zu sagen, tun Sie es ohnehin nicht. Wenn Sie eine Wahl treffen können, wählen Sie gewissermaßen aus der Rückschau, d. h., wählen Sie das aus, was Sie gern genommen hätten, wenn Sie aus einer gedachten Zukunft zurückblicken würden. Falls Sie wirklich im Zweifel sind, versuchen Sie, sich an folgendes Grundprinzip für Entscheidungen zu halten: Wählen Sie das Höchste im Besten und das Gesündeste zuerst.

Ayurvedische Speisenzubereitung

Der Ayurveda vermittelt uns eine wunderbare Einsicht in die Speisenzubereitung. Wir alle können bezeugen, was für ein Unterschied zwischen Speisen besteht, die Freunde zubereitet haben, und Speisen, die wir an Fast-food-Ständen kaufen bzw. in irgendwelchen großen, lauten Restaurants essen. Der Unterschied zwischen hausgemachten Gerichten und Restaurantmahlzeiten hat oft weniger mit der Art und Qualität der Speisen zu tun als vielmehr mit der liebevollen Aufmerksamkeit dessen, der sie zubereitet hat, und der Umgebung, in der sie zubereitet und verzehrt werden.

Der Ayurveda will mehr als nur Sauberkeit in der Küche. Er empfiehlt, daß derjenige, der die Speisen zubereitet, zufrieden, stark und gesund ist und auf eine ruhige, angenehme und saubere Atmosphäre während der Speisenzubereitung achtet. Freundliche Worte und Arbeiten ohne Hast schaffen die beste Atmosphäre für die Speisenzubereitung.

Die Verdauung

Agni, das »Verdauungsfeuer«, ist nicht nur für die Verdauung unserer Nahrung im Magen- und Darmtrakt, sondern auch für alle Stoffwechselvorgänge und für die Assimilation verantwortlich. Alle Gewebe haben ihre »Flamme«, ihre Stoffwechselprinzipien. Agni wandelt ein Gewebe nach dem anderen um, wie wir im nächsten Kapitel sehen werden.

Es gibt im wesentlichen vier Agni-Zustände:
1. *sama* bzw. ausgeglichenes Agni,
2. *manda* bzw. vermindertes Agni,
3. *tikshna* bzw. überreichliches Agni und
4. *vishama* bzw. unregelmäßiges Agni.

Manda-Agni entsteht oft durch eine Kapha-Unausgeglichenheit. Tikshna-Agni mit hartnäckigem Hunger ergibt sich im allgemeinen aus einer Pitta-Unausgeglichenheit. Die meisten Menschen, die Geschwüre im Frühstadium haben, verspüren das feine Brennen und die übertriebene Aktivität von Pitta in ihrem Verdauungstrakt. Zu Vishama-Agni kommt es bei starken Schwankungen im Appetit und in der Verdauungsfähigkeit, und es signalisiert gewöhnlich eine Vata-Unausgeglichenheit. Ein normal funktionierendes Agni führt ein oder zwei Stunden nach einer Mahlzeit zu Leichtigkeit in Ihrem Körpergeist, zu regelmäßigem Stuhlgang am Morgen, regelmäßigem Wasserlassen, normalem Aufstoßen und einem normalen Durstgefühl. Sama bzw. ausgeglichenes Agni bewirkt Energie und Interesse an der Arbeit und anderen Tätigkeiten sowie ein Gefühl geistiger Klarheit und Heiterkeit.

Einige Vorschläge zur Verdauung

- Die schwerste Mahlzeit sollte man um die Mittagszeit zu sich nehmen, weil Agni zu dieser Tageszeit in Ihrer Physiologie und in der Umgebung am stärksten ist.
- Je später Sie essen, um so leichter sollten Sie essen.
- Frühstück ist eigentlich nur notwendig, wenn Sie sehr angestrengt körperlich arbeiten oder sich nicht wohl fühlen, wenn Sie das Frühstück auslassen. Für die meisten Menschen reicht eine Tasse warme Milch oder ein Glas Fruchtsaft.
- Wenn Sie krank bzw. geistig oder gefühlsmäßig sehr gestreßt

sind, ist das Feuer im Magen nicht so stark wie gewöhnlich; Ihr Speisezettel sollte das berücksichtigen und Leichteres vorsehen, da Ihr Verdauungstrakt schwerere Nahrungsmittel nicht so verdauen kann, wie das nötig wäre.

Ein Wort übers Fasten

Die leichteste Form des Fastens ist die alleinige Aufnahme von Flüssigkeiten. Das können Säfte, Suppen und als Püree zubereitete Gemüse sein. Bei teilweisem Fasten können Sie regelmäßig eine Mittagsmahlzeit zu sich nehmen und abends und morgens etwas trinken. Achten Sie beim Fasten darauf, daß alles, was Sie trinken, keine Kohlensäure und kein Koffein enthält. Vermeiden Sie anstrengende Tätigkeiten. Diese leichte Art des Fastens fördert die Leichtigkeit in Ihrer Physiologie und kann Agni stimulieren. Sie wahrt auch die Klarheit in Ihren Sinnen und Gedanken, verstärkt die Energie und fördert die innere Stille. Menschen mit Kapha-Unausgeglichenheiten und/oder Übergewicht sollten regelmäßig, vielleicht einen Tag in der Woche, fasten und dabei viel trinken. Die individuellen Erfordernisse werden unterschiedlich sein; aber das Wichtigste ist, Sie fühlen sich wohl.
Essen Sie am ersten Tag nach dem Fasten etwas Leichtes, das nicht ölig ist, und verstärken Sie allmählich die Schwere Ihrer Speisen. Fasten über vierundzwanzig Stunden hinaus ohne ärztliche Anleitung empfehlen wir nicht.

Ayurvedische Eßprogramme bei spezieller Dosha-Unausgeglichenheit

Die nachstehend aufgeführten Programme zum Ausbalancieren der Doshas können allgemeine Richtlinien sein, wenn Sie Zeichen einer besonderen Dosha-Unausgeglichenheit festgestellt haben.

Vata-beruhigende Ernährung

Im allgemeinen sollten Vata-Typen und solche mit Vata-Unausgeglichenheiten regelmäßig essen und nicht länger als einen Tag leicht fasten.

Zu bevorzugende Nahrungsmittel

Diese Nahrungsmittel eignen sich am besten für Vata. Nehmen Sie vorzugsweise diese anstatt der im Abschnitt »Reduzieren« genannten.

Allgemein:	warme Speisen und Getränke, schwere (ölige) Speisen, die überwiegend süß, sauer und salzig schmecken
Getreide:	Reis, Weizen
Milchprodukte:	alle Milchprodukte
Süßmittel:	natürlicher Rohrzucker, Melassen, Honig
Öle:	alle Öle
Obst:	süßes Obst, Weintrauben, Kirschen, Pfirsiche, Melonen, Avocados, Kokosnüsse, Bananen, süße Orangen, süße Ananas, süße Pflaumen, süße Beeren, Mangos, frische Feigen, Datteln, Aprikosen und gedünstetes Obst
Gemüse:	gut gekochtes Gemüse, rote Bete, Karotten, Spargel, Gurken und Süßkartoffeln
Nüsse:	alle Nüsse
Gewürze:	schwarzer Pfeffer (in kleinen Mengen), Zimt, Kardamom, Kreuzkümmel,

	Ingwer, Salz, Gewürznelke und Senfkörner
Tierische Nahrung:	Huhn, Truthahn und Meeresfrüchte (für Nichtvegetarier)

Zu reduzierende Nahrungsmittel

Die folgenden Nahrungsmittel sind nicht gut für Vata, wenn sie in großen Mengen verzehrt werden. Am besten ist, man meidet oder reduziert sie in Menge und Häufigkeit.

Allgemein:	trockene Waren, kalte oder mit Eis versetzte Speisen und Getränke sowie Nahrungsmittel, die überwiegend scharf, bitter oder herb schmecken
Getreide:	Gerste, Mais, Hirse, Buchweizen, Roggen und Haferflocken
Obst:	getrocknetes Obst, Äpfel, Birnen, Granatäpfel, Preiselbeeren (Äpfel und Birnen ja, wenn gekocht)
Gemüse:	Meiden Sie rohes Gemüse. Kartoffeln, Rosenkohl, Broccoli, Kohl, Erbsen, Blumenkohl, Kopfsalat, Spinat, Sojabohnenkeime, Zucchini und Stangensellerie können in kleinen oder gemäßigten Mengen gegessen werden, sollten aber immer gut gekocht sein.
Hülsenfrüchte:	Alle Hülsenfrüchte sollten gemieden werden, außer Dhal, grünen Bohnen und Tofu.
Tierische Nahrung:	Rindfleisch (für Nichtvegetarier)

Das allgemeine Vata-Nahrungsmittelprinzip:

Bevorzugen Sie süße, saure, salzige, ölige und heiße Speisen, und meiden Sie scharfe, bittere, herbe, leichte, trockene und kalte Speisen.

Pitta-beruhigende Nahrung

Der Pitta-Typ wird im allgemeinen mit einer gut funktionierenden Verdauung geboren.

Zu bevorzugende Nahrungsmittel

Diese Nahrungsmittel eignen sich am besten für Pitta. Nehmen Sie vorzugsweise diese anstatt der im Abschnitt »Reduzieren« genannten.

Allgemein:	kühle Speisen und Getränke sowie Speisen, die überwiegend süß, bitter und herb schmecken
Getreide:	Weizen, Hafer, Gerste, weißer Reis
Milchprodukte:	Milch, Butter, Ghee
Süßmittel:	alle natürlichen Süßmittel, außer Honig und Melassen
Öle:	Olivenöl, Sonnenblumenöl
Obst:	süße Früchte, Weintrauben, Kirschen, Melonen, Avocados, Kokosnüsse, süße Orangen, süße Ananas, süße Pflaumen, Mangos, Birnen und Granatäpfel
Gemüse:	Spargel, Kürbis, Gurken, Kartoffeln, Broccoli, Blumenkohl, Sellerie, Kopfsalat, Zucchini, Okra, Süßkartoffeln, Hülsenfrüchte und grüne Bohnen
Gewürze:	Koriander, Zimt, Kardamom, Fenchel, schwarzer Pfeffer (in geringen Mengen)
Tierische Nahrung:	Huhn, Truthahn und von Eiern das Eiweiß (für Nichtvegetarier)

Zu reduzierende Nahrungsmittel

Große Mengen an folgenden Nahrungsmitteln sind nicht gut für Pitta. Nach Möglichkeit sollte man sie entweder meiden oder ihren Verzehr in Menge und Häufigkeit reduzieren.

Allgemeines:	Nahrungsmittel, die überwiegend scharf (heiß und würzig), sauer und salzig schmecken; wärmende Speisen und Getränke
Milchprodukte:	Joghurt, Käse, Sauerrahm, Buttermilch aus Pilzkulturen
Süßmittel:	Honig, Melassen, Weißzuckerraffinade
Öle:	Mandelöl, Sesamöl, Maisöl
Getreide:	Mais, Hirse, Roggen, brauner Reis
Obst:	Pampelmuse, saure Orangen, saure Ananas, saure Pflaumen, Papayas, Persimonen, Oliven
Gemüse:	heiße Pfefferarten, Radieschen, Tomaten, rote Bete, Zwiebeln, Knoblauch, Spinat
Gewürze:	Ingwer, Kreuzkümmel, Bockshornklee, Gewürznelken, Selleriekeime, Salz, Cayennepfeffer, Senfkörner
Nüsse:	Cashewnüsse, Sesamkörner, Erdnüsse
Tierische Nahrung:	Rindfleisch, Meeresfrüchte (speziell Schaltiere), Eigelb (für Nichtvegetarier)

Das allgemeine Pitta-Nahrungsprinzip:

Bevorzugen Sie süße, bittere, herbe, kalte, schwere und ölige Nahrungsmittel, und meiden Sie scharfe, saure, salzige, heiße, leichte und trockene Nahrungsmittel.

Kapha-beruhigende Nahrung

Das Kapha-Dosha läßt sich nur schwer durch Ernährung beeinflussen.

Zu bevorzugende Nahrungsmittel

Diese Nahrungsmittel sind am besten für Kapha. Nehmen Sie vorzugsweise diese anstatt der im Abschnitt »Reduzieren« genannten.

Allgemeines:	leichtere Diät, trockene Nahrungsmittel, warme Speisen und Getränke, die überwiegend scharf, bitter und herb schmecken
Getreide:	Gerste, Mais, Hirse, Buchweizen, Roggen
Milchprodukte:	fettarme Milch
Süßmittel:	Honig
Obst:	Äpfel, Birnen, Granatäpfel, Preiselbeeren, Persimonen
Gemüse:	Radieschen, Spargel, Auberginen, grünes Blattgemüse, rote Bete, Broccoli, Kartoffeln, Kohl, Karotten, Blumenkohl, Kürbis, Kopfsalat, Sellerie, Rosenkohl
Gewürze:	alle Gewürze außer Salz
Hülsenfrüchte:	alle Hülsenfrüchte außer Tofu
Tierische Nahrung:	Huhn, Truthahn (für Nichtvegetarier)

Zu reduzierende Nahrungsmittel

Große Mengen an folgenden Nahrungsmitteln sind nicht gut für Sie. Sie sollten sie entweder meiden oder nicht so viel und nicht so oft davon nehmen.

Allgemeines:	ölige Nahrungsmittel, kalte oder eisgekühlte Speisen und Getränke, die

	überwiegend süß, sauer und salzig schmecken
Getreide:	große Mengen Weizen, Reis oder Haferflocken
Milchprodukte:	Käse, Joghurt, Buttermilch, Sahne, Butter
Süßmittel:	alle Süßmittel außer Honig
Obst:	süßes Obst, Weintrauben, Bananen, Avocados, Kokosnüsse, Datteln, Feigen, Ananas, Wassermelonen, Papayas
Gemüse:	Tomaten, Gurken, Süßkartoffeln, Zucchini
Gewürze:	Salz
Nüsse:	alle Nüsse
Tierische Nahrung:	Meeresfrüchte, Rindfleisch, Schweinefleisch (für Nichtvegetarier)

Das allgemeine Kapha-Nahrungsmittelprinzip:
Bevorzugen Sie scharfe, bittere, herbe, leichte, trockene und heiße Nahrungsmittel, und meiden Sie süße, saure, salzige, schwere, ölige und kalte Nahrungsmittel.

Empfehlungen für alle Doshas

Sieben Prinzipien

1. Joghurt, Käse, Hüttenkäse und Buttermilch aus Pilzkulturen sollten nach Sonnenuntergang gemieden werden.
2. Honig sollte nicht erhitzt werden, mit Honig sollte man nichts kochen.
3. Meiden Sie eiskalte Getränke und Speisen, da sie die Verdauung stören.

4. Nahrung sollte immer frisch und von bester Qualität sein. Meiden Sie nach Möglichkeit Übriggebliebenes.
5. Die beste Nahrung ist warme und gut gekochte.
6. Nahrung sollte für Nase, Auge und Gaumen angenehm sein.
7. Speisen, die jemand, der glücklich und zufrieden ist, in einer angenehmen Umgebung zubereitet, üben den besten Einfluß auf Ihre Gesundheit aus.

Wasser

Heißes Wasser zu trinken bzw. häufig in kleinen Mengen zu sich zu nehmen ist ein wichtiger ayurvedischer Zusatz zu Ihrem täglichen Eß- und Verdauungsprogramm. In den alten Texten heißt es: »Wasser ist Medizin für alles; möge es als Medizin für dich wirken.« Gekochtes Wasser hat Eigenschaften, die alle drei Doshas ausbalancieren. Der Kochvorgang füllt die Flüssigkeit mit den Luftqualitäten des Vata; die Flüssigkeit des Wassers ist Kapha; und die Hitze ist Pitta. Deshalb sollten alle, bei denen Pitta überwiegt, es nicht zu heiß trinken. Trinken Sie heißes oder warmes Wasser zu und nach den Mahlzeiten, und nehmen Sie den ganzen Tag über kleine Mengen davon zu sich, um Ama zu reduzieren und das Verdauungssystem in Ordnung zu halten. Trinken Sie davon jederzeit. Einmal ein paar Schluck ist ebenfalls gut.

Dreizehn Möglichkeiten, um sich beim Essen wohl zu fühlen

1. Essen Sie in einer ruhigen, friedlichen Atmosphäre. Dadurch können Sie die Speisen beim Essen wirklich schmecken und verdauen.
2. Andere Sinneserfahrungen wie Sehen, Hören, Berührung und Geruch, die mit der Nahrung in Verbindung gebracht

werden, tragen sämtlichst zum Sättigungsgefühl bei und vermindern die Möglichkeit, zuviel zu essen.

3. Essen Sie immer im Sitzen.
4. Um zur Ruhe zu kommen und tief im Innern zu verspüren, was uns Nahrung bedeutet, kann man auch vor der Mahlzeit ein Tischgebet sprechen.
5. Essen Sie nach Möglichkeit jeden Tag zur selben Zeit.
6. Essen Sie Ihre Speisen heiß oder zumindest warm. Die Verdauungsenzyme in Magen und Mund funktionieren am besten bei bestimmten pH-Werten (Säure-Alkalität) und Temperaturen. Warme Speisen erhöhen die Wirksamkeit der Verdauungsenzyme. Durch das Kochen werden auch Aromen freigesetzt, die ungekochte Nahrungsmittel vielleicht nicht haben, und so genießen wir mehr.
7. Versuchen Sie, während der Mahlzeiten nicht zu arbeiten, zu lesen oder fernzusehen. Sie wollen doch Geist und Körper beim Essen nicht voneinander trennen. Wenn Sie beispielsweise Popcorn essen und sich dabei einen Film ansehen, bemerken Sie selten, daß Sie einen Eimer voll essen. Verzehren Sie es dagegen in aller Ruhe und achten auf nichts weiter, würden Sie es sicherlich bemerken und selten tun. Die Tochter eines berühmten Künstlers wurde einmal gefragt, was im Leben ihres Vaters das Wichtigste war. Sie entgegnete: »Wenn er einen Apfel aß, tat er nur das.« Versuchen Sie einmal, bewußt einen Apfel zu essen. Fühlen Sie zunächst in Ihren Händen den Apfel, seine glatte Schale, und beachten Sie dabei seine Kühle sowie die feinen Farbvariationen der Schale. Riechen Sie an dem Apfel, schneiden Sie ihn dann in dünne, köstliche Scheiben, achten Sie dabei auf die helle Farbe des Apfels, und genießen Sie jede Scheibe auf Ihrer Zunge. Kauen Sie sie langsam, und schlucken Sie sie hinunter, ohne sich ablenken zu lassen. Versuchen Sie nach Möglichkeit, während der Mahlzeiten so zu essen.

8. Essen Sie nicht zu schnell oder zu langsam.
9. Essen Sie, bis Ihr Magen zu drei Vierteln gefüllt ist. Um zu beurteilen, ob Sie so ungefähr die richtige Menge gegessen haben oder nicht, sollten Sie ein bzw. zwei Stunden nach der Mahlzeit ein Gefühl der Leichtigkeit im Körper haben. Wenn nicht, sollten Sie sich noch einmal Gedanken über Menge und Qualität der Nahrung machen. Vielleicht möchten Sie doch etwas Leichteres essen.
10. Essen Sie erst wieder, wenn die vorige Mahlzeit verdaut ist. Lassen Sie sich drei bis sechs Stunden Zeit zwischen den Mahlzeiten. Sie werden dann wissen, ob Sie wirklich Hunger haben und nicht den gefühlsmäßigen bzw. intellektuellen Wunsch, etwas essen zu wollen. Sie haben die vorausgegangene Mahlzeit voll verdaut, wenn Sie eine gewisse Leichtigkeit im Körper und ein klares physisches Hungergefühl verspüren, das im oberen Teil des Bauches entsteht. So erfahren wir, daß wir uns nicht überessen und/oder unser Agni löschen.
11. Wasser oder Saft passen zu allen Mahlzeiten, Milch am besten zu Toast, Getreideflocken oder süßschmeckenden Speisen, jedoch nicht so gut bei vollständigen Mahlzeiten, die die anderen Geschmacksrichtungen beinhalten.
12. Im allgemeinen sollte jede Mahlzeit (bzw. all Ihre Mahlzeiten am Tage) so ausbalanciert sein, daß sie alle sechs Geschmacksrichtungen enthalten. Oder Sie wählen vielleicht Geschmacksrichtungen, die Ihrem Konstitutionstyp und Ihren besonderen physiologischen Erfordernissen entsprechen.
13. Die Nahrungsmittel sollten gut gekocht sein. Achten Sie auf die Farbe, den Geruch, den Geschmack und die Berührungseigenschaften, um ein gesundes Agni zu stimulieren. All das bestimmt, ob eine Mahlzeit wohltuend oder schädlich wirkt.

Die neun Hauptfaktoren, die den Einfluß der Nahrung auf Ihre Physiologie bestimmen

1. Die Eigenart der Nahrung.
2. Die Zubereitungsweise.
3. Die Verbindung verschiedener Nahrungsmittel.
4. Die Menge der Nahrungsmittel.
5. Der Platz, an dem Sie Ihre Mahlzeiten einnehmen.
6. Die Zeit, die Sie zum Einnehmen der Mahlzeiten benötigen.
7. Die allgemeine Umgebung.
8. Wie Sie Ihre Nahrung verdauen.
9. Wie bewußt Sie essen.

Die Doshas und der vierundzwanzigstündige Schlaf- und Wachzyklus

Das Entscheidende, um mit dem Schlaf- und Wachzyklus im Einklang zu sein, ist wie beim Essen das Gleichgewicht. Alle Organe und Drüsen unserer Physiologie funktionieren wie alles andere in der Natur in Zyklen von Ruhe und Tätigsein. Ob wir daran denken oder nicht – unsere Körper sind auf den kollektiven Rhythmus unserer Umwelt eingestellt, und unser Schlaf- und Wachzyklus folgt dem Circadianrhythmus, der sich aus der Drehung der Erde um ihre Polarachse ergibt.

Die jahreszeitlichen Veränderungen widerspiegeln und beeinflussen die drei Doshas in uns und in der gesamten Natur genauso wie die Veränderungen von der Nacht zur Morgendämmerung, vom Tag zur Abenddämmerung und von der Abenddämmerung zur Nacht. In jeder einzelnen Zeitspanne ist eines der drei Doshas verstärkt tätig. In den letzten Jahren haben Forscher festgestellt, daß die Zeit, in der jemand mit größter Wahrscheinlichkeit eine Herzattacke oder einen Schlaganfall bekommen kann, bei 9 Uhr morgens liegt, denn zu dieser Zeit bilden die Blutplättchen am allerwahrscheinlichsten Gerinnsel, und dadurch können Gerinnsel in den Arterien und den Kapillargefäßen entstehen. Die moderne Medizin hat dafür keine Erklärung, jedoch der Ayurveda beobachtet, daß dies eine Kapha-Zeit ist, in der Verstopfungen und Gerinnselbildungen als Zeichen von Kapha am stärksten in Erscheinung treten. Eventuell könnte der Ausbruch von Krankheiten mit jeder der folgenden Dosha-Zeiten in Zusammenhang gebracht werden:

- Vata-Zeit: 2 bis 6 Uhr und 14 bis 18 Uhr.
- Kapha-Zeit: 6 bis 10 Uhr und 18 bis 22 Uhr.
- Pitta-Zeit: 10 bis 14 Uhr und 22 bis 2 Uhr.

Erschöpfung und die Doshas

Die meisten von uns leben in Vata-verstärkten Zeiten und Staaten und schlafen daher weniger, als notwendig wäre. Nach Ansicht von William Dement, Spezialist für Schlafstörungen von der U.S. National Commission on Sleep Disorder Research, scheint inzwischen eine überaktive Gesellschaft stoisch entschlossen zu sein, mit wenig Stunden Schlaf auszukommen und dann Gewissensbisse zu bekommen, wenn einmal eine ganze Nacht durchgeschlafen wird. Dadurch leiden, wie Dement in einer Studie aus dem Jahre 1992 berichtet, über 40 Millionen Amerikaner an chronischen Schlafstörungen, und weitere 20 Millionen haben Schlafprobleme. Wenn wir den Einfluß der Circadianrhythmen auf die Doshas verstehen, könnten wir sogar bessere Therapien für Schlafstörungen entwickeln. Aber – und das ist noch wichtiger – wir könnten uns auch unverzüglich so verhalten, daß es gar nicht erst zu solchen Störungen kommt.

Ihre individuelle Physiologie macht schon den Unterschied in der von Ihnen benötigten Schlafmenge aus, aber es gibt auch noch allgemeine Gesichtspunkte zu berücksichtigen. Mit etwa sechzig Jahren stellen die meisten von uns (ca. 80 Prozent) fest, daß wir in der Nacht häufiger und morgens früher aufwachen. Der Ayurveda erinnert uns daran, daß wir mit zunehmendem Alter mehr Vata werden und daher dementsprechend weniger schlafen. Während die meisten von uns zwischen zwanzig und dreißig etwa acht Stunden Schlaf brauchen, benötigen wir zwischen fünfzig und sechzig nur noch zirka sechs.

Die richtige Zeit zum Aufstehen und Zubettgehen – ayurvedische Routinen

Laut Ayurveda sollten wir im Idealfall in der Vata-Zeit aufstehen und in der Kapha-Zeit zu Bett gehen. Hier ist Samanya, das Dosha-Prinzip der Ähnlichkeit, am Werke. Die Qualität, die zu Beginn einer Tätigkeit vorhanden ist, beeinflußt gewöhnlich die Tätigkeit während ihres Verlaufes. Wenn Sie daher den Tag in der Vata-Zeit beginnen, die ja mit Aufgewecktheit, Schöpfertum und Tätigsein in Verbindung gebracht wird, haben Sie tagsüber mehr Energie, schöpferische Kräfte, sind wacher und werden daher mit weniger Anstrengungen mehr schaffen.
Nur wenige von uns sind es gewohnt, vor 6 Uhr aufzustehen, und könnten das Obengesagte vielleicht nicht sofort aus eigener Erfahrung bestätigen. Jedoch schlafen wir meist bis in die Kapha-Zeit hinein und haben sicherlich schon bemerkt, daß wir bei spätem Aufstehen, selbst wenn wir mehr als gewöhnlich geschlafen haben, den ganzen Tag benommen und etwas schläfrig sind. Der Grund ist folgender: Da wir mehrere Stunden in der Kapha-Zeit von Langsamkeit und Stillstand im Bett gelegen haben, wurde der Körpergeist von diesen Eigenschaften durchdrungen, und so entstand in uns das Gefühl, einen »Faulenzertag« erwischt zu haben. Sie sind vielleicht etwas mürrisch, wenn

Sie geweckt werden, bevor Ihr Schlafzyklus beendet ist. Je mehr Sie schlafen, um so mehr Kapha beleben Sie. Dadurch könnten Sie träger und deprimierter werden. Einige Studien haben gezeigt, daß Patienten mit Depressionserscheinungen, die in einen Schlafzyklus gebracht wurden, der etwa um 18 Uhr begann und gegen 2 Uhr nachts (Vata-Zeit) endete, eine deutliche Besserung in ihren Depressionssymptomen verspürten, wobei diese Besserung im allgemeinen anhielt, wenn sie bei diesem Rhythmus blieben.

Wenn man früh aufsteht, muß man natürlich auch früh ins Bett gehen. »Schlafenszeit« ist ein Wort, das Sie möglicherweise seit Ihrer Kindheit nicht mehr benutzt haben, außer vielleicht Ihren Kindern gegenüber. Aber für den Ayurveda ist die Wahl der richtigen Schlafenszeit überaus wichtig, um in allen Doshas Gleichgewicht herzustellen. Sie stellen vielleicht fest, daß Sie zwischen 21 und 21.30 Uhr allmählich müde werden. Es ist eine Zeit, in der man mit einem guten Buch, der Zeitung oder einer Lieblingssendung im Fernsehen entspannt. Aber wenn Sie nach 22 Uhr aufbleiben, d. h. in die Pitta-Zeit hineinkommen, erhalten Sie vielleicht einen »zweiten Schub«. Ihr Geist wird noch einmal munter, kann noch ein paar Stunden wachbleiben und etwas tun. Wären Sie beim ersten Anzeichen von Schläfrigkeit ins Bett gegangen, wären Sie aller Wahrscheinlichkeit nach schnell eingeschlafen, denn es war Kapha-Zeit. Sich in der Kapha-Zeit zur Ruhe zu begeben ist ideal, weil der tiefe und beruhigende Einfluß des Kapha-Doshas in Ihrem Körpergeist vorherrscht. Der Schlaf kommt dann gewöhnlich schnell, ist tief und erquickend und trägt daher mehr zur Gesundheit bei. In der Tat entdecken viele Menschen, wenn sie regelmäßig vor 22 Uhr ins Bett gehen, daß sie weniger Schlaf brauchen, als wenn sie sich später ins Bett legen.

Außerdem geht der Ayurveda davon aus, daß der Schlaf in der Pitta-Zeit (22 bis 2 Uhr) für Verdauung und Assimilation wichtig ist. Das Wachbleiben in dieser Zeit wirkt diesem wesentlichen Stoffwechselprozeß entgegen. Noch nach 22 Uhr aufzubleiben verstärkt auch die Wahrscheinlichkeit, bestimmte Gelüste auf gewisse Speisen zu bekommen, da Stoffwechsel und Hunger durch die Pitta-Verstärkung angeregt werden. Hautprobleme haben ebenfalls mit Pitta etwas zu tun und könnten verschwinden, wenn Sie vor der Pitta-Zeit ins Bett gehen würden.

Manche Frauen meinen, frühes Schlafengehen würde nicht zu ihrer Arbeit, zur Tagesplanung ihrer Familie, zu ihrem gesellschaftlichen Leben oder sogar zu dem passen, was sie als ihren Biorhythmus empfinden. »Ich bin ein Nachtmensch«, sagen einige von uns. Das sind oft Vata-Pitta-Frauen, vielleicht Künstlerinnen oder Schriftstellerinnen oder Entertainerinnen, die meinen, erst nachts, in der Vata- und der Pitta-Zeit »munter zu werden«, und die sich dann tagsüber lustlos und schlapp fühlen. Das ist gewöhnlich das Ergebnis einer schon lange andauernden Gewohnheit langen Aufbleibens, die Vata und Pitta verstärkt, sowie langen Schlafens, um das zu kompensieren, wodurch aber Kapha verstärkt wird, und dadurch fühlt man sich den ganzen Tag lang müde. Sollten Sie zu diesem Frauentyp gehören, können Sie darauf vertrauen, daß Sie zu den Vata- und Pitta-Zeiten morgens und nachmittags genauso gut drauf sind und sich kreativ fühlen können. Wenn Sie damit beginnen, abends vor der Pitta-Zeit ins Bett zu gehen, können Sie feststellen, daß Sie bemerkenswert kreativ und leistungsfähig sind, wenn Sie Ihren Tag in der Vata-Zeit am frühen Morgen beginnen.

Viele von uns arbeiten abends bzw. in der Nachtschicht, oder wir müssen unsere Schlafenszeiten wegen der Arbeit dauernd ändern. Wenn Sie in einer solchen Situation sind, müssen Sie besonders dafür sorgen, Vata durch andere ayurvedische Maßnahmen wie das Vata-beruhigende Eßprogramm, tägliche Massage, warme Bäder und viel Ruhe und Erholung in der arbeitsfreien Zeit im Gleichgewicht zu halten.

Natürlich wird es immer eine Menge Ausnahmen zu diesen

»guten Zeiten« fürs Ausruhen geben. Das Leben ist ja nicht nur zur Routine da, sondern für immer mehr Glück, Genuß und Erfüllung. Es geht hier darum, Ihrem Körpergeist zu helfen, ein gesundes Muster festzulegen. Wenn Ihr üblicher Tagesablauf ausgeglichen, Ihre Immunität dadurch kräftig und Ihr Körpergeist unverwüstlich ist, macht es Ihnen gar nichts aus, gelegentlich ein oder zweimal später schlafen zu gehen. Wenn jedoch Ihr eingefahrenes Ruhemuster auf den späten Abend zur Unterhaltung oder zum Nachholen von Arbeit angewiesen ist, dann ist Ihre Gesundheit gefährdet, und Sie müßten Ihre Prioritäten wahrscheinlich neu ordnen.

Sollten Sie größere Veränderungen in Ihrem Lebensstil vornehmen, ist der Maharishi-Ayurveda immer dafür, dies allmählich und ruhig zu tun. Wenn Sie also gewöhnt sind, um 1 oder 2 Uhr nachts ins Bett zu gehen, dann machen Sie einmal ungefähr einen Monat lang Mitternacht zum Ziel Ihres Schlafenlegens. Wenn Ihnen das dann als natürlich vorkommt, ziehen Sie Ihre Schlafenszeit auf 23 bzw. 23.30 Uhr vor und so weiter. Die meisten Frauen finden, daß diese Veränderungen sehr leicht vorzunehmen sind, weil sie sich morgens viel besser fühlen, wenn sie früher ins Bett gehen. Und die störende Erfahrung, durch einen Wecker geweckt zu werden, wird unnötig, da Ihr Körper in natürlicher Weise beginnt, zur entsprechenden Zeit im Einklang mit den Zeichen für das Erwachen der Natur wie den Vögeln (oder mit den Zeichen des Erwachens der Großstadt wie den Lastkraftwagen ...) aufzuwachen. Es ist für viele von uns nichts Ungewöhnliches, wenn wir damit beginnen, unsere morgendliche Tasse Kaffee auszulassen, weil wir uns bei dieser Lebensweise wach und energiegeladen fühlen. Wir entdecken ein neues Freisein von Abgespanntheit, von jenem nie endenden Gefühl: »Wenn ich über diesen Tag komme, kann ich alles heute abend nachholen.«

Jahreszeitliche Wechsel und ayurvedische Routinen

Wir haben gesehen, wie Sie damit beginnen können, Ihren Tagesverlauf so zu ändern, daß Sie die biologischen Zyklen in der Natur nutzen, die ja auch in Ihrem Körpergeist vorhanden sind. Diese einfachen Änderungen sind zum Gesundbleiben und für ein langes Leben entscheidend. Das Studium der biologischen Rhythmen – ein noch wenig erforschter Bereich in der westlichen Medizin – ist eine exakte und wohldurchdachte Disziplin in der ayurvedischen Medizin und behandelt Gesundheitsprobleme speziell im Rahmen der Verbindung zwischen menschlichem Leben und sich ändernder Umwelt, die ja beide in Ihrer Biochemie zum Ausdruck kommen.

Nehmen Sie beispielsweise das Hormon Kortisol, das den Stoffwechsel Ihres Körpers reguliert und als wesentliche Chemikalie gegen Streß dient. Ohne dieses Kortisol würde Sie fast jede Tätigkeit überfordern. Ihr Körper produziert Kortisol in einem Vierundzwanzig-Stunden-Zyklus, der einem Tagesablauf in der Natur entspricht. Ihre adrenokortikalen Drüsen scheiden es maximal am frühen Morgen gegen 6 Uhr und minimal am späten Nachmittag aus, wenn sich die Natur auf die Ruhe vorbereitet.

Tausende natürliche Zyklen in Ihrer Psychophysiologie verlaufen synchron zu Ihrer Umwelt. Genauso wie die Natur Tages- und Monatsrhythmen von Ruhe und Tätigkeit, von Ernährung und Reinigung in jedem Lebensbereich eingerichtet hat, gibt es Zyklen in Ihrem Körpergeist, die ebenfalls auf die Zyklen der Jahreszeiten eingestellt sind. Die Jahreszeiten sind somit mehr als nur Anhaltspunkte dafür, was man anziehen soll. Sie sind ein grundlegender »Gesundheitsrhythmus« in unserem Leben.

Die drei wichtigsten ayurvedischen Jahreszeitzyklen sind

- Kapha-Zeit: Mitte Februar bis Mitte Juni
- Pitta-Zeit: Mitte Juni bis Mitte Oktober
- Vata-Zeit: Mitte Oktober bis Mitte Februar

Obwohl regionale Wettermuster die Eigenschaften der einzelnen Jahreszeiten vielleicht bis zu einem gewissen Grade anders gestalten oder die Dauer jeder einzelnen Jahreszeit etwas verändern, gelten doch grundsätzlich diese Dosha-Jahreszeiten auf der gesamten nördlichen Halbkugel. In einigen Gebieten wie Hawaii oder Südkalifornien dauert die Pitta-Zeit im Jahresverlauf am längsten, während in Alaska fast das ganze Jahr hindurch entweder Vata- oder Kapha-Zeit ist. Aber sogar in diesen Gebieten gibt es zumindest einen ganz feinen Wandel in den Jahreszeiten, der von denen, die dort leben, bemerkt wird. Die Dosha-Auswirkungen des Wetters können sich auch dramatisch ändern, sogar an einem einzigen Tag. Da kann es einen plötzlichen Umschwung von einem heißen, feuchten Tag (Pitta) zu einem kühlen, windigen Abend (Vata) geben, der häufig auf ein Gewitter am späten Nachmittag folgt.
Vom ayurvedischen Standpunkt aus sind Veränderungen in der Ernährungsweise und in der Routine, um die Reaktionen Ihres Körpergeistes auf die wechselnden Jahreszeiten einzustellen, genauso natürlich, als wenn Sie an einem Herbsttag noch einen Pullover anziehen oder nach einem Hut greifen, bevor Sie im Sommer in Arizona unter Mittag bei 43,33 Grad Celsius ins Freie hinausgehen. Sie können Ihren Gesundheitszustand nach der Jahreszeit richten, um einfach und leicht zu verstehen, was die beste Medizin der Natur ist, und einiges davon in sich aufnehmen.

Kapha-Zeit (Mitte Februar bis Mitte Juni)

Die Kapha-Zeit schafft Bewußtheit für den Kapha-Körpergeist. Wir bekommen ganz einfach »Frühlingsfieber«, jenes schöne Gefühl, als ob man im Gras liegt und die Sonne genießt, weil unsere Körper die Kapha-Schwere und die Kapha-Kälte, die sich während eines kühlen, feuchten Winters angesammelt hat, hinwegschmelzen möchten. Oft brechen in der Kapha-Zeit Frühjahrsallergien aus, ebenso Erkältungen, Lungenentzündung, Bronchitis u. a. Sie sind ein Hinweis auf zuviel Kapha. Wir spüren allmählich, daß es an der Zeit ist, aus unserer Winterisolierung herauszukommen, die sich unmerklich an unseren Hüften und Taillen bemerkbar gemacht hat. Die Auswirkungen der Jahreszeit auf Ihren Körpergeist können auch vom Standpunkt des bereits besprochenen Prinzips der Gegensätze – Vishesha – verstanden werden. Dem Langsamen, Statischen, Schweren, Öligen und Kalten von Kapha stellen sich Eigenschaften wie schnell, beweglich, leicht, trocken und warm entgegen. Wenn Sie sich körperlich mehr bewegen und sich leichter ernähren, kann Ihnen das guttun. Für jeden ist die Kapha-Zeit – unabhängig vom Körpertyp – eine gute Zeit, um aktiv zu bleiben und sich mehr zu bewegen. Der Sonnenschein des Frühlings bringt uns das Gefühl: »Endlich ist es wieder warm.« Daher ist das Hinausgehen und das Genießen der Frühjahrssonne, besonders am Morgen, eine gute Möglichkeit, um Kapha auszubalancieren. Behandeln Sie Anzeichen von »Frühlingsfieber« mit frühem Schlafengehen und nicht mit einem Nickerchen am Nachmittag oder einem »Verschlafen«. Das Schlafen am Tage und am späten Morgen verstärkt Kapha.

Sie können Ihre Eßgewohnheiten – unabhängig vom Körpertyp – auf die Kapha-Zeit einstellen. Essen Sie mehr Gewürztes, Leichtes und Trockenes, Getoastetes oder Gebackenes und nicht soviel Gefrorenes, Öliges und Schweres.

Am meisten wird Kapha in der Kapha-Zeit durch Eiskrem erzeugt. Was könnte Kapha mehr verstärken als ein eiskalter, reichhaltiger, kremiger und süßer Nachtisch? Das zu meiden ist also ideal, wenn Sie zuviel Kapha haben. Wenn Sie zu Erkältungen, Asthma, Bronchitis oder überhaupt zu Allergien neigen, verspüren Sie wahrscheinlich eine Besserung, vielleicht sogar eine dramatische, wenn Sie weniger Eiskrem und andere kalte Speisen und Getränke verzehren. Sind Sie ein starker Kapha-Typ, sollten Sie endgültig mit dem Eisessen aufhören. Eine Kapha-beruhigende Ernährungsweise tut Ihnen dann zu dieser Jahreszeit gut.

Pitta-Zeit (Mitte Juni bis Mitte Oktober)

Die Pitta-Zeit kommt mit ihrer natürlichen Hitze und ist beliebt bei Vata- und Kapha-Typen, die neben dem kalten Wetter im restlichen Jahresverlauf noch mit ihren eigenen Kälteeigenschaften zurechtkommen müssen. Aber Hitze setzt Pitta-Typen in mehr als nur einer Hinsicht unter Druck. Mit der ersten Sommerbrise fangen sie an, sich nach der Kühle der Berge zu sehnen. Wer nicht gerade ein Pitta-Typ ist, kann in der Pitta-Zeit gesund bleiben, wenn er sich abkühlt, insbesondere im Wasser, das ihn jetzt mehr anzieht. Auch wenn man jetzt häufiger draußen ist, sollte man sich nicht allzu sehr der Sonne aussetzen. Pitta-Typen aller Rassen sind besonders empfindlich. Sonnenbäder sind für Pitta-Typen ungesund, denn sie erhöhen das Hautkrebsrisiko, das an sich schon bei Pitta-Typen bzw. bei Menschen mit einer Pitta-Unausgeglichenheit größer ist.
Jedoch zehn Minuten Sonne pro Tag am frühen Morgen ist vom ayurvedischen Standpunkt aus für Ihre Gesundheit gut. Gehen Sie während der Pitta-Zeit am Tage, d. h. zwischen 10 und 14 Uhr, wenn die Sonne am direktesten einstrahlt, nicht unnötig in die Sonne. Und betätigen Sie sich in den kühleren

Kapha-Zeiten – am frühen Morgen oder am Abend – irgendwie körperlich. Eine wichtige Übung zum Ausbalancieren von Pitta sind Abendspaziergänge, besonders im Mondlicht, in Wäldern oder in den Bergen.

In der Pitta-Zeit können alle Dosha-Typen mehr frisches Obst, besonders saftiges und kühlendes wie Melonen oder Mangos, essen. Selbst wenn es sehr heiß ist, sollte man zu den Mahlzeiten Eisgekühltes oder Kaltes nicht trinken, da es auf das Verdauungsfeuer, den inneren »Kocher«, der im Sommer von Natur aus schon »heruntergeschraubt« ist, dämpfend wirkt. Starken Vata- oder Kapha-Typen oder solchen mit schwacher Verdauung tut es gut, wenn sie sogar im Sommer weiterhin mehr Warmes essen und trinken. Pittas sollten es mit würzigen Speisen nicht übertreiben und auch darauf achten, daß sie sich nicht an Tomaten, selbst nicht an jenen köstlich frischen aus dem Garten, überessen. Meeresfrüchte sollten ebenfalls nur in Maßen verzehrt werden. Wenn sich während des Sommers zuviel Pitta ansammelt, kommen gelegentlich im September neben einer gewissen Reizbarkeit Hautprobleme, Infektionen der Harnwege und andere Entzündungen zum Ausbruch.

Vata-Zeit (Mitte Oktober bis Mitte Februar)

Die ersten kalten Brisen der Herbstwinde, die durch Blätter wechselnder Färbung rauschen, können erfrischend gegenüber der Hitze in der Pitta-Zeit wirken. Die einsetzende Vata-Zeit macht es jedoch erforderlich, daß alle Körpertypen besonders auf die Ernährungsweise und die Tagesroutine achten, damit Vata nicht zu sehr verstärkt wird. Vata wird mit einem Ansteigen der Zahl von Erkältungskrankheiten und Grippefällen, besonders am Anfang und zum Ende der Vata-Jahreszeit, im frühen Herbst und zu Beginn des Frühjahrs, in Verbindung gebracht. Möglicherweise stellen Sie fest, daß zu Beginn der Vata-Zeit Ihr

Schlaf leichter, Ihre Haut trockener und Ihr Stuhlgang nicht mehr so regelmäßig ist. Sie können dem entgegenwirken, indem Sie Ihren Speisen mehr Öl hinzufügen, jeden Tag eine Ölmassage vornehmen und darauf achten, daß Sie zur Kapha-Zeit ins Bett gehen. Wenn Sie Ihrem natürlichen Verlangen nach warmen Suppen, heißen Schmortöpfen und heißen Getränken in der Vata-Zeit weiter nachgeben, erhöht dies die Hitze in Ihrem Körper, Vata wird beruhigt, und Ihr Verdauungsfeuer bleibt stark.

Kalte Zugluft an Kopf und Hals erhöht die Anfälligkeit gegenüber Erkältung, Grippe, Husten usw., d. h. gegenüber Krankheiten, die mit Vata und Kapha zu tun haben. Während der Vata-Zeit müssen Sie also den Kopfbereich besonders gegen Kälte schützen, wenn Sie ins Freie gehen, nachdem Sie sich drinnen sportlich betätigt haben, oder wenn Sie draußen eine Arbeit oder Tätigkeit verrichten. (Ja, viele unserer Mütter waren ayurvedisch korrekt!)

Der Jahreszeitenwechsel kommt durch die Bewegung von Vata, und daher wird Vata zeitweilig *zwischen* den Jahreszeiten verstärkt. Die Vata-Bewegung regt angesammeltes Ama aus der vorangegangenen Jahreszeit an, und deshalb sind beispielsweise Erkältungskrankheiten beim Jahreszeitenwechsel so verbreitet. Wenn Sie etwas weniger als gewöhnlich essen, kalte Speisen und Getränke sowie reichhaltigen Nachtisch, Käse, Eiskrem und andere schwerverdauliche Speisen meiden und häufig heißes Wasser trinken, bleiben Ihr Verdauungsfeuer und Ihr Immunsystem stark und sind nicht so anfällig für Kälteviren. Wenn Sie etwas mehr darauf achten, zu bestimmten Zeiten ins Bett zu gehen und zu essen, bleibt Vata im Gleichgewicht, und Sie werden nicht so oft krank.

Jetzt wollen wir uns einem weiteren Gesundheitsprogramm für das tägliche Leben zuwenden, für das der Ayurveda spezielle Richtlinien bereithält, um uns zu recht viel Gesundheit und zu einer Verlangsamung des Alterungsprozesses zu verhelfen.

Körperliche Bewegung auf der Grundlage ayurvedischer Prinzipien

Durch körperliche Bewegung können Sie zweierlei für Ihre Gesundheit tun: Nach Ansicht des Ayurveda beseitigt körperliche Bewegung Ama aus dem Körpergeist und fördert eine stärkere Koordinierung zwischen Geist und Körper. Ihr Hauptzweck besteht allerdings nicht darin, einfach nur Ihre Muskeln oder Ihr Herz-Kreislauf-System zu trainieren. Muskelstärke ist nur ein sehr enger Bereich der Gesundheit, und Übungen sind nur ein Faktor, um die Gesundheit von Herz und Gefäßen zu beeinflussen. Körperliche Bewegung ist überaus wertvoll, wenn sie dazu dient, die Verbindung zwischen dem Bewußtsein und Ihrer Physiologie zu stärken und dabei Gesundheit auf einer sehr grundlegenden Ebene zu gestalten.

Eigentlich sollen Sie lernen, sich körperlich so zu bewegen, daß nicht nur Ihr Körper gestärkt wird, sondern daß auch seine Intelligenz, seine Geordnetheit und all das andere, was die Grundlage für das Gesundsein bildet, verbessert wird. Das kann geschehen, wenn körperliche Betätigung ein Mittel wird, durch das die Aufmerksamkeit Ihres Geistes zu sich selbst findet und eine gesunde, das Ganze erfassende Rückkoppelung zwischen Geist und Körper schafft. Wenn diese Rückkoppelung gut funktioniert, ist körperliche Betätigung nicht nur ungefährlich und gesundheitsfördernd, sondern auch wohltuend. Das ist die Grundlage der Erfahrung, die viele Athleten als »so richtig dabeisein« beschreiben, wo die Zeit langsamer zu gehen und sogar ganz stillzustehen scheint und wo jede Bewegung von ihnen scheinbar mühelos und einwandfrei ausgeführt wird.

Die nachstehenden ayurvedischen Prinzipien für körperliche Betätigung sind allgemeiner Art, unterstützen jedoch, wie bei allen ayurvedischen Programmen, ein individuell gestaltetes Herangehen an Gesundheitsfragen auf der Grundlage der einzelnen Doshas.

Die drei wichtigsten Prinzipien des Maharishi-Ayurveda für körperliche Betätigung

1. Betätigen Sie sich im Einklang mit Ihrem Körpertyp: Sind Sie ein Vata-Typ, brauchen Sie von Natur aus weniger eifrige körperliche Betätigung. Regelmäßig und täglich ja, aber nicht übertreiben. Mit Ihren zarteren Knochen und Gelenken täten Sie gut daran, flott zu laufen, zu wandern, zu schwimmen oder Fahrrad zu fahren, anstatt so etwas Durchrüttelndes wie Jogging zu betreiben. Angesichts ihrer natürlichen Lebensfreude und Freude an der Bewegung übertreiben Frauen, in deren Konstitution Vata vorherrscht, zuweilen die körperliche Betätigung, insbesondere bei Tanz oder Aerobic, die sie meist sehr lieben. Wenn Sie also Vata sind, achten Sie besonders auf Anzeichen einer Vata-Verstärkung wie Kurzatmigkeit, Muskelschwäche oder andere Zeichen von Erschöpfung. Selbst noch vor dem Auftreten dieser Anzeichen tut Ruhe gut, oder es könnte zu einer weiteren Vata-Unausgeglichenheit kommen.

Pitta-Frauen sind oft athletisch, mittelgroß und haben ein gutes angeborenes Durchhaltevermögen, und für sie ist jede körperliche Betätigung gut, an der sie Freude haben. Sie lieben im allgemeinen Wettkampfsport oder zielorientiertes Bodybuilding, Langstreckenlauf usw. Wenn bei Ihnen Pitta überwiegt, ist der wichtigste Vorbehalt: »Überanstrengen Sie sich nicht.« Wenn Sie wie die meisten Pittas sind, schinden Sie sich gern selbst, und dadurch kann in der Zeit, wo Sie sich körperlich betätigen, Streß eher angesammelt als gelöst werden. Sie können besonders zu Überhitzung, Austrocknung und zu Sonnenstich neigen. Daher werden Sie eine abkühlende Sportart wie Wassersport (mit Sonnenschutz) und Wintersport als besonders wohltuend und ausgleichend empfinden.

Kapha-Typen werden wahrscheinlich am wenigsten darauf aussein, sich körperlich zu betätigen, weil sie zum Langsamsein und mehr zum Sitzen neigen. Aber gerade sie brauchen körperliche Betätigung am meisten. Kapha-Frauen benötigen also möglicherweise einen zusätzlichen Anreiz, sich einem Fitneßklub anzuschließen bzw. sich bei einer regulären Tanz- oder Aerobic-Schule anzumelden. Da sie aber starke, gut geschmierte Gelenke und eine größere Körpermasse haben, tut ihnen gewöhnlich jede Bewegungsart gut. Mit ihren üppigen Muskeln sind sie in Sportarten, die Durchhaltevermögen verlangen, wie Rudern, Laufen und Schwimmen über längere Strecken, besonders gut. Sollten Sie ein Kapha-Typ sein, können Sie sich so lange körperlich betätigen, bis Sie so richtig ins Schwitzen kommen. Das ist gut für Ihren Körpergeist, während Schwitzen Überhitzung für Pitta oder Überanstrengung für Vata signalisiert. Es fördert die Beseitigung überschüssiger Flüssigkeit aus Ihrem Körper und treibt die Stauungserscheinungen aus Ihren Geweben, zwei Dinge, zu denen Kapha-Typen neigen.

2. Körperliche Betätigung in Übereinstimmung mit Ihren täglichen Dosha-Zyklen: Vom ayurvedischen Standpunkt aus eignet sich die Kapha-Zeit am Morgen am besten zur körperlichen Betätigung. Dann wirken Sie allen Kapha-Tendenzen entgegen und wecken Ihren Körper auf. Die Kapha-Zeit ist auch die Zeit, in der Sie mit geringster Wahrscheinlichkeit Vata und Pitta stören, denn die sind oft zu energiegeladen und könnten durch die körperliche Betätigung verstärkt werden. Am besten ist, Sie betätigen sich nicht während der Pitta-Zeit (von 10 bis 14 Uhr), um nicht mit der Verdauung der Mittagsmahlzeit in Konflikt zu kommen. Wenn Sie in der Vata-Zeit, am späten Nachmittag zwischen 14 und 18 Uhr, körperliche Übungen machen, achten Sie bitte darauf, daß Sie ausgeruht sind, da Sie der natürlichen Tendenz Ihres Körpers, nach der Betriebsamkeit des Tages auszuruhen, entgegenwirken können. Ein fünfzehnminütiger Spaziergang nach dem Abendessen eignet sich ausgezeichnet dazu, die richtige Verdauung der Abendmahlzeit zu fördern, wenn Kapha wieder stark vorherrscht.

3. Körperliche Betätigung entsprechend der Reaktion Ihres Körpergeistes im jeweiligen Augenblick: Wie wir gesehen haben, ist keine besondere körperliche Betätigung bzw. Übungsreihe für alle Doshas angebracht. Ebenso auch nicht für jeden *allezeit.* Da der Ayurveda ein individuell gestaltetes medizinisches System ist, kann er Ihnen helfen, sich darauf einzustellen, wie sich Ihr Körper von Stunde zu Stunde und von Tag zu Tag verändert. Genauso wie Ihr Körper sich ändert, ändert sich auch seine Toleranz für körperliche Betätigung. Versuchen Sie nicht, sich danach zu betätigen, wieviel Sie sich Ihrer Meinung nach betätigen sollten oder aufgrund eines willkürlichen Zieles, das Sie sich gestellt haben. Gehen Sie davon aus, wie Sie sich im jeweiligen Augenblick fühlen. Wenn Sie Gelegenheit haben, die ayurvedischen Techniken der eigenen Pulsbewertung zu erlernen (siehe Kapitel 12), können Sie lernen, Ihre Physiologie jederzeit genau zu überwachen.

Sie können auch Ihren Herzschlag zur Überwachung Ihres Körpergeistes benutzen. Berufsathleten werden oft angewiesen, am Morgen vor dem Aufstehen ihren Puls zu messen. Liegt er zehn oder mehr Schläge über dem Üblichen, bedeutet dies, daß im Körper eine zusätzliche Aktivität abläuft – vielleicht wird eine Infektion bekämpft –, und das bedeutet, daß an diesem Tag mehr Ruhe notwendig ist. Ayurvedisch gesehen spiegelt ein höherer Herzschlag eine Vata-Verstärkung wider, der am besten durch Ruhe entgegengewirkt werden kann.

Natürlich brauchen Sie nicht jeden Morgen Ihren Herzschlag zu überprüfen, um sich auf Ihren Körper einzustellen. Sie können in sich hineinhören und brauchen nichts zu tun, wobei Sie sich nicht wohl fühlen. Dadurch behalten Sie den Bezug zum eigenen Selbst, und das hilft Ihnen, körperliche Betätigungen zu meiden, die sich negativ auf Ihre Gesundheit auswirken. Schmerzen oder Beschwerden sind Signale dafür, daß Ihre Bewußtheit die Verbindung zu Ihrem Körper soweit verloren hat, daß es zu Schädigungen kommt. Wenn Sie Ihren Geist und

Ihre Aufmerksamkeit fein eingestimmt haben, tun Sie nicht nur viel für Herz, Gefäße und Muskeln, sondern stärken auch den Wert der körperlichen Betätigung, die Geist und Körper eint.

Drei selbstverständliche, aber dennoch wichtige Erwägungen zur körperlichen Betätigung

1. Betätigen Sie sich körperlich nicht vor bzw. nach den Mahlzeiten: Das Beste ist, wenn Sie eine halbe Stunde vor und anderthalb bis zwei Stunden danach körperlich nicht allzu eifrig tätig werden. Dadurch stellen Sie sich nicht gegen den Stoffwechsel der Verdauung.

2. Treiben Sie keine körperlichen Übungen vor dem Schlafengehen: Körperliche Betätigung belebt im allgemeinen Vata und sollte daher vor dem Schlafengehen nicht betrieben werden, obwohl ein kurzer Abendspaziergang bei Schlaflosigkeit guttun kann. Es ist besser, Sie bereiten sich mit Kapha, dem »Schlaf-Dosha«, auf den Schlaf vor und heben sich die körperliche Betätigung für die Zeit auf, wo Sie das Tages-Kapha aufwecken wollen.

3. Berücksichtigen Sie bei körperlicher Betätigung Ihren Menstruationszyklus: Während Ihrer Periode sollte körperliche Bewegung für alle Doshas leichter als gewöhnlich sein; am besten sind leichte Spaziergänge (siehe dazu Kapitel 9).

Die Integration des Körpergeistes durch Asanas

Eine weitere ayurvedische Methode zur Entwicklung des wechselseitigen Verbundenseins zwischen Geist und Körper sind die sanften Wellen von Bewegung und Ruhe, wie wir sie in den *asanas* als einer Form der Yoga-Übungen vorfinden. Die Asanas sind eine Folge bequem eingenommener Stellun-

gen, um Ihren Körper zu strecken, wenn Sie atmen. Die Asanas fördern das Gleichgewicht in den Doshas, bauen Streß ab und verbessern den Bewußtseinsverbund innerhalb Ihrer Psychophysiologie. Sie befähigen Sie, dem Körpergeist wieder eine Erinnerung an ständiges Fließen im Körper, der sich zuweilen vielleicht wie ein statischer Teich vorkommt, zu verschaffen. Sie bieten integrierende Bewegung als Vorspiel oder Einspielen auf eine intensivere Übung oder unabhängig davon als Teil einer Tagesroutine. Wenn dieses Strecken des Körpers mit der Bewußtheit des Selbstbezuges verbunden ist, dient es zum Lösen von Streß. Es kommt Ihnen möglicherweise vor, als laufen Sie energiegeladener, atmen stärker durch, fühlen sich leichter, integrierter und froher während Ihrer täglichen Arbeit. Sie können die Asanas in einem Maharishi-Ayurveda-Gesundheitszentrum oder im Rahmen spezieller Programme in einem Zentrum für Transzendentale Meditation erlernen.
In der Zwischenzeit empfehlen wir vor allem das als *surya namaskar* bezeichnete nachstehende Streckprogramm für zu Hause. Es bedeutet »Sonnengruß«, verbindet Bewegung und Atmen, streckt die Muskeln und bearbeitet alle Gelenke gleichzeitig. Die Streckübungen erfolgen in aller Stille ohne Musik oder Worte, so daß Sie Ihr Bewußtsein bei jeder Bewegung ruhig halten können.

Surya Namaskar

- Die beste Zeit für diese Streckübung ist morgens vor dem Frühstück. Wenn Sie sich am Programm für die Transzendentale Meditation beteiligen und/oder die Asanas ausführen, sollte diese Übung vor beiden erfolgen. Wollen Sie diese Übung zu anderen Tageszeiten ausführen, ist es das Beste, dies mindestens eine halbe Stunde vor den Mahlzeiten oder mindestens drei Stunden danach zu tun.
- Sehen Sie sich das Schaubild an. Es zeigt Ihnen einen vollständigen Zyklus dieser Yogaübung.

- Ratsam sind maximal zwölf Zyklen pro Übung. Das Minimum hängt davon ab, wie Sie diese Übung beruhigt und erfreut.
- Pro Zyklus gibt es zwei »Reiterstellungen«. Wechseln Sie die Knie während jedes Zyklus, halten Sie das Knie in einer geraden Linie mit dem Fuß, und drücken Sie es nicht in einem Winkel nach vorn. In dieser Stellung können Sie vielleicht nur auf Ihren Fingerspitzen ruhen, und das ist gut.
- Bleiben Sie etwa fünf Sekunden in jeder Stellung. Die einzige Ausnahme bildet Stellung 6, die nur einen Augenblick lang eingenommen wird.
- Beachten Sie bitte die für diese Übung empfohlenen Atmungsmuster. Das Einatmen bzw. Ausatmen beginnt, sowie Sie zu einer neuen Stellung übergehen. Wenn Sie vor dem Ende der Fünf-Sekunden-Verweilzeit mit dem Einatmen bzw. Ausatmen fertig sind, halten Sie den Atem bitte so lange an, bis das Einatmen bzw. Ausatmen zur nächsten Stellung beginnt.
- Beim Einnehmen der Stellung 12 atmen Sie fünf Sekunden lang aus. Führen Sie danach einen weiteren Zyklus durch, atmen Sie normal (wie gewünscht) fünf Sekunden lang in Stellung 1, bevor Sie zu Stellung 2 übergehen.
- Nach Abschluß des letzten Zyklus legen Sie sich zwei Minuten lang auf den Rücken, Arme zur Seite und die Handflächen nach oben.

Die Leichtigkeit der Übung

Ein Übungs- und Fitneßprogramm auf der Grundlage ayurvedischer Prinzipien ist mit Hilfe von John Douillard, einem Chiropraktiker für Sportler, früher Athlet für Dreikampf und Direktor des Invincible Athlete Program, entwickelt worden. Die Hauptregel für ayurvedisches Üben ist folgende: *Bleiben Sie locker, und überanstrengen Sie sich nicht.* Im allgemeinen, meint John Douillard, sollten wir etwa bis zur Hälfte unseres Übungsvermögens (nicht bis zu 70 bzw. 80 Prozent des augenblicklich beliebten Übungsvermögens) üben. Wenn Sie anderthalb Stunden angestrengtes Tennisspiel gerade so überstehen können, wären fünfundvierzig Minuten jetzt Ihre Zeit. Ihr Durchhaltevermögen wächst, wenn Sie regelmäßig fünfundvierzig Minuten üben.

Beim Üben sollten Sie durch die Nase atmen, sofern diese nicht verstopft ist. Die ayurvedische Regel lautet: Strengen Sie sich nicht mehr an als nötig, damit Sie nicht durch den Mund atmen müssen, denn das wäre der deutlichste Hinweis auf Sauerstoffmangel, der Ihnen sagt, daß Ihre Muskeln Sauerstoff brauchen, der nicht geliefert wird. Wenn Sie mehr als notwendig üben, entsteht Streß, der Körper ermüdet, und der Zweck der Übung ist verfehlt. Wenn Sie nur üben, bis Sie durch den Mund atmen müßten, werden Sie bald viel wirksamer atmen und trainieren, indem Sie effektiv, aber mit einer ruhigen und streßfreien Physiologie üben. Wir können und müssen lernen, bei 130 Herzschlägen pro Minute zu tun, was Sie gewöhnlich bei 175 Herzschlägen pro Minute tun. Das ist weit gesünder, erhöht die Wirksamkeit von Herz und Gefäßen sowie Ihre Stabilität und hält Gleichgewicht und Wohlbefinden mühelos aufrecht.

Surya Namaskar (der Sonnengruß)

1. Grußstellung

normales, ruhiges Atmen

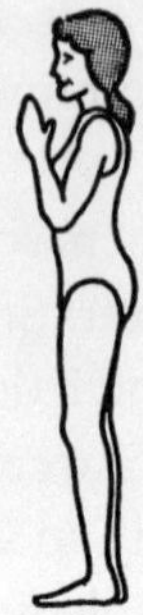

2. Armheben

einatmen

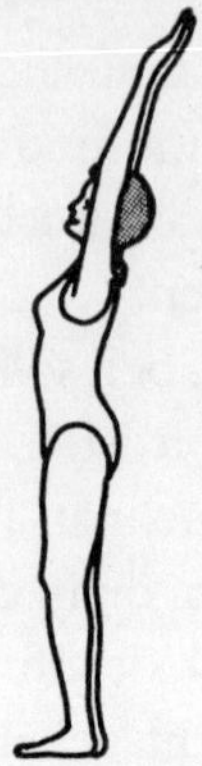

3. Fußfassen

ausatmen

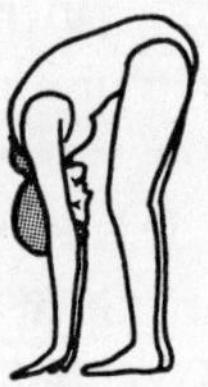

4. Reiterstellung

einatmen

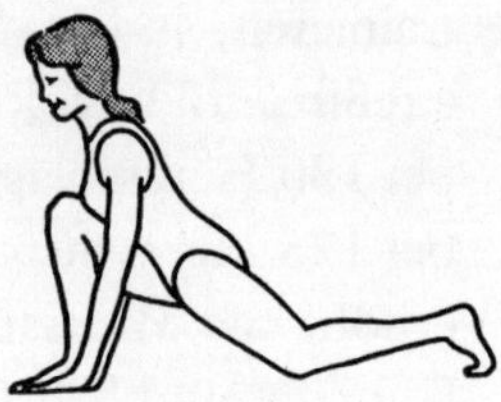

5. Bergstellung

ausatmen

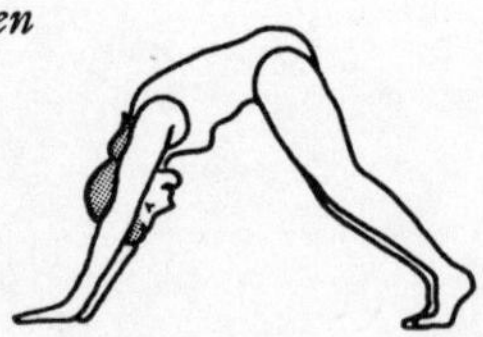

6. Acht-Punkte-Stellung

nicht atmen, dann ....

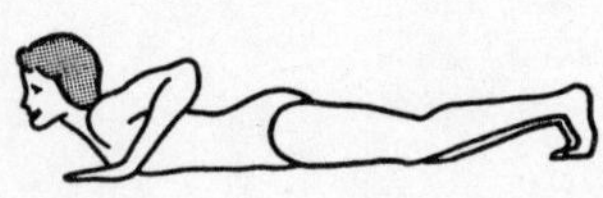

7. Kobrastellung

einatmen

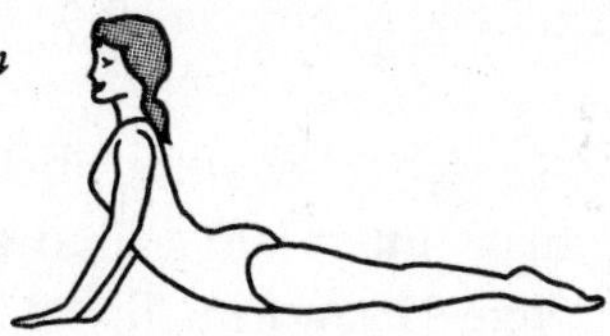

8. Bergstellung

ausatmen

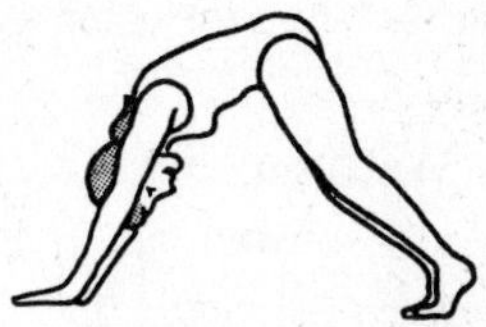

9. Reiterstellung

einatmen

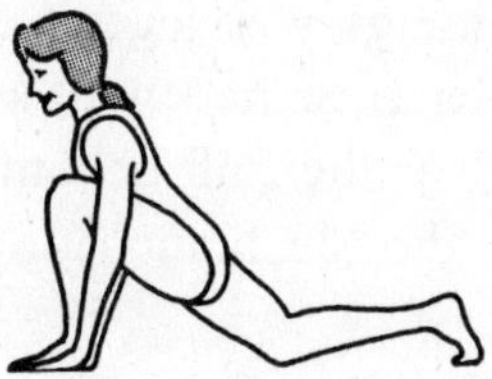

10. Fußfassen

ausatmen

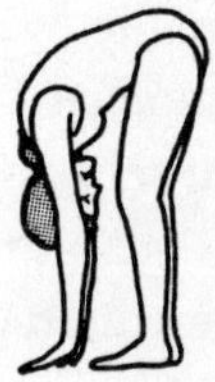

11. Armheben

einatmen

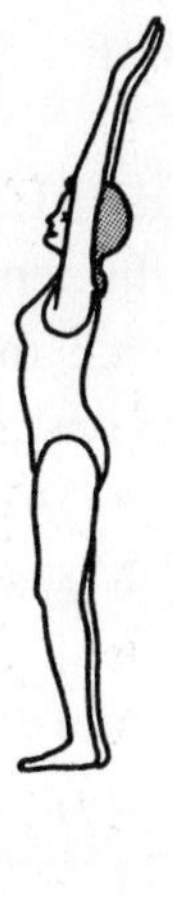

12. Grußstellung

normales,
ruhiges Atmen

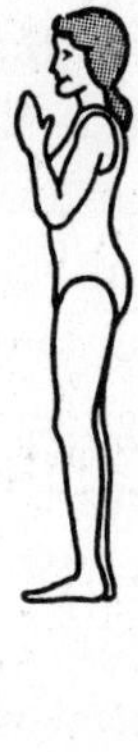

Vorschläge für Aerobictraining

Falls Sie zu Hause ein Übungsprogramm für Aerobic absolvieren oder einen Aerobickurs besuchen, ist es gut, wenn Sie folgende Vorschläge[3] beherzigen, damit Sie beim Üben nicht ermüden. Denn Ermüden sollen Sie auf keinen Fall.

- Wärmen Sie sich mindestens zehn Minuten behutsam auf, wobei Sie Ihren Herzschlag unter 100 halten sollten, *bevor* Sie sich überhaupt strecken. Das wärmt Ihre Muskeln auf.
- Machen Sie vor dem Aerobictraining einige Streckübungen.
- Prüfen Sie etwa alle zehn bis fünfzehn Minuten Ihren Herzschlag. Wenn Sie noch nicht dreißig sind, halten Sie Ihren Herzschlag unter 150. Sind Sie über dreißig, halten Sie ihn unter 130, oder Ihr Körper ermüdet.
- Atmen Sie während des Trainings vorwiegend durch die Nase, sofern Sie nichts »mit der Nase haben«. Sie strengen sich zu sehr an, wenn Sie nicht genug Luft bekommen. Das ist die gesamte Information, die Sie brauchen, wenn Sie »kürzertreten« wollen.
- Reden Sie nicht während des Trainings. Sie wollen doch, daß Ihr Körper und Ihr Geist vollauf in Harmonie mit jedem anderen sind, um möglichst viel Nutzen und Zusammenhalt zu erreichen.
- Richten Sie Ihre Aufmerksamkeit auf drei Dinge: 1. Ihren Atem, 2. Ihre Form und 3. Ihr Wohlbefinden.
  Fragen an sich selbst wie: »Wie fühle ich mich in diesem Augenblick?« können Ihnen helfen, zu bestimmen, ob Ihr Körpergeist Freude an der Übung hat und mitfließt oder ob er dagegen arbeitet. Das Ziel ist, daß Sie sich während des gesamten Trainings wohl fühlen.
- Warten Sie mindestens zehn Minuten, um sich wieder abzukühlen. Strecken Sie jeden Teil Ihres Körpers, mit dem Sie trainiert haben, legen Sie sich dann auf den Rücken, und

ruhen Sie in aller Stille mindestens zwei Minuten aus. Prüfen Sie danach Ihren Herzschlag. Er sollte unter 100 liegen.

Im folgenden Kapitel diskutieren wir, wie Ihre Gewebe und Zellen organisiert sind, um Sie bei Gesundheit zu halten; wie Unausgeglichenheiten in den Doshas zu Krankheit führen können; wie der Ayurveda Ihnen helfen kann, Gleichgewicht in Ihren Doshas zu schaffen und wie er Ihnen helfen kann, daß Sie Gesundsein noch tiefer erfahren, als Sie es sich möglicherweise je vorgestellt haben.

5 INTELLIGENZ
die biologische Intelligenz leichter fließen lassen, um unsere Gesundheit wiederherzustellen

Wenn ihr immer daran denkt, wie die Dinge wirklich sind,
werdet ihr frei von Elend und Krankheit.
Charaka Samhita

Louis W. Sullivan, einstmals US-Minister für Gesundheitswesen und Volksfürsorge, hat festgestellt, daß »sich die Amerikaner heute mehr denn je für ihre Gesundheit interessieren. Sie begreifen immer mehr den Einfluß, den sie selbst auf ihre Gesundheit und den allgemeinen Gesundheitszustand der Nation haben.« Er betonte: Weil medizinische Fürsorge allein nicht den verheerenden Einfluß chronischer Krankheiten beseitige, sei es von entscheidender Bedeutung, in unserer Bevölkerung eine »Kultur des Charakters« aufzubauen, d. h. des Denkens und des Seins, die verantwortungsbewußtes Verhalten und einen Lebensstil fördert, der der Gesundheit im höchsten Maße dienlich ist.

Manche denken, wir könnten's übertreiben. Die Gesellschaft macht sich jetzt so viel Sorgen um die Gesundheit, schreibt John Poppy, daß »Genuß medizinisiert wird«, daß wir Sachen wie Jogging betreiben, weil sie einfach gut für unsere Gesundheit sind. Jedoch Angenehmes für unsere Gesundheit zu tun wäre das Beste, was die Gesellschaft für uns machen könnte. Wir brauchen ganz dringend diese Art nationaler Aufmerksamkeit für die Gesundheit, denn »praktisch hat jeder über fünfzig bis zu einem gewissen Grade eine oder mehrere chronische Krankheiten – Arthritis, Herz-Kreislauf-Erkrankungen, Krebs, zu hohen Blutdruck und was auch immer«, berichtet David Sobel, Spezialist für Präventivmedizin. Suresh Rattan, ein Molekular-Gerontologe, pflichtet ihm bei: »Mit fünfzig, wo wir gerade gelernt haben, zu leben, wo wir endlich bereit sind, der Gesellschaft etwas zurückzugeben, fangen wir an, abzubauen ... welch eine Verschwendung!«

Wir sind also im Begriff, in das einundzwanzigste Jahrhundert mit dem kollektiven Ziel einzutreten, Gesundheit zu wollen und hart zu arbeiten, um sie zu bekommen, entdecken jedoch, daß wir krank werden. Eigentlich sollten wir doch in der Lage sein, die Krankheiten auszurotten und uns unseren Wunsch nach Gesundheit zu erfüllen. Aber zunächst müssen wir überlegen, was uns daran hindert, diesen Wunsch zu erfüllen.

Streß als allgemeiner Faktor für das Krankwerden

Im modernen medizinischen Denken drückt *Streß* am besten all das aus, was ein normales psychophysiologisches Funktionieren behindert. Streß kann als Vorkommnis bzw. Zustand definiert werden, der in Ihrem Körpergeist Unausgeglichenheit erzeugt und ihn veranlaßt, sich anpassen zu müssen, um das Gleichgewicht wiederherzustellen, wobei er ihn oft in unangemessener Weise zu einem illusorischen Kampf zwingt. Zahlreiche Krankheiten werden gegenwärtig unter der Rubrik »streßbedingt« eingeordnet.

Streß ist heutzutage nicht für eine bestimmte Kultur typisch, sondern hängt mit der Schnellebigkeit in der ganzen Welt zusammen. In Japan beispielsweise, das dafür bekannt ist, daß seine Bürger eine einmalig hohe Lebenserwartung haben, defi-

niert man einen neuen Streßzustand, *karoshi*, als »vorzeitigen Tod durch Überarbeitung«. Aber führt denn Arbeit bzw. die Reaktion des Menschen auf die Arbeit dazu? Wir wissen, daß mehr Menschen am Montagmorgen um 9 Uhr an Herzattacken sterben als zu jeder beliebigen anderen Zeit in der Woche. Der Gedanke Arbeit und was sie uns bedeutet, ist vielleicht tödlicher als die Arbeit selbst. Die Schlußfolgerung daraus lautet, daß Streß innerlich bzw. äußerlich geschaffen werden kann, daß es aber darauf ankommt, wie Sie auf ihn *reagieren*. Ein Freund von Ihnen besucht vielleicht ein Konzert mit lauter Musik und kommt völlig zermürbt zurück, weil ihm die Musik durch Mark und Bein gegangen ist, während ein anderer am Abend darauf wieder in das Konzert gehen möchte. Wir lernen jetzt, uns mit Streß von innen heraus zu befassen. Den Begriff »Streßmanagement« gibt es heutzutage für Lebensstilprogramme, die Ruhepausen vom modernen Leben liefern sollen. Sie enthalten Aerobicübungen, eine gesunde Ernährungsweise und andere Körpergeisttechniken, die zu einem erhöhten Wohlbefinden führen und das Risiko verringern sollen, durch streßbedingte Krankheiten wie erhöhten Blutdruck krank zu werden.
Streß hat auch eine spezifische *medizinische* Bedeutung. Er bezeichnet ein allgemeines Kranksein an sich, das versteckt und unsichtbar bleibt, bis es wie jede Krankheit mit einer eigenen Palette von Symptomen und Behandlungsmethoden separat analysiert wird. Das ist eine sehr neue und sehr alte Erkenntnis zugleich. Jahrelang wurden in der westlichen Medizin alle Krankheiten getrennt und gesondert in Ursache und Verlauf betrachtet. Mit dem, was wir jetzt wissen, scheint es unglaublich, daß wir uns noch immer auf diese Vorgehensweise verlassen. Öffentliche und private Investitionen werden nach wie vor »nach Krankheit« verteilt, sei es für die Krebsstation eines Krankenhauses oder zugunsten einer nationalen Stiftung für bestimmte Krankheiten, sei es für zystische Fibrosen, Arthritis, Diabetes oder Sichelzellenanämie. Aber täten wir nicht besser

daran, nicht nur die unterschiedlichen Merkmale einer jeden Krankheit herauszufinden, sondern auch das, was sie *gemeinsam* haben?

Hans Selye, von dem der Begriff »Streß« stammt, erinnert sich an die Zeit, als er als junger Medizinstudent immer die Runde durch die verschiedenen Abteilungen eines Krankenhauses machte, das in typischer Art und Weise nach Krankheitsarten aufgebaut war: »Ich sah Leute, die die eine Krankheit hatten, und sah welche, die eine andere hatten. Da hatte ich etwas im Hinterkopf, was ich nicht richtig deuten konnte. Sie hatten etwas gemeinsam, was noch niemand festgestellt hatte.« Als Selye eines Tages einen Korridor hinunterging, dachte er auf einmal: »Natürlich sind sie alle krank und *sehen* alle krank *aus.* Und etwas trifft auf alle zu – so eine Art ›Streß‹, der über ihre jeweiligen Krankheiten hinausgeht.« Selyes große Entdeckung bestand darin, daß jedem Kranksein etwas zugrunde liegt, das über die Unterschiede zwischen den Krankheiten hinausgeht und auf einen allgemeinen Funktionsmangel hinweist.

Die moderne Medizin hat einige Gedanken Selyes aufgegriffen und einige seiner harten, kategorischen Definitionen abgeschwächt. Die Ärzte erkennen ja schon folgendes an: Könnten wir die Streßauswirkungen aus unserem täglichen Funktionieren beseitigen, wären weit bessere Voraussetzungen fürs Heilen gegeben, ohne Rücksicht darauf, welches Organ oder welcher Vorgang in erster Linie betroffen ist.

Der Maharishi-Ayurveda geht viel weiter und tiefer. Er sieht eine »Streßsubstanz« in unserer Physiologie, die mit einer jeden Krankheit in Verbindung gebracht wird und ihr zugrunde liegt, und er meint, daß eine Krankheit, d. h. *jede* Krankheit ausbricht, wenn jemand den Kontakt zur innersten Bewußtseinsebene, zum inneren Programm der Natur, zu einer höchst leistungsfähigen Quelle »innerer« Medizin, verliert. Krankheiten sind somit episodische Störungen des biologischen Systems, das normalerweise ordentlich funktioniert. Krankheit entsteht,

wenn ein Teil des Körpergeistes die Erfahrung des Ganzseins, von der sein einwandfreies, integriertes Funktionieren letzten Endes abhängt, »vergißt«.
Die Trennung des Teiles vom Ganzen ist für den Maharishi-Ayurveda die eigentliche Ursache für Krankheiten. Die natürliche Folge ist der bösartige Tumor, der beschlossen hat, allein zu wachsen, ohne sich um den Rest des Körpers zu kümmern. Oder sie kann ihren Ausdruck als extreme Trennung von Geist und Körper finden, wie z. B. bei der Magersucht. Wenn ein sechzehnjähriges Mädchen, das siebzig Pfund wiegt, in den Spiegel schaut und von seinem stark abgemagerten Profil meint, es sei »fett«, wirkt seine Betrachtungsweise wie ein Zerrspiegel auf dem Jahrmarkt. Sie hat die Verbindung zu ihrem eigenen Sein verloren und erkennt nicht einmal, daß sie krank ist. Das geschieht, wenn Körper und Geist völlig voneinander getrennt sind und der Begriff »Körpergeist« als einziger Ausdruck für Leben verschwunden ist.

Wer oder was ist für Krankheiten verantwortlich?

Wie geht dieses Krankwerden bei jedem einzelnen von uns eigentlich vor sich? Welche Rolle spielen wir dabei? In einem Artikel im *Boston Globe* erinnert sich Linda Weltner, daß eine kranke Freundin fragt: »Wie kann ich nur das Vorhandensein dieser Krankheit in meinem Leben verstehen?« Während es natürlich ist, bei einer Krankheit nach dem Warum zu fragen, sollte die Antwort keine psychologische Aufbereitung all unserer streßerfüllten, lebensschädigenden Gefühle, Gedanken und Handlungen veranlassen. Nach Ansicht der Forschung ist diese Art von negativen Selbstanalysen oder »Ratschlägen« von wohlmeinenden Freunden und Familienangehörigen nicht hilfreich. Unabhängig von den Umständen, ist es kaum nützlich, sich anhören zu müssen: »Michelle hat sich das alles selbst zuzuschreiben.« Hilfreich *ist* dagegen bedingungslose Liebe und Unterstützung, die wir uns selbst entgegenbringen und die von unseren Freunden kommt. In einer UCLA-Studie haben Wissenschaftler festgestellt, daß Liebe, Unterstützung, ruhige Fürsorge und vor allem »bloßes Dasein« das Beste sind, was Familienangehörige oder Freunde für die Genesung eines Krebspatienten tun können.[1]

Wer einmal ernstlich krank war oder mit jemandem lebt, der es ist, weiß sehr wohl, daß diese *liebevolle Aufmerksamkeit* echte Medizin ist. Es ist wichtig, daran immer wieder zu denken, unabhängig davon, ob wir nun krank sind oder einen Kranken pflegen. Wenn jemand sehr krank ist, kann schon bloßes Aufstehen gleichbedeutend mit der Ersteigung des Mount Everest sein. Den gewaltigen Energievorrat, das Risiko sowie das geistige und das gefühlsmäßige Durchhaltevermögen – den Mut, krank zu sein und wieder gesund werden zu wollen – zu sehen ist das Gesundheitsförderndste und Liebevollste, was wir für uns selbst oder für unsere Freunde tun können.

Aber wenn wir krank werden, stellen sich viele von uns *tatsächlich* die erstaunte Frage: »Habe ich mir die Krankheit aus irgendeinem Grunde zugezogen?« Die Antwort hängt dann immer von unseren privaten Glaubensbekenntnissen ab. Einige von uns werden spüren, daß wir eigentlich zum Krankwerden beigetragen haben, und bekommen dadurch vielleicht einen Sinn für Kontrolle und inneres Organisiertsein; die meisten von uns werden ganz bestimmt meinen, wir hätten nicht dazu beigetragen. Die Dichterin Audre Lorde schrieb: »Obwohl ich durchaus glaube, daß ich meinen Körper bei der Krebsbekämpfung unterstützt habe …, lehne ich den Gedanken, daß wir für die Krankheit verantwortlich sind, strikt ab.«

Positiv denken zu sollen, eine Krankheit neu überdenken zu müssen entspricht nicht der Vorstellung des Heilens aus dem einheitlichen Feld heraus, in dem Ihr Körper und Ihr Geist *bereits* vereint und voneinander abhängig sind. Unsere Gedanken, Gefühle und körperlichen Erfahrungen sind auf den tiefsten Ebenen unseres Körpergeistes schon miteinander verbunden. Ärger, Depression, Freude und Hochstimmung haben diesem Modell zufolge alle ihre eigenen Physiologien und sind lediglich Schwankungen im Bereich des Körpergeistes. Das bestätigt auch die neueste PNI-Forschung.

Während wir vielleicht für unsere Krankheiten nicht verantwortlich sind – für unsere Gesundheit sind wir es. Als wichtiges Vorbeugesystem befähigt uns der Maharishi-Ayurveda, die Verbindung zwischen Bewußtsein und Gesundheit zu verstehen und zu beleben. Was meinen wir mit dieser Verbindung? Wenn wir von unserem Körper sprechen, meinen wir gewöhnlich unseren stofflichen Körper, jedoch diesem liegen die feineren Ebenen unseres Funktionierens zugrunde, d. h. unser Ego, unser Intellekt, unser Geist und unsere Gefühle. Und diesen Aspekten der Bewußtheit liegt Ihr Selbst in seinem universellen Bewußtsein zugrunde. Ihr stofflicher Körper bezieht seine Anleitungen aus diesen tiefer gelegenen Ebenen Ihres Körpergeistes, und je nach Ihren Gefühlen, Wünschen, Ideen, Begriffen, Glaubensbekenntnissen und Ihrem Intellekt schafft er sich neu und gestaltet sich um, und sie alle spiegeln ein tieferes Einssein mit dem einheitlichen Feld wider.

Diese Dinge so zu sehen hilft uns, eine gewisse Verwirrung in der letzten Zeit hinsichtlich der Heiltechniken für den Körpergeist zu klären. Mit einem bloßen Gedanken können wir das Immunsystem oder irgendein anderes Körpergeistsystem nicht wieder in Ordnung bringen. Der Gedanke muß mit einem Heilbereich, einem tiefer liegenden Bewußtseinsbereich, in Verbindung gebracht werden. Positives Denken, das nicht tief in die Physiologie eines Menschen eindringt und diesen Selbstheilbereich nicht erweckt, ändert nichts am Funktionieren der Zellen. Wenn wir unseren Bewußtseinsquell beleben, helfen wir unserem Körpergeist, sich an seine Intelligenz, seine Heilnatur

zu erinnern, das Ausbalancieren unserer Doshas mühelos fortzuführen und zu fördern. Das gibt uns eine ganz neue Sicht auf die Krankheit, eingeschlossen Diagnostik und Behandlung. Es hilft uns, zu erkennen, daß Krankheit nicht etwas von uns Getrenntes oder einfach außer Kontrolle Geratenes bzw. etwas ist, das nur der Arzt behandeln kann.
Manchmal brauchen wir jedoch Unterstützung durch einen Arzt. Das bedeutet nicht, daß wir in unserer Verantwortung uns gegenüber »gescheitert« wären. Wir treffen ganz einfach alle möglichen und notwendigen zusätzlichen Maßnahmen, damit sich unsere Physiologie wieder daran erinnern kann, wie es ist, gesund zu sein. Der Heilprozeß verläuft immer in uns. Er ist Bewußtsein, das sich selbst umwandelt, den Körpergeist zu sich selbst zurückführt und ihm seine ursprüngliche Eigenart wiedergibt.

Selbstheilung erlauben

Wie die moderne Medizin endlich zu erkennen beginnt, kann nur der Körpergeist sich selbst richtig wieder instand setzen. Im besten Falle kann vielleicht ein Arzt dabei helfen, die Bedingungen für das Heilen zu schaffen, und das gilt sogar für spezielle medizinische Verfahren. Wird beispielsweise eine Infektion der Harnwege mit einem typischen Antibiotikum (vom Typ der Sulfonamide) behandelt, tötet ja nicht das Antibiotikum die Bakterien, sondern verlangsamt lediglich deren Wachstum, so daß die Abwehrkräfte sich erholen können, um die Infektion schneller loszuwerden. Viele Antibiotika wirken so, indem sie das Wachstum der krankheitserregenden Organismen eher hemmen, als diese tatsächlich zu zerstören: *Der Körpergeist selbst ist der Heiler; nicht das Antibiotikum.*
Viele von uns wissen intuitiv, daß die meisten Krankheiten und deren Voraussetzungen, die von den Ärzten routinemäßig mit

dem Rezeptblock behandelt werden, eventuell selbst durch angeborene Heilmechanismen verschwinden würden, wenn das Immunsystem an sich stark genug wäre.

Vor einigen Jahren veröffentlichte das *New England Journal of Medicine* einen Artikel seines damaligen Herausgebers, Franz Ingelfinger, in dem er Ärzte und Patienten dazu ermunterte, mehr ihren eigenen unfehlbar konstruierten Heilsystemen zu vertrauen. Er hatte festgestellt, daß etwa 80 Prozent aller Patienten entweder sich selbst begrenzende Krankheiten haben (die eventuell von allein weggehen würden) oder aber Krankheiten haben, die die moderne Medizin nicht heilen kann. Er stellte ferner fest (und die Forschung hat das seitdem bestätigt), daß von den restlichen 20 Prozent etwa die Hälfte in dramatischer Weise geheilt wird und ungefähr die Hälfte falsch diagnostiziert ist oder eben »Pech« hat. Selbst angesichts der neuesten Medikamente und chirurgischen Techniken müssen unsere Körper noch reagieren und mit diesen Strategien zusammenarbeiten, um Heilung zu bewirken.

Oft sind Arzneien und Chirurgie nicht einmal notwendig. Einfache Veränderungen in unserem Tagesablauf sind alles, was möglicherweise gebraucht wird. Wir wissen beispielsweise, daß ein bedeutender Prozentsatz aller Krebserkrankungen direkt mit dem zusammenhängt, was wir essen. Die sensationelle Forschungsarbeit von Dean Ornish von der University of California in San Francisco, die dann im britischen Ärztefachblatt *Lancet* veröffentlicht wurde, hatte zum Ergebnis, daß *allein schon Veränderungen im Lebensstil* (fettarme vegetarische Ernährungsweise, wenig Alkohol und kein Koffein, Yogaübungen und Techniken zur Streßlösung einschließlich Meditation) den durch eine Herz-Kreislauf-Erkrankung angerichteten Schaden *ohne* Arzneimittel oder chirurgische Eingriffe in ganzen zwölf Monaten umgekehrt haben.

Andere Studien haben gezeigt, daß eine Meditationspraxis dramatische Auswirkungen auf die Gesundheit haben kann. Der

Forschungspsychologe David Orme-Johnson und seine Kollegen haben in einer Fünfjahresstudie an Herz-Kreislauf-Erkrankten festgestellt, daß der Anteil an Krankenhauseinweisungen bei den Ausübenden der Transzendentale Meditation 87 Prozent geringer war als bei einer entsprechenden Gruppe von Personen, die nicht meditierte.[2] (Zusätzliche Langzeitstudien haben gezeigt, daß bei Patienten, die regelmäßig TM praktizieren, bei derselben Ernährung der ungesunde Cholesterinspiegel im Lauf der Zeit stärker sinkt als bei einer entsprechenden Kontrollgruppe. Das bestätigen auch andere Studien, die darauf verweisen, daß nachlassender Streß zu einem normaleren Cholesterinspiegel im Blut führt.)[3]

Der eigentliche Grund, warum diese Programme funktionieren, ist ganz einfach: *Wir stellen gesundes Funktionieren wieder her, wenn wir unserem Körpergeist Gelegenheit geben, sich selbst wieder einzurenken.*

Also besteht die eigentliche Arbeit des Arztes und/oder des Heilers darin, uns wieder zu uns selbst zurückzubringen. Wie Albert Schweitzer vor Jahrzehnten betonte, »trägt jeder Patient seinen eigenen Arzt in sich. Die Patienten kommen zu uns, weil sie dieses Heilmittel nicht kennen. Das Beste ist, wenn wir dem Arzt, der in jedem Patienten sitzt, Gelegenheit geben, sich an die Arbeit zu machen.«[4] Dieser Selbstheiler im Körpergeist ist der Arzt in uns. Echte Gesundheit gibt es – daran werden wir erinnert –, wenn der Natur erlaubt wird, sie selbst zu sein. Haben wir erst einmal diesen inneren Heiler erkannt, ist es das Natürlichste von der Welt, wohlauf zu sein und es zu bleiben. Mehr noch – die Erfahrung dieses Selbstheilungsaspektes der Medizin läßt uns erkennen, daß eine Krankheit nicht losgelöst von unserem Körper bzw. etwas ist, das unserem Körper *geschieht;* eher *ist* es unser Körper, wenn auch einer, der fortschreitend aus dem Gleichgewicht gerät. Aber da der Körper einen hohen biologischen Intelligenzquotienten hat, kann er sich auch daran erinnern, wie er sich selbst heilt.

Wie die meisten von uns erkennen, heilt eine ideale Medizin keine Krankheiten, sondern verhindert, daß sie überhaupt erst entstehen. Die Vorbeugung hat einzusetzen, bevor jemand erstmalig feine Unausgeglichenheiten oder Störungen erkennt, seien sie nun körperlich, geistig oder in den Gefühlen. Bevor wir so richtig erkennen, daß wir krank sind, ist im Körpergeist schon sehr viel schiefgegangen. Gehen die Störungen zu lange weiter, wird eine Krankheit offensichtlich, sei es nun Arthritis, manische Depression oder Dickdarmkrebs, je nach unserer Vorgeschichte und unseren Dosha-Unausgeglichenheiten. Aber es ist wirklich nicht weise, zu warten, bis eine Krankheit einen Namen bekommt. Richtig ist, die Voraussetzungen zu behandeln, durch die sie verursacht wird.

Der Ayurveda gibt uns eine andere Sicht vom Kranksein. Haben wir eine Krankheit namentlich identifiziert, besteht in der modernen Medizin die Versuchung, die Krankheit aus uns herauszudrängen. Die Einteilung der Menschen nach ihren Krankheiten (Krebspatienten, Herzpatienten oder AIDS-Patienten) mißachtet die Gründe, warum jemand seine besonderen Symptome hat. Und dann wundern wir uns schließlich, warum jemand herzkrank wird, ein anderer mit einer fast identischen Vorgeschichte jedoch nicht. Vom Standpunkt des Ayurveda liegt der Schwerpunkt nicht auf der Krankheitskategorie, sondern eher auf den Unausgeglichenheiten im Körpergeist des einzelnen, durch die die Symptome entstehen. Nach Ansicht der modernen Medizin ist jemand mit einer Mandelentzündung gleich einem anderen mit einer Mandelentzündung. Der Ayurveda dagegen meint, daß diese Patienten aus sehr unterschiedlichen Gründen Symptome einer Mandelentzündung haben können. Der Ayurveda wird nicht die Symptome behandeln, sondern das System des einzelnen wieder ins Gleichgewicht bringen und die Ursache für die Symptome beseitigen.

Die verlorengegangene Verbindung

Nach Ansicht des Maharishi-Ayurveda entsteht eine Krankheit, wenn der innere Zusammenhalt des Körpergeistes durch Verlust des Kontakts zum einheitlichen Feld zusammengebrochen ist. Wir holen uns nicht einfach eine Grippe, sondern unser Immunsystem bricht zusammen, und erst dann ist ein Grippebazillus »wegholbar«. Aber vor diesem Zusammenbruch wurde die Verbindung zwischen dem Programm der Natur und dem Körper geschwächt.

Schon Tausende von Jahren kennt und untersucht der Ayurveda das »fehlende Glied« zwischen Gesundheit und Krankheit, wobei er dessen Ursprung erst im Getrenntsein von der inneren Intelligenz ausfindig machte, die dann zu Verhaltensproblemen wie falschen Entscheidungen hinsichtlich der Ernährungsweise, der Tagesroutine und des Lebensstils führt. Dadurch geraten die Doshas aus dem Gleichgewicht, und das Ergebnis sind eine geschwächte Verdauung und übermäßig viel Abbauprodukte in den Geweben. Der gesamte Vorgang vom Gesundsein zum Kranksein verläuft nacheinander und auch gleichzeitig.

Anstatt sich auf die breite Vielfalt von Krankheiten zu konzentrieren, die sich entwickeln könnten, richtet der Ayurveda sein Hauptaugenmerk auf zwei wichtige Vorgänge: *Wie wird das Gleichgewicht des Körpers aufrechterhalten, und wie bricht es zusammen?* Diese Vorgänge leisten überhaupt erst die Vorarbeit für Gesundheit oder Krankheit und liefern das Wissen sowie die Voraussetzungen für die Heilung. Dadurch klingen die ayurvedischen Routinen und Behandlungsprogramme für verschiedene Krankheiten eher gleich als unterschiedlich; besonders deshalb, weil es ihnen im allgemeinen vor allem um die Ausbalancierung der Doshas und die Beseitigung der Blockaden gegen ein solches Gleichgewicht geht.

Wir untersuchen jetzt eingehender die zwei wesentlichen Situationen, denen sich der Ayurveda zuwendet – Ungleichgewicht und Gleichgewicht. Zuerst behandeln wir ausführlich, was geschehen kann, wenn wir die Verbindung zur biologischen Intelligenz in uns verlieren, was zu den speziellen Ursachen für Ungleichgewicht und nachfolgendes Kranksein führt. Dann sehen wir uns an, was es bedeutet, gesund zu sein, wie man sich dabei fühlen sollte und was Sie erfahren, wenn Sie sich an die Ganzheit und Ihre enge Verbindung zur Intelligenz der Natur erinnern.

Die Ursprünge der Krankheit – der Zusammenbruch des Stoffwechsels

Die ayurvedische Tradition kennt schon seit langem die entscheidende Rolle des Stoffwechsels im Kontinuum Krankheit – Gesundheit. Moderne Wissenschaftler in der Medizin beginnen jetzt, zu ähnlichen Schlußfolgerungen zu gelangen. In einem kürzlich im *Journal of the American Medical Association* veröffentlichten Artikel unter der Überschrift »Wann beginnt die Zuckerkrankheit?« äußerte sich ein Endokrinologe von der Johns Hopkins University School of Medicine zu einer Forschungsarbeit, in der es heißt, im Erwachsenenalter ausbrechende Zuckerkrankheit sei nicht nur eine Krankheit mit hohem Blutzucker und mit damit verbundenen langfristigen Auswirkungen auf die anderen Körpergewebe. Eher sei hoher Blutzucker – früher als »Ursache« für andere, mit Diabetes in Verbindung gebrachte Probleme betrachtet – nur ein Symptom einer tiefer liegenden entscheidenden Stoffwechselstörung von Zucker und Fett, deren Anzeichen offensichtlich sind, lange bevor der Blutzucker klinisch hoch genug ist, um als Diabetes klassifiziert zu werden. Mit anderen Worten – Zuckerkrankheit bricht nicht plötzlich aus unbekannten Gründen aus. Sie ist ein ziemlich spät kommendes Haltezeichen an einer Straße, das die medizinische Forschung nun als langfristige allmähliche Verdauungs- und Stoffwechselstörung erkennen kann.

Befunde wie diese sind äußerst bedeutungsvoll für jemanden, der krank ist oder die Voraussetzungen dazu hat, weil sie den einzelnen und den Arzt befähigen, Vorbeugungsmaßnahmen zu treffen, bevor sich eine Krankheit in einer ernsten, lebensbedrohenden Weise zeigt. Mit Hilfe des Ayurveda können wir die einer Krankheit vorangehenden Bedingungen identifizieren, wenn sie sich zeigen, so daß wir verstehen, wie wir »ein wenig krank« oder »nicht ganz in Ordnung« sein und noch wirksam behandelt werden können.

Das Hauptaugenmerk des Ayurveda bei der Dosha-spezifischen Vorbeugung und nachfolgender Behandlung beginnt mit unseren Verdauungsprozessen. Obwohl sich die meisten von uns wenig Gedanken um die Verdauung machen – es sei denn, wir haben es bei einem Festessen ein wenig übertrieben oder kranken an einer Magen- und Darmgrippe –, sind Nahrungsaufnahme, Verdauung, Stoffwechsel und Ausscheidung die wichtigsten physiologischen Vorgänge, die unsere Gesundheit jeden Tag von neuem aufrechterhalten. Die wichtigste tägliche Aufgabe unseres Körpers ist seine Regenerierung. Energie und Bausteine für diesen Neuaufbau liefert durchweg die Nahrung, die Sie zu sich nehmen, und in subtilerer Weise die »Nahrung«, die Sie geistig und emotional mit dem aufnehmen, was Sie lesen, in wen Sie sich verlieben, wie Sie zu Ihrer Arbeit stehen und so weiter.

Unabhängig davon, was Sie körperlich, geistig oder emotional aufnehmen – es handelt sich auch um einen Verdauungsprozeß. Aufgabe Ihres Körpergeistes ist es, diese Erfahrungen und Substanzen voll umzusetzen, sie wirksam in sich aufzunehmen, sie richtig zu verstoffwechseln und die entstehenden Abfallprodukte effektiv zu beseitigen. Was geschieht sonst?

Auf der grobstofflichen Ebene stehen wir also am Morgen auf, schauen in den Spiegel und entdecken eine dick belegte Zunge.

Es ist eine Zunge, die nicht gerade an einer Tablette gelutscht hat. Also fragen wir erstaunt, was ist. Oder wir wachen auf und sind überall steif, besonders in unseren Gelenken, am Hals und Rückgrat. Es kommt uns vor, als wären wir am Tag zuvor Marathon gelaufen. Das Schlimme ist, daß dies nicht der Fall war; wir erinnern uns aber vielleicht daran, mehrere große Mahlzeiten eingenommen zu haben. Oder wir wachen auf und fühlen uns schwer verquollen, obwohl es mitten im Sommer ist und im Augenblick keine Grippe umgeht. Den Normen der westlichen Medizin zufolge ist hier eigentlich nichts in Unordnung. Nach ayurvedischen Normen besitzen wir spezifische und wichtige Voraussetzungen für eine Krankheit, die noch ernsthaftere Wurzeln fassen könnte. Vor allem haben wir deutliche Anzeichen von Verdauungsstörungen. Eine belegte Zunge, Muskel- und Gelenkschmerzen sowie Verstopfung sind sämtlichst (je nach unseren Doshas) Ergebnisse nicht richtig verdauter Nahrung. Auch andere Symptome wie Darmgase, Verstopfung, häufiger weicher Stuhlgang, Hautausschläge und Appetitlosigkeit sind es. Aber was machen wir mit dieser Information?

Wie die moderne Medizin bis in die jüngste Zeit hinein achten wenige von uns genau genug auf feine Anzeichen von Verdauungsstörungen, die noch kein Geschwür, kein Tumor oder kein blockierender Gallenstein sind. Und so mag es uns seltsam neu vorkommen, wenn gefragt wird, was geschieht, wenn Nahrung nicht richtig verarbeitet und Abfallstoffe nicht vollständig beseitigt werden. Der Ayurveda ermuntert uns, solche Fragen zu stellen, weil die Folgen schlechter Verdauung seiner Meinung nach eine wesentliche physische Ursache für Krankheiten sind und uns bereit machen für die Entwicklung von Leiden wie Krebs, Herz-Kreislauf-Krankheiten, Arthritis und Menstruationsstörungen. Sehen wir uns also einmal genauer an, wie der Ayurveda Krankheitsvorzeichen im Zusammenhang mit Verdauung und Stoffwechsel beschreibt.

Die Illusion des Getrenntseins als wahre Quelle des Krankseins

Der Maharishi-Ayurveda sieht die eigentliche Quelle des Krankseins in der scheinbaren Trennung des Geistes von der Intelligenz der Natur. Wenn der Geist richtig mit dem Bewußtsein verbunden ist, erfährt der Körper volle Zuwendung. Genauso wie eine unbedeutende Absicht in Ihrem Geist Ihre Arme gegen die Gesetze der Schwerkraft durch die Luft bewegen kann, ist Ihr Geist ohne weiteres dazu in der Lage, jederzeit alle Aspekte von Bewegung und Chemie des Körpers sogar noch subtiler und komplexer zu regulieren. Aber das geschieht nicht einfach nur durch unser Denken. Da ist Ihre biologische Intelligenz am Werke. Je mehr Sie mit dieser harmonisierenden Hilfsquelle im Einklang sind, um so natürlicher und spontaner sind Sie gesund. Wenn sich jede Zelle in Ihrem Körper daran erinnert, daß ihr Ganzheit zugrunde liegt, und sie von sich selbst weiß, daß sie unbesiegbar ist, sind Sie kerngesund.

Wodurch haben wir diese Erfahrung des Ganzseins und des Unbesiegbarseins überhaupt verloren? Der Maharishi-Ayurveda beschreibt den Vorgang dieses Verlorengehens als *pragya aparadh*, als »Irrtum des Intellekts«, zu dem es kommt, wenn die Intelligenz in irgendeinem Bereich Ihrer Psychophysiologie so in ihrem eigenen kleinen individuellen Leben befangen ist, daß sie den Blick für die Einheit, die ihrer Existenz zugrunde liegt, verliert. Wenn seine biologische Intelligenz nicht voll handlungsfähig ist, kann ein Teil des Körpers teilweise oder gänzlich vom Ganzen getrennt werden, weil die Gesundheit einer jeden einzelnen Zelle auf den unbeschränkten Informationsaustausch mit jeder anderen Zelle angewiesen ist.

Eine Tumorzelle beispielsweise scheint sich nur für ihr Leben zu interessieren und vergißt ihre Verbindung zum übrigen Körper. Ihr Fehler ist, daß sie glaubt, etwas Besonderes zu sein. Abgeschnitten von dem Wissen darum, wie er sich im Gesamtverbund des Systems verhalten sollte, beginnt der Tumor, ohne es zu merken, vielleicht infolge von Defekten in seiner DNS, infolge des gemeinsamen Wissens der Zellen aus langer, langer Erfahrung, aus dem Zusammenspiel mit dem Kollektiv auszuscheren und sich auf eine Bahn verderblichen Wachstums zu begeben, wobei er Zerstörung verbreitet. (Interessanterweise kommt das Wort »Malignität« von *maligne*, und das bedeutet »schlecht von anderen reden«.) Beim Tumor liegt ein gewisser unangemessener Egoismus vor. Der Tumor handelt den Erfordernissen der anderen Zellen zuwider. Eine Tumorzelle könnte denken: »Wer kümmert sich schon um den Rest des Körpers? Ich will mich reproduzieren, mächtig werden und die Leitung übernehmen.« Diesen Fehler kann die Zelle nur korrigieren, wenn sie sich an ihr eigentliches Wesen erinnert. Weiterhin können wir die Folgen des Irrtums unseres Intellekts verstehen, wenn wir uns ansehen, wie er sich im täglichen Leben als Streß äußert.

Die wahre Ursache für Streß – eingeengte Sichtweise

Nach den Befunden des Psychologen Richard Lazarus und seiner Kollegen von der University of California in Berkeley entstehen die negativen Streßsymptome, die die Gesundheit beeinflussen, eher durch die chronischen Gesamtwirkungen der alltäglichen Auseinandersetzungen und den täglichen Verschleiß als durch große Schicksalsschläge wie den Tod eines geliebten Menschen. Außerdem beeinflussen diese Auseinandersetzungen uns alle unterschiedlich. Das heißt, wie wir mit ihnen fertig werden, ist weit wichtiger für unsere Gesundheit als die Vorkommnisse selbst.[5] Wir können ohne weiteres feststellen, daß das, was für den einen vielleicht streßvoll ist, einen anderen anregen mag. Eine abenteuerlustige Pilotin empfindet wildes Heruntergehen und plötzliche Luftlöcher für ihr einmotoriges Flugzeug als aufregende Herausforderung, während dem Durchschnittsfluggast Turbulenzen gewöhnlich etwas Angst einflößen. Wer wir sind und was wir in eine Erfahrung einbringen, ist weit bedeutsamer als die Erfahrung selbst. Wenn unsere Sichtweise eingeengt ist, kann alles überwältigend erscheinen, und der Streß kann unser Bewußtsein beherrschen. Wir regen uns vielleicht über etwas Unangenehmes in unserer Wochenendplanung auf oder beklagen eine Fehlinvestition, aber in dem Augenblick, in dem wir innehalten, um an alles Gute in unserem Leben zu denken, sehen wir die Dinge schon nicht mehr so eng, und der Streß, auf den wir uns konzentriert hatten, verschwindet augenblicklich.

Der Maharishi-Ayurveda hilft uns, zu erkennen, daß uns kein Ereignis etwas anhaben würde, wenn wir unser Bewußtsein grenzenlos auf das einheitliche Feld, das allen Veränderungen in unserem Leben zugrunde liegt, ausdehnen könnten. Unsere Physiologie wäre dann so gesund und stark, daß sogar scheinbar streßerfüllte Erfahrungen an uns abprallen würden, ohne viel Eindruck zu hinterlassen. Nicht, daß wir unangemessen reagieren würden. Wir würden eigentlich sogar noch angemessener reagieren. Nur eben ohne die dazukommende Furcht.

Auf diese Weise würden wir spontan alles, was wir erleben, in einem größeren und vielleicht positiveren Licht sehen, da wir begreifen, daß alles, was uns jeweils geschieht, einem guten Zweck dient, wenn wir diesen erkennen und mit ihm arbeiten können.

Stellen Sie sich einen großen Bauplatz vor, umgeben von einem großen Sperrholzzaun mit einigen kleinen Gucklöchern. Betrachten Sie den Bauplatz durch eines der winzig kleinen Gucklöcher, sehen Sie nur ein paar Arbeiter und einen kleinen Teil des Geländes. Sie könnten glauben, der kleine Ausschnitt sei die Baustelle. Wird aber der Zaun abgerissen, erkennen Sie, daß Ihr kleiner Ausschnitt zwar noch da ist, Sie aber nun das Ganze, den gesamten Betrieb, sehen. Die Arbeiter, die Sie zuvor gesehen hatten, tun noch die gleiche Arbeit. Aber darauf richten Sie nicht mehr Ihr Hauptaugenmerk.

Das Wichtigste beim Vorbeugen und Heilen ist nicht Beschränkung, sondern Ausdehnung. Sie sollen die Bewußtheit Ihres Körpergeistes ausdehnen, um den Pragya aparadh zu überwinden und sich dadurch einer breiteren Vielfalt von Möglichkeiten zu öffnen. Das gilt für alle Wechselwirkungen zwischen Körper, Geist und Gefühlen.

Ama-Blockaden gegen die Gesundheit

Es könnten verstopfte Arterien, die Einsamkeit eines verschlossenen Herzens, das Gelähmtsein durch Arthritis, die geistige Sperre eines Schriftstellers oder das sein, was man Zellulitis nennt. Es könnte sogar ein zweifelnder Gedanke wie »Das schaffe ich doch nie« sein. Es kann zu einer Welt von Skepsis führen, wo man sich gebunden und eingeschränkt fühlt. Der Ayurveda nennt die Ursache dieser Zustände *ama*. Es ist das, was sich im Körper aufbaut und unsere Verbindung zum einheitlichen Feld verhindert, indem es gleichmäßiges psychologisches und körperliches Funktionieren zunichte macht. Seine entgegengesetzten Eigenschaften sind Superflüssigkeit, Leichtigkeit und Flexibilität auf einem Unterbau von großer Stabilität. Egal, wo und wie es sich manifestiert – die vielen Folgen schlechter Verdauung von Nahrung oder Erfahrung, das unnötige Gepäck, das jeden Ansatzpunkt unserer psychophysiologischen Erfahrungen mindern oder gänzlich verhindern kann, sind Ama. Genauso wie Kohlenstoffbildung in einem Auto, ist Ama-Verdichtung im Organismus nichts Gutes. Es kann jederzeit dazu kommen, wenn unsere Bewußtheit nicht fest im einheitlichen Feld verankert ist.

Mit dem Begriff Ama können wir uns das Krankwerden als eine

Serie von Behinderungen unseres vollständigen psychophysiologischen Funktionierens vorstellen. Angehäuftes Ama führt eventuell zu einem Zusammenbruch der homöostatischen (ausbalancierenden) Körpermechanismen und das wiederum zum Altern und zu Krankheit, sei es vorrangig körperlich, geistig oder in unserem Gefühlsleben. Es kann vielleicht anfänglich unsere Arterien, unsere geistige Schärfe, unser Sehvermögen und unser Gehör blockieren oder unsere Fähigkeit einschränken, Liebe, Glück, Zufriedenheit, Optimismus und Seligkeit oder jede andere geistige und emotionale Entsprechung von Gesundheit und Langlebigkeit zu erfahren und zum Ausdruck zu bringen.

Nicht richtig verdaute Nahrung ist der Hauptgrund für die Bildung von körperlichem Ama als Gift- oder Abfallstoff. Aber neben schlecht verdauter Nahrung als Hauptquelle hat Ama noch mehrere andere Ursachen: Überschüsse *aller* Nebenprodukte des Stoffwechsels, die sich in unserem Körper infolge von Überproduktion oder ungenügender Ausscheidung ansammeln, sind auch eine Art Ama. Diese Überschüsse können Harnsäure enthalten, die Gichtarthritis verursacht, oder gewisse Gallenbestandteile, eine Art »Matsch«, der Gallensteine oder »schlechtes« Cholesterin bildet.

Das Hauptproblem beim Körper-Ama liegt in seinem Hang, im Lauf der Zeit in den Körpergeweben anzuwachsen. Das führt zu mehreren Schwierigkeiten. Die entscheidende Wirkung ist Blockade. Genauso wie eine Ansammlung von Schuhen, Koffern und Kisten im Korridor uns daran hindern kann, in die Wohnung hinein- und wieder hinauszukommen, so blockieren Ama-Partikel den dynamischen Fluß des Funktionierens, sei es im Verdauungstrakt oder in den Kommunikationskanälen zwischen den Gehirnzellen oder irgendwo anders in unserer Psychophysiologie. Das kann auf der tiefsten Ebene des Körpergeistes geschehen, wo Ama den Fluß der biologischen Intelligenz blockieren kann, d. h. die Schritte der Erfahrung, die für die

Organisierung des zellulären Stoffwechsels, der die Körpergewebe neu schafft, notwendig sind.

Mehr noch – die Verdichtung von Ama kann den Ausbruch aller möglichen Krankheiten hervorrufen, indem es die kleinsten Kanäle blockiert, durch welche Nährstoffe, sauerstoffreiches Blut, Hormone und Immunzellen fließen, um jede Zelle des Körpers zu reinigen und neu zu beleben. Wenn sich Ama ansammelt, können sogar einige kleine Funktionsbereiche des Körpergeistes allmählich einen kleineren und weniger adäquaten Anteil dieses Nährstoffpools bekommen. Sie können dann beginnen, in einem stagnierenden Tümpel von Stoffwechselabfallprodukten zu erlahmen, abgeschnitten von den Säuberungsmannschaften des Körpers, wie es die Makrophagen des Immunsystems sind. Der Überschuß an Fett oder Flüssigkeit, der sich als Abart in Form von Zysten bildet, bzw. die überschüssigen Schleimabsonderungen, die als Allergien zum Ausdruck kommen, können das Ergebnis einer Kapha-Unausgeglichenheit sein. Eine Entzündungsreaktion könnte aus einer Pitta-Unausgeglichenheit herrühren und sich als rheumatoide Arthritis oder eine der verschiedenen autoimmunen Störungen wie häufige Formen von Hyperthyreose (= Überfunktion der Schilddrüse), Kolitis (= akute oder chronische Schleimhautentzündung des Dickdarms) oder systemischer Lupus erythematodes (= Autoimmunerkrankung mit Bildung von Autoantikörpern) oder als undeutlichere Störungen wie Hautausschläge äußern. Blockiert Ama die Gelenkbewegungen und die Produktion von Gelenkschmiere, könnte dies das Ergebnis einer Vata-Unausgeglichenheit sein, die krachende Gelenke, Halsschmerzen, die chronischen Schmerzen und Beschwerden von Fibromyalgie oder den Verlust von Knorpel und übermäßige Knochenauswüchse an den Gelenken, die zu Osteoarthritis führen, hervorrufen kann.

Giftige Chemikalien wie gewisse Nitrate, Arzneimittel, Schadstoffe, Pestizide, Zigarettenrauch, Alkohol und Konservierungsmittel, die durch die Luft, das Wasser, die Nahrung, durch medizinische Therapien oder schlechte Gewohnheiten aufgenommen werden, können ebenfalls in den Körpergeweben in Form von Ama gespeichert werden. Diese Chemikalien führen oft zur Produktion von »freien Radikalen« und Molekülen in unserem Blut, die zahlreiche ernste Erkrankungen auslösen können.

Ama, AGEs und freie Radikale

Die Komplikationen bei Diabetes sind ein gutes Beispiel für den Begriff Ama. Eine der jüngsten Studien zum Mechanismus langfristiger Komplikationen bei Diabetes verweist darauf, daß die überschüssige Glukose, die sich im Blut und in den Geweben von Diabetikern anhäuft, direkt und schädlich auf verschiedene Körpergewebe wirkt. Anthony Cerami und seine Kollegen vom Rockefeller University Medical Biochemistry Laboratory haben jahrelang daran gearbeitet, um festzustellen, wie dieser überschüssige Zucker Gewebe zerstören und den Alterungsprozeß beschleunigen kann. Sie haben herausgefunden, daß eine chemische Reaktion zwischen dem Zucker und den Proteinmolekülen stattfindet, die zu »klebrigen« Partikeln führt, welche AGEs (advanced glycosylation endproducts) genannt werden. Diese AGEs heften sich an die sie umgebenden Proteinmoleküle (die Bausteine mehrerer wichtiger Körpergewebe), verbinden sie zu einer abnormalen gitterähnlichen Struktur in einem Prozeß, der als »Kreuzverbindung« bezeichnet wird. Mittlerweile weiß man, daß die Kreuzverbindung Bedingungen für das Altern schafft, auch die Arteriosklerose (Verhärtung der Arterien) beschleunigt, das Sehvermögen durch die Kataraktbildung beeinträchtigt, Nieren und Lungen schädigt und die Sehnen verfestigt, die die Muskeln mit den Knochen verbinden, indem sie Steifheit und mangelnde Flexibilität verursacht. Studien an

Bakterien haben inzwischen gezeigt, daß die AGEs sogar die DNS schädigen können, da sie die Vorarbeit zu Mutationen leisten, die zu verschiedenen Formen von Krebs führen könnten.

Betrachten wir diese Entdeckung vom ayurvedischen Standpunkt aus, ist die überschüssige Glukose ganz klar eine Form von Ama (ein überschüssiges Nebenprodukt des Stoffwechsels, das nicht genutzt oder nicht richtig vom Körper ausgeschieden wird), das von schlechter Verdauung und Stoffwechselstörung herrührt, sich in den Geweben des Körpers ansammelt und die Bildung klebriger AGE-Substanzen hervorruft, die Krankheiten oder Degeneration in den umliegenden Geweben verursachen. Viele Krankheiten, die mit Ama in Verbindung gebracht werden, entstehen auch durch die Erzeugung von *freien Radikalen*, die chemisch unbeständige Moleküle und gewöhnlich Ableitungen von Sauerstoffmolekülen sind. Wenn freie Radikale zu schnell erzeugt werden, ist der Körper unfähig, sie chemisch umzusetzen, und dadurch werden nahe gelegene Gewebe zerstört. Zu so einer Schädigung kommt es auch durch Sonne, Pestizide, Luftverschmutzungen, Chemotherapie, Bestrahlung, konservierte Lebensmittel, einige Arzneien und Zigarettenrauch.

Freie Radikale wirken normalerweise nicht unangemessen zerstörerisch. Sie sind ein Teil des natürlichen Stoffwechsels des Körpers und werden von der Nahrung, die wir zu uns nehmen, und dem Sauerstoff, den wir atmen, erzeugt. Solange ein Körper die freien Radikalen nach ihrer Bildung mit Hilfe gewisser Enzyme wie der Superoxiddismutase (bzw. SOD), die wir alle haben, schnell neutralisieren kann, entsteht kein Schaden. Gerät jedoch die Erzeugung von freien Radikalen außer Kontrolle, vielleicht infolge einer Überfülle an Giftstoffen oder eines überaktiven Immunsystems, kommt es zu einer Gewebeschädigung. Eventuell beeinflußt diese den Krankheitsprozeß und beschleunigt das Altern. Forscher glauben jetzt tatsächlich, daß sehr viele

Krankheiten wie auch der Alterungsvorgang in gewisser Weise mit der Erzeugung von freien Radikalen zusammenhängen. Laufende Forschungsstudien entdecken einen Zusammenhang zwischen zu vielen freien Radikalen, Herzkrankheit und Krebs. Wie halten wir also freie Radikale in der gesündesten Bahn? Ein Grundprinzip beim ayurvedischen Heilen ist, daß die Natur für jedes Ungleichgewicht ein Gegenmittel bzw. einen ausgleichenden Faktor hat. Das gilt sicherlich auch für die freien Radikalen: Bei vielen in der Natur vorkommenden Nahrungsmitteln ist festgestellt worden, daß sie Substanzen enthalten, die »antioxidieren« bzw. freie Radikale neutralisieren. Ganze Körner, frisches Obst und Gemüse halten uns gesund, weil sie reich an antioxidierenden Substanzen sind. Gegenwärtig studieren Forscher an verschiedenen medizinischen Einrichtungen laufend die Auswirkungen einer ayurvedischen Kräuterverbindung, die *Maharishi Amrit Kalash* bzw. MAK genannt wird und die aufgrund alter ayurvedischer Vorschriften formuliert wurde. Der japanische Immunologe Yukie Niwa, eine anerkannte Autorität auf dem Gebiet der Erzeugung von freien Radikalen und der Behandlung mit Antioxidantien, hat die Untersuchungen von MAK als Vertilger von freien Radikalen geleitet.[6] Er hat festgestellt, daß MAK wirksamer ist als einer der bisher untersuchten 500 anderen bekannten Vertilger von freien Radikalen. Außerdem wurde ermittelt, daß es ungiftig ist. Diese Voruntersuchungen sind von Forschern an der Loyola University wiederholt worden.[7] Die Forschung zur Vertilgung von freien Radikalen und zum Ayurveda ist gerade erst in Gang gekommen, aber sie kann wichtige Auswirkungen auf die Zurückdrängung von Koronararterienerkrankungen, von Krebs und dem Altern haben. (Siehe Kapitel 12 zu den Ergebnissen anderer MAK-Forschungen.)

Das innerliche Vergiftetwerden durch Lebenserfahrungen, Gefühle, Verkehr mit anderen Menschen, Gedanken und Süchte, die man als eindeutig negativ erfährt, führt ebenfalls zu Ama. Diese schädigenden geistigen und emotionalen Zustände erzeugen im allgemeinen gleichzeitig schädigende stoffliche Entsprechungen (Giftstoffe) im Körper wie z. B. übermäßig viel Säure im Magen, überschüssiges Adrenalin oder nicht ausbalancierte Neurotransmitter. Wenn es nicht in den Stoffwechsel übergeht und ausgeschieden wird oder wenn unser Körpergeist chronisch in einer Biochemie von Furcht, Haß, Aggression oder Streß gebadet wird, können wir durchaus die Giftigkeit des stofflichen Ama neben einer Art von »geistigem« Ama erfahren, das in den Datenbanken unserer Gehirne seinen Sitz hat. Dieses geistige Ama kann zum Fortleben negativer Gefühle und negativer Reaktionen in zahlreichen sich ständig wiederholenden Situationen unseres Lebens führen.

In jedem Augenblick, sei es, daß wir fest schlafen oder von mittelalterlichen Schlössern träumen, mit einem Freund telefonieren, in der Hauptverkehrszeit mit dem Wagen unterwegs sind, eine Mahlzeit zu uns nehmen oder verschiedene Dinge zugleich tun, formen, gestalten und ordnen wir ständig unsere Physiologie neu. Fast die gesamte heutige Forschung zur Geistkörpermedizin bestätigt diese Beobachtung des gesunden Menschenverstandes, die jahrhundertelang im Westen gröblich übergangen und mißverstanden wurde. Wir beginnen jedoch jetzt als Patienten und als Ärzte zu erkennen und zu akzeptieren, daß das Bewußtsein unsere Psychophysiologie *schafft*.

Die logische Folge dieser Einsicht ist, daß Krankheit in Ihrem Körper das widerspiegelt, was in Ihrem Geist vor sich geht, zumindest bis zu einem gewissen Grade, da Körper und Geist nicht voneinander getrennt sind. Ama ist somit in unseren Nervensystemen das biochemische Zeichen von unvollständig

»verdauten« oder ungelösten geistigen oder emotionalen Erfahrungen. Fast all unsere geistigen und emotionalen Schwierigkeiten sind Ergebnisse schlecht gelernter Muster für Verhaltensweisen und Wechselbeziehungen. Therapien jeder Art müssen sich generell dem Thema Abgewöhnen und Neulernen zuwenden. Wie im *American Journal of Psychiatry* berichtet wurde, haben Forscher der University of Wisconsin festgestellt, daß sogar ein Computerprogramm, das Depressionspatienten beibringt, sich ihre pessimistischen Reaktionen auf Zurückweisungen und andere Niederlagen im Leben »abzugewöhnen«, genauso gut funktioniert wie eine Therapie mit einem Therapeuten.[8]

Der Maharishi-Ayurveda bietet ein wohldurchdachtes und elegantes Modell dafür, wie die Veränderung von Gehirnmustern das Verhalten ändern kann. Anstatt uns durch Erkenntnisprozesse hindurchzuarbeiten, können wir Freude finden an einem Vorgang wie der Transzendentalen Meditation, einer leicht zu erlernenden geistigen Technik. Sie beruhigt den Geist, läßt den Körper gründlich zur Ruhe kommen und ermöglicht es uns so, über das logische Denken des Gehirns hinauszugehen und einen direkten Anschluß an unsere eigene Physiologie zu erfahren. Was bringt uns das? Kurz gesagt – sie kann Streß wirksam abbauen, uns helfen, einen besser funktionierenden Körpergeist zu entwickeln und uns Jahre von hoher Lebensqualität verschaffen, die weit über das hinausgeht, was viele von uns vielleicht angesichts unserer genetischen Herkunft, unserer krebserregenden Umgebung, unseres tatsächlichen Alters oder was auch immer uns einzuengen scheint, erwarten.

Einer jüngsten Studie zufolge können Menschen diesen geistigen »Langlebigkeitsfaktor« durch die Praktizierung der TM systematisch in sich aufnehmen.[9] An der Harvard University haben die Forschungspsychologen Charles Alexander, Ellen Langer und ihre Kollegen die Auswirkungen von drei unterschiedlichen Selbstentwicklungsprogrammen auf ältere Pflegeheimpatienten (mit einem Durchschnittsalter von 81 Jahren) ausgewertet. Am erstaunlichsten war, daß 100 Prozent der Teilnehmer aus TM-Gruppen drei Jahre nach Beginn des Programms noch am Leben waren, während die Überlebensrate bei den anderen Behandlungs- und Kontrollgruppen geringer war und bei anderen Personen aus der Bevölkerung, aus der die Personen stammten, 62,5 Prozent betrug. Mehr noch – die Personen, die TM praktizierten, wiesen bei drei Messungen der geistigen Flexibilität im Vergleich zu Kontrollgruppen und Personen aus anderen Behandlungsgruppen eine nicht zu übersehende Verbesserung auf und hatten einen deutlich geringeren systolischen Blutdruck. Die Autoren schlußfolgerten, daß »Veränderungen im Bewußtseinszustand ... durch spezifische geistige Techniken tatsächlich bedeutende Verbesserungen im Gesundheitszustand ... älterer Menschen herbeiführen können«. Sie stellten ebenfalls fest, daß *positive Ergebnisse eher von einer Technik des Selbstbezuges als von einem externen Programm kamen* und daß »der große Vorteil beim Praktizieren einer geistigen Technik des Selbstbezuges darin besteht, daß sie die Möglichkeit einer Stärkung von innen heraus eröffnet«. Vom Ayurveda aus gesehen standen die Versuchspersonen im vollen Kontakt zu einer Basis, die wahre Heilung verschafft. Die im Körpergeist entstandenen Veränderungen waren anscheinend weit signifikanter als jedes psychologische Gefühl. Sie entstehen als bedeutsamer Maßstab für die Unbesiegbarkeit der Zelle. Die Stärkung des Körpergeistes aus der Tiefe von innen durchdrang das gesamte Zellsystem. Wir haben untersucht, wie die Hauptursache für Krankheit als Getrenntsein zwischen Körpergeist und Bewußtseinsfeld zu verstehen ist. Unser Körpergeist ist darauf eingerichtet, eine Substanz zu erzeugen, die Ojas heißt. Ojas ist eine Quelle, der Vorgang und das Ergebnis jenes subtilen Wandels in der Bewußtheit, der solch ein Getrenntsein beseitigt.

Ojas als Ergebnis und Vorgang vollkommener Gesundheit

Ojas wird definiert als lebenswichtige Substanz im Körpergeist, die das Gleichgewicht zwischen Vata, Pitta und Kapha herstellt und selbst hergestellt wird, wenn die Ernährungsweise, die Verdauung, das Verhalten sowie die geistigen und emotionalen Zustände ausbalanciert und gesund sind. Ojas ist am deutlichsten auf der Haut gesunder Menschen als Glätte und »Glühen« strahlender Gesundheit zu beobachten. Ein Mensch mit gutem Ojas hat Zartheit sogar in einem kräftigen Körper, hat eine gute Farbe und eine ausgeglichene Persönlichkeit. Obwohl die Forschung zur Physiologie der Gesundheit als Gegensatz zu Krankheit endlich immer mehr etwas Alltägliches wird, ist Ojas allerdings noch nicht von der modernen medizinischen Wissenschaft entdeckt worden. Es wird jedoch ausführlich in den alten ayurvedischen Texten als eine Eigenschaft des Strahlens, als eine kaum wahrnehmbare, milchige, feine, ölige Substanz beschrieben. Es soll Eigenschaften haben, die toxischen Substanzen wie Alkohol und Gift völlig entgegengesetzt sind. Ojas durchdringt den gesamten Körper, verleiht ihm Stärke und Immunität, eine Eigenschaft, die als *bala* bekannt ist. Ojas ist verantwortlich für die Integration und die Ernährung der Physiologie wie auch des Geistes und des Intellekts.

In gewisser Hinsicht besteht der gesamte Zweck des ayurvedischen Wissens darin, all unsere psychophysiologischen Strukturen und Funktionen so zu unterstützen, daß ständig Ojas erzeugt und aufrechterhalten wird. Alle ayurvedischen Techniken sollen für unseren Körper, unseren Geist und unser Verhalten lebenserhaltendes Ojas hervorbringen und Ama beseitigen. Während Ama das Zutagetreten und das Fließen der biologischen Intelligenz in unserem Körper blockiert, werden sie durch Ojas erleichtert. Wenn Ojas in unserer Physiologie lebendig ist, führt es spontan zu ausgeglichenem Denken, Reden und Handeln. Der ayurvedischen Literatur zufolge führt jede unbedeutende, in Eile ausgeführte Handlung zur Auflösung von Ojas, während es durch jede wache und bewußte Handlung entsteht. Durch die Schaffung eines scharfen Geistes überwindet Ojas den Irrtum des Intellekts, Pragya aparadh, und schafft die Erinnerung an die Ganzheit. So wird die Grundlage für Krankheit und Leiden beseitigt.

Ojas ist beschrieben worden als »Gleitbahn für die Superflüssigkeit«, die den Wissenstransfer vom Bewußtsein (= einheitliches Feld) zur Materie ermöglicht, sowie auch als *halb*materielles Substrat, d. h. sowohl als Bewußtsein als auch als Materie, als physisches Medium, durch das sich die Natur am vollständigsten in uns zum Ausdruck bringen kann. Ojas ist somit ein Endprodukt und auch ein Vorgang, der unsere Immunität, unser Bala, sowie die Stärke unseres Körpergeistes erhöht und uns befähigt, lange ohne Krankheiten zu leben. Wenn Ojas voll in Aktion tritt, hat jemand einen Zustand vollkommener Gesundheit erreicht. Wenn Ojas jedoch völlig ausgeschöpft wird, geht die Immunität – die ordnende Intelligenz, die Integrität und die Homöostase im Körpergeist – vollständig verloren.

Es spielt eigentlich keine Rolle, ob wir uns Ojas als Ergebnis oder als Umgestaltungsprozeß vorstellen, der zum homöostatischen Gleichgewicht und zur Immunstärke im Körper führt. Der Wert, Ojas zu begreifen, besteht darin, daß es mit einem spezifischen Zustand von Gleichgewicht, von idealem Funktionieren im Körpergeist gleichzusetzen ist, in dem alle Gewebe gut versorgt werden und das höchste Niveau ihrer physiologischen Wirksamkeit behalten, so daß starke Immunität, Klarheit, Seligkeit und Glück entstehen. Ojas ist somit ein Zustand (der Erkennende), eine Substanz (das Erkannte) und ein Vorgang (der Erkennungsprozeß), beschrieben als volles Fließen biologischer Intelligenz, wodurch Bewußtsein, Intelligenz und Materie miteinander verbunden werden.

Die Srotas als Kanäle für Ojas

Um alle Teile Ihres Körpergeistes zu erreichen, benötigt Ojas zum Durchfließen Kanäle. Sie werden *srotas* genannt und sind die Durchgänge Ihres Körpers, sind die Räume, die von den Blutgefäßen, den Kapillargefäßen, den Lymphsystemen und so weiter umfaßt werden. Ojas fließt durch die Srotas, durch alle Spalten in der Physiologie. Ihr gesamter Körper ist ja voll von Srotas. Wir können uns die Srotas als Kanäle für die Natur, für unsere biologische Intelligenz vorstellen. Wird der Fluß der biologischen Intelligenz behindert, d. h., kommt eine Information nicht dort an, wo sie gebraucht wird, wird ein Körperteil vom Ganzen abgeschnitten, und das kann schon die Vorarbeit fürs Krankwerden sein. Ein Krebserreger wird in den Brustdrüsen festgehalten, die Immunzellen können ein im Lungengewebe befindliches Virus nicht erreichen, die Bakterien beginnen sich in der Blase stark zu vermehren usw. Eine durch Blockaden ausgelöste Biologie der Unordnung übernimmt die Herrschaft über die Biologie der Geordnetheit.

Offene Srotas ermöglichen es dem Ojas, völlig unbehindert zu fließen und uns kerngesund zu erhalten. Ojas ist die Lebenskraft in jedem Srota, das »in den Spalten sitzt«, wie es in den alten Texten heißt. Wir fühlen uns am besten, wenn wir die »Spalten« rein halten. *Panchakarma*, ein ayurvedisches Reinigungsprogramm, soll vor allem die Srotas reinigen, damit Ojas unbehindert fließen kann. Die ayurvedische Medizin ist im Grunde so aufgebaut, daß Bedingungen geschaffen werden, um die Produktion und das Fließen von Ojas in jede Ecke des Körpergeistes durch völlig offene Srotas zu erhöhen.

Wir können den Vorgang als ein Fließen beschreiben: Die Intelligenz betritt unsere Physiologie durch Ojas, und Ojas fließt durch unsere Physiologie in Srotas. Ama kann natürlich die Srotas blockieren, und deshalb ist es wichtig, die Ama-Men-

ge zu vermindern, aber es ist sogar noch *wichtiger*, die Menge und die Stärke von Ojas in unserer Physiologie zu erhöhen.
Zusammenfassend kann gesagt werden: Die Physiologie der Gesundheit kann vom ayurvedischen Standpunkt aus im Grunde als Kontinuum verstanden werden. Entwickeln wir ein größeres Gleichgewicht in den Doshas und höhere Bewußtseinszustände, verringert sich die Ama-Menge in unserer Psychophysiologie, und die Ojas-Menge steigt an.

»Reine Freude« als Erfahrung von Ojas

Die geistige und emotionale Erfahrung von Ojas wird als »reine Freude« oder Glückseligkeit beschrieben. Das Wort »Glückseligkeit« hat in unserer Kultur einen etwas frivolen Klang, aber die ayurvedische Terminologie benutzt es als ernsthafte und tiefgründige Beschreibung einer freudvollen, ekstatischen und doch gelassenen Erfahrung, die mit dem Gefühl völligen Gesundseins infolge der ausgleichenden Wirkungen von Ojas in unserer Psychophysiologie in Verbindung gebracht wird.
Die ayurvedische Medizin ist vorbereitend und vorbeugend zugleich. Sie bereitet unsere Physiologie und unsere Psychologie darauf vor, Glückseligkeit zu erfahren. Da jede Zelle Neuropeptide erzeugt und daher jeden Gedanken in Materie umwandeln kann, werden wir ein Teil des Vorgangs, der unsere Biochemie bestimmt, und sind somit fähig, unseren eigenen Glückseligkeitszustand aufzubauen.
»Reine Freude« kann als dahinschmelzendes Gefühl von Allumfassenheit erlebt werden und basiert oft auf plötzlichen Einsichten oder Wissen, dessen Schärfe von so hoher Qualität und Intensität ist, daß es nur als reine Liebe erfahren werden kann. Wie es in vielen spirituellen und religiösen Lehren der Geschichte heißt, ist dies der Zustand, den wir von Natur aus eigentlich

erfahren und leben sollten, ein Zustand des »Himmels auf Erden«, der uns in natürlicher Weise bei jeder neuen Umwandlungsreise, auf die wir uns begeben, anzieht.
Der Maharishi-Ayurveda beschreibt den Zustand der Glückseligkeit als reale und gleichbleibende tägliche Erfahrung psychophysiologischer Ganzheit. Wenn Sie geistiges Ama loswerden, wenn alte Erinnerungen (selbst unbewußte) und Reste von zurückliegendem emotionalem Streß – Zurückweisungen, Zweifel und Enttäuschungen aus unserem Leben – verschwinden und wenn die stofflichen Abfall- und Giftstoffe in unseren Zellen und Geweben vollständig beseitigt sind, scheint immer mehr von Ihrer eigentlichen Natur durch. Sie werden dann der Mensch, der Sie von Natur aus sein sollten, der intelligenteste, liebevollste, wachste, kreativste und glücklichste Mensch, den Sie sich vorstellen können, und noch einiges mehr.

Falls Sie gern wissen wollen, wie Sie im Bereich Ama und/oder Ojas stehen, haben Sie nun Gelegenheit zur Selbsteinschätzung. Betrachten Sie sie als Ama- oder Ojas-Bewertung, je nachdem, ob das Glas halb voll oder halb leer ist …

Ojas-Selbsteinschätzung

0 = Trifft auf mich überhaupt nicht zu.
1 = Trifft gelegentlich auf mich zu.
2 = Trifft meist auf mich zu.
3 = Trifft vollständig auf mich zu.

Streichen Sie die Zahl an, die Ihrer Erfahrung am nächsten kommt:

– Wenn ich frühmorgens aufwache, fühle ich mich locker, leicht und klar. 0 1 2 3

- Meine Zunge ist tagsüber rosa und sauber. 0 1 2 3
- Im allgemeinen habe ich nach dem Aufstehen Stuhlgang. 0 1 2 3
- Nach den Mahlzeiten fühle ich mich gesättigt und brauche nichts weiter zu essen. 0 1 2 3
- Mein Bauch fühlt sich nach dem Essen angenehm an. 0 1 2 3
- Mein Verdauungstrakt ist im allgemeinen frei von Darmgasen. 0 1 2 3
- Ich suche mir in voller Freiheit aus, was ich essen oder trinken möchte, ohne mich von Gelüsten getrieben zu fühlen. 0 1 2 3
- Ich habe keinerlei Lebensmittelallergien. 0 1 2 3
- Hefeinfektionen bekomme ich selten, wenn überhaupt. 0 1 2 3
- Die Belüftung meiner Nebenhöhlen und Nase ist unbehindert. 0 1 2 3
- Meine Perioden kommen regelmäßig, und der Ausfluß ist gering. 0 1 2 3
- Menstrualschmerzen habe ich nicht. 0 1 2 3
- PMS-Symptome habe ich nicht. 0 1 2 3

(Wenn Sie gerade in der Menopause sind oder sie hinter sich haben, beantworten Sie die nächsten drei Fragen anstelle der letzten drei.)

- Meine Menopause ist (war) körperlich leicht. 0 1 2 3
- Ich habe (hatte) keine aufsteigende Hitze. 0 1 2 3
- Meine Menopause ist (war) emotional leicht. 0 1 2 3

(Wenn Sie infolge chirurgischer Eingriffe oder anderer Umstände keine Regel mehr bekommen, aber die Menopause noch nicht erreicht haben, gehen Sie entweder auf frühere Erfahrungen mit Ihrer Regel zurück, oder überspringen Sie Fragen, und fügen Sie dem Endergebnis 4 oder 5 zu.)

- Im allgemeinen ist meine Haut klar und glatt. 0 1 2 3
- Meine Gelenke bewegen sich einwandfrei und leicht, ohne zu knacken. 0 1 2 3
- Meine Gliedmaßen fühlen sich leicht und gelenkig an. 0 1 2 3
- Ich erlebe meine Emotionen im vollen Umfang, bin aber frei von Stimmungsschwankungen. 0 1 2 3
- Ich kann ehrlich sagen, daß ich die meiste Zeit zufrieden bin. 0 1 2 3
- Mein Geist ist gewöhnlich konzentriert, klar und scharf. 0 1 2 3
- Obwohl ich ärgerlich werden kann, verliere ich gewöhnlich nicht die Beherrschung. 0 1 2 3
- Selbst mitten im Winter, umgeben von niesenden Menschen, bekomme ich keine Erkältung, Grippe oder anderen derartigen Infektionen. 0 1 2 3
- Mein Atem ist im allgemeinen frisch. 0 1 2 3
- Ich sehe für mein Alter jünger aus. 0 1 2 3
- Ich schlafe gut und fühle mich am Morgen ausgeruht. 0 1 2 3
- Ich habe ausreichend und beständig Energie. 0 1 2 3

Ergebnis

60-75: Sehr hoher Ojas-Spiegel. Wir gratulieren Ihnen! Die Reaktionen Ihres Körpergeistes zeigen, daß Sie kerngesund sind und sehr wenig Amasymptome haben.

44-59: Hoher Ojas-Spiegel. Sie gehen sehr gut mit Ihrer Gesundheit um. Sie können alle Hinweise in diesem Buch zwecks weiterer Vorbeugung nutzen.

28-43: Durchschnittlicher Ojas-Spiegel. Ihr Gesundheitszustand ist gut, seien Sie aber wachsam. Wenn Sie noch zusätzlich auf Ihren täglichen Lebensstil und Ihre Gewohnheiten achten, wird Ihnen das helfen, größere Vitalität und Immunität zu fördern. Sehen Sie sich das Ama-reduzierende und Ojas-verstärkende Eßprogramm in Kapitel 6 sowie andere geeignete Verfahrensweisen an.

Unter 28: Niedriger Ojas-Spiegel. Eine gewisse Ama-Reduzierung und Ojas-Erhöhung (siehe Ende von Kapitel 6) würde Ihnen guttun. Sie werden sich zweifellos besser fühlen, wenn Sie mehr auf die mit Ihrer Gesundheit zusammenhängenden Gewohnheiten und auf Ihren Lebensstil achten und sich an den entsprechenden, in den Kapiteln 4, 7 und 12 dargelegten Programmen beteiligen.

Im folgenden Kapitel untersuchen wir, auf welch unterschiedliche Weise wir körperlich, geistig und emotional erkranken, und sehen uns an, wie die ayurvedischen Vorgehensweisen Vorbeugungs- und Behandlungsebenen ansprechen, die der tiefgreifendsten Heilungsart zukommen.

6 ERNÄHRUNG
Umwandlung von Krankheit in Gesundheit

Unausgeglichenheit der Dhatus ist Krankheit,
bekannt als Unglück;
ihr Ausgeglichensein ist Gesundheit,
bekannt als Glück.

Das Allheilmittel für alle Störungen
ist der ausgeglichene Gebrauch
von Wissen, Materialien und Zeit.
Charaka Samhita

Krankheit ist ja nichts Einfaches. Sie hat ihren Ursprung in einem komplizierten Zusammenspiel von genetischer Veranlagung, gesellschaftlichen und umweltbedingten Einflüssen, Ernährung und Verhalten, dem relativen Erfolg unseres Körpergeistes bei der Verdauung sowie der Verstoffwechselung und Beseitigung überschüssiger Substanzen. Die speziellen Gebiete, auf denen wir persönlich schädigende Auswirkungen erleben können, hängen weitgehend von unseren individuellen Doshas, unserer Familienvorgeschichte und unserer eigenen Vorgeschichte sowie von unserem Lebensstil ab. Die gute Botschaft lautet, daß fast jede dieser Voraussetzungen überwunden und sogar umgekehrt werden kann. Wie wir gesehen haben, veranschaulichen Dean Ornishs Forschungen zur erfolgreichen Umkehr von Herzschäden durch Programme für Ernährung und Streßabbau die positiven Ergebnisse, zu denen es kommt, wenn

das gesamte System einschließlich der Arterien von Verstopfung befreit wird.
Viele bekannte Krankheiten hängen mit der Ansammlung von Stoffwechselabfallprodukten infolge unausgeglichener Verdauung zusammen.

- Angesammeltes »schlechtes« Cholesterin bahnt den Weg für Arteriosklerose, Schlaganfall und Herzattacken.
- Unverdautes Fett kann Blockaden erzeugen, die zu Lipomen (= Fettgewebsgeschwulst), Leberzirrhose, Augenkrankheiten bei Hyperthyreose (= Schilddrüsenüberfunktion) und Fettleibigkeit als Ursache anderer körperlicher Probleme führen können.
- Ungenügend verwertete Kohlenhydrate können Diabetes und zahlreiche Komplikationen dieser Krankheiten einschließlich Herz- und Kreislauferkrankungen sowie Katarakte verursachen.
- Überschüssige Proteinnebenprodukte können uns für Gichtarthritis (Uratkristalle), Osteoporose und Zustände wie die Alzheimer-Krankheit anfällig machen.
- Eine Überkonzentration von Mineralien kann Nierensteine und viele Formen der Arthritis verursachen.

Bemerkenswerterweise können viele Krankheitsmysterien, die die moderne Medizin vor ein Rätsel stellen, vom Diagnostikverständnis des Ayurveda und seinen Behandlungsansätzen gelöst werden. Wir können zwei spezifische medizinische Zustände – Lebensmittelallergien und Autoimmunkrankheiten – als Beispiele zur Erkennung der Rolle des Ama bei Krankheiten ansehen.

Die Rolle des Ama bei Lebensmittelallergien und Autoimmunkrankheiten

Schätzungsweise 30 Millionen Amerikaner haben Abneigungen gegen gewisse Lebensmittel, obwohl diese Allergien nicht in die typische Klasse der Immunsystemstörungen fallen. In einem Artikel im *New York Times Magazine* bemerkte Jane Brody, Autorin für Gesundheitsfragen: »Die klassisch ausgebildeten Allergiespezialisten sind sich nicht einig darüber, wie die verschiedenen negativen Reaktionen auf Lebensmittel kategorisiert bzw. diagnostiziert werden sollen.« Selbst die überwältigende Mehrheit der holistischen Mediziner, schreibt sie, »diagnostiziert Allergien auf der Grundlage von Untersuchungen, deren Wert nicht bewiesen worden ist, und ... verschreibt ... praktisch für jeden Patienten dieselben Diäten und Vitamin- und Mineralzusätze ...«[1]

Vom ayurvedischen Standpunkt aus können Allergien entstehen, weil wir einfach Nahrung nicht richtig verdauen. Ist Ama vorhanden, könnte der Körper ein harmloses Ernährungsmolekül mit einem schädlichen und als *Antigen* bekannten Eindringling verwechseln. Oder wenn die Verdauung schlecht funktioniert und die Nahrung durch die Verdauung nicht entsprechend umgesetzt wird, *ist* das Lebensmittelmolekül ein Giftstoff, der nicht als Nahrung erkennbar wird, und der Körper versucht in seiner Weisheit, es zu beseitigen.

Genauso wie Heufieber dadurch entsteht, daß das Immunsystem Kätzchen-Blütenstaub für etwas Schädliches hält, entstehen Lebensmittelallergien, wenn das Immunsystem falsch und unnötig auf ein Antigen reagiert. Diese unnötige Reaktion des Immunsystems fordert ihren Tribut von unserem allgemeinen Gesundheitszustand. Die Symptome ahmen oft die einer schwach ausgebildeten Grippe nach: Mattigkeit, Benommenheit, Blähungen und gelegentliche Übelkeit oder Durchfall.

Menschen, die mit einer Diät zur Beseitigung von Lebensmittelallergien behandelt wurden, neigen dazu, an der irrtümlichen Annahme festzuhalten, sie seien ständig gegen die jeweiligen Lebensmittel allergisch und müßten sie daher auf unbestimmte Zeit meiden. Das fällt den meisten von uns schwer, wenn wir gegenüber zahlreichen begehrenswerten Lebensmitteln allergisch sind, und in vielen Fällen kann das zu einer unausgeglichenen und vom Nährwert her unzureichenden Ernährungsweise führen. Der ayurvedische Ansatzpunkt geht jedoch von folgendem aus: Wenn erst einmal die Verdauung verbessert worden ist und die Nahrung konsequent in die richtigen einfachen Moleküle von Zucker, Protein und Fett umgesetzt wird, welche vom Körper als Nahrung anerkannt werden, dann bilden sich keine Antikörper, um an dieser Stelle mit der Nahrung in eine Reaktion einzutreten. Die Moral von der Geschichte bei der Lebensmittelallergie ist nämlich die: Wir sind nicht gegen das Lebensmittel allergisch, sondern nur gegen sein nicht richtig verdautes Endprodukt. Wenn dies (buchstäblich) beseitigt wird, wird auch die »Allergie« gegen Lebensmittel beseitigt.

Einen weiteren damit zusammenhängenden und durch Ama bewirkten Mechanismus enthält eine Gruppe von Krankheiten, die für Autoimmunkrankheiten gehalten werden. Hier scheint das Immunsystem, das gewöhnlich unser Verbündeter bei der Krankheitsbekämpfung ist, tatsächlich Krankheit *hervorzurufen*. Autoimmunstörungen können gewöhnlich durch Arzneimittel wie Steroide kontrolliert werden. Diese unterdrücken das Immunsystem, können aber zu einer verringerten Widerstandsfähigkeit gegen Infektionen und andere potentielle Nebenwirkungen in verschiedenen Organsystemen des Körpers führen. Solche Arzneien heilen unglücklicherweise die Krankheit nie aus, da Symptome gewöhnlich wieder zutage treten, sobald die Medikamente abgesetzt werden.

Der Begriff »autoimmun« bezieht sich auf die Tatsache, daß gewisse Störungen des Immunsystems Antikörper gegen unsere eigenen Körpergewebe bilden. Der Körper greift sich selbst an.

Warum eigentlich? Da es sich weitgehend um erworbene Krankheiten handelt, wird der Körper nicht durch sein eigenes genetisches Programm durcheinandergebracht. Aber es muß tiefer liegende Bedingungen geben, die diese unnatürliche Immunattacke veranlassen. Der Ayurveda trägt hier Wichtiges zum Verständnis dieses Vorganges bei.
Wie wir gesehen haben, kann Ama, wenn es sich in einem Gelenk, in der Schilddrüse oder in der Darmschleimhaut ansammelt, eine Entzündungsreaktion auslösen, weil die Immunzellen kommen, um die Abfallprodukte zu verschlingen und zu vertilgen. Diese Entzündungsreaktion hängt zusammen mit freien Radikalen, die, wenn sie im Übermaß infolge einer starken Ama-Konzentration in diesen Bereichen freigesetzt werden, das angrenzende Gewebe schädigen. Das führt zu Gelenkschmerz und anwachsender rheumatischer Gelenkentzündung oder langsamer Zerstörung der Schilddrüse wie bei der Hashimoto-Thyreoiditis (= Autoaggressionskrankheit der Schilddrüse), der häufigsten Ursache für Hypothyreose (= Unterfunktion der Schilddrüse, die hauptsächlich bei Frauen auftritt), zu Darmentzündung bei eitriger Kolitis (= akute oder chronische Schleimhautentzündung des Dickdarms) oder zur Crohn-Krankheit (= Entzündung der Darmwand des Dünndarms). Es kann sein, daß irgendwann bei der Bekämpfung der chronischen Ablagerung von Ama der Körpergeist tatsächlich beginnt, die angrenzenden Gewebe für fremde Antigene zu halten, und damit anfängt, Antikörper gegen den Gelenkknorpel, das Schilddrüsengewebe oder die Darmwand zu bilden. In einigen Fällen wird das Immunsystem derart überstimuliert, daß es sogar Antikörper gegen seine *eigenen* Antikörper bildet, wie dies beim »Rheumafaktor« der Arthritis geschieht.
Ayurvedische Behandlungsmethoden konzentrieren sich auf die Eliminierung von Ama. Mit dessen allmählicher Beseitigung beginnt sich das Immunsystem zu beruhigen, und die Symptome klingen allmählich ab. Mit richtiger Ernährungsweise und

Routine können sogar hartnäckige Fälle von Autoimmunkrankheiten bei Patienten, die von Steroiden und anderen immununterdrückenden Arzneimitteln abhängig sind, wieder in Ordnung gebracht und in manchen Fällen ohne Steroide bewältigt werden, wenn die Ama-Situation nur erst einmal unter Kontrolle ist. (Jedoch sollten die Patienten die vorgeschriebenen Medikamente nicht auf eigene Faust aufgrund der hier gegebenen Anleitung reduzieren oder absetzen. Sie sollten in Absprache mit ihren Ärzten weiterarbeiten, seien diese nun ayurvedisch ausgebildet oder nicht. Diese können ihre Medikationen allmählich zurücknehmen, wenn die Symptome der Patienten durch dieses Programm abklingen.)

Wenden wir uns nun einer anderen Ebene des »Warum« von Kranksein zu, um deutlicher zu verstehen, wie Verdauungs- und Stoffwechselunausgewogenheit eine Rolle beim Krankwerden und Altern spielen, wie dies alte ayurvedische Physiologen beschreiben.

Die Umwandlung der Physiologie durch die Verdauung

Wir wissen, daß fast jeder Krankheitszustand mit inneren und umweltbedingten Faktoren zu tun hat, die zur »Auslösung« eines *Krankheits*potentials führen. Umgekehrt muß es auch innere und umweltbedingte Faktoren geben, die unser *Gesundheits*potential aktivieren können. Der Maharishi-Ayurveda behauptet, daß eine Blaupause für den Weg zu psychophysiologischer Unbesiegbarkeit in jedem menschlichen Wesen liegt und jeder unser Geburtsrecht verwirklichen kann, wenn wir diese gesunde Funktionsweise auszulösen vermögen. Wir zeigen nun, wie unser Gesundheitspotential innerhalb der Verdauungs- und Ausscheidungsprozesse aktiviert werden kann.

Wenn wir essen, wandeln wir buchstäblich Pakete von Energie

und Intelligenz in die Erschaffung unserer Körper um. Im Grunde wandeln wir Intelligenz aus einer Form in die andere um, und deshalb betrachtet der Ayurveda die verschiedenen Stoffwechselebenen als Bewußtseinsumwandlungen.

Die ayurvedische Abfolge der Verdauung beginnt, wenn Sie etwas zu essen sehen, riechen oder auch nur daran denken. Ihr Speichel, der die ersten Verdauungsenzyme enthält, um die Umsetzung der Kohlenwasserstoffe zu beginnen, beginnt zu fließen. Sie nehmen einen Biß. Wenn die Nahrung in Ihren Magen gelangt, setzen Säuren sie in einfachere Bestandteile um; Enzyme und Verdauungshormone werden von Ihrem Magen, Ihrer Bauchspeicheldrüse und Ihrem Dünndarm ausgeschieden, wenn die Nahrung in die Därme fließt. Von hier wird der Speisebrei, Chymus genannt, über die Darmschleimhaut absorbiert und gelangt in Ihre Venen, die ihn zu Ihrer Leber bringen. So funktioniert das bis zu dieser Stelle. Würden wir von der allgemein akzeptierten medizinischen Verdauungstheorie ausgehen, wäre der Prozeß jetzt abgeschlossen. Der Ayurveda jedoch meint, daß hier erst alles beginnt ...

Wie der Körper ernährt wird und ernährt – die Dhatus

Der Ayurveda beschreibt sieben Gewebe, die *dhatus* genannt werden. Im Grunde sind die Dhatus sieben Bewußtseinsumwandlungen im Körpergeist. Jedes Dhatu hat sein eigenes Agni, seinen eigenen Stoffwechselprozeß, der als dhatu agni bekannt ist, sieben aufeinanderfolgende Stadien enzymatischer (biochemischer) Verarbeitung, die letzten Endes dazu führen, daß alle Körpergewebe ihre Nahrung erhalten. Die späteren Verdauungsstadien hängen von den vorangegangenen ab, da eine Gewebeebene die Nährstoffe für die Benutzung durch die nächste Ebene vorbereitet und so weiter.

Das Endergebnis einer gut funktionierenden Dhatu-Folge ist Ojas, das feinste Verdauungsprodukt, das Sie als Lebenskraft in Ihrem Körper und als Glückseligkeit in Ihrem Geist erfahren. Ojas ist letztendlich das, was Vata, Pitta und Kapha im Gleichgewicht und die Dhatus in der Reihenfolge hält. Wie wir in Kapitel 5 gesehen haben, liegt Ojas, das sowohl Bewußtsein als auch Materie ist, am Schnittpunkt zwischen den beiden, wird im gesamten Körpergeist erzeugt und befindet sich auf der tiefsten Ebene Ihrer Psychophysiologie.
Die Dhatus und Ojas stützen einander. In der nachfolgenden Liste werden die sieben Dhatus mit verschiedenen Bereichen des Körpers in Verbindung gebracht, jedoch, wie Sie später sehen werden, werden sie auch mit geistigen und emotionalen Vorgängen assoziiert.

- *rasa* – Blutplasma, Lymphe
- *rakta* – rote Blutkörperchen (Hämoglobin oder eine Komponente für die Sauerstoffversorgung)
- *mamsa* – Muskeln
- *medha* – Fett
- *asthi* – Knochen
- *majja* – zentrales Nervensystem und Knochenmark
- *shukra* – Eizellen und Sperma

Jedes Dhatu hat seine eigenen Enzym- und Stoffwechselprozesse, sein *agni* bzw. Feuer, das im Grunde die Nährstoffe zur Assimilation und zur Benutzung durch das nächstfolgende Körpergewebe »kocht«. Wird aber eine Enzymstufe unterbrochen, wird die Zusammensetzung der Nährstoffflüssigkeit für die Assimilation durch das nachfolgende Gewebe ungeeignet, wird sie zu Ama. Das Ama wird in den umliegenden Kreislaufkanälen bzw. Geweben abgelagert und fördert die Wahrscheinlichkeit von noch mehr Ama-Bildung auf dieser »steckengebliebenen« Ebene des Stoffwechsels bei der Verdauung der nächsten Mahlzeit. Das kann mehrere Folgezustände auslösen, die Schwierigkeiten bereiten und doch vom westlichen Standpunkt aus wenig mit Verdauung zu tun zu haben scheinen. Es folgt nun ein Beispiel dafür.

Wie übermäßige körperliche Bewegung den Stoffwechsel unterminiert

Ein Beispiel für den Dominoeffekt in der Dhatu-Umwandlung zeigt sich in der weiblichen Physiologie durch das enge Verhältnis zwischen dem vierten und fünften Dhatu Medha und Asthi. Medha mit seinem Stoffwechsel umfaßt ja viel mehr als nur Fettgewebe; es umfaßt die gesamte Tätigkeit der Hormone, d. h. der Fortpflanzungshormone und anderer. Asthi hat vorrangig mit Knochen, Knorpel und deren Stoffwechsel zu tun. Es ist jetzt bekannt, daß Athletinnen, deren Perioden durch übermäßige körperliche Betätigung ausbleiben, Kalzium aus ihren Knochen verlieren und oft sogar in jungen Jahren schon Knochenschwund haben. Die Regel bleibt weg, weil die Hirnanhangdrüse und die Eierstöcke nur dann normal funktionieren, wenn eine gewisse Mindestmenge an Gesamtkörperfett vorhanden ist. Fällt das Körperfett dieser Athletinnen unter diese Schwelle, sinkt der Hormonspiegel, und sie bekommen keine Regel mehr. Da Östrogen eine wichtige Rolle beim Knochenstoffwechsel spielt, kann Östrogenmangel auch zum Verlust von Kalzium aus den Knochen und zur Entwicklung von Knochenschwund führen.

Vom Standpunkt des Ayurveda veranschaulicht diese Situation das Prinzip des wechselseitigen Zusammenhangs zwischen den sieben Geweben im Stoffwechsel. Die übermäßig in Form gebrachte Athletin entwickelt ihr Mamsa auf Kosten von Medha und verliert im Vergleich zu ihrem Gewicht zuviel Körperfett. Das führt zu einem unausgeglichenen Hormonhaushalt (auch

ein Faktor von Medha) und ungenügender Versorgung von Asthi.
Betrachten wir uns nun einige andere Gesundheitsprobleme von Frauen, die bis heute von der modernen Medizin schlecht verstanden werden und deren Ursprünge nach ayurvedischer Ansicht auf Unausgeglichenheiten in den Dhatus zurückgehen.

Dhatu-Blockade, fibrozystische Brusterkrankungen und Brustkrebs

Die drei Dhatu-Agnis, die am häufigsten mit Gesundheitsstörungen bei Frauen in Verbindung gebracht werden, sind Rasa, Medha und Asthi. Rasa steht für die erste Verdauungsebene, auf der Speise in mikroskopisch kleine Nährstoffbausteine umgewandelt wird, die dann in der klaren Plasmaportion des Blutes durch den Körper getragen werden. Alle Körpergewebe werden über den Rasa-Fluß ernährt, der durch das Blutplasma und den Lymphfluß Nährstoffe aus dem Verdauungstrakt heraussträgt, die Zellen des Körpers mit Nährstoffflüssigkeit versorgt und die Abfallstoffe des Stoffwechsels wegbringt. Wie bei all unseren Organen sind die Gesundheit und die Versorgung der Brüste, der Eierstöcke und des Uterus von der Gesundheit von Rasa abhängig.
Wird durch schlechte Verdauung nur wenig Rasa gebildet, kann sich in den Geweben des Körpers Ama ansammeln. Dadurch können sich Fibromyome des Uterus, Eierstockzysten und fibrozystische Erkrankungen in den Brüsten entwickeln. Bei Eierstockzysten führen blockierte Kanäle zum Fortbestand einer oder mehrerer mit Flüssigkeit gefüllter Hohlräume im Eierstock, die in manchen Fällen zu Unterleibsschmerzen führen können. Fibromyome des Uterus können übermäßige Blutungen und andere Komplikationen bewirken. Während diese Zustände in der modernen medizinischen Praxis zuweilen chi-

rurgisch behandelt werden, können sie bei Auftreten mit einem ayurvedischen Behandlungsprogramm angegangen werden.
Beim fibrozystischen Brustsyndrom kann es zu Blockaden in den Gängen, Drüsen und Lymphgefäßen des Brustgewebes kommen, und bei Flüssigkeitsansammlung können sich in den Brüsten schmerzhafte Zysten bilden. Glücklicherweise hat die Medizin mit fibrozystischem Brustgewebe im allgemeinen nicht mehr so viele Schwierigkeiten wie früher. Obwohl nicht genau bekannt ist, welche Rolle diese Prozesse bei der Bildung von Krebs spielen, erinnert uns die Brustspezialistin Susan Love, Direktorin des UCLA Breast Center, daran, daß Frauen mit einer fibrozystischen Krankheit *kein* erhöhtes Brustkrebsrisiko haben.
Wie bekommen wir also Brustkrebs? Obwohl sicherlich eine gewisse genetische Veranlagung besteht, haben 80 Prozent aller Frauen, die Brustkrebs bekommen, *keine* solchen Fälle in der Familie. Auch gibt es keinen schlüssigen Beweis dafür, daß fettreiche und ballaststoffarme Ernährung Brustkrebs direkt auslöst; jedoch falsche Ernährung und andere Ama-bildenden Faktoren scheinen wohl eine Rolle für das erhöhte Risiko zu spielen.
Eine Vorstudie, die wegen ihrer potentiellen Wichtigkeit bei der Brustkrebsvorbeugung erwähnenswert ist, obwohl ihre Ergebnisse noch durch weitere Forschungen bestätigt werden müssen, bezeichnet angesammelte Giftstoffe in der Brust als erhöhten Risikofaktor. Die Studie konnte feststellen, daß bei Frauen, an denen Biopsien zur Entfernung und Diagnostizierung verdächtiger Brustknoten durchgeführt wurden, Frauen, deren Knoten sich als krebsartig erwiesen, durchschnittlich einen 50 Prozent höheren Spiegel an krebserregenden Chemikalien in ihrem Brustfett hatten als die mit gutartigen Knoten. Das bedeutet, daß Pestizide und andere Schadstoffe in Nahrung, Wasser und Luft durchaus zur wachsenden Zahl von Brustkrebsfällen in den industrialisierten Gesellschaften beitra-

gen können. Sicherlich haben wir hier einen sehr wichtigen Forschungsansatz vor uns, da er einen anderen Vorbeugungsansatz bietet.

Wie Dr. Love meint, *»könnte es durchaus sein, daß wir als Gesellschaft überernährt sind, und das erhöht das Brustkrebsrisiko«*. Vom ayurvedischen Standpunkt aus macht das Sinn. Wenn wir zuviel essen und schlecht verdauen, hat der Körpergeist größere Schwierigkeiten, überschüssige Abfallprodukte zu beseitigen. Die Brüste gesund zu erhalten bedeutet somit, uns bei Speisen und Getränken einzuschränken, die schwer verdaulich sind oder keinen Nährwert haben, wie z. B. koffeinhaltige Getränke und Schokolade, damit wir die Bildung von Ama vermeiden.

Ama ist anscheinend ein Hauptfaktor bei der Pathogenese jeder Krankheit, und wir müssen die richtigen Maßnahmen zu seiner Bekämpfung treffen. Eigentlich sind das nur drei: Erstens, Ama aus Ihren Geweben zu bringen und Ihre Kanäle für die Zirkulation zu öffnen; zweitens, damit zu beginnen, die Nahrung richtig zu verdauen, so daß kein Ama entsteht. (Am Ende dieses Kapitels finden Sie genauere Einzelheiten zum Ausbalancieren Ihrer Doshas durch das Ama-reduzierende und Ojas-verstärkende Eßprogramm.) Drittens – und das ist das Wichtigste – sollte man daran denken, daß »Glückseligkeit Ama beseitigt«. Die beste Medizin besteht ganz einfach darin, Freude an den Menschen, den Orten und den Erlebnissen zu haben, die »reine Freude« in Ihnen erzeugen.

Der Ayurveda und Krebs

Wenn wir feststellen, daß wir irgendeine Form von Krebs haben, müssen wir nicht nur körperliches Ama beseitigen, sondern auch emotionales und geistiges, das durch die *Angst* vor Krebs, die ja bekanntlich fast genauso schwächend wie die Krankheit selbst sein soll, verursacht worden ist. Ein Teil der Angst vor Krebs würde durch das Wissen zerstreut werden, daß Krebs etwas ist, mit dem jeder Geist und jeder Körper in unserer krebserregenden Welt zu tun hat:

»Was würden Sie tun, wenn Ihnen Ihre Ärzte sagten, Sie hätten Krebs?«

»Ich würde ihnen sagen, sie hätten auch welchen ...«

Wir alle haben einen kleinen Krebs. Und wenn wir das erst einmal wissen, erschreckt uns die Angst, wirklich »Krebs zu bekommen«, nicht mehr so sehr. Krebserreger gibt es überall. Wir atmen sie ein, wir essen sie, wir trinken sie, und wir haben sie gemeinsam mit unseren Familien und denen, die wir lieben. Der Körpergeist schützt die meisten von uns gegen den Ausbruch von Krebs, aber einige von uns entwickeln durch diese Zufallszellen krebsartige Tumorformen. Während gutartige Tumoren die umliegenden gesunden Gewebe mehr oder weniger respektieren und sich mit sich selbst begnügen, respektieren bösartige Tumoren die Grenzen nicht, sondern benehmen sich wild und unangemessen. Diese Krebszellen beachten nicht die Botschaft, mit der Zellteilung so aufzuhören, wie es normale Zellen tun. Zuweilen wachsen sie sehr schnell. Manchmal ist es aber auch ein »sich langsam teilender« Krebs.

Bei vielen Krebsarten mag die Tumorbildung vielleicht zwanzig oder dreißig Jahre dauern, und das Gleichgewicht im Körpergeist durch den Einsatz nichtinvasiver Programme mit Nachdruck aufrechtzuerhalten wäre unter diesen Bedingungen zu zeitaufwendig. In dieser Situation empfiehlt der Ayurveda eine Operation, wenn der Tumor durch andere Eingriffe nicht schnell bzw. leicht beseitigt werden kann. Eine Operation ist ein traditioneller ayurvedischer Eingriff, wenn er entsprechend ausgeführt wird. Ayurvedische Ärzte haben als erste vor Tausenden von Jahren das Operieren in die Welt der Medizin eingeführt. Da jedoch eine Operation im allgemeinen Vata verstärkt, ist es besser, davor und danach ein Vata-beruhigendes

Programm durchzuführen. Sollten sich Bestrahlungen oder Chemotherapie notwendig machen, ist ein allgemeines Genesungsprogramm zur Entgiftung des Körpers nach diesen Behandlungen höchst empfehlenswert.

Nach einer siebenstündigen Operation an einem bösartigen Gehirntumor genas die fünfjährige Jenny während eines zweiwöchigen Aufenthaltes in der ruhigen Atmosphäre eines mit einem Kurhotel verbundenen Maharishi-Ayurveda-Gesundheitszentrums. Dort erhielt sie täglich Panchakarma-Behandlungen, viel gutes Essen und viel liebevolle Zuwendung. Sie kam mehrere Male während der nächsten anderthalb Jahre nach jeder Serie von Folgebestrahlungen wieder zurück. Jennys Genesung war zwar schwierig, verlief aber weit schneller, als ihre Ärzte erwartet hatten.
Neben der körperlichen Erholung von der Operation und den Nebenwirkungen der Bestrahlungen, wie Haarverlust und Übelkeit, mußte sie auch noch die von Streß erfüllte Angst und das Vara-Ungleichgewicht loswerden, welche durch diese intensiven Erfahrungen in ihrem Körper, ihrem Geist und ihrem Herz entstanden waren. Sie ist jetzt neun Jahre alt, kommt gut in der Schule voran und ist ein zufriedenes Mädchen, das durch seinen Kampf gegen den Krebs nicht im mindesten körperlich bzw. emotional traumatisiert zu sein scheint.

Ein ayurvedischer Arzt, der seinen Patienten hilft, mit Krebs fertig zu werden, kann ein nützliches Behandlungsprogramm anbieten, das auf dem Konstitutionstyp, den spezifischen Unausgewogenheiten und auf Überlegungen zum Lebensstil beruht, die durchaus moderne medizinische Behandlungsmethoden und Eingriffe wie Operationen, Bestrahlungen, Chemotherapie oder alle drei beinhalten können. Alle negativen Reaktionen des Körpergeistes auf diese Behandlungen können durch ayurvedische Dosha-ausbalancierende Programme behandelt werden, wobei die Wiederherstellung der Verbindung zur inneren Heilquelle allgemein geltender Grundsatz und Praxis bleibt.

Die Wiederherstellung dieser Verbindung ist als *smriti* bzw. Erinnerung bekannt. Der Zweck jedes ayurvedischen Eingriffs im Körpergeist ist es, jede Zelle zu ihrem eigentlichen Wesen zurückzubringen. Der Zelle wird Gelegenheit gegeben, sich an ihre eigentliche Funktion in einem bestimmten psychophysiologischen Prozeß zu »erinnern«. Störungen in Form von Krebs oder anderen ernsthaften Unausgewogenheiten entstehen, wenn diese folgerichtige Ordnung gestört ist. Die ayurvedische Behandlung konzentriert sich auf die Hemmung der Funktionsstörung bei gleichzeitiger Korrektur der falschen Abfolge durch Smriti, d. h. durch Wiederbelebung des Zellgedächtnisses. Das Ziel ist ein gesundes Nervensystem, das im perfekten Zusammenhalt funktioniert, so daß das Bewußtsein in uns ständig wach ist und keine Funktionsstörung in Körper oder Geist wieder entstehen kann.

Das Warum chronischen Übergewichts – Fettstoffwechsel und Medha

Eine der bekanntesten, durch Ama ausgelösten Arten von Funktionsstörungen bei Frauen ist chronisches bzw. starkes Übergewicht.

Es ist folgendes festgestellt worden: Wenn ein gewisser Teil des Hypothalamus (= Teil des Zwischenhirns) nicht funktioniert, verlieren wir die Sensibilität gegenüber unseren Körperzeichen von Hunger wie niedrigem Blutzucker und Magenkontraktionen und essen dann aufgrund visueller und gesellschaftlicher Kriterien, die nicht so angebracht sind. Nach Ansicht der Neurowissenschaftlerin Sarah Leibowitz von der Rockefeller University bestimmt unsere Gehirnchemie, was, wie oft, wieviel und sogar wie schnell wir essen. Sie hat entdeckt, daß ein gewisser Bereich des Hypothalamus, der Paraventrikularnukleus (PVN), hauptsächlich für die Appetitskontrolle verantwortlich ist.

Der Maharishi-Ayurveda bietet noch eine Erklärung dafür, wie und warum chronisches Übergewicht entsteht, und liefert uns ein Programm, um die Erinnerung an die entsprechenden Hungersignale wiederherzustellen.

Wenn eine Frau entdeckt, daß sie die überflüssigen zehn Pfund, die sie in wenigen Wochen zugenommen hat, nicht mehr so los wird wie bisher oder daß, wenn sie sich den Vierzigern nähert, jedes Jahr allmählich ein paar Pfunde hinzukommen, ohne daß sie ihre Eßgewohnheiten ändert, oder daß sie Schwierigkeiten hat, Gewicht loszuwerden, obwohl sie Kalorien einschränkt, so zeigt das alles, daß Ama das Stoffwechselsystem blockiert. Solange Ama nicht beseitigt ist, bleibt der Stoffwechsel unausgeglichen, und das führt zum »Jo-Jo-Effekt« (Zurückkommen zum früheren Gewicht und bald danach noch stärkere Gewichtszunahme), unkontrollierbaren Gelüsten und einem Weiterbestehen tiefer liegender Probleme, die mit Essen zusammenhängen, das nicht ansetzt.

Übergewichtig zu werden hängt meist mit dem Medha-Spiegel oder dem Fettstoffwechsel zusammen. Durch den blockierten Stoffwechsel auf dieser Ebene bekommt Ihr Körper ein Gefühl des Ausgehungertseins, das anfänglich zu Gelüsten führt, besonders nach der schnellen Energie von Süßigkeiten, dann zu Gewichtszunahme, potentiell zu einem hohen Cholesterinspiegel und möglicherweise zu Diabetes. Diese Art von Gewichtszunahme ist schwer loszuwerden, selbst wenn man sorgfältig den Kalorienhaushalt einschränkt, weil Ihr Körper festhält, was er als kaum adäquate – nicht überschüssige – Nahrung erkennt. Dadurch können Sie das erleben, was als »falscher« Hunger bekannt und ein *realer* Zustand im Körpergeist ist. Laut Ayurveda wächst Pitta, um das Ama, das Ihren Kontakt zu diesem inneren Bereich behindert, zu verbrauchen oder zu verstoffwechseln, und Sie deuten diese verstärkte Pitta-Aktivität als Hunger. Oder Sie haben vielleicht noch Hunger, und Sie wollen sogar nach einer vollständigen Mahlzeit noch mehr essen. Oder Sie fühlen sich vielleicht zeitweilig gesättigt, laufen jedoch eine Stunde später in der Küche herum, ohne eigentlich hungrig zu sein, aber satt sind Sie auch noch nicht. Diese Art Hunger kommt von den hungernden Geweben und nicht von Ihrem Magen. Ihr Körper schickt Ihnen tatsächlich ein verzweifeltes Hungersignal, aber die Lösung besteht nicht darin, mehr Nahrung in Ihren Mund oder Magen zu bringen, sondern den Geweben durch richtige Dhatu-umwandelnde Verdauung mehr Nahrung zu geben.

Grundsätzlich ist unser Geist weit mehr am Eßvorgang beteiligt, als wir das vielleicht glauben wollen. Unsere Gehirnzellen und nicht unser Körper entscheiden, wann wir beispielsweise durstig sind. Der Körpergeist bestimmt unseren Blutzuckerspiegel und die Fettmenge in unserem Körper. Daß wir essen, obwohl wir es nicht wollen, liegt daran, daß unser Körpergeist im allgemeinen weit weniger daran interessiert ist, wie wir aussehen, als daran, daß wir gesund bleiben.

Selbst wenn wir also ein gewisses Körpergewicht haben wollen, hat unser Gehirn vielleicht eine ganz andere Vorstellung von einem idealen Körpergewicht. Außerdem reagiert ein Vata-Typ ganz anders als ein Kapha-Typ. Selbst wenn sich eine Kapha-Frau vielleicht kerngesund fühlt, obwohl sie übergewichtig ist, und ihr Körpergeist vielleicht auch einwandfrei funktioniert, so fühlt sie sich in einer auf »Dünne« orientierten Gesellschaft vielleicht gesellschaftlich weniger gesund.

Manche übergewichtigen Frauen erhöhen *tatsächlich* ihr Risiko einer Koronarerkrankung. Joan Manson von der Harvard Medical School hat festgestellt, daß Frauen zwischen dreißig und fünfundvierzig, die mit achtzehn schlank gewesen sind und im Laufe der Jahre zugenommen haben, stärker gefährdet waren als Frauen, die Übergewicht hatten, als sie jünger waren. Vom ayurvedischen Standpunkt aus handelte es sich dabei um Vata- und Pitta-Frauen und nicht um Kapha-Frauen, die auch mit achtzehn von Natur aus etwas übergewichtig gewesen wären.

Andererseits hat die Forschung gezeigt, daß Gewichtszunahme mit zunehmendem Alter eigentlich gesünder ist als Gewichtsverlust, solange man nicht allzu sehr zunimmt. Grundsätzlich scheint es wohl so zu sein: Wenn Sie die normale Gewichtszunahme beim Älterwerden als Voraussetzung für Ihre Gesundheit ansehen und nicht als Verschwörung, damit Sie nicht auf die Titelseite der *Vogue* kommen, und wenn Sie darauf achten, zu *verdauen* und nicht *schlank zu werden, fühlen* Sie sich besser und sehen auch besser aus. Sie tun viel besser daran, sich auf die Beseitigung der *Abfallprodukte* und nicht auf die Beseitigung des *Gewichtes* zu konzentrieren, denn das ist für Ihr Gesundsein nicht ganz so wichtig. Durch Wiederherstellung gesunder Eliminierungsprozesse erreichen Sie einen gesunden Gewichtsverlust *automatisch.* Lassen Sie uns einmal untersuchen, wie das vor sich geht.

Erwachsene Frauen haben ungefähr doppelt soviel Körperfett wie Männer. Das ist natürlich. Aber 25 Prozent aller amerikanischen Frauen zwischen fünfunddreißig und vierundsechzig wiegen mindestens 30 Prozent mehr, als für ihre Gesundheit wünschenswert wäre. Die Gewichtszunahme – bei Frauen oft mit ihrem mittleren Alter in Verbindung gebracht – beginnt eigentlich viel früher, da die allmählichen Auswirkungen von schlechten Eßgewohnheiten, unregelmäßiger Tagesplangestaltung und Streß zur Ansammlung von Ama und zur ständigen Unterminierung des Gleichgewichtes von Kohlenstoff und Fettstoffwechsel führen. Eine neue Studie der Centers for Disease Control verlegt den Beginn der Gewichtszunahme bei Frauen auf mindestens Mitte der Zwanziger. Frauen, die zwischen fünfundzwanzig und vierunddreißig übergewichtig sind,

nehmen aller Wahrscheinlichkeit nach in den folgenden zehn Jahren stärker zu, und bei Frauen jeder Altersstufe besteht die doppelte Wahrscheinlichkeit, stärker zuzunehmen als Männer (20 Prozent des Körpergewichtes und mehr).
Vom ayurvedischen Standpunkt aus ist die Neigung zum Dickwerden wie jede unnatürliche Zunahme des Gewichtes auf einen nach und nach gestörten Stoffwechsel zurückzuführen, der, wenn er wieder in Ordnung gebracht worden ist, das normale Gewicht und den normalen Gesundheitszustand ohne die üblichen Nebenwirkungen und das Elend von Schlankheitskuren und das Einschmelzen von Fettgewebe wiederherstellen kann.

Carole S., eine achtunddreißigjährige Lobbyistin aus Washington und Mutter von drei kleinen Kindern, kämpft seit ihrer Teenagerzeit gegen überschüssiges Gewicht. Als junge Frau wog sie annehmbare 165 Pfund. Nach ihrem ersten Kind gelang es ihr, das meiste von dem, was sie während der Schwangerschaft zugenommen hatte, wieder loszuwerden. Jedoch nach der Geburt ihrer Zwillinge schaffte sie es nie wieder, mehr als 20 Pfund von dem loszuwerden, was sie während des Stillens zugenommen hatte. Zusätzlich zu dem Streß, drei kleine Jungen großzuziehen, ließen sie die Sorgen, die sie sich über ihr Gewicht machte, nicht wieder los. Nach erfolglosen Versuchen, allein mit verschiedenen Methoden Gewicht loszuwerden, meldete sie sich bei einem beliebten Diätkurs an, aß abgepackte und abgemessene Lebensmittel, verlor 60 Pfund und bekam so ihre – schwer errungene – Traumfigur wieder. Aber einige sehr unangenehme Probleme blieben doch.
»Nach Abschluß meiner Schlankheitskur«, erinnert sich Carole, »funktionierte mein Stoffwechsel auf einem sehr niedrigen Niveau. Meine endokrine Funktion war auch sehr niedrig, und ich hatte schon viele Monate keine Regel mehr gehabt. Zwei Monate lang hungerte ich mich mit etwa 1300 Kalorien regelmäßiger Nahrungsaufnahme pro Tag durch – und nahm zu. Von da an

begann ich ziemlich dramatische Freßtouren. Die nächsten acht Monate nahm ich von den 60 Pfund, die ich verloren hatte, wieder 40 zu und gab auch meine Freßtouren nicht auf. Ich fühlte mich körperlich und emotional ganz miserabel.
Schließlich begann ich ein Programm zur Ama-Beseitigung. Innerhalb von Tagen hörten die Freßtouren auf, ohne daß ich mich unwohl dabei fühlte. Ich konnte plötzlich wieder normal essen, und zwar etwa ein Viertel dessen, was ich vorher konsumiert hatte. Außerdem nahm ich zum ersten Mal seit Monaten ab statt zu, hatte meine erste Regel nach über einem Jahr wieder und verspürte in meinem Körper anstelle des üblichen Elends ein tiefes Glücksgefühl. Es war eine ungeheuere Erleichterung und eine unglaubliche Überraschung. Ich hatte wirklich nicht mehr daran geglaubt, daß ich je wieder normalen Appetit haben und gleichzeitig mein Gewicht normalisieren würde.«

Fettstoffwechsel, weibliche Hormone, Herzkrankheiten und Diabetes

Der Ayurveda erkennt an, daß der Fettstoffwechsel, besonders bei Frauen, eng mit unseren Fortpflanzungshormonen, dem Blutzucker und dem Cholesterinstoffwechsel, der Gesundheit unseres Herz-Kreislauf-Systems und der Gesundheit von Asthi, dem Gewebe, das bei den Dhatus auf Medha folgt, zusammenhängt.
Wir wissen, daß Herzkrankheiten bei Frauen über fünfundsechzig die häufigste Todesursache sind. Die Hormone und die eliminierenden Elemente des Menstruationszyklus (wie wir in Kapitel 9 besprechen werden) scheinen Frauen durchaus in der Zeit vor der Menopause zu schützen. Das Verhältnis zwischen Fettstoffwechsel, Herzkrankheiten und dem weiblichen Hormonsystem ist durch Forschungsbefunde wie folgt ermittelt worden:

- Vor der Menopause haben die Frauen bessere Cholesterinwerte, und es gibt nur ein Siebentel der Fälle an Herzkrankheiten im Vergleich zu den Männern.
- Erst zehn Jahre nach der Menopause verlieren die Frauen diesen Vorteil.
- Es wurde kein Zusammenhang zwischen dem Cholesterinspiegel und einer Herz-Kreislauf-Erkrankung bei Frauen in den Jahren vor der Menopause festgestellt.
- Die Veränderung des natürlichen Hormonspiegels bei Frauen vor der Menopause, die in den letzten Jahrzehnten durch die Benutzung gewisser oraler empfängnisverhütender Mittel erfolgte, kann zu einem *erhöhten* Risiko von Schlaganfällen, Blutgerinnseln und anderen Herz-Kreislauf-Problemen führen.
- Die weiblichen Hormone helfen der Leber, mehr »gutes« Cholesterin zu produzieren.

Es besteht auch ein nachgewiesener Zusammenhang zwischen Blutzucker und Fettstoffwechsel bei Diabetes. Übergewicht macht uns anfällig für die Entwicklung von Diabetes, die im Erwachsenenalter ausbricht, und Diabetes bedeutet Abnormalitäten im Fettstoffwechsel sowie spezifisch erhöhten Blutcholesterin- und Triglyzeridspiegel, die zu Herz-Kreislauf-Erkrankungen führen können. Die Beziehung zwischen diesen Stoffwechselabläufen und dem weiblichen Hormonsystem verdeutlicht ein Zustand, der »Gestationaldiabetes« heißt, eine Komplikation, die durch Hormonveränderungen während der Schwangerschaft ausgelöst wird. Im allgemeinen verschwindet dieser Zustand nach der Entbindung wieder, jedoch bei Frauen, die diese vorübergehende Diabetesform während der Schwangerschaft entwickeln, besteht eher die Wahrscheinlichkeit, daß sie im späteren Leben anhaltend daran erkranken.

Hypothyreose (= Unterfunktion der Schilddrüse) ist ein weiterer Zustand, der mit dem weiblichen Hormonsystem und dem

Fettstoffwechsel zusammenhängt und eine Erhöhung des Lipidspiegels mit sich bringt. Hypothyreose kommt bei Frauen viermal häufiger vor als bei Männern. Unregelmäßigkeiten im Menstrualzyklus, PMS und Unfruchtbarkeit werden mit ihr in Verbindung gebracht.

Bei all diesen Zuständen kann die Ama-Blockade oder die Unausgeglichenheit des Stoffwechsels auf der Medha-Ebene zu Gewichtszunahme, hohem Cholesterinspiegel und möglicherweise zu Diabetes und/oder Herz-Kreislauf-Erkrankungen führen. Anstatt sich auf die Behandlung einer jeden einzelnen Komponente mit einem speziellen Arzneimittel zu konzentrieren, wie es die moderne Medizin tut, besteht der ayurvedische Ansatz darin, das Gleichgewicht im Stoffwechsel wiederherzustellen, indem Bedingungen geschaffen werden, damit die Mechanismen unseres Körpers eine grundlegende Wende vornehmen können. *Da das Ungleichgewicht durch die allmähliche Anhäufung von Ama hervorgerufen wurde, ist die systematische Entfernung von Ama aus den Geweben eng mit einer Therapie verbunden.*

Freisein von Sucht – die Beseitigung von Mißbrauch suchterzeugender Substanzen durch Ayurveda

Ama spielt seine Spiele mit unserem Geist und auch mit unserem Körper. Der Suchtprozeß kann als Durcheinander des Körpergeistes infolge Ama-bedingter Desinformation verstanden werden.

Der Standpunkt unserer Gesellschaft zur Sucht ist der, daß ein Süchtiger durch einen oder mehrere anfänglich angenehme, aber körperlich, psychologisch und verhaltensmäßig oft schädliche Prozesse blockiert ist. Der Gedanke, daß ein Süchtiger zwar viel über den Schaden, den er sich zufügt, wissen kann und trotzdem süchtig bleibt, hat zu Antisuchtprogrammen geführt, bei denen es im allgemeinen entweder darum geht, eine kleinere Sucht an die Stelle einer größeren zu setzen (wie Methadon für Heroin) oder aber ein Mittel bzw. ein Gefüge äußerer Hilfsquellen zu schaffen (wie die Zwölfschrittprogramme), die Süchtige mit einer Vielzahl psychologischer Werkzeuge ausrüsten, um die Sucht zunächst erst einmal zu akzeptieren und sie dann zu überwinden.

Während gewisse genetische Veranlagungen zur Sucht bestehen – kürzlich ist beispielsweise entdeckt worden, daß es ein Gen für eine Veranlagung zum Alkoholismus gibt –, gibt es keine Sucht, die ausschließlich körperlich ist und bei der Geist und Gefühle ausgeschlossen sind. Daher gibt es viele suchtgefährdete Kinder von Alkoholikern, die nicht zu Alkoholikern werden. Im Grunde ist Sucht ein großartiges Beispiel für eine echte Krankheit des Körpergeistes: über 50 Prozent der Rauschgiftsüchtigen hatten stärkere Depressionen, und 87 Prozent haben eine bekannte Vorgeschichte psychiatrischer Funktionsstörungen. Vom psychologischen Standpunkt aus wollen alle aktuellen Behandlungsprogramme gesellschaftliche Unterstützung und verinnerlichte Eigenschaften des Selbstbezuges wie höhere Selbstachtung und größere Unabhängigkeit an die Stelle der Abhängigkeit von Drogen oder Alkohol setzen. Aber Sucht entsteht auf einer viel tieferen Funktionsebene des Körpergeistes als der psychologischen. Sie wird in jeder Zelle aufgebaut. Um die Beeinträchtigung der Suchtzellen zu korrigieren, müssen wir die Erinnerungsfähigkeit in den Zellen anregen, damit sie ihr Verhalten ändern.

Da die körperlichen, geistigen und emotionalen Ansatzpunkte der Sucht sämtlichst Teil des Körpergeistes sind, kommen die Veränderungen, die für den Übergang zu einer nicht von Sucht diktierten Eßweise erforderlich sind, von den tieferen Funktionsebenen des Körpergeistes. Das gilt für alle Süchte. Eine Lebensmittelsucht beispielsweise besteht ja bis zu einem gewis-

sen Grade nicht darin, daß eine Frau mehr ißt, als sie sollte, sondern sie versucht ganz einfach, genug zu essen. Der Hunger ist sehr real, und daher ist es die Sucht ebenfalls. Aber sie ißt nicht nur deshalb zuviel, weil ein Konflikt aus ihrer Vergangenheit ungelöst geblieben ist, obwohl dieses Muster durchaus mitwirken könnte, sondern weil es dem Körpergeist vernünftigerweise um eine adäquate Befriedigung für Geist, Herz und Körper geht. Gesucht wird der Kontakt zum Bewußtsein, zu etwas, das aus der Tiefe nährt. Kommt jemand erst einmal mit einer befriedigenderen Quelle für Seligkeit in Berührung, läßt er die Gewohnheit, die ihm weniger nützt, automatisch fallen. Deepak Chopra betont: »Es ist nicht genug, einfach nur die physischen Toxine aus den Zellen zu entfernen, dem Süchtigen gute Ratschläge zu erteilen oder ihm neue Verhaltensmuster beizubringen. Diese Schritte haben gewiß ihren Wert, aber die Sucht wurzelt letztendlich im Gedächtnis, und hier muß sie auch entwurzelt werden.«[3] Dem Ayurveda geht es darum, die Sucht dort zu behandeln, wo das Bewußtsein Materie wird, und er korrigiert dabei tiefer liegende Fehler im physiologischen Funktionieren, darunter auch die durch genetische Veranlagung entstandenen. Die Sucht verschwindet, wenn die Erinnerung an die Glückseligkeit wiederhergestellt wird.
Eine der vielleicht unnötigsten Suchtsituationen ist bei vielen Frauen die »Arzneimittelsucht«, weil sie täglich legale »Drogen« in großen Mengen einnehmen. Im Lauf der Jahre haben einige Ärzte den Frauen eine geheime Sucht erlaubt. Das entspricht der gesellschaftlichen Norm, die es lieber sieht, wenn weibliche Süchtige (genauso wie weibliche AIDS-Patienten) unsichtbar bleiben. Da Frauen größere Verantwortung für die Familie tragen, gilt eine Abhängigkeit von chemischen Substanzen bei Frauen vielleicht als gesellschaftlich verantwortungsloser als bei einem Mann. Und angesichts der gefährlichen vorgeburtlichen Auswirkungen von Krankheiten wie dem Fetalalkoholsyndrom bringt die Gesellschaft schwangeren Frauen,

die Mißbrauch mit Chemikalien treiben, das geringste Verständnis entgegen. Trinkerinnen bekommen auch weniger gesellschaftliche und personenbezogene Unterstützung als Trinker. Genauso wie die Herzkrankheit gilt auch der Alkoholismus als »Männerkrankheit«, obwohl Männer und Frauen trinken. Aus unterschiedlichen Gründen. Frauen trinken eher in Lebenskrisen.

Außerdem haben – vom rein physiologischen Standpunkt aus – Frauen unter den körperlichen Auswirkungen von Alkoholsucht mehr zu leiden. Gesundheitlich sind sie den Männern gegenüber stärker benachteiligt. Frauen scheinen etwa 30 Prozent mehr Alkohol aufzunehmen und schneller toxische Auswirkungen zu zeigen als Männer, die dieselbe Alkoholmenge zu sich nehmen. Nicht nur wegen der relativen Körpergröße. Frauen haben einfach weit weniger von dem schützenden Enzym Alkoholdehydrogenase, das Alkohol im Magen umsetzt.[4] Dieses Enzym mindert die Aufnahme von Alkohol in den Blutstrom. Alkoholikerinnen fehlt es meist völlig, und sie verlieren dadurch jeglichen Schutz im Magen gegen die Alkoholabsorption. Dadurch sind Trinkerinnen zum physiologischen Schutz mehr auf das Funktionieren ihrer Leber angewiesen, so daß ihre Leber härter zu arbeiten hat. Ebenso gehen einige Studien davon aus, daß Frauen Nikotin langsamer verstoffwechseln als Männer; obwohl sie vielleicht weniger Zigaretten rauchen als Männer, haben sie folglich denselben Nikotinspiegel im Körper. In der Sprache des Ayurveda ausgedrückt, haben süchtige Frauen oft mehr Ama und mehr Unausgewogenheiten als Männer.

Dem Maharishi-Ayurveda zufolge bedeutet Sucht, daß unser Körpergeist versucht, sich selbst ins Gleichgewicht zu bringen, obgleich in unangemessener Weise, wenn er sich seine Zuwendung bzw. sein Glücklichsein nicht mehr selbst zu schaffen vermag. Wenn wir uns nicht umsorgt fühlen und zufrieden sind, fühlen wir uns kaum gesund. Leider versuchen viele Menschen, das psychophysiologische Gleichgewicht, Zuwendung und Glück durch Essen, Drogen und Alkoholmißbrauch zu erreichen. Aber das zerstört die Stärke der inneren Geschlossenheit des Körpergeistes letztendlich nur noch mehr.

Zu übermäßigem Genuß suchterzeugender Substanzen und zu Abhängigkeit kommt es, wenn wir das innere Gleichgewicht dadurch zu schaffen suchen, daß wir etwas von außen in unseren Körper hineinbringen, um unser durchaus natürliches Verlangen nach Glück, Frieden und Gesundheit zu erfüllen. In Wirklichkeit entfernen wir uns von der inneren Harmonie. Durch Alkohol entsteht der Wunsch nach mehr Alkohol, und wir werden süchtig. Zu dieser Eskalation kommt es, weil der Körpergeist meint, nicht mehr produzieren zu müssen, was er am meisten benötigt, und so wird immer mehr Stoff von außen gebraucht. Der durch Ama blockierte Körpergeist vergißt, daß er das, was er wirklich benötigt, *im Inneren* bekommen kann. In gewissem Sinne vergißt er seinen eigenen Wert; er vergißt, daß er die am besten bestückte Apotheke im Gehirn hat und daß seine im Inneren produzierten Arzneimittel hundertprozentig rein sind. Hier wollen wir die Sucht überwinden – in unserer eigenen Gehirnchemie.

Wie versorgt uns das Gehirn mit dem, was wir uns wünschen? Ein synthetisches Arzneimittelmolekül reproduziert entweder das, was ein im Inneren gemachtes Molekül tut, oder es blokkiert dessen Auswirkungen. Candace Pert und ihre Kollegen von der Johns Hopkins University, Vorreiter der Geistkörperwissenschaft, erkannten zu Beginn der siebziger Jahre den Opiatrezeptor, ein Molekül an der Zelloberfläche, das für synthetische bzw. im Inneren hergestellte Opiate aufnahmefähig ist. Durch diese Rezeptoren fühlen wir uns wohl und können Schmerzen kontrollieren. Frauen, die in den Wehen liegen, haben beispielsweise die Fähigkeit, in den Mittelhirnbereich zu gelangen, der mit Opiatrezeptoren und mit Rezeptoren für Neuropeptide angefüllt ist. Die Entdeckung des Opiatrezeptors führte zu einer Spekulation darüber, warum wir mit Rezeptoren für Opiate auf Morphiumbasis geboren werden. Wenn der Körper eingebaute Opiatrezeptoren hat, warum macht er sich da seine Opiate nicht selbst? Die Antwort ist: er tut es. Das ist der biochemische Grund, warum wir Drogen- und Alkoholabhängigkeit überwinden können, wenn wir den Körpergeist zu seinem eigenen natürlichen Programm zurückbringen.

Im Idealfall könnten wir uns all unsere »Spaßmacherdrogen« – Endorphine oder andere Opiate – in den für unsere individuellen Bedürfnisse benötigten Mengen pausenlos selbst machen. Wenn unser Körper gut funktioniert, verspüren wir die Auswirkungen innerer psychologischer und physiologischer Harmonie und das »Hoch« vollkommener Gesundheit, indem wir uns einen perfekten Sinn für beruhigende Endorphine schaffen, und dann besteht kein weiterer Bedarf an Lieferungen von außen. Aber wenn wir anfangen, uns auf äußere Opiate zu verlassen, bekommt unser Gehirn ein anderes Signal, und in seinem Versuch, die Homöostase aufrechtzuerhalten, beginnt es, *weniger* innere Opiate herzustellen.

Zuweilen brauchen wir natürlich Substanzen von außen, um unsere Physiologie zu normalisieren, speziell dann, wenn wir an Schmerzen leiden, insbesondere an langfristigen oder chronischen. Jedoch als Gesellschaft haben wir mehr Angst davor, Sucht zu erregen, als Schmerzen zu bereiten. Diese Furcht verhindert oft eine ausreichende medizinische Behandlung für Schmerzpatienten. Aber diese Art von Notwendigkeit ruft im allgemeinen keine Sucht hervor. Menschen, die Schmerzen haben, nehmen Drogen, weil sie sich wieder normal fühlen wollen, und nicht, weil sie »high« werden wollen. Sie wollen ihrem Leben nicht entfliehen, sondern sich ihm noch vollständiger widmen. Dadurch werden sie nicht so schnell süchtig. Der Psychologe Ronald Melzack, ein führender Schmerzexperte, berichtet: »Patienten, die Morphium gegen ihre Schmerzen nehmen, entwickeln nicht die rasche physische Toleranz gegenüber dieser Droge, die oft das Zeichen von Sucht ist ... Sie brauchen keine schnell ansteigenden Dosierungen, um sich Erleichterung zu verschaffen.« Er sieht einen beachtlichen Unterschied in der Wirkung von Morphium auf den Süchtigen, dem es vor allem um die stimmungsverändernden Eigenschaften von Morphium geht, und dem »psychologisch gesunden Patienten«, der es zur Schmerzlinderung nimmt.[5] Unsere psychologische Gesundheit ist natürlich genauso wichtig wie unsere körperliche Reaktion auf die Suchtüberwindung. Jedoch das tiefer gelegene Verlangen des Körpergeistes nach Gesundheit deutet die Droge anders, und zwar vom Körper oder Geist getrennt. Dem ayurvedischen Suchtansatz geht es um eine Lösung, die tief und allumfassend ist.

Der Ayurveda und die chemische Selbstversorgung

Genauso wie seine anderen Ansätze ist der ayurvedische Suchtansatz eine Verbindung körperlicher, geistiger und emotionaler Verhaltensmaßnahmen, deren Ziel der Zugang zum inneren Heilungsfeld ist. Jede solche Maßnahme soll die durch den Selbstbezug hergestellte Bewußtheit von Körper und Geist betonen, um uns zu helfen, zu einem normalen Gleichgewichtszustand zurückzukehren. Das ayurvedische Vorgehen bei der Suchtüberwindung besteht darin, die natürliche Fähigkeit des Körpergeistes zur Belebung von Glücksgefühlen im Inneren wiederherzustellen. Jede angenehme Erfahrung kann in einem gesunden Körper angenehme Chemikalien erzeugen. Das geschieht jedoch nur, wenn wir die Blockaden zum Glücksgefühl beseitigen. Wir wissen beispielsweise, daß die angenehmen Gefühle des Musikgenusses natürliche Opiate hervorbringen. In derselben Weise können uns all unsere physiologischen Fähigkeiten echtes Vergnügen verschaffen, wenn wir wieder lernen, unsere eigene Chemie zu genießen.

Das Funktionieren nach einer Sucht wird zunächst durch Selbsterkenntnis belebt. Wir beginnen, uns daran zu erinnern, was der Körper ist, wenn er sich wohl fühlt und automatisch erkennt, was er benötigt, um jenes schöne Gefühl allein zu schaffen, indem er seine natürlichen Wünsche dazu benutzt, seine pharmakologischen Hilfsquellen aufzuwecken. Eine junge Frau, die von einer Drogensucht genas, formulierte es treffend: *»Man kann bei der Erfahrung der Selbsterkenntnis ›high‹ werden.«*

Negatives Suchtverhalten, sei es gegenüber Arzneimitteln, Lebensmitteln oder Alkohol (oder sogar gegenüber Menschen), ist leicht zu beseitigen, wenn wir regelmäßigen Kontakt zu unserer Hilfsquelle für Glück aus der Eigenzuwendung unterhalten und die chemische Selbstversorgung in Gang bringen. Die Forschung zu den Wirkungen der Transzendentalen Meditation als wichtigster Methode des Maharishi-Ayurveda bei Sucht verweist darauf, daß der übermäßige Genuß suchterzeugender Substanzen spontan nachläßt, wenn es dem mitreißenden Prozeß selbstgeschaffener Glückseligkeit gestattet wird, unbehindert durch die Einnahme irgendwelcher äußerer, den Prozeß störender Substanzen einzusetzen.

In einer 1993 durchgeführten statistischen Analyse von neunzehn Studien zu den Auswirkungen der TM auf den übermäßigen Genuß suchterzeugender Substanzen waren die Raten für die Reduzierung bei Alkohol, Zigaretten und verbotenen Drogen bedeutend höher als bei den Standardbehandlungsprogrammen auf diesem Gebiet. Diese beinhalteten Drogenberatung, Selbsteinschätzungs- und Erziehungsprogramme. Außerdem dauerten die Ergebnisse der TM generell im Lauf der Zeit weiter an.[6]

Es folgen nun einige einfache Richtsätze, um unserem Körpergeist zu helfen, sich an seine eigene Hilfsquelle für biochemisches Glück zu erinnern.

- Erlernen und praktizieren Sie die Transzendentale Meditation. Zahlreiche Forschungsstudien verweisen darauf, daß die TM tatsächlich einen natürlichen Zustand von Gesundheit und Glückseligkeit wiederherstellt.[7]
- Entgiften Sie den Körpergeist mit einem Programm zur Reduzierung von Ama, und lassen Sie sich nötigenfalls von einem Arzt beraten.
- Halten Sie die tägliche ayurvedische Routine für richtiges Essen, Ausruhen und angemessene körperliche Bewegung (siehe Kapitel 4) ein.
- Schauen Sie regelmäßig bei den *Verhaltens-Rasayanas* (siehe Kapitel 8) nach.

Das ayurvedische Eßprogramm zur Reduzierung von Ama und zur Verstärkung von Ojas

Da der häufigste Grund für Ama falsche Verdauung ist, konzentrieren sich die nachstehenden Richtlinien zur Reduzierung von Ama und zur Förderung von Ojas vorrangig auf Ernährungsfaktoren, d. h. *was, wie* und *wann* am besten gegessen werden sollte.

Auswahl der Nahrung

- In der Regel »weiß es die Natur am besten«. Die Nahrung sollte unverarbeitet und frei von Pestiziden und Zusätzen sein. Meiden Sie nach Möglichkeit gefrorene Lebensmittel und Lebensmittel in Dosen.
- Essen Sie mehr Warmes und Gekochtes. Meiden Sie kalte oder eisgekühlte Lebensmittel und Getränke. (Kalte Lebensmittel und Getränke vermindern automatisch die Verdauungskraft, weil unsere Verdauungsenzyme bei Körpertemperatur funktionieren. Durch Senkung der Temperatur im Magen sinken Tempo und Wirksamkeit der Verdauung.)

- Essen Sie vorwiegend Körner, Gemüse, Obst und weniger Fleisch, Fisch und Geflügel.
- Nehmen Sie in Ihren täglichen Speisezettel *frisch* ausgepreßte Obst- und Gemüsesäfte auf.
- Meiden Sie allzuviel Raffinadezucker, Koffein, Alkohol und Schokolade. (Sie wußten doch, daß …)
- Halten Sie sich an eine ausgewogene Diät, die alle sechs Geschmacksrichtungen (siehe Kapitel 4) beinhaltet.

Flüssigkeiten

- Klares heißes Wasser zur Mahlzeit ist das Beste. Wasser mit Zimmertemperatur ist akzeptabel, aber kalt bzw. eisgekühlt sollten Ihre Getränke niemals sein.
- Trinken Sie Milch zu Getreideflocken, Brot oder anderen süßschmeckenden Nahrungsmitteln, nicht aber zu einer vollständigen Mahlzeit oder zu Fisch, Hühnchen oder Fleisch.
- Säfte, die nicht eisgekühlt sind, können auch zu Mahlzeiten getrunken werden.

Ayurvedische Tips für die Speisenzubereitung

- Bereiten Sie die Speisen möglichst zu der Zeit zu, zu der Sie sie verzehren wollen.
- Bereiten Sie Speisen, sooft Sie können, ursprünglich zu, damit ihre Bestandteile frisch und rein sind. Meiden Sie im Idealfall alte oder übriggebliebene Lebensmittel.
- Versuchen Sie, in einer angenehmen Umgebung zu kochen, wenn Sie selbst glücklich oder zufrieden sind. Gekochtes schmeckt und nährt am besten, wenn wir unsere liebende Aufmerksamkeit mit hineinbringen.

Ayurvedische Tips für Eßgewohnheiten

- Essen Sie, wenn Sie hungrig sind. Versuchen Sie nicht, eine Mahlzeit zu verschieben bzw. zu überspringen, weil Sie »zu beschäftigt« sind.

- Essen Sie nicht, wenn Sie *nicht* hungrig sind. Sollte es Sie nach dem Essen verlangen, obwohl Ihr Magen voll ist, trinken Sie eine Tasse klares heißes Wasser. Das klärt gewöhnlich Empfindungen »falschen Hungers«, denn Ama, das sie ausgelöst hat, wird dadurch ausgeräumt.
- Essen Sie, bis Ihr Magen etwa zu zwei Dritteln gefüllt ist. Das entspricht ungefähr der Nahrungsmenge, die in Ihre beiden hohlen Hände paßt. (Größere Hände, größerer Körper, mehr Nahrung ...)
- Essen Sie immer im Sitzen.
- Essen Sie in einer angenehmen, ruhigen Umgebung.
- Achten Sie auf das, was Sie essen. Kosten und genießen Sie es richtig.
- Es ist viel, viel besser, beim Essen nicht zu lesen, zu arbeiten, fernzusehen oder Auto zu fahren.
- Bleiben Sie nach der Mahlzeit mindestens noch fünf Minuten sitzen, und entspannen Sie, bevor Sie zu Ihrer Arbeit zurückkehren.

Zeitplanung

- Nehmen Sie Ihre Hauptmahlzeit mittags und eine leichtere Mahlzeit abends ein. Die Verdauung (Pitta) ist nachmittags am stärksten, und die Nahrung wird dann am wirksamsten verwertet. Studien haben ergeben, daß die meisten Menschen frühmorgens eine gewisse Kalorienzahl aufnehmen können und nicht zunehmen, wogegen sie bei Aufnahme derselben Kalorienzahl am Abend zunehmen. Sie schlafen dann auch besser.
- Nehmen Sie Ihre Mahlzeiten nach Möglichkeit jeden Tag ungefähr zur selben Zeit ein.
- Nehmen Sie Ihre Mittagsmahlzeit nach Möglichkeit zwischen 12 und 13 Uhr ein.
- Nehmen Sie Ihre Abendmahlzeit gegen 18 bzw. 19 Uhr ein. Sollten Sie später essen müssen, achten Sie darauf, daß es

etwas extrem Leichtes ist. Kontrollieren Sie, wie gut Sie schlafen und wie Sie sich am nächsten Morgen fühlen, um zu beurteilen, wie gut Sie die Mahlzeit verdaut haben und ob Sie an Ihrer Abendmahlzeit noch etwas ändern müssen.

Die vier wichtigsten Dinge, um Ama zu beseitigen

Selbst wenn Sie nur die nachstehenden vier einfachen Dinge tun, können Sie Ihren Gesundheitszustand dramatisch verändern.

- Trinken Sie im Lauf des Tages häufig klares heißes Wasser in kleinen Schlucken. Das hilft dem Körper beim Verdauen und bei der Beseitigung von Ama und Stoffwechselabfallprodukten, so daß Ihr inneres Gleichgewicht wiederhergestellt und gehalten werden kann. Sie können je nach Wunsch Zitrone in das Wasser tun.
- Nehmen Sie zur Mittagszeit eine vollständige, warme und gekochte Mahlzeit mit all den in Kapitel 4 beschriebenen sechs Geschmacksrichtungen zu sich.
- Nehmen Sie sich zum Essen *mindestens* zwanzig Minuten Zeit, und bleiben Sie nach der Mahlzeit noch einige Minuten sitzen.
- Nehmen Sie eine leichte, frühe Abendmahlzeit zu sich, und trinken Sie nur noch nach 20 Uhr.

Nachdem wir nun einige Gesichtspunkte für Krankheit und Gesundheit des Körpergeistes untersucht haben, wollen wir uns ansehen, wie der Ayurveda Ihr Gefühlsleben versteht und heilt.

7 VERSTÄNDNIS
Fühlen und Heilen in unserem Emotionalkörper

Der kleine Raum im Herzen
ist so groß wie das riesige Weltall.
Chandogya Upanishad

Es gibt nicht nur einen »denkenden Körper« in uns, sondern auch einen fühlenden. Unsere Gefühle sagen unserem Körper, wie er reagieren soll, und schaffen zu unterschiedlichen Zeiten eine Physiologie, die leidenschaftlich, ärgerlich, aufgeregt oder ängstlich sein kann. Wenn wir erröten, aus Wut etwas durchs Zimmer werfen oder nachts bei einem plötzlichen Geräusch erzittern, ist unser Herz an unseren Reaktionen genauso beteiligt wie unser Verstand. Im Rahmen des ayurvedischen Modells wäre es richtiger, zu sagen, wir haben ein *denkendes* Herz und einen *fühlenden* Verstand, da beide im tiefer gelegenen Bewußtseinsfeld nicht voneinander zu trennen sind.
Objektiv wissen wir, daß wir einen Emotionalkörper haben, der unsere physiologischen Reaktionen bestimmt. Bedenken Sie folgendes:

- Das Gefühl der Freude, das Forscher als geistiges Federn und Spannkraft definieren, ist nach der »Länge der krankheitsfreien Intervalle« der zweitstärkste Faktor für die Voraussage der Überlebenszeit bei Frauen mit wiederauftretendem Brustkrebs.

- Die zwei größten Risikofaktoren für eine Herzattacke bei Männern unter fünfzig sind nicht die, die während der medizinischen Ausbildung gelehrt werden, wie Übergewicht, Rauchen, Diabetes und die Familienvorgeschichte bzw. hoher Cholesterinspiegel, sondern mangelnde Zufriedenheit mit der Arbeit und ein niedriges Niveau allgemeinen Glücklichseins.
- Herpesinfektionen wiederholen sich am häufigsten bei depressiven Menschen.
- Durch Trauerfälle sinkt die Zahl der T-Zellen als Hinweis auf die verminderte Reaktionsfähigkeit des Immunsystems. Das normalisiert sich wieder mit dem Nachlassen der Trauer.
- Manche unheilbar Kranke, besonders Frauen,[1] sind in der Lage, ihren bevorstehenden Tod bis nach einem wichtigen Ereignis, das sie herbeisehnen, wie z. B. eine Hochzeit in der Familie oder die Geburt eines Enkelkindes, oder sogar bis nach einem bedeutsamen Feiertag »zu verschieben«.[2]
- In einer Studie wurde festgestellt, daß Beschäftigte mit der niedrigsten Moral am häufigsten Grippe haben.

Die eigentliche Frage ist natürlich, ob es zu all dem Obengenannten ohne den tiefer liegenden inneren Zusammenhang von Körper, Geist und Gefühlen kommen würde. Es sieht nicht danach aus. Dann können wir die nächste Frage stellen: Wenn die Chemikalien des Wünschens den Tod hinausschieben können, können uns dann die selbstgemachten Chemikalien des Glücklichseins noch gesünder machen und die Möglichkeiten, krank zu werden, vermindern?

Vor etwa drei Jahrzehnten haben die Forscher George Solomon und Rudolph Moos von der Stanford University in ihrer Pionierstudie zu dem Thema, wie emotionale Konflikte Ausbruch und Verlauf rheumatischer Gelenkentzündung bei Frauen beeinflussen können, zwei Gruppen von Frauen mit genetischer Veranlagung zu dieser Art von Gelenkentzündung verglichen. Sie stellten fest, daß Frauen, die nicht daran erkrankten, *»emotional gesund ... nicht depressiv ... und nicht ichbezogen waren«*. In einem Interview sagte Solomon kürzlich: »Uns schien, die Gesundheit ihrer Gefühle hat sie vor rheumatischer Gelenkentzündung geschützt.«[3] Solomons Arbeit wurde damals von vielen seiner Kollegen mit Zynismus aufgenommen, heute ist er berühmt als Pionier und Begründer der Psychoneuroimmunologie bzw. PNI.

Kürzlich haben Forscher an der Georgetown University entdeckt, daß geistiger Streß die Art und Weise, wie ein Herz pumpt und mit Blut befüllt wird, signifikant ändern kann. Ihre Ergebnisse veranschaulichen, daß geistiger Streß genauso schädigend sein kann wie körperlicher. Die Forscher kamen zu dem Schluß, daß stilles Denken die Hämodynamik des Herzens beeinflussen kann.

Wir wissen jetzt, daß Neuropeptide (= Informationsmoleküle) und die Zellstrukturen, an die sie sich im ganzen Körper anbinden, die physiologischen Entsprechungen jedes Gefühls sind, das wir haben. Das ist der Grund, warum das Ansehen eines lustigen Films unseren Streßhormonspiegel senken und sogar schöpferische Denkprozesse freimachen kann. Lachen soll auch die Atemtätigkeit erhöhen, Endorphine erzeugen, Depression mindern und uns helfen, länger zu leben. »Glückliche Zellen« können uns von Krankheit freihalten und tun das auch. Liebesgefühle sind ausgesprochen heilend. Die PNI weist das nach. Beispielsweise hängt die Überlebensrate männlicher Patienten, die bei Herzattacken ins Krankenhaus kommen, vor allem damit zusammen, daß ihre Frauen sie lieben, und erst in zweiter Linie mit medizinischen Faktoren. Durch das *Gefühl*, geliebt zu werden, entsteht ein innerer, lebensbejahender Nährboden, ein so starkes kollektives emotionales Verlangen bei allen Zellen, daß es nachgewiesenermaßen die entscheidende Kraft des Körpergeistes ist, sich selbst zu organisieren, um angesichts des Todes das Leben fortzusetzen.

Die in Ihrem Körpergeist zirkulierenden Neuropeptide helfen letztendlich, zu bestimmen, welche Erfahrung – Schmerz oder Glückseligkeit – schließlich in Ihrem Bewußtsein registriert wird. Es ist jetzt nachgewiesen, daß wir Glückseligkeit erleben, *bevor* unser Körper den Neurotransmitter Serotonin produziert, der mit entspannten Zuständen unserer Physiologie in Zusammenhang gebracht wird.[4] Unsere Welterfahrung wird buchstäblich gefiltert von diesen inneren Boten, von dem kollektiven psychophysiologischen Gemurmel all der dauernden Unterhaltungen zwischen den Zellen, die ungefähr so klingen könnten: »Macht uns dieses Konzert Spaß, oder langweilen wir uns?« »Verletzt uns diese Nadel nur, oder tut sie auch Gutes?« »Liebt uns unser Mann? Ja, in der Tat!«

Diese Unterhaltungen im Körpergeist können vielleicht wichtiger sein als die Eigenart des ausgeübten Reizes. Sie erklären, warum es so eine breite individuelle Vielfalt in der Schmerzschwelle gibt und warum solche Kunststücke möglich sind, daß jemand barfuß über glühende Kohlen läuft, ohne Schmerz zu empfinden.

Wie Gefühle verletzen oder heilen – der Zyklus von Wunsch und Erfüllung

In der ayurvedischen Praxis geht man davon aus, daß es nicht sehr lange dauert, Ihre Physiologie über Ihren Geist bzw. Ihre Haltung zu verändern. Schon die bloße Vorstellung »Ich werde jetzt lieben« kann den Körpergeist veranlassen, sich vollständig neu zu gruppieren. Ein leichtes Ziehen an einem Tischbein, und die gesamte Struktur gerät in Bewegung. Wenn Sie Ihre Physiologie einfach durch einen Gedanken oder durch ein Gefühl neu einrichten können, praktizieren Sie Ayurveda der Klasse I.

Wie kommt es überhaupt zu dieser Reaktion des Gefühlslebens? Wenn wir gesund funktionieren, fließen die Dinge ruhig, der Körpergeist ist gut koordiniert und gut integriert. Dann sind unsere Gefühle von Natur aus selbstheilend. Wenn wir also unsere auf Selbstbezug beruhende Chemie der Liebe anzapfen, lassen wir, wie auch immer sie ausgelöst werden mag, Neuropeptide und deren vergnügenspendende Eigenschaften in unser Blut hinein. Wir erleben ein Gefühl des Wohlbefindens, das wir als Liebe, Glück oder tiefste Augenblicke von Schöpfertum empfinden. Der Psychologe Mihaly Csikszentmihalyi von der University of Chicago hat sie als »Fluß« bzw. »engagiertes Entzücken« definiert.

Das andauernde Erfahren dieser erhöhten Ebene von Gesundheit ist das Ergebnis eines integrierten »Gefühls-Körpergeistes«. Candace Pert und ihre Kollegen haben Neuropeptide, d. h. die chemischen Substanzen, die von den Gehirnzellen freigesetzt werden, als »Kommunikationsspezialisten« bzw. »Boten«, die den Geist, den Körper und die Gefühle miteinander verbinden, identifiziert. In einer früheren Forschungsarbeit, die sie zusammen mit ihrem Kollegen Solomon Snyder durchgeführt hat, ermittelte Candace Pert, wie sich die Opiate, unsere im Inneren erzeugten schmerzlindernden Chemikalien, an die Neuropeptidenrezeptoren anbinden, die sich im ganzen Körper und im

Gehirn, vorrangig im Thalamus, der die Schmerzimpulse organisiert, sowie auch im limbischen System, das die Gefühle im Gehirn aktiviert, befinden. Nach Candace Perts Ansicht sind die Rezeptoren für die Neuropeptide die Schlüssel zur Biochemie der Gefühle.

Dieses biochemische System ist recht elegant: Sehr wenige Typen von Neuropeptiden – so um die sechzig – sollen der Grund für die variierenden physiologischen Manifestationen der Gefühle sein. In der PNI sind sie wichtige Schlüssel zu den Heilprozessen des Körpergeistes, indem sie uns helfen, zu verstehen, warum einige Patienten mit gewissen Haltungen und emotionalen Zuständen sich selbst heilen bzw. verletzen können. So begreifen wir auch, wie unsere emotionale Biochemie präzise in einen Körper umgesetzt wird, der auf alle Gefühle – Freude, Kummer, Skepsis, Ärger u. a. – anspricht und durch sie verändert wird.

Der Maharishi-Ayurveda bezieht diesen bioemotionalen Prozeß in seine Behandlungsprogramme mit ein. Für ihn hat das Gefühl einen Zweck, der über das Erleben willkürlicher, durch eine Vielzahl äußerer Umstände hervorgerufener Empfindungen hinausgeht und eigentlich darin besteht, den Körper zur Erfüllung seiner Sehnsüchte und Wünsche, die aus dem Geist und der Seele geboren sind, anzuregen.

Nehmen wir an, Sie möchten gern sehr reich sein. Ist es nur ein intellektueller Gedanke, weil Sie der Meinung sind, Sie sollten reich sein, werden Sie den entsprechenden Energieimpuls des Gefühls, um Ihre täglichen Arbeiten zur Erfüllung dieses Wunsches auszuführen, nicht haben. Sie müssen sich dies in Ihrem Leben ganz tief und konzentriert wünschen.

Aber selbst wenn Sie dieses Ziel erreichen, kommen Sie vielleicht zu dem Schluß, daß es Ihnen keine endgültige Befriedigung bringt. Möglicherweise verspüren Sie dann einen anderen Wunsch, z. B. den nach einem materiell abgesicherten Leben für diejenigen, die Ihnen am nächsten stehen und am liebsten sind. Und dann wünschen Sie vielleicht für Ihre Gemeinschaft, ökonomisch selbständig zu werden, oder Sie verspüren den Drang, behilflich zu sein, um die wirtschaftlichen Ungleichheiten in der Welt so zu verändern, daß alles gerechter wird. Trotz allem, was die anderen denken mögen, wissen Sie, daß dies nicht nur gefühlsleere, hochtrabende Ziele sind. Es sind stark gefühlte persönliche Wünsche, die von innen kommen und die Physiologie Ihres Körpergeistes einer immer mehr in die Tiefe gehenden Ebene der Erfüllung zuführen.

Vom ayurvedischen Standpunkt aus ist es das Endziel jedes Wunsches, unsere persönliche Entwicklung in einer fortschrittlichen und auf das Ganze bezogenen Richtung zu mehr Befriedigung und mehr Glück voranzubringen. In diesem Zusammenhang ist das Gefühl wie eine Maschine, die den Körper zu einem vorgegebenen Ziel bewegt und motiviert. Es gibt unseren Engagements einen Antrieb und befähigt uns zur Ausführung der Handlungen, an die wir uns mit sehr viel Liebe und Freude machen.

Aber es gibt auch noch einen entgegengesetzten Effekt des zu neuen Wünschen führenden Zyklus »Wünschen – Handeln – Erreichen – Erfüllen«. Genauso wie ein feiner Wunschimpuls unsere emotionale Biochemie verändert, verändert uns die *Nicht*erfüllung eines Wunsches ebenfalls. Vereitelte Wünsche haben auch eine Biochemie. Nichterfüllung kann emotionales Ama und eventuell Krankheit hervorrufen. Blockierte Wünsche können zu psychophysiologischen Blockaden werden.

Emotionaler Streß bzw. Ama infolge unerfüllter Wünsche wird im Maharishi-Ayurveda mit physiologischen Einschränkungen in Verbindung gebracht, die aus der Ansammlung emotional streßerfüllter Vorkommnisse in unserem Leben herrühren, welche drei Arten von Verletzungen mit sich bringen: Zweifel, Enttäuschung und Zurückweisung. Jedes Verletztwerden kann sich in unseren Körpern als Streßablagerung festsetzen, so daß wir uns körperlich nicht wohl fühlen.

Jede Art von Zweifel kann zu Zögern, mangelndem Vertrauen und einem furchterfüllten Herzen führen. Durch Zweifel verfallen auch die Gefühle, und dadurch entsteht widersprüchliches Verhalten, wenn wir entgegengesetzte Botschaften vom Geist, von den Gefühlen oder vom Körper erhalten. Wenn Sie sich beispielsweise ein Stück Schokoladenkuchen ansehen, sagt Ihr Verstand möglicherweise: »O nein, fünfhundert Kalorien, das ist nicht gut«, wogegen Ihr Herz meint: »O ja, ich erinnere mich an den Schokoladenkuchen, den meine Mutter immer mit viel Liebe und Freude für mich zum Geburtstag gebacken hat. Der bringt mir viel, dieser Kuchen.« Und Ihr Körper reagiert auf den Schokoladenkuchen eventuell mit dem Gedanken: »Ja, er duftet gut, er wird schmecken, danach werde ich mich wohl fühlen, den will ich haben.« Oder Ihr Körper sagt vielleicht: »Der Kuchen sieht zwar großartig aus, aber ich habe keinen Hunger.« Und das Hin- und Herzerren dieser sehr unterschiedlichen Botschaften bewirkt einen unangenehmen Zweifel, unabhängig davon, was für eine Entscheidung Sie treffen. Wir müssen alle Aspekte des Körpergeistes unter einen Hut bringen, damit es keine einander widersprechenden und Zweifel auslösenden Botschaften gibt. Tun wir das nicht, können wir durcheinandergeraten und Schwierigkeiten bekommen, wenn wir Entscheidungen treffen wollen. Die durch einen lebensbejahenderen Wunsch hinzukommende Komponente Harmonie richtet den Körpergeist aufs Ganze aus und löst jeden Zweifel mit einer Art von Freude, die tiefer liegt.

Zu Enttäuschungen kann es kommen, wenn das, was wir erleben, nicht unseren Erwartungen bzw. Hoffnungen entspricht. Die Lösung besteht immer darin, das größere Bild zu finden, sich an die tiefer liegende Ganzheit zu erinnern. Wir können von folgendem ausgehen: Je kleiner das Bild, um so mehr Pragya aparadh erleben wir, und unser Intellekt hält das winzig kleine Stück für das Ganze. Wir müssen dem Funktionieren der Natur vertrauen, d. h. beispielsweise erkennen, wenn wir einen gewissen Job jetzt nicht bekommen, kann sich dies vielleicht in einem Jahr als das Beste herausstellen, was uns passieren konnte. Wir müssen uns daran erinnern, daß die Natur unser Glück und unsere Seligkeit genauso viel, wenn nicht noch mehr will als wir selbst. Selbst Zurückweisungen können überwunden werden, wenn wir uns der Führung durch die Natur überlassen. Bei Verletzungen durch Zurückweisungen denken die meisten von uns an eine Beziehung, in der sie abgelehnt wurden. Zurückgewiesen zu werden bedeutet aber auch, daß wir uns weigern, Liebe anzunehmen bzw. zu empfangen. Je weniger Liebe wir zurückweisen, um so weniger Liebe wird uns vorenthalten. Wenn wir andere ablehnen, schaden wir auch unseren eigenen Herzen. Und das kann sogar genauso verletzen, wie wenn wir die Größe, die Ganzheit in uns oder in anderen nicht sehen. Die moderne Medizin beginnt gerade erst damit, den engen Zusammenhang zwischen Gefühlen und Physiologie und die Frage, wie beides zusammen unser Verhalten und unsere Gesundheit beeinflußt, ernsthaft zu untersuchen.

Das Ausdrücken der Gefühle und die Gesundheit

PNI-Forscher erinnern uns daran, daß, wollen wir effektiv vorbeugen, es sehr wichtig ist, unserer Physiologie zu erlauben, die Wahrheit ihrer Gefühle zum Ausdruck zu bringen. Wenn wir glücklich, ärgerlich, traurig oder irgend etwas anderes sind, scheint es uns krank zu machen, wenn wir unsere natürlichen Reaktionen »in uns hineinfressen«. In einer Ärztestudie an der Johns Hopkins University School of Medicine hatte eine als »ausreagierend und emotional ausdrucksstark« charakterisierte Gruppe die wenigsten Krebsfälle, wogegen bei einer als »Einzelgänger« gekennzeichneten Gruppe, von der angenommen wurde, daß sie ihre Gefühle unterdrückt, die Wahrscheinlichkeit, Krebs zu bekommen, sechzehnmal größer war.[5] (Man könnte jedoch darauf erwidern, daß die Faktoren, aufgrund derer sie nicht aus sich herausgingen, als sie noch jung waren – vielleicht gewisse streßerfüllte Vorkommnisse –, eher Krebs ausgelöst hätten.) Kürzlich hat der PNI-Pionier George Solomon nachgewiesen, daß Selbstbewußtsein ein Faktor bei der Widerstandsfähigkeit gegen Krankheiten ist und daß Nettsein bis hin zur Selbstverleugnung das Funktionieren des Immunsystems gefährden kann.[6]

Mehrere Gruppen Forschungspsychologen haben ein »Persönlichkeitsprofil« für Krebskranke aufgestellt. Ein Team an der University of California in San Francisco beschreibt einen Vertreter des »Typs C« als jemanden, der Ärger oder andere negative Gefühle nicht ausdrücken kann bzw. will. Menschen vom Typ C neigen dazu, sich mehr Sorgen über die Auswirkungen ihres Krankseins auf andere als auf sich selbst zu machen. Ähnliche Forschungen wurden an der University of Pittsburgh sowie in England und Deutschland durchgeführt. Die Persönlichkeit vom Typ C könnte die typisch »nette Person« sein, die sich sogar entschuldigt, wenn sie krank ist. Diese und andere Züge des Typs C werden oft besonders bei Frauen gelobt. Aber wenn wir krank sind, müssen wir sowohl negative als auch positive Gefühle zum Ausdruck bringen können. Der unmittelbare Zweck des Körpergeistes ist es, unsere inneren Hilfsquellen zu mobilisieren, damit der Tumor kleiner wird und das Immunsystem stärker reagiert. Unsere Gefühle ausdrücken zu können scheint dabei wohl zu helfen.

Studien haben gezeigt, daß an Brustkrebs erkrankte Frauen mit einer kämpferischen Persönlichkeit, die da sagten: »Das akzeptiere ich nicht«, diejenigen überlebten, die stoisch »wie üblich weitermachten«. Wir können den Körpergeist aktiv reorganisieren, um die Krebszellen und Tumoren daran zu erinnern, zum Gemeinwohl, zu Heilreaktionen im Inneren zurückzukehren.

Bloßes Akzeptieren kommt dem Krebs entgegen, wogegen seine Bekämpfung – nicht einfach nur mit Ärger über den Krebs, sondern mit einem ausgeprägten Lebenswunsch – dabei hilft, die Bahn für ein normales Funktionieren freizumachen. Wenn eine Frau erst einmal erkennt, daß sie stark genug ist, ihren Zustand zu beeinflussen, weil sie es versteht, ihre Wünsche im Bewußtsein zu organisieren, kann aus ihrer Persönlichkeit vom Typ C ein kämpferischer Geist werden.

Während über die Stichhaltigkeit dieses Persönlichkeitsprofils für Krebskranke noch debattiert wird, geht die Debatte vom ayurvedischen Standpunkt aus nicht weit genug. Ja, es tut gut, den Krebs zu »bekämpfen«, anstatt ihn anzunehmen. Aber mit einer mehr in die Tiefe gehenden Betrachtungsweise des Körpergeistes erkennen wir, welche Haltungen echt und wirklich heilsam und nicht lediglich angstgetriebenes Kämpfertum sind. Eine Künstlerin, die sich mit ayurvedischen Techniken selbst heilt, hat das so formuliert: »Ich ›bekämpfe‹ meine Krankheit nicht. Das ist eine alte Vorstellung, die für mich nicht zutrifft. Ich glaube, ich heile mich selbst am besten dadurch, daß ich *erlaube*, daß ich es nehme, wie es kommt, indem ich *mit* dem Leben mitgehe, anstatt mich ihm zu widersetzen. Ich widersetze mich nicht einmal meiner Krankheit. Es ist nicht etwa so, daß ich krank sein will; ich habe keine Angst vor der Krankheit, fühle mich von ihr nicht überrannt. Ich lasse nicht mehr zu, daß sie mich ganz aufsaugt. Was ich tue, ist, daß ich meine Krankheit mit meiner guten Gesundheit *umgebe*. Ich spüre, ich bin die Künstlerin meiner eigenen Heilung. Und dadurch fühle ich mich wohl.«

Aber positives Denken allein bringt uns auch nicht wieder in Ordnung. Das Denken hat darzustellen, wie jedes Gefühl und jede Zelle in unserem Körper zusammen fließen und sich wirklich ausdrücken. Es gab einmal eine Patientin, die immer »zu positiv« über ihren Krebs zu denken schien. Wenn ihr Arzt sie behutsam darauf aufmerksam machte, brach sie in Tränen aus und gab zu, daß sie schreckliche Angst vor negativen Gedanken hatte. Hätte sie über ihre Situation geweint, wäre das wahrscheinlich gesünder für sie gewesen als all das »falsche« positive Denken, weil sie in Wirklichkeit sehr traurig und erschrocken war, und das sind zwei Gefühle, die sich nicht gut mit positivem Denken vertragen. Durch die Anstrengungen, ihre Tränen zurückzuhalten, trennt sie außerdem ihren Geist, ihre Gefühle und ihren Körper voneinander. Wissenschaftler haben festgestellt, daß man durch gefühlsgeladenes Weinen (nicht wie beim Aufschneiden einer Zwiebel) auch Giftstoffe gut freisetzen kann.[7] Da die Gesellschaft den Frauen das Weinen eher »erlaubt« als den Männern, könnten wir das auch zu unserem Vorteil nutzen. Viele von uns tun das ja, indem sie zuweilen ins Kino gehen oder bestimmte Romane lesen, um »sich auszuweinen«.

Im Grunde scheint es für die Gesundheit wirklich wohltuend zu sein, wenn wir unsere Gefühle so richtig spüren und ausleben. Jedoch sollten wir uns auch bewußt sein, daß fortgesetztes Ausdrücken von Ärger bei chronischer Abneigung gegen andere *nicht* weniger Herzkrankheit bedeutet. Im Gegenteil.

Der Psychologe Paul Costa vom National Institute on Aging meint: »Entscheidend bei der Entwicklung von Herzkrankheit ist, ob jemand dauernd ärgerlich ist« und nicht, ob Ärger unterdrückt oder zum Ausdruck gebracht wird. Wenn unsere Körper an streßerfüllten Gefühlen auf einer tiefen Ebene buchstäblich festhalten, anstatt loszulassen, können wir dadurch weitere Schädigungen und Unausgewogenheiten schaffen. Diese werden zu giftigen Gefühlen, die wir eher beseitigen als ausdrücken wollen, wie z. B. unangebrachtes Ärgerlichsein, Ängstlichkeit und Depression.

Redford Williams, Direktor des Behavioral Medicine Research Center an der Duke University stellte fest, daß »Feindseligkeit, besonders Ärger, ausgelöst durch unsere zynischen Mutmaßungen über die Motive anderer, eine Kette biologischer Ereignisse in Bewegung setzt, die zu Krankheit und Tod führt«.[8] Wissenschaftler haben herausgefunden, daß gelegentlicher Ärger bei einem normal funktionierenden Menschen gut und sogar gesund sein kann, wogegen derselbe Ärger bei einem bereits allzu übelwollenden Menschen schädlich ist. Nicht die Aggression, sondern ihre Wechselwirkung mit dem tiefer liegenden Mißtrauen schafft die Probleme.

Ständig waches Mißtrauen soll ja nicht nur den Blutdruck erhöhen, sondern auch den Testosteronspiegel, der die Plaquebildung in den Arterien beschleunigt. Es ist nachgewiesen worden, daß Frauen, die weit weniger Testosteron als Männer haben, daher auch weit weniger giftigen Ärger hegen und deshalb länger leben. »Wie Salz für Leute mit hohem Blutdruck ist Ärger Gift für Übelwollende«, berichtet Williams.

Der Maharishi-Ayurveda erinnert uns daran, daß Übelwollen von irgendwoher kommt – nämlich von mangelnder Wunscherfüllung – und daß Ärger somit an sich nicht der Hauptgrund für nachfolgende Krankheiten ist. Nach vedischem Verständnis entsteht Ärger durch die Blockierung von Wünschen. »Wird der Fluß eines Wunsches durch einen anderen Fluß behindert, so wird an dem Punkt des Zusammenstoßes Energie erzeugt, und diese lodert auf als Zorn, der die Harmonie und das glatte Fließen des Wunsches stört, verwirrt und vernichtet.« »Der Zweck der Manifestation, die Ausbreitung von Glück, wird vereitelt; dem Zwecke der Schöpfung wird geradewegs entgegengewirkt.«[9]

Ärger wird vorrangig als Pitta-Unausgeglichenheit verstanden und nicht mit der sich abschindenden Entschlossenheit und Leistungsorientierung des Typs A in Verbindung gebracht, sondern mit einem Teilbereich im Verhalten des Typs A, der chronische Aggression, Feindseligkeit und Zynismus umfaßt. Diese Komponenten können eine Krankheit des Herzmuskels und eine damit zusammenhängende Krankheit durch die Förderung von Stoffwechselstörungen, besonders auf der Ebene des »schlechten« Cholesterins und der Verkalkungen in den Kranzarterien, verursachen. Nach Ansicht des Psychologen Costa »ist es die kaltblütige Abart der Feindseligkeit, wodurch jemand herzkrank werden kann, und nicht die heißblütige«. Wenn wir uns und anderen vergeben, können wir den durch unablässiges Ärgerlichsein angerichteten physiologischen Schaden begrenzen.

Vom Standpunkt der Doshas aus sollte Ärger als Signal unserer Physiologie erkannt werden, das uns darauf hinweist, daß (gewöhnlich) ein zu behandelndes Pitta-Ungleichgewicht besteht. Die ayurvedische Behandlungsmethode für Ärger konzentriert sich darauf, das Pitta-Gleichgewicht wiederherzustellen.

Während unausgeglichenes Pitta im allgemeinen der Vorbote für Ärger ist, kündigt unausgeglichenes Vata Angst an. Während von Furcht häufig angenommen wird, sie sei mit etwas Spezifischem in Verbindung zu bringen, wird bei Angst oft davon ausgegangen, daß sie »freifließend« bzw. unspezifisch ist. Wir wissen, wie lähmend Angst sein kann. Sie ist ein Gefühl, das allen Vernunftsgründen ins Gesicht schlägt. Angst kommt oft, wenn wir spüren, daß wir die Verantwortung für ein Problem oder eine Situation ganz allein zu übernehmen bzw. dessen oder deren Last zu tragen haben. Oder sie kann durch eine Arbeit und/oder durch familiäre Überlastung, die zu einem Gefühl des Zerbrochenseins und des Durcheinanderseins führt, hervorgerufen werden.

Denken Sie aber daran, daß Angst auch eine ganz spezifische Herkunft hat. Sie wird vor allem mit unausgeglichenem Vata und dessen Ruhelosigkeit, Konzentrationsschwäche und luftigem Trennenkönnen in Verbindung gebracht. Bei Menschen mit Vata-Dominanz nimmt emotionales Ama sehr oft die Form von Furcht und Ängstlichkeit an. Das ist der Fall, wenn es uns an Stabilität in unserem Leben fehlt, wenn wir nicht das Empfinden haben, »zu Hause« zu sein und »in uns selbst zu ruhen«. Wir fühlen uns dann möglicherweise getrennt von einer bestehenden Quelle der Liebe. Diese Angstgefühle können wir mit entsprechenden ayurvedischen Verfahren zur Vata-Reduzierung überwinden. Außerdem können wir uns auf unser inneres Unterstützungssystem einstellen, können die Fähigkeit erwerben, von anderen und von der Natur zu empfangen, und so lernen, alles zu nehmen, wie es kommt, anstatt zu versuchen, ein Ergebnis zu kontrollieren und uns so endlos Sorgen darüber zu machen.

Phobien gelten auch als Vata-Störungen, wenn auch als extreme, die große Ängstlichkeit und Panik-Attacken auslösen können. Viele Neurowissenschaftler glauben jetzt, daß es eine biochemische Erklärung für Panik-Attacken gibt. Man nimmt an, daß sie durch eine ganz besondere Furcht eingeleitet werden, die eine extensive chemische Reaktion auslöst und eine Flut von furchterregenden Vorstellungen, Gefühlen und Szenarien hervorruft. Wir können uns mit Phobien auseinandersetzen, indem wir zunächst im Körpergeist die Bedingungen für ungerechtfertigte Furcht verringern, Vata ins Gleichgewicht bringen und dann an einem Programm teilnehmen, das Schritt für Schritt vorgeht, um das Beklemmende an der auslösenden Furcht und die darauffolgende Panik aufzubrechen.

Je nach Konstitutionstyp, Jahreszeit und anderen Faktoren können Unausgeglichenheiten bei Vata, Pitta oder Kapha Depressionen hervorrufen. Überwiegt bei den Depressionssymptomen die Vata-Unausgeglichenheit stärker, leiden wir vielleicht an Schlaflosigkeit und/oder Gewichtsverlust, ängstigen uns und fühlen uns innerlich »leer«, weil das Nervensystem aus den Fugen ist. Entsteht die Depression durch eine Pitta-Unausgeglichenheit, überwiegen Zorn, Frustriertsein und Groll. Ist sie Ergebnis einer Kapha-Störung, bei der man glaubt, nicht aus dem Bett zu kommen, äußert sie sich als Trägheit, Lethargie, übermäßiges Schlafbedürfnis und Gefühlsarmut, die ja sämtlichst Ausdruck einer Kapha-Unausgeglichenheit sind. Genauso wie eine allzu schreckhafte Physiologie bei unausgeglichenem Vata, die wir Angst nennen, vielleicht nicht essen will und so eine weitere Vata-Unausgeglichenheit schafft, kann übermäßiges Essen, das oft mit einer Depression einhergeht, bei der man ewig nicht von der Couch herunterkommt, eine weitere Kapha-Unausgeglichenheit hervorrufen. Emotionales Ama blockiert hier unsere biologische Intelligenz, und so können wir fälschlicherweise verleitet werden, Behagen und Wärme im Essen zu suchen. Um die Lethargie einer Kapha-Depression umzukehren, brauchen wir eigentlich eine Kapha-reduzierende Ernährungsweise, mehr körperliche Bewegung und mehr gesellschaftlichen Verkehr. So können wir Ama loswerden, werden lockerer, weniger gestaut sowie körperlich, geistig und in unseren Gefühlen beweglicher.

Im allgemeinen kann eine Depression gewöhnlich nach allzu eifriger Betriebsamkeit, unterbrochenen Routinen, mangelnder Ruhe und emotionalem Streß ausbrechen. Jede Behandlung von Depressionen muß sich auch folgender zentraler Frage zuwenden: »Was brauche ich, um glücklich zu sein? Was steht mir zu meiner persönlichen Erfüllung im Wege?« Selbst eine genetische Veranlagung zu Depressionen könnte dadurch überwunden werden, daß der Körpergeist täglich im Gleichgewicht gehalten wird. Die Befolgung ayurvedischer Routinen zwecks Einhaltung der biologischen Rhythmen und zur Ausbalancierung der Doshas, durch die einzelne Symptome stärker überwiegen, kann hier Abhilfe schaffen.

All diese psychologischen Symptome haben spezifische körperliche Symptome, die mit ihnen in Verbindung gebracht werden.

Obwohl die moderne Medizin sie gewöhnlich separat und anders als physiologische Situationen identifiziert, sieht der Ayurveda in ihnen ausgesprochen individualisierte Dosha-Unausgeglichenheiten und behandelt sie dementsprechend.

Die Neugestaltung unserer Gefühlsmuster

Der Maharishi-Ayurveda hilft uns bei der Klärung einer weiteren Überlegung, um die Physiologie der Heilung unserer Gefühle zu verstehen. Unsere Gefühle kommen nicht einfach so aus heiterem Himmel, auch wenn man »seinen Moralischen« hat, gibt es einen Verlauf. Genauso wie es durch Gefühle bedingte Ursachen für physiologische Vorgänge gibt, gibt es auch eine Physiologie der Gefühle, durch die Gefühle und Empfindungen *vorherbestimmt werden*.

Nehmen Sie als Beispiel das Vertrauen, das ein ausgesprochen lebensnotwendiger Bestandteil des Gesundseins ist. Trotz seines Wertes ist Vertrauen eigentlich schwer zu fassen. Manche Menschen haben einen im Körpergeist eingebauten Hang zum Mißtrauen. Unsere Körper produzieren einfach nicht genügend Neuropeptide (= Informationsmoleküle), damit wir uns anderen gegenüber wohl fühlen. Daß der Körpergeist so eingerichtet ist, wird natürlich unterschiedliche Ursachen haben und von den Lebenserfahrungen abhängen. Beispielsweise gibt es Menschen, die allzu kritische und/oder unnachsichtige Eltern hatten und die die Notwendigkeit des Sichschützenmüssens biochemisch zu einem allgemeinen Mißtrauen verinnerlicht haben. So können schon früh in unserem Leben entwickelte Haltungen in unseren Gehirnreaktionen angelegt sein, und das blockiert uns unsinnigerweise in unserem Offenseinwollen und Vertrauen zu anderen Menschen, was ja *die* Grundlage für die von uns benötigte Vertrautheit ist. Glücklicherweise kann uns der Ayurveda helfen, mit dieser Situation fertig zu werden, indem er uns in die Lage versetzt, unsere Gehirnreaktionen wieder »einzurenken«. Sehen wir einmal, wie dieses Wiedereinrenken vor sich geht.

Generell sind unsere Gefühle, genauso wie unsere Gedanken, in Mustern geordnet, die buchstäblich in unser Gehirn eingeritzt sind. Wenn Ablagerungen von Streß oder Ama unser Funktionieren blockieren, bleiben wir in Gewohnheitsmustern, die nicht lebensbejahend sind. Unser Nervensystem kehrt immer wieder zum Gewohnten zurück, und wir verlieren die Flexibilität, die etwas mit Kreativität und Wachsen durch Entwicklung zu tun hat. Letztendlich hemmt dieser Verlust die Erfüllung unserer Wünsche und lenkt uns von der emotionalen Befriedigung ab, die wir brauchen, um gesund zu sein.

In alten Mustern befangen, reagieren wir auf eine neue Situation physiologisch so, daß wir allzu sehr an unseren Selbstschutz denken. Das Angebot einer liebevollen Freundschaft weisen wir aus alter Gewohnheit zurück, obwohl sich unser Herz vielleicht danach sehnt. Unsere kreativen und liebenden Impulse werden überschattet bzw. durch Gewohnheit »ertränkt«, wie es der bekannte Psychologe Abraham Maslow formuliert hat. Wir haben zwar tausend Apfelbäume, pflücken aber noch immer Äpfel von dem einen Baum, der nicht sehr gesunde Äpfel hervorbringt. In dieser gewohnten Reaktionsweise steckengeblieben, essen wir die Äpfel immer wieder, auch wenn sie uns krank machen oder nicht, weil wir nicht wissen, wie wir zum nächsten Baum gelangen sollen. *Wie* lernen wir nun aber, weiterzukommen?

Die Lehrsätze des Maharishi-Ayurveda gehen von folgendem aus: *Da Gewohnheitsmuster auf der Ebene des Nervensystems verankert sind, müssen sie zumindest auch auf dieser Ebene gelöst werden.* Mit anderen Worten – um emotionales Ama zu überwinden, um unsere Herzen davon zu befreien, verschlossen und mißtrauisch zu sein, müssen wir die damit verbundenen nervlichen und biochemischen Muster ändern. Dazu brauchen wir etwas, das tiefer liegt als das Denken oder Reden über unsere Probleme auf der Ebene der Probleme, etwas, das über Psychotherapie oder Analyse hinausgeht. *Wir brauchen eine vollständige Verschiebung in einen gesünderen Körpergeist.*

Der Maharishi-Ayurveda bietet die Technik der Transzendentalen Meditation an, damit unser Geist über seine üblichen intellektuellen Denkweisen hinausgehen kann. Durch Streßlösung in unserem Nervensystem löschen wir die alten Programme, die ja nutzlose Muster des Körpergeistes sind, und machen Geist und Herz frei für die liebevollen und uns einander näherbringenden Lebenserfahrungen, die wir uns so sehr wünschen. Mit dem TM-Programm können wir spontan ein Nervensystem entwickeln, das alle gesunden emotionalen, geistigen und körperlichen Möglichkeiten unterstützt, denn es löst tiefliegenden Streß und Ama, die uns zurückhalten könnten. Durch ein regelmäßiges tägliches TM-Programm kommt der Körpergeist leicht vom Produzieren eines mit Mustern überladenen, einengenden geistigen und emotionalen Reaktionssystems zur Schaffung eines fließenden Reaktionsvermögens, das in der Fähigkeit wurzelt, Kontakt zum einheitlichen Bewußtseinsfeld in uns, aus dem wir Zuwendung bekommen, herzustellen. Ein erhöhter Standpunkt, ein System positiver Überzeugungen, kann unsere DNS, unser Nervensystem und die Immunzellen dynamisch verändern und uns ein Höchstmaß an Gelegenheiten bieten, um den Verlauf von Krankheiten zu ändern, und Ama sowie Streß durch eine geistige Technik, wie es die TM ist, dort abbauen, wo beide ursprünglich abgelagert wurden. Oder wir können zunächst Ama aus unserem Körper entfernen und dadurch eine eventuelle Wende in unserem Denken und unserem emotionalen Reaktionsvermögen herbeiführen. Der Maharishi-Ayurveda hat eine ganze Reihe unterschiedlicher Methoden, mit denen wir diese Veränderung des Körpergeistes und dadurch mehr integrierte Gesundheitsmuster schaffen können. Alle Methoden vertragen sich sehr gut miteinander und haben nur ein Ziel – ständiges Gesundsein. Einige Methoden gelten dem Körper. Zu ihnen gehören Ölmassagen, Eßprogramme und einige Yoga-Streckübungen. Andere wiederum liegen mehr auf der Ebene des Geistes, wie z. B. die TM. Eine Methode liefert eine Art Medizin zur Verbesserung der zwischenmenschlichen Beziehungen. Sie heißt »Verhaltens-Rasayanas«. Dieses Programm (in Kapitel 8 wird es ausführlich beschrieben) kann uns helfen, Ärger, Feindseligkeit und Mißtrauen zu überwinden, um uns aus den Klauen des Stresses zu befreien, geistiges und emotionales Ama auszuräumen und so unsere gesamte Physiologie noch mehr für die von uns ersehnte Zuwendung zu öffnen.

Dhatu-Umwandlung und Gefühle

Wir haben uns angesehen, wie Gefühle auf unsere Physiologie und unser Verhalten wirken; aber unsere Gefühle stehen auch wechselseitig mit unserem Körpergeist in Verbindung, und zwar auf einer noch tieferen Ebene, über unser Gewebe, insbesondere durch die Verdauung.

Im letzten Kapitel haben wir besprochen, wie alle Verdauungsebenen in unserem Körpergeist durch Dhatu-Umwandlungen ins Spiel kommen. Die Dhatus zeigen uns, wie unsere Physiologie Liebe unterstützt, wie Liebe unsere Physiologie unterstützt und wie die beiden gleichzeitig so gestaltet sind, daß sie diese wichtigste Zuwendung unserem Körper, unserem Geist und unseren Gefühlen zukommen lassen.

»Ich liebe dich.« Nur wenige andere Worte erzeugen eine so gute Medizin.

Die ayurvedischen Weisen wußten, wie die Liebe, genauso wie die Verdauung der Nahrung, ganz feine Umwandlungen in der Psychophysiologie bewirkt. In diesem Sinne ist Lieben ein Akt der Selbsternährung, ist die Verdauung einer anderen Art von

Nahrung, um Ihr emotionales und spirituelles Wachstum zu fördern. Der Gedanke, daß Liebe verdaut wird, mag Ihnen ungewohnt vorkommen; aber denken Sie daran, daß alles, was Sie durch die Sinne, den Geist und die Gefühle erfahren, Sie physiologisch beeinflußt. Wie wir bereits bemerkten, kann das Ansehen eines Filmes über Mutter Teresa Ihrer Physiologie guttun. Der Körpergeist nimmt alles in sich auf und verdaut es – sei es die Luft, die Sie atmen, die Landschaft, die Sie auf dem Weg zur Arbeit mit den Augen aufnehmen, das soziale und emotionale Verhalten der Menschen, denen Ihre Fürsorge gilt und auf die Sie reagieren, die Liebe, die Sie zum Ausdruck bringen und in allen Bereichen Ihres Lebens empfangen.

Die vedische Weisheit lehrt: »Alle Liebe ist Liebe zum Selbst.« Auch wenn wir uns nach jemandem sehnen oder in religiösen Gefühlen voll und ganz für andere aufgehen, werden wir uns in Wirklichkeit unseres inneren Selbst bewußt. Wir verwandeln uns innerlich, wachsen in unserer Selbstbewußtheit und machen unser Herz noch weiter. Wir ernähren uns selbst, um innerlich zu wachsen und uns zu entwickeln. Es ist ein Wachstumsprozeß im Selbstbezug innerhalb unseres Bewußtseins. Wie immer es aussehen mag – sich mit einem anderen zu verbinden ist eigentlich auch ein Sichverbinden mit dem innersten Selbst, so daß man dorthin gelangt, wo es mehr echte Zuwendung gibt. Somit ist alle Liebe, die man verspürt, selbst wenn sie anderen gilt, immer noch Liebe zu sich selbst. Sogar »unerwiderte« bzw. einseitige Liebe kann dadurch genauso umwandeln wie Liebe, die auf Gegenseitigkeit beruht, wenn wir begreifen, daß unsere *Liebesfähigkeit* für unsere Entwicklung ausschlaggebend ist. Nicht derjenige, dem die Liebe gilt, sondern derjenige, der sie empfindet, der Liebende, entwickelt sich weiter. Ein wichtiges Zeichen dafür, daß man gesund ist, besteht darin, daß das Liebesgefühl stets im Selbst erwidert wird. Sehen wir uns einmal an, wie dieser Vorgang des Selbstbezuges im Körpergeist abläuft.

Von einem vollen Magen zu einem vollen Herzen

Wir können die Entwicklung gesunder Gefühle vom Standpunkt der ayurvedischen Grundsätze für die Dhatu-Umwandlung verstehen. Während die Dhatu-Agnis bzw. das »Feuer« eines jeden Dhatu Erfahrung in körperliche Nahrung umzuwandeln haben, gestalten die Dhatus auf einer tieferen Ebene Bewußtseinsumwandlungen. Wir können uns vorstellen, wie der siebenstufige Umwandlungsvorgang bei der Verdauung von Speisen auch für die Verdauung von Gefühlen gelten kann. Rasa als erstes Dhatu wird ja auch in den ayurvedischen Texten als »Gefühl« definiert. Die erste Kostprobe einer Speise wird somit in Speisebrei und Blutplasma umgewandelt, nährt aber auch das erste Erwachen eines Gefühls, die erste Befriedigung eines Wunsches und führt zu Seligkeit. Deshalb heißt es auch, der erste Bissen sollte süß sein.

Jede Rasa-Unausgewogenheit kann mit Gefühlen und mit körperlichen Symptomen von Ernährungsstörungen zu tun haben. Wenn Rasa aus dem Gleichgewicht gerät und hier Ama entsteht, können wir träge, unterernährt, untergewichtig und deprimiert werden. Wir können buchstäblich unseren Appetit, unsere Eßlust und vielleicht unseren Appetit an anderen Dingen des Lebens verlieren. Ob wir essen oder nicht – wir fühlen uns nicht ernährt. Diese Unausgewogenheit kann sich auf die Umwandlung zum zweiten Dhatu – Rakta – auswirken. In manchen Situationen könnte im Blut zuviel »Hitze« sein. Dadurch kann außer den damit einhergehenden körperlichen Zuständen der fehlende erste süße Geschmack von Liebe (Rasa) bei Rakta zu Ärger werden: Wir könnten »heißblütig«, mißmutig und eifersüchtig werden. Das Ego und das Besitzenwollen könnten entweder mit dem inneren Selbst oder mit etwas anderem eine Beziehung eingehen. Um gesund zu sein, können wir loslassen und der Natur erlauben, uns behilflich zu sein, die Dinge

leichter zu nehmen und weniger an ihnen zu haften, damit wir mehr Ego verlieren, um mehr Selbst zu gewinnen.
Das dritte Dhatu-Agni – Mamsa – wandelt das Rakta-Produkt in Muskeln um. Wenn die ersten beiden Dhatu-Agnis ihre Arbeit gut machen, entwickeln wir Stärke und Kräfte im Körper und in unseren Beziehungen. Verdauen wir Nahrung für den Körper und die Gefühle richtig, fühlen wir uns stark und sicher, vollkommen geschützt und geliebt. Sind aber die beiden vorangegangenen Dhatus geschwächt, entwickelt die Muskelfaser keine Kraft und Stärke. Wir fühlen uns dann in Beziehungen – zu uns selbst, zu anderen oder zur Welt – unsicher; ein Fehlen an »Muskeln« und ein Gefühl der Kraftlosigkeit könnte entstehen, so daß wir uns schutzlos vorkommen.
Bei der weiteren Nahrungsumwandlung durch Medha als viertes Dhatu-Agni wird der Muskel in Fett verwandelt. Sind die vorangegangenen Dhatus gesund, wandelt unser Körper Muskeln leicht in Fett sowie Gefühlsstärke und Sicherheit in engagierte Beziehungen zu unserem tiefsten Selbst und zu anderen um. Werden jedoch die Gewebe nicht ausreichend ernährt, schickt der Körpergeist Signale, daß wir mehr Nahrung brauchen, und produziert übermäßig viel Medha bzw. Fettgewebe. Diese Medha-Ebene kann für die Liebe zwischen Ehepaaren bzw. zwischen Eltern und Kind stehen. Aber sie kann auch unsere tiefste Verbindung zu unserem Selbst darstellen. In unserer Gesellschaft könnte Übergewicht bedeuten, daß wir keine Erfüllung in unseren wichtigsten Beziehungen finden und auch keinen Zugang zum Bereich der Selbstzuwendung in uns haben.
Das fünfte Dhatu-Agni – Ashti – wandelt Fett in Knochen um. Es wird mit Ganzheit in Verbindung gebracht, wobei die Stützmechanismen Gefühlsstärke und Liebe es uns erlauben, aufrecht zu stehen, »Rückgrat« zu haben, eine aufrechte, lebensbejahende Kraft als Mensch und als Mitglied der Gesellschaft zu sein. Bei geschwächtem Ashti können wir schließlich

einen Mangel an echtem Dabeisein oder an Tiefe in unseren Beziehungen empfinden. Selbst eine engagierte Liebesbeziehung vermittelt uns kein Gefühl der Stärke, wenn wir uns nicht innerlich gestützt fühlen.

Das sechste Dhatu-Agni – Majja – verwandelt Nahrung und Liebe in das zentrale Nervensystem und liefert auch unser Knochenmark. Wir hatten vielleicht schon einmal eine Beziehung oder eine innere Erfahrung, von der wir meinten, »die geht mir ans Mark«, ein Gefühl, daß uns jemand durch und durch kannte, liebte und uns Zuwendung entgegenbrachte. Das ist der Fall, wenn Majja stark ist, die Knochenstruktur lebensfördernde Nahrung, Fülle und Selbsterfüllung bekommt und Liebe im Selbst aus tiefster Quelle Nahrung erhält.

Wenn dies geschieht, kann Majja mit Erfolg in das siebente Gewebe – Shukra –, das für Eizellen bzw. Spermien steht, umgewandelt werden. Das Shukra-Gewebe als Endprodukt des gesamten Prozesses ist äußerst stark. Es ist die feine Endblüte aller Dhatus, das seine eigene Reproduktion (ein Kind) und auch Ojas erschaffen kann. Wie wir gesehen haben, ist Ojas die subtilste stoffliche Substanz unserer Körper und zeigt sich nicht nur als Endsubstanz, sondern befindet sich auch unter allen Dhatus und stützt jede einzelne Umwandlungsebene. Es ist das Verdauungsprodukt im Körpergeist und die Erfüllung der Liebe aus dem Selbstbezug, die sich selbst genügt und von außen nichts braucht, um sich als Ganzes zu fühlen. Ojas verbindet unseren Körpergeist, unsere Gefühle und unsere Spiritualität zu einem Ganzen.

Wie die Selbstzuwendung alles zusammenfaßt

Vom ayurvedischen Standpunkt aus beginnt ein ausgeglichenes Gefühlsleben natürlich in unserem Bewußtsein und findet seinen Ausdruck in unserem Stoffwechsel; wenn unsere Verdauung und unsere Ausscheidungsprozesse nicht funktionieren, dann geraten auch unsere Gefühle aus dem Gleichgewicht. Die Reaktionen unserer Gefühle und unserer Physiologie hängen – wie wir jetzt wissen – wechselseitig voneinander ab. Keines von beiden »kommt zuerst«. Von diesem Ansatzpunkt aus behandelt der Ayurveda die Frage, warum viele ansonsten durchaus intelligente Frauen negative suchtartige Liebesbeziehungen unterhalten. Ist unsere Physiologie aus dem Gleichgewicht, sind wir auch auf Beziehungen aus, durch die weitere Unausgeglichenheiten und weiteres Süchtigsein entstehen, genauso wie nervöse Menschen süchtig auf Koffein werden, d. h. auf das, wodurch ihr Problem entstanden ist. Frauen, die »zuviel lieben« und »sich an den Falschen hängen«, tun dies möglicherweise, weil ihre Physiologie aus dem Gleichgewicht geraten ist. Wenn eine Frau körperlich wieder ausgeglichen wird, kann sie spontan gesündere Beziehungen aufnehmen, die die Bedürfnisse und die Weiterentwicklung ihrer Gefühle eher fördern als vernachlässigen.

Während den Gefühlen als Grundlage für körperliches Gesundsein vom ayurvedischen Standpunkt aus viel Beachtung geschenkt wird – »Liebe dich selbst, und du wirst gesund« –, sind psychiatrische und psychotherapeutische Verfahren, die Ernährungsprobleme und andere Fragen der Physiologie unbeachtet lassen, genauso oberflächlich wie Chirurgen, die nichts davon wissen wollen, wie sich Operationen auf das Gefühlsleben auswirken. Um hier wieder Ordnung zu schaffen, nehmen zahlreiche Klinikärzte Behandlungsmethoden wie Ernährungs-, Schlaf- und Meditationstechniken in ihre Therapien mit auf. Jeder Therapeut weiß, daß Patienten neben geistigen und emotionalen Problemen oft mit körperlichen Symptomen zu tun haben. Mit dem Ayurveda kann die Psychotherapie geistige, emotionale und Suchtprobleme neu überdenken, indem sie sich deren physiologischer Grundlage zuwendet, die ja gleichfalls von Bedeutung ist.

Vertrauen und Mißtrauen, Gesundheit und Getrenntsein

Es überrascht nicht, wenn festgestellt wurde, daß Menschen mit einem Herzen, das anderen vertraut, medizinisch gesund sind. Das Gegenteil davon – Mißtrauen – führt zu Krankheit und Ama in den Gefühlen. Auch die vielen physiologischen und emotionalen Folgen mangelnder Grundernährung der Gefühle können der Gesundheit anscheinend großen Schaden zufügen; besonders bei Säuglingen und Kindern ist das der Fall. Wenn man das Gefühl »Mutter ist zu Hause«, ein Gefühl, in Sicherheit zu sein, nicht verinnerlicht hat, dann kann Alleinsein und Sich-allein-Fühlen ziemlich streßvolle langfristige physiologische Reaktionen nach sich ziehen. Im Primatenlabor an der University of Wisconsin haben Wissenschaftler sechs Monate alte Affenkinder nur vierundzwanzig Stunden lang von den Muttertieren und dem Pflegepersonal getrennt. Danach blieb die Regulierung der weißen Blutkörperchen mindestens einen Monat gestört. Nach Ansicht von Laborleiter Christopher Coe *»kann sich diese Reaktion bei noch längerer Trennung mutagen auf die umliegenden Zellen auswirken und die Anfälligkeit für Krankheit erhöhen …«*[10]

Da Säuglinge und größere Kinder vielleicht am meisten gefährdet sind, ist die Förderung emotionaler Beständigkeit bei ihnen, indem man sie möglichst wenig allein läßt, gesundheitsfördernd und könnte den Ausbruch ernsthafter Krankheiten verhindern. In einigen Forschungen ist auch festgestellt worden, daß zwischen dem durch das Alleingelassenwerden entstehenden Streß und Krankheiten wie Asthma, Gelenkentzündung und Leukämie ein Zusammenhang besteht. Coe vermutet, daß »Scheidung, Krankenhausaufenthalt oder der Tod eines Elternteils auch Immunsuppression hervorrufen kann«.

Andere Forschungen gehen davon aus, daß es trotz Gleichheit aller anderen Faktoren bei Krebskranken – Männern wie

Frauen – deutlich an einem innigen Verhältnis zu den Eltern mangelt. Die Wissenschaftler kamen zu dem Schluß, daß die Qualität der zwischenmenschlichen Beziehungen eine wichtige Komponente bei der Entwicklung von Krebs sein könnte.[11] Folgendes hat eine weitere Studie an der Johns Hopkins University School of Medicine bestätigt: Ein bemerkenswertes Ansteigen der Krebsfälle (darunter auch Lungenkrebs bei Nichtrauchern) wurde bei Menschen festgestellt, die in Projektuntersuchungen angaben, daß ihre zwischenmenschlichen Beziehungen weniger als befriedigend seien.

Ein Herz, das vertraut, ist eines der Geheimnisse, um kerngesund zu bleiben, denn mit ihm können wir dem Auf und Ab des Lebens begegnen, ohne jedesmal durch neue Schwierigkeiten in unseren Gefühlen zutiefst erschüttert zu werden. Solch ein Vertrauen wird im allgemeinen in der Säuglingszeit hergestellt. Ein Kind, das sich sicher fühlt, lernt es, auf dem »Strom des Lebens zu reiten«, denn es hat verinnerlicht, daß es bedingungslos geliebt wird. Aber viele von uns hatten nicht das Glück, innerlich so ein Gefühl der Sicherheit herstellen zu können.

Der Maharishi-Ayurveda kann uns die Mittel an die Hand geben, um zu lernen, Vertrauen zu hegen, auch wenn uns früher ein solcher stabilisierender Einfluß nicht vergönnt war. Durch den Ayurveda können wir ein inneres unwandelbares Selbst erfahren, ohne den Streß der Vergangenheit noch einmal aufarbeiten zu müssen. Deepak Chopra schreibt: »Durch Vertrauen können Sie sich selbst korrigieren, wenn Sie einen Fehler gemacht haben. Es tröstet Sie bei allen Verletzungen Ihrer Gefühle, die unausweichlich sogar Menschen mit liebevollsten Absichten treffen. Voller Bereitwilligkeit und Vertrauen gehen Sie dann daran, sich wieder dem Fluß des Lebens anzuschließen. Es gibt da keinen festgelegten Verlauf und keine anderen Wegweiser als die, die Sie in Ihrem Herzen haben. Jedoch wird der Fluß Sie rechtzeitig mitnehmen und Sie, ohne daß Sie wissen, wie, in das Meer der Glückseligkeit, das alles Leben ermöglicht, mitreißen.«

Festes Vertrauen kann nur entstehen, wenn wir inneres Selbstsein ganz tief und ständig empfinden. Vom psychologischen Standpunkt aus schwindet Vertrauen, wenn wir fürchten, eine Beziehung zu verlieren, von der wir uns abhängig fühlen. Aber wir wissen doch, daß Beziehungen stets im Wandel begriffen sind, selbst unter günstigsten Voraussetzungen: Da stirbt ein Ehegatte oder ein Elternteil, wir lassen uns scheiden, die Kinder werden groß und gehen aus dem Haus. So ist also trotz einiger psychologischer Argumente, die das Gegenteil behaupten, eine Beziehung nicht die beste Grundlage, um ein ständiges Sicherheitsgefühl aufzubauen.

Um wirkliche Sicherheit für unser Gefühlsleben zu finden, müssen wir unser Innenleben voll entwickeln, und zwar nicht eng begrenzt und nur so, daß wir uns gegenüber nachgiebig sind, sondern in dem Sinne, daß wir Vertrauen zum bleibenden Wert unserer eigenen Erfahrungen entwickeln. Die Beständigkeit unserer Gefühle ist eine Eigenschaft unseres Bewußtseins, in dem wir die unerschütterliche Einheit des Lebens erfahren können. Von dieser inneren Bewußtheit aus können wir unbegrenzt lieben, wie ein vertrauensseliges, offenherziges Kind, welches weiß, daß seine Mutter über ihm wacht, selbst wenn es sie nicht sehen kann. Hier finden wir die Quelle absoluten Vertrauens. Und hier findet unser Körpergeist seine beständigste Stütze, weil er weiß, daß wir Beziehungen eingehen und nötigenfalls sogar wieder lösen können, ohne uns gefühlsmäßig, geistig und körperlich zerstört zu fühlen. Wenn wir erst einmal im absoluten Vertrauen leben, fühlen wir uns mit den anderen viel enger verbunden. Nicht weil wir unbedingt »gut« in Beziehungen sind, sondern weil wir uns voll hingeben können, ohne Angst, ohne etwas zurückzuhalten, und mühelos über die Grenzen von Selbstisolierung und Einsamkeit hinwegschreiten. Wir können Liebe geben und – was vielleicht noch wichtiger ist – wir können uns ihr endlich ausliefern und sie hereinkommen lassen. Indem wir hereinkommende Liebe aufnehmen und nicht wegstoßen, gestatten wir dem so dringend benötigten Schmiermittel schmerzender Knochen und entzündeter Gelenke, unsere Qualen zu lindern. Das ist die schönste Medizin für unseren Körpergeist.

Im nächsten Kapitel betrachten wir Beziehungen vom Standpunkt unserer Gesundheit aus und überlegen, warum manche Beziehungen für uns gesünder sind als andere und warum Liebe die allerbeste Medizin ist.

8 LIEBE
die Physiologie persönlicher Beziehungen

Ein liebendes Herz, ein Herz voller Liebe
Ist die kostbare Essenz menschlichen Lebens.
Liebe ist der höchste Lebensinhalt;
Liebe als Liebe ist universal.
Persönliche Liebe ist konzentrierte universale Liebe.[1]
Maharishi Mahesh Yogi

Alle Beziehungen kommen aus dem Bewußtsein. Wenn uns klar wird, daß sich unsere Gefühle physisch durch unseren Körpergeist bewegen, können wir auch einsehen, daß unsere liebevollen Beziehungen zu anderen wie auch zu uns selbst einen starken und direkten physischen Einfluß auf Gesundheit oder Krankheit ausüben. Der Maharishi-Ayurveda enthält Leitlinien für Beziehungen, die uns daran erinnern, daß es der Zweck von Beziehungen ist, *gleichzeitig* in uns und in anderen die Glückseligkeit pulsierender Gesundheit zu erregen. Eine Beziehung ist gesund, heilsam und gut für die Entwicklung, wenn sie Ihnen etwas gibt. Das ist der Fall, wenn Sie eine Welle der Liebe verspüren oder das Herz eines anderen Menschen nachhaltig und angenehm ansprechen. Eine Welle der Glückseligkeit entsteht, wo sich Geist und Körper treffen und dort die Auswirkungen von altem Streß hinwegspülen. Wir können einen kraftvollen heilenden Einfluß auf uns ziehen, wenn wir – wo das möglich ist – zwischenmenschliche Beziehungen aufnehmen, die heilen, weil sie Ganzheit schaffen. In diesem Zusammenhang fördern gleiche Interessen, Wünsche, Tiefe und Treue ein Wachstum im ganzheitlichen Sinne und schaffen den Kern einer gesunden Beziehung.

Frauen als Wissenschaftler für zwischenmenschliche Beziehungen

Eine lange Geschichte von Beziehungen der Fürsorge erfüllt das Reagieren und Handeln moderner Frauen. Durch Jahrhunderte hingebungsvollen Dienstes an anderen, sei es als Ehefrauen, Mütter, Krankenschwestern oder Lehrerinnen, ist die Ausrichtung der Frauenherzen gut entwickelt. Selbst heute noch lassen wir uns in unserem Verhalten vor allem von den Erfahrungen des Herzens leiten. Wissenschaftler haben festgestellt, daß sogar die erfolgreichsten Karrierefrauen ihre Beziehungen über ihre beruflichen Leistungen stellen, wenn sie gefragt werden, was ihnen das meiste Glück bringt.

Diese Ausrichtung auf das Herz schließt natürlich intellektuelle, gesellschaftliche oder künstlerische Entwicklung nicht aus. Sie geht eher davon aus, daß hier eine weitere Kraft am Werke ist. In ihrer umwälzenden Untersuchung zur moralischen Entwicklung der Frauen, zu ihrer Entscheidungsfindung und zu der Art, wie sie Beziehungen pflegen, bezeichnete Carol Gilligan von der Harvard University Frauen als Wissenschaftlerinnen zwischenmenschlicher Beziehungen, die bei ihren Entscheidungen immer davon ausgehen, welche Auswirkungen diese auf andere Menschen haben.[2] Es ist ein personenbezogenes System von Fürsorge, Verantwortung, Abhängigkeit und Zuverlässigkeit. Carol Gilligan hat festgestellt, daß das Wort »Abhängigkeit« von jungen Mädchen als etwas Positives betrachtet wird, wie in »Du kannst dich auf jemanden verlassen« [es handelt sich hier um ein unübersetzbares Wortspiel – d. Ü.]. Sie kam zu dem Schluß, daß Frauen in ihren moralischen Entscheidungen von relativen Urteilen ausgehen, die auf der Fähigkeit aufbauen, sich in andere hineinzuversetzen, sich ihnen anzuschließen und sich mit ihnen zu identifizieren; unsere Absichten und Handlungen fußen mehr auf Gefühlen, die auf die jeweiligen Umstände reagieren, als auf einem bereits festliegenden intellektuellen Grundsatz für richtig und falsch. Dieses Fürsorglichsein der Frauen ist nicht einmal Ergebnis unserer Kultur, meint Carol Gilligan, denn die hütet bzw. respektiert diese erkannten »weiblichen« Werte nicht besonders. Jedoch das ändert sich. Diese weiblichen Werte finden jetzt weit mehr Anerkennung in unserer Gesellschaft, und sie werden sogar mit dem Gesundsein in Verbindung gebracht. Beispielsweise berichteten Wissenschaftler von der University of Nebraska School of Medicine, daß ältere Menschen – Männer und Frauen –, die mindestens eine gute Freundin haben, der sie sich anvertrauen können, eine bessere Immunfunktion, einen niedrigeren Cholesterinspiegel und weniger Harnsäure im Blut, d. h. weniger Streßwirkungen als diejenigen aufwiesen, die keine weibliche Vertrauensperson haben.

Angesichts unserer Psychophysiologie und unserer Vorgeschichte überrascht es nicht, daß Frauen oft nach tiefer Erfüllung in einer Beziehung streben. Studien haben gezeigt, daß Frauen aller Altersstufen eine größere Fähigkeit und ein größeres Verlangen als Männer haben, Empfindungen und Gefühle zu entdecken. Dadurch sammeln Männer und Frauen natürlich unterschiedliche Erfahrungen aus ihren Beziehungen. Für Frauen sind Beziehungen vielleicht nicht *das* ausschlaggebende Mittel zur Weiterentwicklung, stehen aber doch zumindest an zweiter oder dritter Stelle. So betrachten wir unsere Beziehungen als etwas Grundlegendes, um Glück in unser Leben zu bringen.

Deshalb mag es den Anschein haben, als würden wir viel Zeit damit verbringen, an unseren Beziehungen zu »arbeiten«, um Verbindungen herzustellen und die Beziehungen zwischen unseren Ehepartnern, Eltern, Kindern, Kollegen und Freunden zu verbessern. Das sind sicherlich löbliche und notwendige gesellschaftliche und sogar spirituelle Ziele. Aber wie stellen wir es an, das zu erreichen?

Viele Frauen kennen aus ihren Erfahrungen mit Einzel- und Gruppenpsychotherapien das augenblicklich übliche und weitverbreitete psychologische, prozeßorientierte Herangehen an Liebe und Beziehungen, das im wesentlichen auf der Persönlichkeits- und Entwicklungstheorie fußt. Aber das meiste von dem, was wir gegenwärtig in unserer Kultur als »therapeutisch« anerkennen, mißachtet meist die *physiologischen* Strukturen der Beziehungen. Wir wenden tatsächlich viel Zeit und Energie dafür auf, die Verträglichkeit in unseren Beziehungen zu analysieren, konzentrieren uns auf zwischenmenschliche Kommunikation, gegenseitige Beobachtungen, gesellschaftliche Identitäten usw., jedoch in all unseren Diskussionen wird fast nichts über die *physiologische Verträglichkeit* gesagt, die auf dem Bewußtsein beruht. Dabei könnte diese viel wichtiger sein, damit wir mit jemandem auskommen. Wie ein Physiker beobachtet hat, »kommt es bei der Qualität einer Beziehung auf den ›Grundzustand‹ der Betroffenen an ... Zwei Menschen mit demselben Grundzustand werden eine harmonischere intime Beziehung haben als zwei Menschen mit unterschiedlichen Grundzuständen.«[3]

Der Ayurveda bietet ein System zum Verständnis von Beziehungen im Licht von Gleichgewicht und Gesundheit. Der Ausdruck »gesunde Beziehungen« bekommt eine vollständigere Bedeutung, wenn wir die Bekanntschaften, die wir spontan schließen und geschlossen haben, einmal vom ayurvedischen Standpunkt aus betrachten. Natürlich liegen die meisten Dinge des Herzens außerhalb des Verstandes – »das Herz hat seine Gründe, die der Verstand nicht kennt« –, und unter dieser Voraussetzung können wir einen unbekümmerten Blick auf Doshas und Beziehungen werfen.

Obwohl uns das vielleicht nicht ganz bewußt ist, sind wir doch immer auf der Suche nach dem Gleichgewicht. Da die Doshas in der gesamten Natur vorkommen, stehen uns unendliche Möglichkeiten zur Verfügung, unsere eigenen Doshas ins Gleichgewicht zu bringen. Den Vögeln an einem Frühlingstag zuhören, den Himmel in einer sternklaren Nacht betrachten oder den Duft wohlriechender Bäume genießen – das ist unsere Medizin zur Ausbalancierung der Doshas.

Sie empfinden vielleicht ein großes Verlangen danach, am Ozean, auf einem Berg oder in den Wäldern zu sein. Das hängt oft davon ab, welches Dosha überwiegt. Ihre Entscheidungen, wo Sie Ihren Urlaub verbringen bzw. wohin Sie wann fahren wollen, könnten durchaus physiologisch begründet sein. Bei Familien, die zusammen in den Urlaub fahren, kann das zu Streitigkeiten führen. Ein Vata-Familienmitglied braucht vielleicht ernsthaft Sonne und den Ozean, Wärme und Ruhe in einem trockenen, kalten Winter, in dem Vata aus dem Gleichgewicht ist; ein Pitta-Mensch braucht möglicherweise in einem heißen, feuchten Sommer eine Woche in kühler Gebirgsluft; ein Kapha-Typ sehnt sich eventuell nach den Aufregungen des Windsurfens oder den Erfahrungen von Trockenheit an einem Urlaubsort in der Wüste, wo die Lungen gereinigt werden. Wir bringen unsere Doshas auch durch das Zusammensein mit verschiedenen Menschen wieder ins Gleichgewicht. Beispielsweise weiß man, daß die Eingliederung von Kinderfürsorgestellen in Einrichtungen für ältere Menschen für die Kinder, die die Liebe Erwachsener brauchen, und auch für die Erwachsenen, die der Wärme und Zuneigung von Kindern bedürfen, von großem Nutzen ist. Wir könnten vielleicht sagen: Das Kapha von Minderjährigen und Kindern gleicht das Vata älterer Menschen aus.

Der Ayurveda erinnert uns daran, daß unsere persönlichen

Beziehungen Teil der Natur sind und daher ebenfalls den Naturgesetzen unterliegen, auch wenn wir sie vielleicht als etwas Besonderes in unserem Leben behandeln. Genauso, wie Sie die Brise am Ozean verstoffwechseln, tun Sie das auch mit Ihren Beziehungen, d. h., Sie nehmen das psychophysiologische Dasein, das Bewußtsein anderer in sich auf. Wenn wir meinen, andere Menschen seien getrennt von uns und anders als wir, fällt es uns schwerer, sie zu verdauen. Rassismus und andere Formen des Völkerhasses schaden eigentlich der Gesundheit derer, die hassen, weit mehr als denen, die gehaßt werden, genauso, wie Menschen, die sich in Liebe hingeben, weit mehr von der heilenden Wirkung einer solchen Hingabe haben als die von ihnen Geliebten.

Die Quantenphysik bietet uns einen interessanten Ansatz, Beziehungen innerhalb des einheitlichen Feldes zu betrachten. Das bekannte Einstein-Podolsky-Rosen-Paradox bzw. »EPR-Phänomen« geht davon aus, daß, »wenn zwei Teilchen einander erst einmal nah gewesen sind, sie einander weiterhin unmittelbar beeinflussen, unabhängig davon, wie weit sie voneinander getrennt sein mögen«.[4] Auch wenn sie zeitlich bzw. räumlich voneinander getrennt sind, behalten sie die enge Verbindung bei. Eine logische Folge davon ist die Konzeption vom »Handeln auf Entfernung«, der zufolge ein Körpergeist einen anderen so beeinflußt, als ob die beiden nie getrennt wurden. Wenn dies für Menschen genauso gilt wie für Protonen, bedeuten fünfundzwanzig Jahre oder dreitausend Meilen gar nichts. Wenn Sie einmal auf einem Klassentreffen waren, wissen Sie, was das bedeutet. Die Verbindungen hören eigentlich nie auf, selbst wenn sich alles andere geändert hat. Haben wir erst einmal aufeinander eingewirkt, werden wir Teil der Physiologie des anderen. Und da wir auf dieser Erde zur gleichen Zeit zusammen sind oder Bachs Musik in unseren Herzen noch fünfhundert Jahre nach ihrer Erschaffung spüren, durchdringt das Phänomen, daß die Körper wechselseitig aufeinander einwirken, auch noch unsere Gene und unser Verhalten. Wir sind immer auf einer sehr grundlegenden Ebene in den Welten der anderen und werden es stets sein. Es gibt eigentlich kein Getrenntsein zwischen den Selbst, zwischen »Ich« und »Du«, zwischen dem, wo ich aufhöre und du beginnst. In einer Gruppe von Menschen treten wir in reines Verbundensein ein und gestatten es uns, über Furcht und Getrenntsein hinaus das Erlebnis der Erkenntnis zu wagen, daß wir alle Ausdruck des einheitlichen Feldes sind. Natürlich sind wir noch getrennt und vereinzelt und allzu sehr wir selbst; da wir aber eigentlich miteinander verbunden sind, können wir uns daran erfreuen, wie der Bereich zwischenmenschlicher Beziehungen und sozialer Verantwortung immer größer und tiefer wird.

Beim Betrachten unserer jeweiligen persönlichen Beziehungen vom ayurvedischen Standpunkt aus sollten wir deshalb nie vergessen, daß wir in den Augen von Mutter Natur immer »verliebt« sind und eigentlich nie ungeliebt sein können, denn wir sind alle vereint im einheitlichen Feld, in dem die Unterschiede verschwinden. Und wenn wir an einer Beziehung arbeiten wollen, sollten wir zuerst an uns selbst arbeiten, um die Quelle der Liebe in unseren Herzen wieder zu wecken, indem wir Zugang zu der einenden Quelle der Liebe finden und sie der Freundschaft darbringen. Ohne sie kann unser Gefühl des Getrenntseins nie richtig überwunden werden, und mit ihr kann unser Gefühl des Vereintseins eigentlich nie vergehen. Höchstes Ziel aller Beziehungen ist die Pflege des Erlebnisses, mit und in jedem Menschen, den wir lieben, vereint zu sein.

Jetzt wollen wir uns einmal die Verträglichkeit innerhalb der Beziehungen aufgrund der Konstitutionstypen näher ansehen.

Auf der einen Seite ziehen sich gleiche Doshas an. Es ist der Trost und die Freude des Vertrautseins. Vatas bewundern aneinander die große, leichte Energie und jene endlosen Telefongespräche, in denen man vierzehn Themen baumeln läßt, wenn ein fünfzehntes beginnt; Pittas genießen den gemeinsamen Eifer des Ausgerichtetseins auf Zweck und Leistung und ihre wechselseitige Hingabe bei der Tätigkeit; Kaphas haben Spaß an ihrem gemeinsam erlebten sicheren, anmutigen Lebensrhythmus, und es ist schön, mit jemandem zu Abend zu essen, der genauso langsam ißt und so gelassen redet wie man selbst.

Intuitiver und einfacher kann eine Beziehung sein, wenn wir verstehen, warum unsere Freunde sind, wie sie sind. Wir nehmen als Grundlage für dieses Verstehen die Reaktionen unserer *eigenen* Physiologie. Beispielsweise versteht eine Vata-Frau natürlich, warum sich ihr Vata-Freund gerade an ein neues Projekt macht; eine Kapha-Frau sieht ein, warum ihr Kapha-Sohn sein Geld lieber sparen will, als Ferien zu machen. Und eine Pitta-Frau hat volles Verständnis dafür, warum sich ihr Pitta-Mann nicht darüber freut, letzten Sonnabendnachmittag beim Tennisspiel verloren zu haben. Da kann es einen wunderbaren, leichten »reibungslosen« Fluß zwischen Gleichgesinnten geben.

Andererseits können sich gleiche Doshas auch unangenehm werden. Zwei Vatas können oft nirgendwohin zusammen schnell gehen – alles Luft, keine Substanz, Staub im Wind. Und zwei Kapha-Typen können nirgendwohin langsam gehen; ihr gemeinsamer Mangel an Beweglichkeit und ihr Desinteresse an Veränderungen könnte zu einer Paarung mit sehr wenig Kommunikation und Dynamik führen. Zwei Pittas können feinfühlig und doch nicht so feinfühlig miteinander konkurrieren und einander dauernd ärgern, weil jeder unbedingt »im Recht« sein muß. Während also das Ähnlichsein ein Leben lang bequem sein kann, könnte es auch so kommen, daß zwei Menschen mit derselben Konstitution weitere Unausgeglichenheiten im überwiegenden Dosha schaffen, da Gleiches durch Gleiches verstärkt wird.

Wir können unsere Doshas durch unsere Gegensätze leichter ausbalancieren und tun das ja auch. Es kann oft schwerfallen, mit einem langsamen Kapha zusammen zu sein, wenn man selbst ein schnelles Vata ist, aber es hilft einem auch, Gleichgewicht zu erleben. Diese vielfältigen Kombinationen machen unsere verschiedenen Beziehungen ja auch interessant und bringen mehr Schwung in sie hinein. Wenn beispielsweise Vata Ihr beherrschendes Dosha ist, und Ihr Angestellter ist ein Pitta – was kann da passieren? Zuweilen wird Ihnen diese Verbindung aus Feuer und Luft guttun; das Aufgeregtsein und die Heftigkeit können sehr fruchtbar sein. Vata kann aus der Zielstrebigkeit und Kraftkonzentration von Pitta Nutzen ziehen und viel mehr leisten, wogegen Pitta das Spannungsgeladene und Schöpferische an Vata genießen kann. Zu anderen Gelegenheiten entsteht wiederum buchstäblich eine explosive Kombination: Die Vata-Luft kann das Pitta-Feuer zu sehr entfachen, und die ganze Beziehung verbrennt zu Asche. Und wenn viel Kapha fehlt, könnte eine langfristige Beständigkeit etwas mager ausfallen.

Oder wenn bei Ihnen Pitta und bei Ihrer Schwester Kapha überwiegt, kann man wunderbar das Ausbalancieren von »Temperaturen« verspüren. Kapha fühlt sich gewärmt und munter, und die glühende Pitta-Person spürt das wohltuende kühle Kapha auf ihrer fiebernden Stirn. Aber das wäßrige Kapha kann auch die Pitta-Flamme löschen, und Pitta kann Kapha überhitzen. Durch diese Kombination kann die Beziehung sich auflösen. Und ohne viel unbekümmertes Vata können die beiden schwerfällig und schulmeisterlich werden. In einer Kombination von Vata und Kapha kann sich eine Vata-Person sehr wohl fühlen, ja sogar fasziniert sein vom freundlichen, stabilisierenden, erdverbundenen Einfluß ihrer Kapha-Nachbarin, während Kapha voll die Vata-Fähigkeit genießen kann, die Beziehung aufzuheitern, zu beleben und ihr Antrieb zu verleihen. Andererseits könnte die Kapha-Partnerin finden, daß sie sich in eine starrere Haltung vergräbt und mit der Wandlungsfähigkeit und Impulsivität von Vata weder mithalten kann noch will, während Vata vielleicht allmählich findet, daß die anfänglich so reizende Kapha-Beständigkeit eher etwas Stures an sich hat, welches das von der Vata-Person so geliebte Fahren im Freilauf nur verlangsamt bzw. bremst. Ohne Feuer kann die Beziehung zwischen Vata und Kapha ein wenig lose, distanziert und kühl sein. Da bei den meisten von uns mehr als ein Dosha überwiegt, sind die Zwei-Dosha-Kombinationen von romantischen, arbeitsbezogenen oder freundschaftlichen Beziehungen vielleicht typischer. Eine Vata-Pitta-Person beispielsweise, die auf eine Pitta-Kapha-Person stößt, bringt Vata mit und bekommt Kapha dafür. So sind in dieser Beziehung alle drei Doshas verfügbar. Ihr wechselseitiges Pitta-Feuer ist ein wichtiger Berührungspunkt, während Vata und Kapha einander ausgleichen. Genauso wird man bei Beziehungen zwischen Vata-Kapha und Pitta-Kapha das gegenseitige Stabilisieren und die Geruhsamkeit des Zusammenseins genießen, während die anderen Doshas ebenfalls im Gleichgewicht sind. Und ein Vata-Kapha wird bei einem Vata-Pitta den luftigen Vata-Überschwang mitmachen und doch genug Durchsetzungsvermögen und ruhige Gelassenheit haben, um mehr als eine Vata-Stunde zu dauern. Lang andauernde Beziehungen enthalten also Gegensätzliches und Ähnliches. Viele, wenn nicht alle Paare, die lange zusammen sind, haben in einem gewissen tiefen Sinne Doshas gemeinsam. Sie sehen einander sogar mit der Zeit ähnlich. Das überrascht nicht, denn ihrer beider Leben ist eng miteinander verbunden, und ihre Physiologie ist es damit auch. Diese Art echten Verbundenseins ist oft sehr schön, wenn es dazu kommt, und ist sehr niederschmetternd, wenn es endet. Nicht nur für die Gefühle, sondern auch für den Körper.

Joe und Beth waren fünfundfünfzig Jahre miteinander verheiratet. Sie hatten sechs Kinder und acht Enkel und waren einander immer ein und alles. Beths Vata-Kapha-Konstitution ergänzte Joes Pitta-Kapha-Konstitution. Durch ihre gemeinsamen Kapha-Eigenschaften konnten sie sich ein sehr ausgeglichenes Leben aufbauen, das beiden außerordentlich gefiel. Joe starb, als er Anfang der Siebziger war. Der gewaltige Verlust, den Beth erlitt, traf nicht nur ihr Gefühlsleben, sondern erforderte auch eine völlige Neuausrichtung ihres Körpergeistes, so daß ihr Gefühlsleben mehrere Monate lang ganz außer Kontrolle geriet. In ihrer Trauer um den Verlust fühlte sie sich mal »abwesend« (aus dem Gleichgewicht geratenes Vata) und mal lustlos (aus dem Gleichgewicht geratenes Kapha). Sie hatte keinen Appetit mehr, Magen und Darm versagten gänzlich, mal hatte sie Durchfall, mal Verstopfung.

Sie begann mit einem Programm, um Kapha und Vata wieder ins Gleichgewicht zu bringen. Dadurch wurde das »Feuer« in allen Bereichen ihres Lebens wieder angefacht. Sie begann, mehr Pitta-Verstärkendes zu essen, und bemerkte, daß sie auch auf anderen Gebieten Pitta wieder belebte. Sie besuchte einige Kurse und machte sich an all die Aufgaben, mit denen ihr Gatte immer beschäftigt gewesen war und die viel Konzentration erforderten. Sie bekam auch finanziell mehr Spielraum, was ihr viel Freude bereitete, und sie begann ein eigenes Investitions-Managementprogramm, wobei sie sich auf eigene Faust bei einem Finanzcomputerservice weiterbildete. Durch ihren Erfolg auf finanziellem Gebiet wurde sie ausgeglichener, ihre organisatorischen Fähigkeiten und ihre geistige Klarheit entwickelten sich schnell.

Beth fühlte sich auch körperlich besser, nicht nur geistig und finanziell, als ihre Doshas wieder mehr im Gleichgewicht waren. Ihre Verdauung normalisierte sich. Ihren Verlust gefühlsmäßig zu überwinden dauerte natürlich viel länger; aber da es ihr allgemein gesundheitlich wieder besserging, war sie wahrscheinlich in der Lage, die physiologischen Sehnsüchte, die Traurigkeit und Schwermut zu überwinden. Das Gefühl, etwas verloren zu haben, war zwar noch da, wurde aber viel leichter und störte das Funktionieren ihres Körpergeistes weniger.

Objekt- und »Selbst«-gerichtete Beziehungen

Warum sind Beziehungen so unterschiedlich und wirken sich so unterschiedlich auf uns aus? In einigen scheinen wir uns immer sehr wohl zu fühlen, in anderen dagegen fühlen wir uns schlecht. Oft fällt es uns trotz bester Absichten sehr schwer, im voraus oder sogar mittendrin gute Beziehungen von nicht so guten zu unterscheiden.

Der Maharishi-Ayurveda zeigt, daß Beziehungen Gelegenheiten sind, die uns ermöglichen, selbst voranzukommen, damit wir schließlich durch das Erwecken unserer inneren Bewußtheit im Körpergeist Gesundheit aufbauen können. Aber zuweilen vergessen wir in unserem Verlangen, lieben zu wollen, daß alles Lieben auf das Selbst gerichtet ist. Wir verwechseln den, der geliebt wird, mit dem, der liebt. Wir spüren ein Verlangen, weil wir fühlen, daß etwas fehlt. Wir glauben beispielsweise vielleicht, durch eine Veränderung in einer Partnerschaft würden wir uns eher ganz fühlen; wenn nur der andere sich anders verhielte, wäre alles in Ordnung. Je weniger wir in dem Gefühl, daß da etwas fehlt, befangen sind, um so größer ist die Wahrscheinlichkeit gesunder Beziehungen. In diesem Lichte betrachtet, gibt es zwei Hauptarten von Beziehungen: auf ein Objekt und auf das Selbst gerichtete Beziehungen.

Sie sind »verliebt«. Möglicherweise sind Sie erschöpft oder krank, aber das kümmert Sie nicht. Sie ziehen sich vielleicht zurück von denen, die Ihnen sonst Unterstützung und Liebe geben, von Ihren Freunden und Ihrer Familie. Ihre Arbeit, die Ihnen sonst immer Vergnügen bereitete, interessiert Sie nicht mehr, und Ihre Aufmerksamkeit ist sehr geteilt. Sie sind »verliebt«. Sie erleben ein Gefühl, das man »Sich-selbst-Aufgeben« nennt.

Wenn Sie von einem »objektgerichteten« Bewußtheitszustand aus vorgehen, glauben Sie, daß etwas außerhalb von Ihnen Sie glücklich machen kann. Das könnte ein neues Auto, eine Auszeichnung oder ein bestimmter Mensch sein. Wenn Sie sich selbst in einer Beziehung aufgeben, haben Sie das Wissen um das Selbst in seiner Ganzheit verloren, und Sie identifizieren sich mit den Gegenständen Ihrer Erfahrung.

Das Gefühl, von jemandem überschattet zu werden oder sogar jemandem »verfallen« zu sein, ist das Gegenteil vom Gefühl der Fülle einer unbedingten Liebe und zeigt, daß die Doshas aus dem Gleichgewicht geraten sind. Sie ertappen sich vielleicht dabei, auf objektgerichtete Erfahrungen auszusein, die die bereits überstimulierten Emotionen verstärken und weitere Unausgeglichenheiten verursachen. Wenn Sie in der Lage sind, Ihre Doshas physiologisch wieder ins Gleichgewicht zu bringen, verschwinden diese Liebessüchte. Ihre Mangel- und Traurigkeitsgefühle, die alle zwanghaften Sehnsüchte zu begleiten scheinen, werden durch hinzukommende physiologische Zuwendung gelindert. Sie fühlen sich vielleicht immer noch von jemandem angezogen, jedoch ohne jenes suchthafte Verfallensein auf Leben oder Tod.

Sind Sie physiologisch mehr im Gleichgewicht, können Sie freier entscheiden, und Sie wissen, was Sie in Ihren Beziehungen wirklich wollen.

Sie sind von der Konstitution her im Gleichgewicht: Ihr Körpergeist und die Gefühle ebenfalls. Ihnen ist, als zögen Sie mit dem Glück an Ihrer Seite dahin. Sie brauchen sich diesen Bewußtseinszustand nicht auszumalen, ihn zu beschreiben oder ihn jemandem eingehend zu schildern. Er *ist* einfach da, herrlich und grenzenlos. Sie spüren ganz tief, daß Sie sich selbst genügen, und glauben nicht, zum Erleben dieses Glücklichseins etwas von außen zu benötigen. Sie stehen in Wechselwirkung mit der unendlichen Quelle in Ihnen, sind ausgerichtet auf Ihr Selbst. Sie fühlen sich gesund, voller Schwung, leistungsbereit und doch ausgeruht. Sie genießen die Stille in sich. Das ist kein isoliertes bzw. ein zu stolzes oder zu erschrockenes Empfinden. Sie sind anderen gegenüber sehr aufgeschlossen. Sie nehmen sie von ihrer schönsten und liebenswertesten Seite.

Ihre Bewußtheit beherrschen die einenden Aspekte des Lebens, nicht die Unterschiede, obwohl Sie sie machen können. Sie erkennen, daß die anderen nicht von Ihnen getrennt, sondern ein Teil von Ihnen sind. Sie spüren die Freiheit, sich dafür entscheiden zu können, mit jemandem zusammenzusein und auch frei genug zu sein, es nicht zu tun. Lernen Sie jemanden kennen, spüren Sie möglicherweise tiefes Interesse, aber nicht unbedingt. Ihr Interesse beruht nicht auf Unausgeglichenheit, sondern auf Gleichheit. Sie fühlen sich möglicherweise freudig von jemandem angezogen, aber nicht überwältigt oder außer Kontrolle geraten. Dieser Gleichgewichtszustand lehnt Liebe nicht ab. Im Gegenteil. Er kann Liebe in aller Fülle und bedingungslos geben und nehmen.

In diesem Zustand, da Sie auf sich selbst bezogen sind, können Sie sich an einem Herz erfreuen, das voller Liebe und voller Leben ist. Im Kommentar zur Bhagavadgita, diesem großen vedischen Text, schreibt Maharishi Mahesh Yogi: »Wenn die Liebe voll ist, ist das Leben ebenfalls voll wie der Ozean. Es ist voll wie ein stiller Ozean, denn es fließt in keine Richtung mehr. Es ist einfach da, frei von jedem Begehr.«[4] Und dieser Zustand der Liebesfülle ist ein wunderbares Ziel. Durch bloßes *Sein* leben Sie die Fülle Ihres Lebens.

Das ist das Ziel des Ayurveda, der weit mehr bereithält als nur Medizin für den Körper. Er bietet auch die nötige Nahrung fürs Herz. Er vermittelt uns spezielle Vorschriften, eine Medizin für das *Verhalten*, die tatsächlich helfen kann, in jedem von uns Gesundheit zu schaffen, die alles erfaßt.

Ayurvedische Gesundheitsvorschriften für das »Sein« – die Verhaltensrasayanas

Ein *rasayana* ist ein Kräuter- oder Mineralpräparat, das der Körper aufnimmt, um Ihre Physiologie zu verjüngen, die Doshas ins Gleichgewicht zu bringen und dafür zu sorgen, daß Sie lange leben. Verhaltensrasayanas tun dasselbe für die Persönlichkeit. Sie gehören zu den wohltuendsten ayurvedischen Verschreibungen, sind die ayurvedischen »Kräuter fürs Herz«. Vielleicht klingen sie einfach und sehr vertraut, weil sie wirklich nicht neu sind, und ihre Einfachheit schmälert nicht ihre Wirkung. Sie erinnern uns an das, was wir schon immer gewußt haben, aber vielleicht während der Hauptverkehrszeit am Morgen vergessen.

Jede einzelne dieser »Verschreibungen« vertieft das Erleben des real bestehenden Selbst und dient dazu, Geist, Körper und Herz gleichzeitig zu heilen, indem diejenigen Biochemikalien erzeugt werden, die Ojas sowie die Erfahrung der Glückseligkeit hervorbringen. Man sagt von ihnen, wenn sie befolgt und kontinuierlich gelebt werden, fördern sie einen Zustand völlig unbesiegbarer Gesundheit, eine Glückseligkeit in den vierundzwanzig Stunden des Tages, in denen Ihr Herz ausschließlich deshalb glücklich ist, weil es seinen eigenen natürlichen Zustand erlebt, der nicht von einer Beförderung, einem Lotteriegewinn oder einer perfekten Partnerschaft abhängt.

Wenn Sie die Liste der Verhaltensrasayanas durchgehen, denken Sie bitte nicht, sie seien etwas *außerhalb* von Ihnen, das erst hineingebracht werden muß, sondern betrachten Sie sie als etwas, das *in* Ihnen ist und wieder zum Leben erweckt werden möchte. Möglicherweise sind sie Ihnen sehr vertraut, weil Sie bereits viele von ihnen leben und ihre gesundheitsfördernde Wirkung tagtäglich verspüren. Sie werden bemerken, daß sie eigentlich Eigenschaften des Selbst sind. Sie sind keine Ratschläge, die sagen, wie man sich *verhalten* soll, sondern Gedächtnisstützen dafür, wie man *sein* soll, um gesund zu bleiben. Man kann sie nicht tun; man muß sie einfach sein.

1. *Sagen Sie die Wahrheit, aber tun Sie es freundlich:* Die Aufrechterhaltung einer guten Verbindung zu der Quelle in Ihnen, in der alles zusammenfließt, ist für reibungslose und harmonische Beziehungen ausschlaggebend. Benutzen Sie täglich eine Technik wie die TM, damit diese Verbindung stark bleibt, und achten Sie darauf, daß Sie innerlich ruhig sind, bevor Sie reden. Ehrlichsein macht uns frei von Sorge und Furcht, die Folgen krankheitserregender Täuschungen und Verwirrungen sind. Ehrlichsein macht gesund, aber nur, wenn wir die »freundliche Wahrheit« sagen, die niemandem unnötigerweise weh tut.

2. *Reden Sie gut von anderen:* Dadurch, daß Sie gut von anderen reden, verfeinern Sie Ihr Denken und Fühlen. Es ist eine schöne Gelegenheit, Furcht und Ärger loszuwerden und damit Ihr Herz zu heilen. Sie können so Ihre positiven Gefühle voll ausleben und gleichgültig gegenüber den weniger glücklichen bleiben. Klagen bessert nichts bzw. niemanden. Es erinnert Sie nur daran, daß das, worauf Sie Ihre Aufmerksamkeit richten, in Ihrem Leben stärker wächst.

3. *Bleiben Sie frei von Ärger:* Sehen Sie zu, daß Sie nicht in eine Welt von Zurechtweisungen oder Rachegelüsten hineingera-

ten. Es ist festgestellt worden, daß von allen psychophysiologischen Verhaltensentsprechungen das Übelwollen den eigenen Körper am meisten vergiftet und schädigt, unabhängig davon, ob wir anderen oder uns selbst übelwollen. Verschieben Sie jede Diskussion, wenn Ihr Körpergeist erregt, ärgerlich oder anderweitig aus dem Gleis geworfen ist. Wenn Sie eine unangenehme Auseinandersetzung nicht hinausschieben können, versuchen Sie, zu diesem Zeitpunkt nicht auf die Gefühle des anderen einzugehen. Hören Sie nur zu, und reagieren Sie auf das *Wesen der Sache.*

Unabhängig davon, wie verschieden wir alle sind – eines haben wir alle gemeinsam: die Einheit unseres Seins, das in den Tiefen unserer Herzen liegt.

4. *Hüten Sie sich vor Maßlosigkeit:* Ausgeglichenheit ist der Schlüssel nicht nur fürs Gesundsein, sondern auch für gesundes Verhalten. Wir können ganz tief fühlen und ganz stark lieben und doch durch Mäßigung unsere Gefühle im Gleichgewicht halten. Wenn wir gelassen, ausgeglichen und zufrieden sind, bekommen die positiven Seiten unserer Freundschaften die angenehmste Nahrung.

5. *Seien Sie gewaltlos und gelassen: Ahimsa* ist Erfahrung und Ausdruck von Gewaltlosigkeit bzw. Ungefährlichkeit. Seien Sie immer ruhig, freundlich, mitfühlend und entgegenkommend. Achtzig Prozent von dem, was Sie »sagen«, wird dem anderen ohne Worte mitgeteilt. Gewaltlosigkeit sollte unser Denken, unsere Redeweise und natürlich auch unser Handeln durchdringen. Eine erniedrigende Bemerkung kann verletzen, ein Herz verwirren und dadurch physiologisch wie auch gefühlsmäßig Schaden in uns und dem anderen anrichten. »Worte können Skalpelle sein. Sie können Gedanken, Gefühle und Überzeugungen in unserem Gehirn erzeugen, die den Zellen in unserem Körper und sogar den Chemikalien in den Zellen mitgeteilt werden können.«[5]

Reden und verhalten Sie sich so, daß Ojas entsteht und ständig fließt, um möglichst viel Gesundheit und nicht Krankheit zu vermitteln.

6. *Halten Sie sich und Ihre Umgebung sauber:* Sorgen Sie mit gleichem Fleiß für Ojas in Ihrem Körpergeist sowie für Schönheit und Harmonie in Ihrer Umgebung. Das Aufnehmen und das Verarbeiten inneren und äußeren Geordnetseins erhöht wechselseitig die heilende und aufklärende Wirkung anderer. Das gilt auch für Ihre Gedanken, denn diese gestalten Ihr inneres und äußeres Zuhause. Ein gesunder Geist *ist* ein gesunder Körper.

7. *Seien Sie großzügig:* Geben Sie von Ihrer Zeit, Ihrer Aufmerksamkeit, Ihrem Geld und Ihrer Energie, wo und wann immer diese gebraucht werden. Seien Sie jedoch stets auch zu sich selbst großzügig, und nehmen Sie sich die Zeit, die Sie brauchen, um sich wieder »aufzutanken«. Lassen Sie Ihr Licht nicht verlöschen. Wenn Sie anderen Licht von einer brennenden Kerze geben, wird Ihr Licht ja nicht weniger. Im Gegenteil – auch Sie bekommen mehr Licht.

8. *Erweisen Sie Lehrern und älteren Menschen Respekt:* Zu Respekt gehören auch ein offenes Herz und aufrichtiges Zuhörenkönnen, damit über den sozialen bzw. informatorischen Austausch von Worten hinaus gehaltreichster Austausch möglich wird. Hören Sie, so gut Sie können, mit dem Herzen auf Ihre Lehrer. Das Lernen von einem Mentor bzw. Lehrer bietet den unschätzbaren Vorteil, eigene Wissenserfahrungen überprüfen zu können. Wer schon vor Ihnen dagewesen ist, kann die Wegweiser an der Straße aufstellen. Die langen Traditionen älterer Menschen, sei es in unserer Familie, in der Gesellschaft oder aus anderen Kulturen und Zeitaltern, sind von echtem Wert, ermöglichen uns ein noch tieferes Eindringen in Wissen und Erfahrung und bilden die wesentliche Grundlage, auf der Schöpfertum gedeiht.

9. *Seien Sie liebevoll und mitfühlend:* Wenn Sie gleichzeitig »gelassen« und »leidenschaftlich« sind, können Sie tief mit

anderen mitfühlen, ohne in deren Nöten aufzugehen. Die ruhige Macht der Liebe ist grenzenlos. Sie erzeugt mit einem Mindestmaß an Energie ein Höchstmaß an Gutem. Je mehr Sie in sich ruhen, um so mehr können Sie mit den Kämpfen der anderen mitfühlen und gleichzeitig zu kraftvollem, verantwortungsbewußtem und lebensverstärkendem Handeln fähig sein.

10. *Führen Sie ein regelmäßiges Leben:* Durch ein regelmäßiges Leben können Sie sich gut konzentrieren und verzetteln sich nicht. Es gibt Ihnen Ruhe, Energie, Überblick, einen gesetzten Geist und ein ruhiges Herz, so daß Sie in alles, was Sie tun, das Gewicht Ihres geweiteten Bewußtseins einbringen können. Es verschafft Ihnen die besten Bedingungen, so zu sein, wie Sie und die Natur das am meisten wollen.

11. *Seien Sie immer einfach und arglos:* Praktizieren wir zweimal am Tage TM, entwickeln wir leicht jenen überaus wünschenswerten inneren Zusammenhalt des Körpergeistes, eine innere Einfachheit, durch die wir spontan im Einklang mit den Naturgesetzen handeln, da wir uns ihrer großartigen Führung anvertrauen. Wenn wir versuchen, Ereignisse und andere Menschen für unsere Zwecke zu manipulieren, erzeugen wir Krankheit in Körper und Geist, besonders dann, wenn wir den Versuch unternehmen, gegen den Strom zu schwimmen. Durch Unschuld ziehen Sie die Natur auf Ihre Seite, und sie gibt Ihnen ohne oberflächliche Ablenkungen und unnötige Machenschaften, die den direkten Weg nur erschweren, ein Höchstmaß an Unterstützung, Fülle und Erfolg.

12. *Pflegen Sie das Zusammensein mit weisen Menschen:* Das strahlende Licht des Bewußtseins ist bezwingend. Die Gesellschaft von Menschen, deren Physiologie ausgeglichen ist, hilft Ihnen, Ihre eigene neu zu gestalten. Ein weiser Mensch kann Sie somit an Ihre eigene Weisheit heranführen. Seien Sie, wann immer es möglich ist, mit Menschen zusammen, die Ihnen Erbauung verschaffen, die Sie vorwärtsbringen und nicht hinunterziehen, die das Beste aus Ihnen herausholen.

13. *Behalten Sie stets eine positive Einstellung:* Wann immer Sie erkennen, daß Sie eine Wahl treffen können, entscheiden Sie sich lieber für das Positive als für das Negative, lieber für das Glück als für das Unglück. Um das Beste im Leben zu erreichen, tun Sie gut daran, Ihren Geist auf absolute Freude auszurichten, anderen Menschen Hoffnung zu geben und sie möglichst wenig zu entmutigen.

14. *Halten Sie sich selbst unter Kontrolle, und befolgen Sie die Grundsätze Ihres religiösen Glaubensbekenntnisses:* Sich selbst unter Kontrolle zu halten bedeutet, daß Sie auf dem höchsten Pfad auf einen Punkt ausgerichtet sind, sich auf nichts festlegen, was nicht Ihrer vollen Entwicklung dient, und immer das tun, wovon Sie intuitiv wissen, daß es das Richtige für Sie ist. Wenn Sie einen Weg, eine religiöse Lehre, finden, von der Sie sich angezogen fühlen, bekommen Sie Gelegenheit, Ihr religiöses Wesen zu beleben, einen höheren Bewußtseinszustand zu entwickeln und das Gefühl zu hegen, sich Ihrem besten Selbst ergeben zu haben. Der Natur zu erlauben, sich durch uns auszudrücken, ist die allergrößte Wohltat.

15. *Eignen Sie sich Wissen über höhere Bewußtseinszustände und deren Entwicklung an:* Wenn Sie lernen, alle Fähigkeiten Ihres Körpergeistes voll zu entwickeln und zu nutzen, kann sich die Natur durch Sie steigern und weiterentwickeln. Das Verlangen nach höheren Bewußtseinszuständen ist das allernatürlichste Verlangen, und das Wissen um höhere Bewußtseinszustände ist das befriedigendste, persönlichste, innigste und heilsamste Wissen, denn es erzeugt über die Entwicklung Ihres Geistes hinaus lebensbejahende Einflüsse in Ihrer gesamten Physiologie. Solch ein Wissen reinigt am stärksten, hält am besten gesund und bereichert alles im täglichen Leben mit immer größerer Tiefe von Erfahrung und Einheit.

Drei Grundsätze für das Heilen

Neben den Verhaltensrasayanas gibt es noch drei Grundsätze, die uns helfen können, uns selbst durch Liebe zu heilen, indem sie die wachsende Stabilität unserer emotionalen und geistigen Gesundheit wahren. Es sind Transzendieren, Selbstzuwendung und inneres Einssein.

Durch Verlust des Ego zur Gewinnung des Selbst – der Grundsatz des Transzendierens

Frauen scheinen vor allem die tieferen Werte des Lebens erfahren zu wollen, die über die Vereinzelung des Ego hinausführen, so daß wir uns mit anderen vereint fühlen können. Durch diese Tiefe unseres Innenlebens, oft in Gemeinschaft mit dem Innenleben eines anderen Menschen, fühlen wir uns immer ganz und glücklich. Der Vorgang, nicht das Ziel, der jeweilige Augenblick des Offenseins und nicht die noch ruhende Zukunft, scheinen uns die größte Freude zu verschaffen. In einer Studie über Künstler und Künstlerinnen beispielsweise haben Wissenschaftler folgendes festgestellt: Während bei solchen Faktoren wie dem durch die Kunst verdienten Geld, der Anerkennung durch die Kritik und dem Vertretensein in Galerien Übereinstimmung herrschte, unterschied Künstler von Künstlerinnen ihre Zukunftsorientierung. Während die Männer bewußt Schritte zur Sicherung ihres künftigen Rufes unternahmen, trafen die Frauen keine Vorbereitungen für die Zukunft ihrer Kunst und – was vielleicht am bedeutsamsten ist – *spürten auch kein Verlangen, es zu tun*. Ebenso ist bei einem Vergleich zwischen Ärzten und Ärztinnen festgestellt worden, daß letzteren weniger an der Erringung eines (künftigen) Status und an Anerkennung auf ihrem Gebiet als an der (augenblicklichen) Fürsorge für ihre Patienten gelegen war.

Diese Studien geben einen gewissen Hinweis darauf, daß Frauen vielleicht eine größere Fähigkeit entwickelt haben, weniger an den Früchten ihrer Handlungen zu haften, und freier von den Beschränkungen des Ego sind, ohne irgend etwas von der Fertigkeit verloren zu haben, die mit so einer Ego-Anhaftung einhergehen könnte. Wir scheinen das Geheimnis erlernt zu haben, loszulassen, weil wir loslassen mußten. Wie Virginia Woolf schrieb, »bleibt oft nichts Greifbares vom Tagewerk einer Frau. Das Essen, das gekocht wurde, ist aufgegessen, und die Kinder, die großgezogen wurden, sind in die Welt hinausgegangen.« Das ist die Lektion des Nichtanhaftens, des Sichergebens. Das ist ein natürlicher Zustand, der ganz einfach so kommt, und es ist auch eine wichtige Vorbeugungsmaßnahme gegen Krankheiten.

Bei Männern und Frauen besteht ein enger Zusammenhang zwischen dem, wie vollständig sie die vorwärtsdrängenden Werte des Lebens erfahren und wie gesund sie dementsprechend auch sind. Jedesmal, wenn wir das Leben in Objekte, Dinge und Stücke aus Zeit und Teilansichten zergliedern, zerschneiden wir uns selbst. Und jedesmal, wenn wir loslassen und in einem Gefühl von Vertrauen, Ausweitung und Hingabe etwas erlauben, beleben wir den Wert des Ganzseins und bauen einen stärkeren Körpergeist auf.

Die ayurvedische Vorschrift lautet: Wir richten unsere Aufmerksamkeit auf das, was geschehen soll, weil wir es so wollen. Dann lassen wir los und stellen es der Natur anheim, das Ergebnis zu gestalten. Um eine Welle zu fassen, lehnt man sich im Ozean erst zurück.

Dieser Grundsatz unterstützt unser emotionales und physisches Gesundsein in allen Lebensbereichen, selbst wenn wir verschiedenen Zielen zustreben. Wenn wir in der Lage sind, die Vorgänge des Lebens zu akzeptieren und ihnen gegenüber eine liebevolle, nicht wertende Haltung einzunehmen, können wir auch loslassen und den Augenblick genießen. Klammern wir uns aber zu sehr an das, was wir unserer Meinung nach erreichen wollen, verpassen wir womöglich wichtigere Gelegenheiten, um wachsen zu können, und könnten auch viel innere Not schaffen. Wenn wir uns von dem Verlangen nach dem »Siegenwollen« befreien, können wir uns auf das Siegen an sich, auf die Schritte zum Ziel konzentrieren und nicht lediglich auf das Ziel. Wir lernen es, im Leben lieber zu »sein« als zu »tun«. Die Fähigkeit zu pflegen, das Ego loszulassen und das Selbst zu erringen, kann uns von Nutzen sein.

Das Absteppen einer Decke ist ein Beispiel für den kooperativen Stil des Schaffens, der sich aus den tieferen, alles miteinander verbinden wollenden Gefühlen der Frauen, die Steppdecken machen, entwickelt. Es liegt eine gewisse Ego-lose Reife darin, das Wirken der Gruppe über den Beitrag des einzelnen zu stellen.

Die Forschung bestätigt diese Bewertung einer Ausrichtung auf das Miteinander: Selbst bei ausgesprochen individualistischen Frauen, die hohe Leistungen aufzuweisen haben, hat sich gezeigt, daß sie kollektiv eingestellt sind und sich um das Gemeinwohl sorgen.

Dieses Sicheinstellen auf andere stammt sicherlich aus einem höheren Bewußtseinsstand. Es ermöglicht ein Höchstmaß an Freude, solange man unterwegs ist, und – nicht zufälligerweise – ein Höchstmaß an Erfolg, wenn man am Gipfel anlangt, ohne daß Verstimmung entsteht. Es bietet auch Gelegenheit, die Geschlossenheit einer Situation zu schaffen, von der alle etwas haben, in der nicht Konkurrenz, sondern Kompetenz den Ausschlag gibt. Konkurrenz auf Kosten der Gesundheit ist generell mit Streß verbunden und unnatürlich. Sie verhindert all das Gute, was entsteht, wenn alle siegen, wenn wir gleichzeitig uns und die anderen lieben und ihnen und uns Zuwendung zukommen lassen. Durch die Konkurrenz fühlen wir uns oft selbst geschlagen, obwohl wir »gewonnen« haben. Sie befriedigt uns nie so wie beiderseitiger Vorteil. Das gilt auch für unsere Beziehungen bei der Arbeit, in unseren Familien und zu unseren Freunden.

Die Heilung des Selbst – der Grundsatz der Selbstzuwendung

Das wichtigste Verhältnis für eine Frau muß das Verhältnis zu sich selbst sein. Wie eine Frau in Freud und Leid, in guten wie in bösen Zeiten mit sich selbst umgeht, bestimmt ihre Fähigkeit, andere zu lieben und zu achten sowie wirklich gesund zu sein. Verliert eine Frau erst einmal den Kontakt zur Quelle der Selbstzuwendung, die sie in sich hat, geht ihr oft auch die Fähigkeit verloren, anderen Zuwendung zukommen zu lassen. Niemand von uns kann, auch wenn er es noch so gut meint, jemandem aus einem leeren Kelch etwas anbieten. Der Kelch muß voll sein und sogar überlaufen, dann können wir geben und fühlen uns nicht ausgezehrt, und es kommt uns auch nicht so vor, als bekämen wir selbst keine Zuwendung.

Wenn sich eine Frau bis zur Erschöpfung für ihre Familie oder ihren Mann aufopfert und es ihr schon Verdruß bereitet, weil sie dafür keine emotionale Unterstützung von seiner Seite verspürt, oder wenn sie so sehr beschäftigt und so müde ist, daß sie keine Zeit oder Energie mehr für sich selbst hat, läuft sie Gefahr, krank zu werden. Dann wird sie äußerst anfällig für die weitverbreiteten Syndrome des Sich-völlig-verausgabt-Habens, für Depressionen und chronische Erschöpfungszustände, die so viele Frauen heutzutage haben. Die Unfähigkeit zur Selbstzuwendung ist aller Wahrscheinlichkeit nach ein ausschlaggebender Grund für eine ganze Reihe von Gesundheitsproblemen, die mit einem Mangel an Liebe in Verbindung gebracht werden, insbesondere bei »Frauen, die zuviel tun« und dadurch schließlich zu wenig fühlen.

Daß wir die Verbindung zur Quelle der Liebe in uns selbst

verlieren, kann damit beginnen, daß wir uns sogar inmitten eines großen Wirbels von gesellschaftlicher und beruflicher Tätigkeit allein fühlen. Wir bezeichnen es möglicherweise als Mangel an Selbstliebe oder Selbstachtung, aber im Grunde kommt es dazu, weil wir keinen Kontakt mehr zu uns selbst haben. Wir wissen, daß echte Zuwendung, unabhängig davon, ob man in einer glücklichen Partnerschaft steht oder nicht, ganz tief aus uns selbst kommt. Wir kommen heran an den Quell von Schöpfertum, Liebe und Intelligenz, der die gesamte Natur lenkt, und ganz bestimmt ist er jedem von uns zugänglich, wenn wir eben immer wieder daran denken, mit ihm in Verbindung zu bleiben. Wir können dann leicht aus vollem Herzen geben, anstatt darum zu kämpfen, dies aus einem geleerten Gefäß tun zu wollen. Durch Selbstzuwendung können unsere Bedürfnisse und die Erwartungen, alle uns fehlende Liebe von anderen bekommen zu wollen, nach und nach abklingen, und wir können in unseren Beziehungen stärker aus uns selbst leben.

Die Integration des Selbst – der Grundsatz der Integrität

Viele Frauen leiden heutzutage unnötigerweise an der allgemein mit »Hochstapler-Syndrom« bezeichneten Angst vor Erfolg. Diese Furcht überwinden wir sehr leicht mit der Erkenntnis, daß wir das, was wir sein wollen, schon sind. Wenn wir ständig Aspekte des Selbst vom Gefühl für inneres Ganzsein trennen, wenn wir uns Gedanken machen, wie wir aussehen, uns benehmen und irgendein Ziel als abgetrenntes Bestreben erreichen sollen, ist auch das Bild, das wir von uns selbst haben, und unser Selbstsein voneinander getrennt. Weil aber das innerste Selbst die einzige Stelle ist, an der unsere Integrität voll hergestellt ist, *ist* eben alles, was weniger als das ist, eine Art Hochstapelei.

Um über ein bruchstückhaftes Gefühl für ein teilweises Selbst hinausgehen zu können, brauchen wir ein tieferes Verständnis dafür, was und wer wir wirklich sind. Frauen fürchten nicht den Erfolg, sondern den Verlust einer inhaltsreicheren, befriedigenderen Erfüllung. Die aber kommt nicht durch äußeren Erfolg, sondern aus innerer Übereinstimmung, aus dem Wissen, daß das, was man sein will und was man ist, in einem *bereits* zusammengetroffen ist. Dieses Sich-selbst-Akzeptieren ist der Glaube, daß Mutter Natur uns lenkt und wir nur auf ihr freundliches Raunen beständiger Ermunterung zu lauschen brauchen.

Anscheinend können wir unsere Erfolge nur genießen und unsere Fehlschläge unbeachtet lassen, wenn wir wissen, wie wenig sie damit zu tun haben, wer wir wirklich innerlich sind. Dann ziehen die Wellen der Leistungen und ihrer Gegenstücke an uns vorüber, und wir bleiben ungerührt, ganz und gelöst. Kein günstiges Stellenangebot, keine Partnerschaft und kein unverhoffter Glücksfall in finanzieller Hinsicht kann je mehr bieten als die Befriedigung, einfach zu wissen: »Ich bin ganz ich selbst.«

Dieses tiefe innere Einssein zu genießen ist zweifellos die gesündeste Lebensart. Gegen unsere natürliche Neigung anzukämpfen, ja sogar einen scheinbar »richtigen« Verhaltenskodex zu befolgen würde dabei mehr Ama als Ojas, mehr Streß als Glückseligkeit zur Folge haben. Gesund zu bleiben erfordert nicht, unser inneres Einssein aufs Spiel zu setzen, während wir unser Anhaften an etwas außerhalb von uns, an eine bestimmte Person oder Tätigkeit durchaus aufs Spiel setzen können. In der Stärke des inneren Einsseins können wir unendlich flexibel sein. Haben wir diesen Grundkern inneren Einsseins erst einmal, steht es uns frei, »die Leichtigkeit des Seins« zu genießen, unbelastet von irgendwelchen Tricks, Unwahrheiten und Manipulationen.

Brihaspati Dev Triguna, der weltweit als der führende ayurvedische Arzt gilt, hat uns die Prinzipien, die – nach den Charaka-Texten – das Leben »voll erleuchtet und glückselig« machen, vermittelt. Der Ayurveda kennt folgende vier Typen von Leben: *hita-ayu, ahita-ayu, sukha-ayu* und *dukha-ayu*. Hita-ayu ist das, was man zum Wohl und Vorteil anderer und für das Glück der Gemeinschaft tut. Ahita-ayu ist das Gegenteil davon, d. h. das, was für andere und für die Gemeinschaft von Nachteil ist. Sukha-ayu ist zum Wohle der individuellen Physiologie, damit diese gesund und glückselig bleibt. Dukha-ayu ist das Gegenteil – jede Art von Leben, das nicht gut für die Physiologie des einzelnen ist. Wenn wir uns für Hita-ayu und Sukha-ayu entscheiden und deren Gegenstücke meiden, bekommen wir, was wir benötigen, um »uns selbst rein zu halten, für andere zu arbeiten und Gutes für die Zukunft zu tun«.

Als Frauen haben wir noch eine andere Möglichkeit, um mühelos gesund und glücklich zu bleiben. Wir haben den Vorteil eines ausgesprochen weiblichen biologischen Zyklus, dessen Zweck es ist, uns im höchsten Grade gesund zu erhalten.

9 REINIGUNG
der monatliche Zyklus als Vorteil für unsere Gesundheit

Wahrlich gibt es nichts auf dieser Welt,
was so reinigt
wie Wissen.
Bhagavadgita

Balaraj Maharshi, eine der angesehensten ayurvedischen Autoritäten Indiens, hat einmal bemerkt, daß er in den fast fünfzig Jahren seines ärztlichen Wirkens nirgends so viele gynäkologische Störungen wie im Westen gesehen habe. Die westliche Medizin hat den Frauen anscheinend wenig zu bieten, damit sie etwas über den Menstruationszyklus erfahren und für ihn tun können. In der Tat war es ja auch bis zu den vierziger Jahren dieses Jahrhunderts und sogar noch in den Jahrzehnten danach so ziemlich ein Tabu, über dieses Thema zu sprechen. Anstatt den Frauen zu erklären, wie sich Menstruation und Menopause auf ihre Gesundheit auswirken, bot man ihnen solche unfreundlichen Begriffe wie »die Tage«, »Unpäßlichkeit« und die befürchteten »Wechseljahre« an. Glücklicherweise kennen die meisten Kulturen der Welt keine solchen negativen Gebilde zur Bezeichnung des physiologischen Funktionierens der Frau. Insbesondere der Ayurveda sieht den Menstruationszyklus sehr positiv und entwicklungsbezogen.

Eine der stärksten Seiten der weiblichen Physiologie ist ein Selbstheilungsmechanismus, der den Körpergeist für die Ganzheit vorbereitet hält. Er geht über den Zweck der Fortpflanzung hinaus. Die Menstruation ist eine ausgesprochen weibliche Funktion der Physiologie, die eng mit der Gesundheit und sogar mit dem Glück der Frauen in den Jahren zusammenhängt, in denen sie Kinder bekommen können. Jedoch nur wenige von uns schätzen und sehen tatsächlich die Vorteile dieses Zyklus für das Gesundbleiben und ein langes Leben überhaupt. Typischer ist, daß wir bestenfalls etwas Lästiges in ihm erblicken und so versäumen, seinen gesundheitsfördernden Zweck zu erkennen.

Die offensichtlichste Funktion der Menstruation besteht darin, dem Körper zu erlauben, die Gebärmutterschleimhaut (= Endometrium) abzustoßen, um sich auf einen weiteren Reproduktionszyklus vorzubereiten. Das Abstoßen der Gebärmutterschleimhaut – die Regelblutung – ist wie das Mähen eines Rasens, wobei die obere Schicht entfernt wird. So wie unterschiedlicher Sonnenschein und Regen das Wachstum eines Rasens beeinflussen, wird die Gebärmutterschleimhaut während des Monats durch bestimmte Hormonmengen beeinflußt, was ein zyklisches Spiel zwischen der Hirnanhangdrüse und den Eierstöcken zur Folge hat. Der Menstruationszyklus ändert sich also in seiner Länge, in der Blutmenge usw., wie sich der Hormonspiegel ändert.

Der Ayurveda bietet uns ein neues Verständnis und einen neuen Sinn für die Rolle der Menstruation für unsere Gesunderhaltung. Er verunglimpft die Menstruation nicht als eine Art ritueller Funktionsstörung, sondern erkennt ihren reinigenden Wert. Er erklärt, wie der Zyklus zu einem wunderbaren Reinigungssystem, einer vollendeten Gelegenheit zur Erneuerung wird. Zahlreiche wissenschaftliche Studien stützen seine An-

sicht, daß der Menstruationszyklus für die Gesunderhaltung der Frau sorgt und bedeutsame langfristige Vorteile bietet. Wir müssen aber wissen, wie sich dieser Vorgang vollzieht, damit wir voll in den Genuß seiner Ergebnisse kommen und alle Beschwerden während seines Verlaufes verringern können. Der Ayurveda zeigt auf, wie wir mögliche Menstruationsstörungen genau bestimmen und behandeln können.
Wenn wir den Menstruationszyklus erst einmal als Reinigungsmechanismus verstehen, um den Körpergeist für die Ganzheit bereitzuhalten, erkennen wir, daß er über die Fortpflanzungsfunktion hinaus eine regelmäßige Gelegenheit bietet, um Ama bzw. Abfallprodukte, die Krankheit auslösen können, zu beseitigen.

Ein Syndrom von Symptomen

Für viele gesunde Frauen ist die Menstruation ein normaler, leichter, monatlich erfolgender Ausscheidungsvorgang. Für andere ist sie eine Zeit, in der sie starke Schmerzen haben, gefühlsmäßig durcheinander sind und sich schwach fühlen. Manche Frauen schwanken von Monat zu Monat oder von Jahr zu Jahr zwischen leichtem und schwerem Unbehagen. Woraus erklären sich nun so unterschiedliche Menstruationserfahrungen? Die moderne Medizin bietet keine klaren Antworten auf die Frage, warum es zu solchen unterschiedlichen Funktionsstörungen kommt.
Ausgelöst durch den monatlichen Hormonzyklus, definierte man bereits 1931 ein Syndrom von Symptomen, das als prämenstruelles Syndrom (PMS) bekannt ist. Bis jetzt wurden über 150 Symptome in fast jedem Organsystem dem PMS zugeordnet, obwohl viele der zugeordneten Funktionsstörungen wie Freßsucht, Sprunghaftigkeit usw. nie entsprechend untersucht oder eindeutig mit der Periode in Verbindung gebracht werden

konnten. Es gibt eine Menge PMS-Theorien, biologische wie auch psychologische. Wissenschaftler sind Theorien nachgegangen, die hormonale bzw. biochemische Ursachen nennen, wie Progesteronmangel, Östrogenüberschuß, Mangel an Vitamin B_6, Vitamin-A-Mangel, erhöhter Prolaktinspiegel, übermäßig viel Aldosteron, verringerte Serotoninaufnahme, Endorphinmangel, Überschuß bzw. Mangel an Prostaglandin und Nahrungsmittelallergien, Hormone oder Umweltfaktoren. Für Psychologen ist Streß entweder Ursache oder Auswirkung des PMS, die Erwartung von Symptomen, Neurotizismus und verschiedenste innere Konflikte jedoch Ursache. Keine dieser Theorien hat sich als stichhaltig erwiesen, und die spezifische Ursache (bzw. die Ursachen) für das PMS bleiben ein Mysterium. Behandlungsmethoden, die auf ihnen fußen, haben entsprechend kaum Erfolg.

Obwohl die meisten Ärzte heute akzeptieren, daß Streß, Bewegungsarmut, schlechte Ernährung und andere Faktoren des Lebensstils eine Rolle bei Menstruationsschwierigkeiten spielen, besteht wenig Übereinstimmung darin, wie man ihnen begegnet außer durch medikamentöse Behandlung, die Nebenwirkungen haben kann und deren Wirksamkeit bei der Linderung aller Symptome unbewiesen bzw. widerlegt ist. Weder die Pille, Progesterongaben, Vitamine noch Beruhigungsmittel konnten der Sache Herr werden. Bei der erfolgversprechendsten Behandlungsweise – Progesterongaben – wurde in letzter Zeit, zumindest von einer Forschungsgruppe, festgestellt, daß solche Gaben auch nicht stärker wirken als ein Placebo.[1] Fast alle Behandlungsweisen scheinen bis zu einem gewissen Grade zu funktionieren, jedoch nicht besser als ein Placebo, das in 40 bis 95 Prozent aller untersuchten Fälle außergewöhnlich gut zu wirken scheint.

Das vielleicht plausibelste PMS-Modell, das bisher angeboten wurde, ist die Theorie vom »Zustandsmodell« von Rubinow und Schmidt[2], die davon ausgehen, daß das PMS nicht auf einen

Überschuß bzw. einen Mangel an einem biochemischen Element oder einem Hormon zurückgeht, sondern eher eine Funktionsstörung ist, gekennzeichnet durch einen »mit dem Menstruationszyklus verbundenen Übergang in einen bestimmten Erfahrungszustand«, einen gefühlsmäßigen Zustand, den gewöhnlich Reizbarkeit auszeichnet. Aber warum das geschieht, ist noch unbekannt. Wie der Körpergeist einer Frau in diesen Erfahrungszustand und physiologischen Zustand übergeht, diese Frage ist das fehlende Glied, um das PMS zu verstehen und zu behandeln.

Und genau das liefert der Ayurveda.

Wie wir gesehen haben, gehen Theorie und Praxis der ayurvedischen Medizin davon aus, daß unser Körpergeist mit einem tiefer liegenden Intelligenzfeld verbunden ist. Alle Störungen dieser Verbindung können in Geist und Körper eine Unzahl von Symptomen auslösen, die mit Unausgeglichenheiten zusammenhängen. Unter diesem Gesichtspunkt ist das PMS im Grunde eine Störung des Körpergeistes, eine allgemeine Unausgeglichenheit als Folge zahlreicher Dosha-Unausgeglichenheiten.

Die moderne Medizin hat ihre Schwierigkeiten, mit dem PMS fertig zu werden, weil die breite Vielfalt von Symptomen bedeutet, daß es keine allgemein wirksame Behandlungsmethode, kein Vitamin, kein Hormon bzw. kein Arzneimittel gibt, um das gesamte Problem auf biochemischer Ebene zu lösen. Da im Ayurveda jedes Symptom Ausdruck einer Unausgeglichenheit ist, die aus einer tieferen Ebene des Geistkörpersystems kommt, werden alle Symptome auf einmal auf dieser tieferen Ebene behandelt. Vor diesem Hintergrund ist zu verstehen, warum das PMS so gut auf Placebos zu reagieren scheint, denn die Placeboreaktion erfolgt an der Nahtstelle zwischen Geist und Körper. Ein bestimmter Gedanke, daß etwas wirken wird, eine gewisse Erwartungshaltung also, wird dieser Nahtstelle zugeleitet und findet ihren Ausdruck in körperstützender Immunität,

hormonalem Gleichgewicht und Stabilität des zentralen Nervensystems.
Nach Ansicht des Ayurveda kommt es zum PMS und zu anderen Problemen des Menstruationszyklus, falls und wenn wir einen bzw. alle drei der folgenden, voneinander abhängigen Zustände erleben:

1. unser biologischer Rhythmus ist gestört,
2. ein oder mehrere Doshas sind aus dem Gleichgewicht geraten oder
3. während des Monats haben sich Ama oder zuviel Stoffwechselabfallprodukte angesammelt.

Wir werden jeden dieser ursächlichen Zustände untersuchen und uns ansehen, wie jeder behandelt werden kann, um gegen die einzelnen Symptome des Menstruationszyklus vorgehen zu können.

Das Verhältnis zwischen dem Menstruationszyklus und anderen biologischen Zyklen

Die meisten von uns sind sich dessen bewußt, daß unsere wechselnden Stimmungen und Einstellungen sehr stark vom Menstruationszyklus beeinflußt werden können, da er uns feinfühlig macht und uns lebhaft daran erinnert, wie eng Körper, Geist und Gefühle zusammenhängen. Aber wir können noch eine weitere wechselseitige Abhängigkeit erfahren – unsere Verbindung zur Natur –, und zwar nicht nur auf poetische Weise, sondern auch im biologischen Sinne. Wenn Sie die Natur betrachten, sehen Sie, daß alle Zyklen, sei es der Winterzyklus mit seinem Winterschlaf, der Mondzyklus mit den Gezeiten oder der vierundzwanzigstündige Circadianzyklus von Ruhe und Tätigkeit, etwas Erneuerndes mit sich bringen, wodurch das Wachstum in dem jeweiligen System, das sie beherrschen, vorangetrieben wird.

Die biologischen Rhythmen des Menschen sind ebenfalls Zyklen von Ruhe und Tätigsein in Ihrer Physiologie. Sie sind auf jeder Ebene vorhanden – von Ihrer DNS bis zu Ihren Hormonen, Ihren Zellen bis hin zu den differenzierteren Ebenen Ihres biologischen Funktionierens, vom Ein- und Ausatmen bis zu den psychophysiologischen Verhaltensmustern wie Schlafen, Essen und Menstruationszyklus. Im Menstruationszyklus sind die Rhythmen hormonaler Tätigkeit äußerst bedeutsam. Mittlerweile weiß man, daß der Zeitpunkt, der für Brustkrebsoperationen (bei Frauen vor der Menopause) ausgewählt wird, die Überlebenschance entscheidend beeinflußt. In einer Studie aus dem Jahre 1992 über chirurgische Behandlungen zwischen 1975 und 1985, die in *The Lancet* veröffentlicht wurde, haben Wissenschaftler festgestellt, daß von 250 Frauen diejenigen, die zwischen Tag 3 und Tag 12 des Zyklus (höhere Östrogenproduktion) operiert wurden – wobei der erste Tag der Regelblutung als Tag 1 gezählt wurde –, eine Überlebensrate von 54 Prozent hatten, wogegen diejenigen, die an den ersten beiden Tagen oder nach Tag 13 (geringere Östrogenproduktion) operiert wurden, eine Überlebensrate von 84 Prozent hatten.

Wir können sicher sein, daß diese natürlichen Zyklen nicht völlig sinnlos sind. Es handelt sich bei ihnen um ausgesprochen gut organisierte und genau zum richtigen Zeitpunkt erfolgende Vorgänge, die erneuern, neu beleben und sogar umwandeln sollen. Bio-logisch bedeutet also »Logik« der Biologie. Es gibt einen Grund, warum die Dinge geschehen, wie sie geschehen. Die Natur gibt den Frauen etwa 450 Monatsperioden über ungefähr vierzig Jahre hinweg nicht einfach nur, damit wir die nicht für die Fortpflanzung genutzten Eier wieder ausrangieren. Die Natur ist da weit effizienter. Das Abstoßen der Gebärmutterschleimhaut ist zweckdienlich: Es schafft Gesundheit. Auch unsere persönlichen Hormonzyklen sind nicht etwas, das nur so für sich geschieht. Sie sind eng verbunden mit dem Funktionieren unseres Körpergeistes und bringen uns in enge Berührung mit allen Zyklen der Natur. Viele von uns haben schon festgestellt – und die Forschung verweist ebenfalls darauf –, daß unsere Monatsperioden bei Vollmond weit häufiger kommen. Außerdem ist bekannt, daß Frauen, die eng miteinander befreundet sind oder in Gruppen zusammenleben, allmählich ihre Regel zur gleichen Zeit, d. h. nicht nur in Einklang mit der Umgebung, sondern auch miteinander, bekommen.

Wenn wir erkennen, daß unsere biologischen Rhythmen die Rhythmen der Natur sind, begreifen wir leicht, daß in unserem monatlichen Menstruationszyklus ein Gleichgewicht von Ruhe und Tätigkeit bestehen muß. Und wir können weiterhin verstehen, warum alles, was unseren biologischen Rhythmus aus dem Gleis bringt, Menstruationsprobleme schaffen kann. Da jeder Zyklus eng mit jedem anderen Zyklus zusammenwirkt, kann unser Menstruationszyklus leicht durcheinandergeraten, wenn wir beispielsweise infolge von Schwierigkeiten durch die Zeitumstellung in unserem Schlafzyklus aus dem Rhythmus kommen. Wechselnde Schichten auf der Arbeit von Tag zu Nacht und wieder zurück können den Zyklus einer Frau ebenfalls nachteilig beeinflussen.

Ganz allgemein zeigt das PMS, daß unser monatlicher Menstruationsrhythmus und die Hormonproduktion nicht genau übereinstimmen. Bringen wir den *täglichen* Lebensrhythmus durch eine gute Routine wieder ins Gleichgewicht, kann der *monatliche* Rhythmus des Menstruationszyklus stabilisiert werden, und das mildert die PMS-Symptome für manche von uns durchaus. Andere Frauen jedoch brauchen vielleicht eine andere Art des Ausbalancierens, die über unsere biologischen Zyklen hinausgeht. Der Ayurveda führt uns in ein sehr interessantes neues Gebiet, indem er Unausgeglichenheiten eines oder mehrerer Doshas als zweite Ursache für Menstruationsprobleme sieht.

Die Doshas als Schlüssel zur Lösung von Menstruationsproblemen

Genauso wie die drei Doshas alle anderen physiologischen Funktionen beherrschen und ausführen, sind sie auch eng mit dem Menstruationszyklus verbunden. Vata ist verantwortlich für das Abfließen, Kapha für den Schleim, die Flüssigkeiten und die Gewebe und Pitta für Blut, Hormone und Reinigung. Eine Unausgeglichenheit in einem der drei Doshas kann zu einer Störung im normalen Menstruationsprozeß führen, die als Symptome erlebt wird. Der Symptomtyp gibt gewöhnlich an, welches Dosha verantwortlich ist. Wissenschaftler entdecken gegenwärtig, daß sich das PMS in Symptomgruppen äußert, wobei gewisse Symptomtypen dazu tendieren, zusammen häufiger vorzukommen als andere. Diese Gruppen zeigen deutlich die Parallele zwischen PMS-Symptomgruppen und Dosha-Unausgeglichenheiten.

In einer Vorstudie aus dem Jahre 1990 untersuchten Nick Argyl und seine Kollegen[3] Frauen im Alter zwischen siebzehn und fünfundvierzig Jahren, die PMS-Kriterien aufwiesen. Sie teilten diese Kriterien in vier Symptomgruppen ein, die sie mit denen verglichen, die andere PMS-Forscher beschrieben hatten.[4] Die Symptome der einen Gruppe brachten Argyl und seine Kollegen mit Vata-Unausgeglichenheiten, die der anderen mit Kapha-Unausgeglichenheiten und die der dritten mit Pitta-Unausgeglichenheiten in Verbindung. Die Hälfte der Probandinnen einer jeden Gruppe hatte sich an zahlreichen ayurvedischen Programmen beteiligt – an TM, Dosha-spezifischen Eßprogrammen, Therapie mit Kräutergaben bzw. Rasayanas (siehe Kapitel 12), an Panchakarma (ebenfalls Kapitel 12), Trinken von heißem Wasser, monatlicher innerer Reinigung, täglicher Ölmassage und Einhaltung einer geregelten Schlafenszeit. Es wurde festgestellt, daß spezielle Körpergeisttypen am besten auf spezielle Behandlungsweisen reagierten. Wie die ayurvedische

Theorie voraussagt, halfen den Versuchspersonen, bei denen Vata überwog, vor allem Ruhe, TM und regelmäßiges Schlafengehen; bei den Pitta-Typen waren monatliche innere Reinigungen am hilfreichsten, und Kapha-Typen reagierten am besten auf Eßprogramme zur Ama-Reduzierung sowie auf Kräuterzusätze.

Der Ayurveda teilt das PMS und andere Menstruationssymptome je nach der/den ihnen zugrunde liegenden Unausgeglichenheit(en) bei Vata, Pitta oder Kapha ein und behandelt sie nicht als einzelne Krankheiten, sondern je nach dem/den aus dem Gleichgewicht geratenen Dosha(s). Ist Vata aus dem Gleichgewicht, haben wir möglicherweise Symptome wie Ängstlichkeit, Schlaflosigkeit, fühlen uns »high«, leiden an Verstopfung und Krämpfen. Ist vor allem Pitta aus dem Gleichgewicht, bemerken wir Symptome wie Reizbarkeit, Durchfall, starken Ausfluß und mehr Hunger. Wenn eine Kapha-Unausgeglichenheit überwiegt, erleben wir meist Stauungserscheinungen, Blähungen, geschwollene Brüste und vielleicht Lethargie. Sind zwei oder alle drei Doshas aus dem Gleichgewicht, kann jedes dieser Symptome entstehen. Die Überwindung von Dosha-Unausgeglichenheiten hilft, PMS-Symptome zu beseitigen.

Es folgt nun eine Übersicht von Symptomen, eingeteilt nach den Doshas.

PMS- und andere Symptome – je nach Dosha

Vata-Typ

Vor der Regel:	*Während der Regel:*
Nervöse Spannung	Schmerzen, Krämpfe, Rückenschmerzen
Stimmungswechsel	längere Regel

Angst, Depression	leichte Blutung
Schlaflosigkeit	dunkle, klumpige Blutung
Vergeßlichkeit	unregelmäßige Regel
Verstopfung	Schmierblutung
Unterleibsblähungen	
Erschöpfung	

Allgemeine Diagnosen: Endometriose (Ausbildung von Gebärmutterschleimhaut an ortsungewöhnlicher Stelle) sowie Dysmenorrhöe (schmerzhafte Regelblutung)

Pitta-Typ

Vor der Regel:	*Während der Regel:*
Reizbarkeit, Ärger	Übermäßige Blutungen
erhöhter Appetit	erhöhte Häufigkeit der Regel
Gier auf Zucker	
Kopfschmerzen (besonders Migräne)	Kopfschmerzen
übermäßige Körperhitze bzw. Schwitzen	
Durchfall oder vermehrter Stuhlgang	
Hautausschläge, Akne	

Allgemeine Diagnosen: Menorrhagie (verlängerte und verstärkte Regelblutung), Hyperplasie der Gebärmutterschleimhaut, gestörte Gebärmutterblutung

Kapha-Typ (und Ama-bezogen)

Vor der Regel:	*Während der Regel:*
Gewichtszunahme	Steifheit im Rücken und in den Gelenken
Stauungserscheinungen	blasser, schleimiger Menstruationsfluß
Vergrößerung der Brüste	
Lethargie	Blutgerinnsel
Vaginale Hefeinfektionen	
langsame Verdauung	

Allgemeine Diagnosen: Stauungserscheinungen, fibrozystische Brustkrankheiten, Eierstockzysten, Gebärmuttermyome, Scheidenentzündung (vom Hefetyp)

Sie haben vielleicht bemerkt, daß Sie in zwei oder drei Kategorien Symptome haben. Das kann der Fall sein, wenn ein unausgeglichenes Vata die anderen beiden Doshas beeinflußt. Aller Wahrscheinlichkeit nach begann Ihre Unausgeglichenheit bei Vata. Bringen Sie also erst Vata wieder ins Gleichgewicht, und nehmen Sie dann diejenige Dosha-Kategorie bzw. -Kategorien, zu denen die meisten Ihrer Symptome bzw. die Symptome gehören, die Ihnen am lästigsten fallen, und gehen Sie zurück auf die Empfehlungen für Nahrungsmittel und Ruhe in Kapitel 4 sowie zu den Richtlinien am Ende dieses Kapitels. Ihre jeweilige Dosha-Unausgeglichenheit können Sie auch bestimmen, wenn Sie lernen, Ihren Puls selbst zu bewerten (siehe Kapitel 12), oder indem Sie sich von einem ayurvedischen Arzt beraten lassen.

Sie müssen immer daran denken, daß alle ayurvedischen Programme als System zusammenwirken, um das Gleichgewicht wiederherzustellen bzw. zu erhalten. Am besten funktionieren sie, wenn Sie alle und nicht nur eine oder zwei Empfehlungen befolgen. So können Sie sämtliche Vorteile nutzen.

Ein wichtiger Hinweis: Die hier nach den Doshas vorgenommene Einteilung der Symptome ist natürlich kein Ersatz für eine ordnungsgemäße ärztliche Einschätzung und Diagnose. Der Bereich, in dem sich Dosha-Unausgeglichenheiten äußern können, geht von leichten funktionalen bis hin zu bösartigen Symptomen. Während leichte Menstruationsbeschwerden, Rückenschmerzen oder Krämpfe ziemlich verbreitet sind und im allgemeinen Vata-Unausgeglichenheiten zur Ursache haben, sollten stärkere Beschwerden bzw. solche, die Sie irgendwie behindern, immer von einem Arzt eingeschätzt werden, da sie ein Hinweis darauf sein könnten, daß sich schon etwas Ernsthafteres entwickelt hat. Aber einmal ganz abgesehen vom Grad der entstandenen Unausgeglichenheit, d. h., ob es sich nun um eine unbedeutende Beschwerde oder eine ernsthafte Krankheit handelt – durch Einhaltung der Richtlinien zur Beseitigung von Dosha-Unausgeglichenheiten (am Ende des Kapitels) schaffen Sie in Zusammenarbeit mit der modernen Medizin bessere Heilungsbedingungen für Ihren Körpergeist.

Als allgemeine Richtlinie mag gelten, daß Schmerz stets weniger »ayurvedisch korrekt« ist als das Bestreben, Heilroutinen auszuführen, wenn man Beschwerden hat. Wir gehen nicht davon aus, daß eine Frau starke Schmerzen ertragen sollte, und ermuntern natürlich dazu, bei Menstruationskrämpfen ein schmerzstillendes Mittel einzunehmen. Jedoch sollte man nicht die Symptome behandeln, sondern die Unausgeglichenheiten beseitigen, durch die sie hervorgerufen wurden. Wir können beides zur gleichen Zeit tun, und viele Frauen, die das machen, stellen fest, daß ihr Medikamentenverbrauch zurückgeht, und möglicherweise brauchen sie überhaupt nichts mehr einzunehmen.

Apana Vata – das Subdosha für die Menstruation

Das ayurvedische System unterteilt jedes Dosha in fünf Teilfunktionen: in *subdoshas*, die für die Funktionen eines jeden Doshas in den verschiedenen Körperbereichen stehen. Vata ist das subtilste und durchdringendste Dosha und »führt« die anderen. Daher ist das Wissen darum, wie die einzelnen Vata-Untergliederungen funktionieren und im Gleichgewicht gehalten werden, für die meisten Vorbeugungsmaßnahmen von Wichtigkeit. *Apana* als eines der Vata-Subdoshas ist speziell für den Menstruationszyklus zuständig und spielt für die Gesundheit der Frauen eine sehr wichtige Rolle.

Apana bedeutet »Abwärtsbewegung«. Apana Vata wirkt im Unterleib und in den Beckenregionen und ist verantwortlich für das Abwärtsfließen durch die Därme, die Harnwege und die Fortpflanzungsorgane. Ist es gestört, kann der Menstruationsfluß unregelmäßig, klumpig, schmerzhaft, diskontinuierlich oder in anderer Weise gestört sein. Wie wir sehen werden, hat fast jedes Menstruationsproblem mit einer Unausgeglichenheit von Apana Vata zu tun.

Ama und die Menstruationsbeschwerden

Ama ist ein weiterer Grund für Menstruationsprobleme. Die Menstruation ist eine Gelegenheit zur Ama-Reinigung. Erfolgte während des Monats keine Ausscheidung oder haben wir infolge falscher Ernährungsweise, schlechter Verdauung oder durch Schadstoffe aus der Umwelt sehr viel Gift in uns aufgenommen, bilden sich besonders viele Abfallstoffe. Viele PMS-Symptome gehen auf diese Ama-Ansammlung und deren Auswirkungen auf die Doshas und die Dhatus zurück.

Wenn Ihre Ernährungsweise, Ihr Schlaf, Ihre Ruhe sowie Ihre

körperliche Bewegung während des Monats im Gleichgewicht waren, bemerken Sie weit weniger PMS-Symptome, als wenn Sie wenig gegessen haben, spät schlafen gegangen sind und sich nicht viel bewegt haben. Die Wahrscheinlichkeit des Auftretens von Menstruationskrämpfen, Brechreiz, Durchfall und/oder starkem Ausfluß während Ihrer Periode ist immer größer, wenn Ihr Körper eine stärkere Reinigung braucht, um mehr Ama loszuwerden. Wenn Ihre Symptome vorwiegend mit Ama zusammenhängen, stellen Sie möglicherweise auch fest, daß Sie sich nach der Periode großartig fühlen; das kann sogar zwei oder drei Wochen so bleiben, aber wenn Sie weiterhin schlecht essen und sich wenig bewegen, entsteht wieder zuviel Ama vor Ihrer nächsten Periode, und PMS-Symptome können wieder aufflackern.

Wenn Sie während des ganzen Monats vorsichtiger sind, weniger Koffein,[5] Alkohol und Nahrungsmittel mit hohem Gehalt an Zucker, Salz und Zusatzstoffen zu sich nehmen, werden Sie feststellen, daß die PMS-Symptome stark abnehmen und Sie weniger Krämpfe und Beschwerden haben.

Ayurvedische Ansichten zur Endometriose und zur Dysmenorrhöe

Infolge von Ama sind vielleicht größere Anstrengungen als sonst in der Reinigungswoche des Zyklus (möglicherweise liegen unvollständige Menstrualausscheidungen aus dem Vormonat vor) erforderlich. Die Intensität der Reinigung verschärft oft die Menstruationsschwierigkeiten und kann eine ganze Reihe psychophysiologischer Symptome auslösen, wie z. B. solche, die mit Endometriose (= Ausbildung von Gebärmutterschleimhaut an ortsungewöhnlicher Stelle) oder mit Dysmenorrhöe (= schmerzhafte Regelblutung) zusammenhängen.

Einer modernen medizinischen Theorie zufolge kommt es zur

Endometriose, wenn abgestoßene Fetzen Gebärmutterschleimhaut während der Periode nicht durch die Scheide hinunter- und aus dem Körper hinausfließen, sondern nach oben fließen und sich an den Organen des Beckens bzw. des Unterleibs festsetzen. Dadurch entstehen gewöhnlich starke Schmerzen während der Periode, da diese Gewebefetzen, durch die monatlichen Hormone angeregt, im Unterleib zu bluten beginnen und Entzündungen auslösen. Im schlimmsten Falle kann dies durch Narbenbildung an den Eierstöcken oder den Eileitern zu Unfruchtbarkeit oder starken Unterleibsschmerzen führen. Die meisten Fälle können erfolgreich mit Laserchirurgie und nachfolgender Hormontherapie behandelt werden. Aber Endometriose könnte auch durch vorbeugende ayurvedische Routinen vermieden werden. Die moderne Medizin hat keine Erklärung dafür, was Fetzen von Gebärmutterschleimhaut veranlaßt, sich zu den Organen zu bewegen und sich dort festzusetzen, und daher gibt sie auch keine Ratschläge, wie man das verhindert. Vom Standpunkt des Ayurveda ist die Ausbildung von Gebärmutterschleimhaut an ortsunüblicher Stelle ein Problem des aus dem Gleichgewicht geratenen Apana Vata, eine Aufhebung des Abwärtsfließens. Frauen, bei denen das auftritt, leiden häufig an Verstopfung, die ebenfalls ein Symptom für unausgeglichenes Apana Vata ist (siehe nächsten Abschnitt).

Dysmenorrhöe, was »schmerzhafte Regelblutung« heißt, betrifft im allgemeinen Frauen unter fünfundzwanzig. Sie wird als starke Krämpfe infolge von Gebärmutterspasmen erlebt, die zeitweilig dem Gebärmuttermuskel Sauerstoff entziehen, was zu einer Art »Muskelkrampf« der Gebärmutter führt, vielleicht ausgelöst durch die Freisetzung von Prostaglandinen. Der Schmerz kann blockiert werden durch schmerzstillende Mittel, die nicht rezeptpflichtig sind, jedoch sollten Frauen, die stärkere Menstruationsbeschwerden haben, dieses durchaus nicht so subtile Signal für ein »Nichtstimmen« keinesfalls unbeachtet lassen.

Renee, eine vierunddreißigjährige Unternehmensberaterin aus Los Angeles, litt an schmerzhaften Regelblutungen und an verschiedene PMS-Symptomen. Zweiundzwanzig Jahre lang hatte sie, nachdem sie mit zwölf ihre erste Regel bekommen hatte, fast keine Verbesserung ihrer zweifachen Beschwerden feststellen können, unter denen sie in jedem Monat fünfzehn Tage lang bzw. die Hälfte ihres Lebens als Teenager und als Erwachsene zu leiden hatte.
Die PMS-Symptome begannen etwa zehn Tage vor jeder Periode, wo sie immer so aufgedunsen war, daß sie nicht ihre übliche Kleidung tragen konnte. Sie hatte so starke Schmierblutungen, daß sie einen Tampon bzw. eine Vorlage tragen mußte. Immer äußerst nervös und reizbar, spürte Renee ein starkes Nachlassen in ihrer Selbstachtung und kam sich vor wie auf einer »riesigen emotionalen Berg-und-Tal-Bahn«. Wenn ihre Periode eintrat, waren die Menstruationskrämpfe so stark, daß sie jeden Monat zwei oder drei Tage im Bett bleiben mußte. Sie ging nicht zur Schule und nicht zur Arbeit. Ihre Beziehungen, später auch ihre Ehe, und ihre Sexualität wurden durch diese allmonatliche Tortur negativ beeinflußt. Die üblichen Arzneimittel gegen Menstruationsbeschwerden wie Aspirin oder Midol und auch stärker wirkende Medikamente wie Motrin brachten Renee keine Erleichterung. Sie versuchte es mit empfängnisverhütenden Pillen, durch die es zwar mit den Krämpfen und den Schmerzen etwas besser wurde, die aber die PMS-Symptome verstärkten. Schließlich mußte sie zu narkotischen Schmerzmitteln greifen, die sie viele Jahre lang nahm.
Als Renee das erste Mal in ein ayurvedisches Gesundheitszentrum zu einer Einschätzung kam, wurde bei ihr eine Pitta-Konstitution mit einer starken Vata-Unausgeglichenheit festgestellt. Um das Gleichgewicht wiederherzustellen, bat man sie, Vata-verstärkende Nahrungsmittel wie rohes Gemüse sowie kalte Speisen und Getränke zu meiden, spezielle Kräuter einzunehmen, um Vata ins Gleichgewicht zu bringen, ihre übermäßigen Bewegungsübun-

gen einzuschränken und an den ersten beiden Tagen ihrer Periode zu Hause zu bleiben.

In den folgenden sechs Monaten wurden ihre Symptome bis auf 50 Prozent reduziert. Krämpfe hatte sie nur noch mehrere Stunden an zwei Tagen, anstatt fünf Tage lang unter ständigen Schmerzen zu leiden. Die narkotischen Mittel konnte sie absetzen. Sie begann dann mit regelmäßigen Panchakarma-Behandlungen zum Jahreszeitenwechsel, wodurch die PMS-Symptome vollständig verschwanden und sie keine Arzneimittel mehr brauchte, es sei denn gelegentlich eine Aspirin-Tablette am ersten Tag ihrer Regel. Da sie fast ihr ganzes Leben lang Menstruationsstörungen gehabt hatte, beschreibt Renee drei Jahre später ihre »neue« Physiologie als »unglaublich – ich schwebe im siebenten Himmel«.

Die Vata-Subdoshas

Die ayurvedischen Texte beschreiben die fünf Vata-Subdoshas als Teile des einen »Lebensatems«, der alle lebenden Systeme aufrechterhält. Diese Lebensenergie gilt als ein Grundgesetz der Natur, als die motivierende und evolutionäre Kraft der Schöpfung. Sie schafft, hält aufrecht, entwickelt sich in unserem Körpergeist und ist entscheidend für unser Gesundsein, denn sie ist der Atem des Lebens. Ohne sie gibt es kein Leben. Und da Vata für alles in Geist und Körper zuständig ist, was sich bewegt und fließt, betrachtet man seine fünf Unterbereiche auch als *»Fließtypen«*, die für den Ayurveda die fünf Typen der »Atemzüge« sind.

Erstes Subdosha: *Prana* – der vorwärtsstrebende Atem
Zweites Subdosha: *Udana* – der aufsteigende Atem
Drittes Subdosha: *Samana* – der aufnehmende Atem
Viertes Subdosha: *Apana* – der abwärtsgerichtete Atem
Fünftes Subdosha: *Vyana* – der ausströmende Atem

Jedes einzelne Subdosha ist in verschiedenen Teilen des Körpergeistes konzentriert.

- Prana hat seinen Sitz in Kopf, Herz und Lungen. Seine Funktionen sind, die geistigen, gefühlsmäßigen und Sinneserfahrungen zu ermöglichen sowie normales Atmen und die Tätigkeit des Herzens aufrechtzuerhalten.
- Udana hat seinen Sitz in den Ohren, in der Nase, in der Kehle und im Brustkorb. Seine Funktionen sind Sprechen, Atmen, Husten, Schlucken und Niesen.
- Samana hat seinen Sitz im Magen und im Zwölffingerdarm. Seine Funktionen sind die Peristaltik, die Verdauung, die Assimilation und die Trennung der Nährstoffe von den Abfallprodukten.
- Apana hat seinen Sitz im Beckenbereich, in den Därmen und den Fortpflanzungsorganen. Seine Funktionen sind die Ausscheidung (über die Därme und die Blase), die Menstruation, die Sexualfunktionen, die Wehen und die Entbindung. Apana spielt auch eine wichtige Rolle bei der Regulierung der geistigen Tätigkeit.
- Vyana ist überall im Körpergeist vorhanden. Seine Funktionen sind der Kreislauf, die Tätigkeit des Nervensystems und der Tastsinn.

Obwohl das einwandfreie Funktionieren aller fünf Vata-Subdoshas für das Gesundsein wichtig ist, ist keines so entscheidend wie das ausgewogene Funktionieren von Prana und Apana. Von Prana heißt es, daß es Leben und Gesundheit durch Erweckung unseres angeborenen Dranges zu Glück, Fortschritt und Erfüllung aufrechterhält, und Apana soll diesen Fortschritt dadurch ermöglichen, daß es Abfallprodukte, Unreinheiten oder andere Hindernisse aus dem Weg räumt. Dem Ayurveda zufolge *beginnen die meisten Krankheiten bei Frauen und Männern durch eine Apana-Vata-Unausgeglichenheit.*

Im Grunde muß die »Vorwärts-« und »Aufwärtsbewegung«, die mit Prana in Verbindung gebracht wird und für den Antrieb des Nervensystems verantwortlich ist, durch die »Abwärtsbewegung« von Apana, das mit der Beseitigung von Abfallstoffen und Unreinheiten sowie dem Menstruationsfluß aus dem Körper zusammenhängt, entsprechend ausbalanciert werden. Sind diese beiden Subdoshas bzw. Atemzüge – Prana und Apana – im Gleichgewicht, sind alle Vata-Funktionen wahrscheinlich eher ausgeglichen, und der Körper als Ganzes ist gesund. Ist aber ihr Gleichgewicht erschüttert, werden nicht nur die anderen Vata-Funktionen gestört, sondern oft geraten dann auch Pitta und Kapha aus dem Gleichgewicht.

Dabei geschieht folgendes: Wenn Apana Vata aus dem Gleichgewicht gerät, fließt es nicht *abwärts*, sondern *aufwärts* und stört dann schließlich das Funktionieren der anderen Subdoshas.

Dieser Mechanismus des Apana Vata, sich aufwärts zu bewegen, ist eine der häufigsten Subdosha-Unausgeglichenheiten. Sei es nun durch zu häufiges spätes Zubettgehen mit darauffolgendem Sichabhetzen am Morgen, durch angespannten geistigen oder gefühlsmäßigen Streß und/oder schlechte Eßgewohnheit – wenn Apana Vata aus dem Gleichgewicht kommt und aufwärts wandert, können zahlreiche Symptome entstehen. Wir könnten dann eine Störung im Unterleib wie Neigung zur Verstopfung und zu Reizdarm feststellen oder Menstruationsbeschwerden haben. Setzt sich die Unausgeglichenheit fort, bewegt sich Apana weiter aufwärts und verursacht Unausgeglichenheiten in den anderen Vata-Subdoshas im Körpergeist.

Dann kann es zu einer Vielzahl von Symptomen kommen, die einem ganz bestimmten Muster folgen. Dieses Muster entsteht durch die Wechselwirkung zwischen Apana Vata und den anderen Subdoshas, wenn Apana Vata aus dem Unterleib nach oben drängt. Die natürliche Reaktion Ihres Körpers ist immer, das Gleichgewicht halten zu wollen. Also versucht das betroffene Subdosha, Apana wieder – mit wechselndem Erfolg – auf seinen natürlichen Platz »zurückzudrängen«, und das kann zu einem unangenehmen Druck-, Spannungs- oder Engegefühl im betroffenen Bereich führen.

Bewegt sich Apana Vata beispielsweise, nachdem es den Magen passiert hat, weiter aufwärts, beginnt es auf den Brustkorb Druck auszuüben. Es beeinflußt dann eventuell die Funktionen von Herz- und Kreislaufsystem – den Zuständigkeitsbereich von Vyana Vata –, was zu Herzklopfen oder in schweren Fällen zu hohem Blutdruck führt.

Zu anderen Symptomen wie Nebenhöhlenverstopfung, Heufieber und Benommenheit kann es kommen, wenn Apana Vata weiter aufwärts in den Bereich von Udana Vata gelangt, zu dem Ohren, Nase, Kehle und Nasennebenhöhlen gehören. Wenn Udana Vata nach unten drückt, um seinen homöostatischen Status quo aufrechtzuerhalten, führt dies häufig zu Verspannung und Steifheit im Genick.

Hat sich Apana Vata schließlich über alle Versuche der anderen Subdoshas, sein unberechtigtes Aufwärtsziehen zu verhindern, hinweggesetzt, erreicht es den Kopf als Zuständigkeitsbereich von Prana Vata, und dann entstehen Symptome wie Unruhe, Angst, Schlaflosigkeit, Kopfschmerzen oder Druckgefühl im Kopf.

Apana Vata kann also, wenn es ernstlich aus dem Gleichgewicht gerät, eine Reihe von Problemen auslösen. Nachstehend folgt das Fallbeispiel einer Frau, die an einer Unausgeglichenheit von Apana Vata litt, welche auch eine Unausgeglichenheit von Samana Vata bewirkte, als sich Vata aufwärts bewegt hat. Das führte zu ernsthaften Menstruations- und Verdauungsproblemen.

Rebecca D. kam mit zweiunddreißig Jahren in ein Maharishi-Ayurveda-Gesundheitszentrum. Während der vorangegangenen vierzehn Jahre hatte sie es mit ernsthaften Beschwerden zu tun gehabt, die erst als Verengung des Muskels, der den Übergang zwischen Magen und Dünndarm kontrolliert, diagnostiziert worden waren. Infolge ständigen Brechreizes konnte sie kaum etwas essen. Acht Jahre lang bekam sie keine Regel. Sie hatte eine Reihe von Anfällen mit Mononukleose, so daß schließlich der erkrankte Magenmuskel, der so straff wie ein Gummiband war, operativ entfernt wurde, als sie vierundzwanzig war.

Nach Rebeccas Ansicht kam es zu all dem durch ihren Gefühlszusammenbruch nach dem plötzlichen Tod ihres Vaters, als sie achtzehn war. »Ich verspürte eine so tiefe Trauer und wußte nicht weiter, besonders deshalb, weil ich ihm nie hatte auf Wiedersehen sagen können.« Sie wurde also sehr schnell allein gelassen und hielt ihre durchaus bestehenden Gefühle zurück, um »erwachsen« zu wirken.

Die Operation hatte nur wenig ausrichten können. Sie litt noch immer an starker Übelkeit. Ihre Regel bekam sie wieder und dann auch regelmäßig, jedoch mit fieberhaften Erkältungen und Erbrechen. Mit dreißig ließ sie sich abermals untersuchen, jedoch wurde nichts Abnormes festgestellt, das ihre fortgesetzten Symptome hätte erklären können. Sie war derart verzweifelt, daß sie ständig Wutausbrüche gegenüber ihren Angehörigen, darunter auch ihrem Mann, bekam. Sie begann mit einer Psychotherapie, bei der sehr viele problemreiche Konflikte hochkamen. Gefühlsmäßig fühlte sie sich etwas besser, aber ihr Körper »explodierte« weiter in Anfällen von Durchfall und Erbrechen.

Nachdem sie mehrere Chiropraktiker aufgesucht hatte, ging sie zu einer Maharishi-Ayurveda-Auswertung. Sie bekam vier Panchakarma-Behandlungen für ein ganzes Jahr verschrieben. Außerdem wurde ihr geraten, sich auf ihre Perioden mit einer inneren Reinigung vorzubereiten, und sie bekam gewisse ayurvedische Kräuter, um ihre Physiologie wieder in Ordnung zu bringen. Sie nahm ein Eßprogramm auf, um Apana Vata auszubalancieren, und lernte, ihre Gier auf bestimmte Nahrungsmittel als Hinweise auf spezielle Unausgeglichenheiten ernst

zu nehmen. Sie erlernte die TM, von der sie glaubt, daß sie ihr half, sich besser selbst zu lieben und mit anderen auszukommen, um mehr Liebe und Unterstützung auf sich zu ziehen.
Fünf Jahre später sagt sie: »Ich verspüre nun endlich echte innere Zuwendung, und alle Symptome sind so gut wie verschwunden, bis auf leichte Krämpfe während meiner Periode. Ich kann wieder besser essen und habe jetzt das Gewicht, das ich wollte. Ich spüre keinen Brechreiz mehr und glaube nun endlich bereit zu sein, ein Kind zu wollen, wovon ich vor Jahren nur geträumt habe, aber nie dachte, daß mein Gesundheitszustand das erlauben würde.«

Sehen wir uns nun die Erfahrungen einer anderen Frau an.

Apana-Vata-Unausgeglichenheit – vor und nach einer Gebärmutterentfernung

Alice V., eine achtundfünfzigjährige Physikerin aus Chikago, litt fünf Jahre lang an einer Unmenge scheinbar zusammenhangloser Beschwerden, bei denen die Ärzte schließlich zu dem Schluß gelangten, sie müßten »psychosomatisch« sein. Als Alice zu einer ayurvedischen Behandlung kam, hatte sie vielfache Behandlungen und mehrere Jahre Psychotherapie hinter sich, von denen sie sagte: »Sie haben mir geholfen, mich selbst besser zu verstehen, aber sie haben mir nicht geholfen, mich besser zu fühlen – da hat nichts geholfen.« Alices lästigstes Symptom waren ständiger Druck und Schmerzen an Kiefer und Hinterkopf, die gelegentlich ihren gesamten Kopf erfaßten. Der Druck wurde damit in Verbindung gebracht, daß sie nicht ganz klar im Kopf sei und nicht zusammenhängend denken könne. Außerdem erlebte sie ein häufiges Auf und Ab ihrer Gefühle, das sie früher nie gekannt hatte. Dieser Verlust an innerer Stabilität entmutigte sie sehr.
Der Ausbruch von Alices Symptomen stand im Zusammenhang mit einer Gebärmutterentfernung wegen Gebärmuttermyomen,

die mit starken Blutungen in Verbindung gebracht wurden. Nach der Operation glaubte sie, nie wieder ihre einstige Lebenskraft zu finden. Sie litt an einigen Symptomen, zu denen ihr die Ärzte nur sagen konnten, die zahlreichen Untersuchungen hätten nichts Ernsthaftes ergeben und ihre Symptome würden hoffentlich vergehen. Dazu gehörten unregelmäßiger Stuhlgang und Blähungen, die zusammen mit Druck im Kopf, der nur zeitweilig durch Schmerzmedikamente, chiropraktische Behandlung oder Akupunktur gelindert wurde, als Reizdarmsyndrom diagnostiziert wurden.

Nachdem Alice eine Maharishi-Ayurveda-Einschätzung ausfindig gemacht hatte, ergab eine Pulsdiagnose eine Udana-Vata-Unausgeglichenheit mit einer tiefer liegenden Apana-Vata-Störung im Unterleib. Die Zusammenhänge waren klar. Begonnen hatte die Unausgeglichenheit bei Apana Vata, wahrscheinlich lange vor ihrer Gebärmutterentfernung, was das langfristige Wachstum und das Vorhandensein ihres Fibromyoms bezeugte. Vata wird gewöhnlich, zumindest zeitweilig, durch eine Operation gestört, und wenn diese Unterleib oder Becken betrifft, werden insbesondere die Apana-Funktionen unterbrochen. Alice erlebte Blähungen und zeitweilige Funktionsstörungen des Darms, wie sie häufig nach Unterleibsoperationen vorkommen.

Ihre ayurvedische Behandlung war darauf ausgerichtet, erst Apana Vata ins Gleichgewicht zu bringen und dann Udana Vata zu behandeln. Nach einer einmonatigen Behandlung zu Hause, zu der eine tägliche Ölselbstmassage und Kräuterzusätze zum Ausbalancieren von Apana und Udana sowie Änderungen der Eßgewohnheiten zur Reduzierung von Ama gehörten, berichtete Alice, daß der Druck im Kopf fast völlig verschwunden sei – »er ist so gut wie weg« – und daß sie immer mehr die Kontrolle über ihren Gesundheitszustand gewann. Sie fühlte sich sehr erleichtert. »Es ist tröstlich, endlich zu wissen, was mit meiner Gesundheit geschehen ist und warum, und daß Probleme so einfach und präzise behandelt werden können. Allmählich komme ich wieder zu mir.«

All das, was Alice vor und nach der Entfernung ihrer Gebärmutter erlebt hat, kommt leider nicht nur einmal vor. Fragwürdig ist diese Operation als Behandlung von etwas Gutartigem. Vom ayurvedischen Standpunkt aus sollte erst die Apana-Vata-Störung behandelt werden, um zu sehen, ob die Symptome nachlassen, bevor eine Entfernung der Gebärmutter als angemessener Eingriff ins Auge gefaßt wird.
Das kürzlich erschienene Buch von Winnifred Cutler *Die fragwürdige Operation* enthält Informationen aus der Besprechung von über 3500 Studien aus jüngster Zeit. Die Autorin gelangt zu dem Schluß, daß alle Bereiche des gesundheitlichen Befindens einer Frau durch eine Gebärmutterentfernung beeinflußt werden können, darunter auch ihre Persönlichkeit, ihre Einstellung zum Leben, ihre Stimmungen, ihr sexuelles Leben und ihr Altern. Winnifred Cutler gehört zu der wachsenden Zahl westlicher Wissenschaftler, Ärzte und Mediziner, die sich ernsthaft Gedanken über diese allzu häufig angewandte Prozedur machen. Sie meint, »die Panik ist verständlich, wenn (eine Frau) überraschenderweise zu bluten beginnt. Wenn sie jedoch die Geduld für einen gründlichen Diagnoseprozeß aufbringen kann, hat sie eine gute Chance, eine gesunde Lösung für ihr Problem zu finden, zu der eine Entfernung ihrer Gebärmutter nicht gehört.« Wir möchten hier einfach nur hinzufügen, daß es gut wäre, bei der Diagnose auch noch eine ayurvedische Auswertung mit vorzusehen, um die tiefer liegenden Gründe zu erkennen und anzugehen.

Die ayurvedische Behandlung einer Apana-Vata-Unausgeglichenheit

Um all diese Störungen des Menstruationszyklus zu verhindern und zu behandeln, sind äußerste Ruhe und das Meiden allzu großer geistiger und körperlicher Tätigkeit während der Menstruation zu empfehlen. Stark beschäftigte Frauen versuchen oft, die Symptome beiseite zu schieben und so zu tun, als sei alles in Ordnung. Ihnen würde es ganz besonders guttun, wenn sie ihre Befindlichkeiten ernst nehmen und sich mit ihnen gleich und durchgreifend auseinandersetzen würden. Die Angewohnheit, schmerzstillende Mittel wie Aspirin zu nehmen und dann munter loszubrausen, als sei physiologisch nichts geschehen, ist kurzsichtig und kann später zu echten Problemen führen, wenn sich Ama Monat für Monat weiter ansammelt und Apana immer mehr aus dem Gleichgewicht gerät. Viele Auswirkungen dessen, was Altern genannt wird, darunter auch Gelenkentzündungen, gehen auf diesen Doppelzustand von Ama und unausgeglichenem Vata zurück. Das können Sie vermindern oder verhindern, wenn Sie schon frühzeitig ein Vata-Eßprogramm befolgen und an eine entsprechende Ama-Beseitigung gehen und indem Sie sich in den ersten Tagen einer jeden Monatsperiode wirklich Ruhe gönnen.

Einige Frauen haben dies bereits begriffen. Dazu meint die Schriftstellerin Judy Grahn: »Jetzt ... esse ich ganz unterschiedlich – und ich habe es gern, wenn ich meine Periode bekomme ... ich versuche, Zeit für mich selbst zu finden, weil ich mich angenehm introvertiert und ein wenig high (oder nach innen gekehrt) fühle.« Judy Grahn berichtet weiterhin, daß andere Frauen »ebenfalls versuchen, sich zurückzuziehen. Oft gehören zu diesem Zustand [während der Menstruation] starke Gefühle erneuerter Entschlossenheit, Selbstachtung, guter Wille und Freundlichkeit gegenüber anderen menschlichen Wesen.«[6]

Die ayurvedische Lösung besteht darin, für ein ständiges richtiges Funktionieren von Apana Vata zu sorgen. Denn Apana bewegt die Abfallprodukte, die Unreinheiten und das Menstruationsblut abwärts und aus Ihrem Körper hinaus. Wenn es gestört ist und sich statt dessen aufwärts bewegt, bietet Ihre Periode nicht die Reinigungsmöglichkeiten, die sie in sich birgt. Allgemein gilt, daß man dem natürlichen Impuls des Körpers nachgehen, ruhig bleiben und nicht soviel tun sollte. Abwärts und nach innen gekehrt, nicht nach außen gekehrt und aufwärts, lautet mehr oder weniger der Befehl des Körpergeistes während Ihrer Periode.

Es folgen nun einige einfache Richtlinien, damit Sie sich über Ihre Menstruation freuen und sie nicht einfach nur ertragen, *unabhängig davon, ob* Sie Symptome haben *oder nicht.*

Ayurvedische Vorschriften für die Menstruation

Nehmen Sie sich Zeit zum Ausruhen

Im allgemeinen empfiehlt der Ayurveda Ruhe in den Tagen mit starker Blutung (den ersten zwei oder drei Tagen bei den meisten Frauen). Aber Ruhe bedeutet nicht unbedingt, im Bett zu liegen, es sei denn, Sie sind durch Krämpfe oder andere Symptome »außer Gefecht gesetzt«. Ruhe kann alles sein, was Ihnen die Möglichkeit gibt, eine langsamere Gangart einzulegen, um möglichst wenig Streß oder Erschöpfung ausgesetzt zu sein.

Im allgemeinen ist es nicht ratsam, tagsüber zu schlafen, denn dadurch werden Sie und Ihr Kreislauf träge, und es entstehen möglicherweise Blockaden in den Srotas, den Kanälen im Körper, durch die Ojas fließt. Das gilt besonders für Kapha-Typen, oder wenn Ihr Kapha unausgeglichen ist. Sich zu einer kurzen Ruhe niederzulegen ist durchaus in Ordnung.

Wenn Sie können, richten Sie es ein, daß Sie sich diese Tage in jedem Monat für leichte, angenehme Tätigkeiten im Hause wie

Lesen, Sachenordnen usw. reservieren. Wenn Sie außerhalb oder zu Hause arbeiten müssen, planen Sie ein lockeres Programm, und versuchen Sie, es zu vermeiden, noch spätabends auf der Arbeit oder in der Schule zu bleiben. Wenn Sie zu Hause sind, essen Sie etwas Leichtes zum Abendbrot, tun Sie möglichst wenig am Abend, und gehen Sie früh zu Bett. Eine Frau, die diese Richtlinien ein Jahr lang befolgt hat, bemerkte einmal: »Ich kam mir immer wie eine Verräterin gegenüber den anderen Frauen vor, wenn ich mich während meiner Periode ausruhte, nicht arbeitete und nicht herumlief, ohne an meine Physiologie zu denken. Jetzt aber, wo ich erlebt habe, wie es meiner Gesundheit und meinen Beziehungen guttut, bin ich zu dem Schluß gelangt, daß ich eine Verräterin an mir selbst wäre, wenn ich mich nicht ausruhen würde.«

Wenn Sie Mutter sind, planen Sie in diesen zwei oder drei Tagen, so gut Sie können, Einkaufsbummel, Verabredungen, Unterhaltungen usw. ein; versuchen Sie, sich noch zusätzlich Zeit am Nachmittag für sich selbst zu nehmen, und gehen Sie – wenn überhaupt möglich – früh schlafen. Sollten es Ihnen Ihre Verpflichtungen nicht erlauben, während der Periode entsprechend Ruhe zu finden, versuchen Sie, am Wochenende davor oder danach sich auszuruhen, und unternehmen Sie noch zusätzlich etwas, um Vata zu beruhigen (siehe Kapitel 4). Und tun Sie für Vata das Beste, was Sie machen können: Kümmern Sie sich nicht darum!

Wie eine Mutter von vier Kindern einmal festgestellt hat, *»ist es eine Erleichterung, zu wissen, daß ich nicht nur ein Recht darauf habe, sondern sogar noch ›weise‹ bin, statt mir verantwortungslos vorzukommen, wenn ich meiner Familie sage, sie soll nicht von mir erwarten, daß ich koche oder mit den Kindern lange Wanderungen mache, sondern statt dessen etwas kürzertreten will. Ich habe gelernt, mich nicht abzumühen, um etwas zu leisten, was ich in dieser Zeit einfach nicht schaffe.«*

Bewegen Sie sich weniger

Ein täglicher, etwa fünfzehn- bis dreißigminütiger Spaziergang ist während der Periode für die meisten von uns ideal. Wenn Sie sich regelmäßig körperlich betätigen, sei es, daß Sie laufen oder sich an einem Aerobic- bzw. Tanzkurs beteiligen, sollten Sie Ihre körperliche Betätigung während der Regel höchstens auf einen flotten Spaziergang beschränken. Durch so eine ruhige, beständige und leichtere Betätigung können Sie die Blutung eher normalisieren und Vata im Gleichgewicht halten. Niemand zweifelt daran, daß Sie während der Menstruation Ihren Puls auf 160 bringen können. Aber es ist physiologisch ungünstig. Sie können jedoch Ihr Übungsprogramm dazu benutzen, sich auf Ihre Periode *vorzubereiten.* Frauen haben meist weniger Krämpfe und einen leichteren Verlauf der Periode, wenn sie sich den ganzen Monat hindurch regelmäßig körperlich betätigen. Ständige, maßvolle körperliche Betätigung gehört im allgemeinen zu den besten Vorbeugungsmaßnahmen, um während der Menstruation gesund zu bleiben, besonders, wenn Sie ein Programm befolgen, das sowohl Ihren Körpertyp als auch Ihre Konditionierungsebene berücksichtigt (siehe Kapitel 4).

Ziehen Sie sich
nach Möglichkeit in sich zurück

Das ist eine Zeit des Wiederjungwerdens, die beste Zeit, in der Sie sich Ihren Bedürfnissen und Ihrem eigenen Glücklichsein widmen sollten. Damit Vata ruhig bleibt, ist es besser, Sie meiden langatmige Konversationen bzw. Dinge, die mit sehr viel geistiger Arbeit verbunden sind. Wenn Sie sich noch zusätzlich Ruhe gönnen können, ziehen Sie sich mehr in sich zurück, und horchen Sie in Ihren Körper hinein. Versuchen Sie, während der Periode das zu tun, was Ihnen Freude macht. Sparen Sie sich nicht alle lästigen Pflichten für diese Tage auf, nur weil Sie wissen, daß Sie sich etwas Zeit nehmen können. Im allgemeinen sagen die ayurvedischen Texte, daß positive Gefühle in dieser Zeit helfen, verfeinertere Gefühle während des Monats pflegen zu können.

Wenn Sie sich mehr in sich selbst zurückziehen, hat einmal eine Frau bemerkt, »ist die Periode an sich leichter zu ertragen. Es gibt da weniger Unbehagen und Reizbarkeit, und meine Blutung ist leichter. Ich brauche keine schmerzstillenden Mittel, um darüber hinwegzukommen. Das Zurückziehen führt auch zu größerem geistigen Wohlbehagen, weil ich mich nicht anstrenge, um mich zu konzentrieren und aktiv zu sein, während mein Geist und mein Körper lieber abgeklärt und ruhig sein wollen. Dieses Wohlbehagen bleibt dann den restlichen Monat.«

Essen Sie so, daß Vata beruhigt wird

Ihr Speisezettel sollte leichte, warme, Vata-beruhigende und leichtverdauliche Kost enthalten, da Ihr Verdauungsfeuer während Ihrer Periode schwächer ist. Meiden Sie kohlensäurehaltige Getränke, die Vata verschärfen. Als zweites sollten Sie während Ihrer Periode, nachdem Sie Vata im Gleichgewicht gehalten haben, möglichst wenig Ama produzieren. Das Wichtigste ist, etwas weniger als sonst zu essen, besonders abends, kalte Speise und Getränke sowie auch Käse, Joghurt, rohes Fleisch, Schokolade und Gefrierkost zu meiden, da sie Ama produzieren.

Gehen Sie mit Ihren Gelüsten freundlich um

Viele Frauen sind vor oder während der Regel begierig auf Süßigkeiten oder salzige Speisen. Das ist durchaus nichts Ungewöhnliches. Es zeigt, daß Ihr Körpergeist Vata oder Pitta beruhigen möchte, kann aber auch daher rühren, daß Ama die richtige Weiterleitung von Nahrung an Ihre Verdauungsgewebe blockiert. In der Regel richten Sie gewöhnlich weniger Schaden an, wenn Sie erst Ihre Begierde auf Salziges befriedigen. Dann merken Sie möglicherweise, daß Ihre Gier nach Süßem verschwindet. Ihr Gelüst nach Salzigem können Sie längere Zeit hindurch besser durch ein gekochtes, mit Salz gewürztes Gericht als mit Chips oder anderen schnell zubereiteten Naschereien befriedigen.

Wenn Sie noch Zucker wollen, kann frische Schlagsahne mit Honig ein überraschend befriedigender Ersatz für Eiskrem ohne deren löschende Wirkung auf das Verdauungsfeuer sein. Auch warme Milch mit Honig ist eine ausgezeichnete Entscheidung. Geben Sie den Honig hinzu, nachdem sich die gekochte Milch abgekühlt hat.

Baden und Einreiben mit Öl

Durch Baden in kaltem Wasser geht die Blutung zurück, während sie beim Baden in heißem Wasser stärker wird. Da Bäder entspannend und für Vata beruhigend sein können, ist für die meisten Frauen ein Duschbad an Tagen mit starker Blutung ideal, um den natürlichen Menstruationsfluß möglichst wenig zu stören. Vata kann auch durch vieles Massieren, besonders im Kopfbereich, verschärft werden. Deshalb ist es ratsam, an den ersten Tagen möglichst wenig die Haare zu waschen und keine kosmetischen Gesichtsbehandlungen oder andere Kopf- bzw. Gesichtsbehandlungen vorzunehmen.

Den Kopf am vierten oder fünften Tag des Zyklus sanft mit Sesamöl zu massieren und das Öl mehrere Stunden oder sogar über Nacht auf der Haut zu lassen (legen Sie ein Handtuch aufs Kopfkissen) wirkt auf Vata wunderbar beruhigend.

Das in Kapitel 12 beschriebene tägliche Abhyanga bzw. die Ölmassage muß während Ihrer Periode entsprechend abgeändert werden. Unterlassen Sie alle heftigeren Massagen – oder überspringen Sie auch gleich das Abhyanga.

Sexuelle Betätigung

Nach den klassischen ayurvedischen Texten ist die Menstruation keine gute Zeit für sexuelle Betätigung. Diese Empfehlung beruht weder auf dem Gedanken, ob eine Frau zu dieser Zeit begehrenswert ist oder nicht, noch darauf, ob sie sexuelle Wünsche hat oder nicht, sondern auf einem vernünftigen Grundsatz der Gesunderhaltung. Durch sexuelle Betätigung kann der ruhige Apana-Vata-Fluß während des Menstruationsflusses gestört werden und so die Entwicklung von Vata-Unausgeglichenheiten fördern.

Hygiene

Tampons sind zwar praktisch, aber nicht gesund. Obwohl die Sorgen hinsichtlich des toxischen Schocksyndroms (TSS) inzwischen abgeklungen sind, bleibt die Tatsache, daß Tampons im allgemeinen den freien Fluß und die Entfernung des Menstruationsblutes behindern. Benutzen Sie nach Möglichkeit äußere saugfähige Vorlagen. Wenn es für Sie zu unbequem oder unpraktisch ist, völlig auf Tampons zu verzichten, dann benutzen Sie zumindest nachts äußere Vorlagen und wann immer Sie sich das zu Hause leisten können.

Die ayurvedischen Vorschriften für Probleme vor und während der Menstruation

Einiges Unbehagen während der monatlichen Periode ist üblich, besonders wenn wir tätig und konzentriert sind. Menstruationsbeschwerden, Rückenschmerzen oder Krämpfe entstehen, wenn Vata aus dem Gleichgewicht geraten ist. Das gilt für die starken Beschwerden bei schmerzhaften Regelblutungen und das Festsetzen von Gebärmuttergewebe an den Unterleibsorganen bei Endometriose; sie kommen aber doch recht wenig

vor. Entkräftende Menstruationsbeschwerden sollten stets von einem Arzt begutachtet werden.
Sie können die PMS-Symptome auch klein halten, wenn Sie neben den im Abschnitt über die Menstruation gegebenen Ratschlägen noch folgende beachten:

- Vata-Beruhigung durch Nahrung und Ruhe gilt allgemein. Wenn Sie immer Menstruationsprobleme haben, könnte dies ein Hinweis darauf sein, daß Ihr Vata aus dem Gleichgewicht geraten ist. Dann müßten Sie wahrscheinlich während Ihrer Periode wirklich mehr ruhen.
- Wenn Sie klares reines heißes Wasser oft, und zwar alle dreißig bis sechzig Minuten, während Ihrer Periode trinken, wird die normale Abwärtsbewegung von Apana Vata gefördert sowie der Ausfluß reguliert, und Sie bekommen weniger Menstruationskrämpfe. Trinken Sie ein paar Schluck bis zu einer ganzen Tasse, je nachdem, wie durstig Sie jeweils sind.
- Regelmäßig *während des ganzen Monats* zu essen und zu ruhen ist sehr hilfreich. Denken Sie daran, daß Sie durch Harmonie in Ihren täglichen Rhythmen ihre monatlichen Rhythmen im Gleichgewicht halten können. Apana Vata gerät oft aus dem Gleichgewicht, wenn Sie nicht regelmäßig essen, sich körperlich betätigen und ruhen.
- Eine tägliche Ölmassage, *abhyanga*, ist ebenfalls den ganzen Monat hindurch sehr empfehlenswert. (Siehe dazu die Hinweise in Kapitel 12.) Konzentrieren Sie die Massage auf Ihren Unterleib. Massieren Sie ihn jeden Tag ein paar Minuten sanft mit Sesamöl kreisförmig im Uhrzeigersinn. Nehmen Sie danach ein warmes Wannenbad.
- Hitze und Öl beruhigen Vata ganz ausgezeichnet. Massieren Sie während Ihrer Periode sanft den Unterleib und die untere Rückenpartie, wenn Sie Schmerzen haben, mit warmem Sesamöl, und legen Sie dann eine Wärmflasche mit heißem Wasser auf den Unterleib und/oder die untere Rückenpartie.

Das hilft oft, den Schmerz soweit zu lindern, daß Sie nachts schlafen können bzw. sich tagsüber durchaus wohl fühlen.

- Eine flüssige Diät (Säfte, Dhals, Suppen oder feste Mischspeisen aus Gemüse, Körnern usw.) tut ebenfalls am ersten Tag der Periode, wenn Ihr Agni von Natur aus langsamer wirkt, sehr gut. Flüssiges wird leichter verdaut. Das hilft auch, Ama zu verhindern und auszuscheiden, verringert Blähungen und fördert auch einen normalen Ausfluß ohne Krämpfe oder Schmerzen. Vielleicht verzichten Sie auch auf Eier oder Gegorenes wie Essig, Ketchup oder Sojasoße sowie auch sehr würzige oder sehr saure Kost.
- Trinken Sie täglich bis zu einer Woche vor Ihrer Periode zwei Teelöffel reinen Saft aus Aloe vera. Machen Sie dann nach dem Aufhören des Menstruationsflusses wieder weiter.

Instruktionen für die innere Reinigung

Folgendes ayurvedisches Monatsprogramm für die innere Reinigung kann helfen, Menstruationsprobleme zu lindern. Es eignet sich für Frauen, die sich allgemein einer guten Gesundheit erfreuen und keine ernsthaften Magen- und Darmerkrankungen haben. Sein Zweck besteht darin, den Verdauungstrakt von Giftstoffen und anderen Ama-erzeugenden Substanzen zu reinigen. (Auch für Symptome der Menopause, die wir in Kapitel 11 besprechen, kann es nützlich sein.)

Führen Sie die Reinigung einmal im Monat für ein Vierteljahr in der Mitte des Zyklus beim Eisprung durch, d. h. zwischen dem vierzehnten und dem zwanzigsten Tag Ihres Zyklus, gerechnet vom ersten Tag der letzten Periode.

Nehmen Sie an einem Tag, an dem Sie zu Hause bleiben können (oder abends, wenn Ihnen das lieber ist), ein warmes Bad, oder duschen Sie; dann nehmen Sie vier Teelöffel Rizinusöl, gut gemischt mit einer Vierteltasse Obstsaft (keinen Traubensaft), damit's besser schmeckt. Am besten sind Zitrone und Apfelsine. Das führt gewöhnlich in den nächsten vier bis sechs

Stunden zu drei- bis viermaligem Stuhlgang. Wenn Sie nach den ersten drei Stunden keinen Stuhlgang haben, trinken Sie weitere zwei Teelöffel Rizinusöl. Essen Sie nicht, bevor die stärkste abführende Wirkung aufgehört hat, obwohl kleine Mengen warmes Wasser oder Saft durchaus in Ordnung sind, wenn Sie Appetit darauf haben. Den Rest des Tages sollten Sie warme, gekochte, nicht zu ölhaltige Kost, am besten Flüssiges oder Halbfestes wie Suppen, Linsen oder Dhal bzw. gekochte Getreideflocken zu sich nehmen. Meiden Sie kalte Getränke bzw. Speisen, und verbringen Sie einen geruhsamen, unbeschwerten Tag.
Sollten diese Vorkehrungen nicht helfen, können Sie sich ja auch vielleicht einmal von einem Maharishi-Ayurveda-Arzt beraten lassen. Er bzw. sie könnte Ihnen spezielle Kräuter für Apana und andere Unausgeglichenheiten verschreiben und einige Panchakarma-Behandlungen vorschlagen (siehe Kapitel 12).

Nachdem wir nun diesen sehr lebenswichtigen Bereich der Gesundheitsfürsorge bei Frauen untersucht haben, wollen wir uns den Bereich des Menstruationszyklus ansehen, der die Fortpflanzung betrifft. Im folgenden Kapitel werden wir sehen, wie der Maharishi-Ayurveda helfen kann, Schwangerschaft und Entbindung zu überstehen, eine junge Mutter zu sein, und wie er Ihre Vorstellung von der Mutterschaft ausweiten kann.

10 ZUWENDUNG
Schwangerschaft, Entbindung und andere Gedanken zur Mutterschaft

Wir sollten wissen, daß der Zweck der Schöpfung
die Ausweitung des Glücks ist.[1]
Maharishi Mahesh Yogi

Für den Ayurveda ist das menschliche Leben eine Abfolge der drei Doshas. Der Kapha-Zyklus beginnt bei der Geburt und dauert »bis so um die Dreißig«. Er schafft die psychophysiologische und die soziale Struktur, durch die wir rasches physiologisches Wachstum und Veränderung sowie auch geistige Entwicklung erfahren. Während des Pitta-Zyklus, der für die mittleren Jahre von etwa dreißig bis siebzig zuständig ist, nutzen wir unsere Entwicklung. Das ist der Zyklus, in dem wir am meisten tun und aufeinander einwirken, die »Stoffwechselzeit« des Lebens, eine Zeit des Konzentriertseins, in der wir Umwandlungsvorgänge erleben und lernen, Dinge zur Ausführung zu bringen, sei es, daß wir eine Familie gründen und/oder in dynamischer Tätigkeit andere Beiträge für die Gesellschaft leisten. Der Vata-Zyklus im Leben kann je nach der Psychophysiologie eines Menschen schon mit fünfundfünfzig oder aber erst mit siebzig beginnen und noch sehr lange danach andauern. Der Vata-Zyklus wird mit Ausdehnung in Verbindung gebracht. Das hängt mit seinen elementaren Eigenschaften Wind *(vayu)* und Raum *(akasha)* zusammen. Er ist eine Zeit, in der Intuition und andere Bereiche innerer Entwicklung zur Blüte gelangen können, in der wir zu höheren Ebenen der Bewußtheit heranwachsen und die Tiefe unserer Weisheit, unseren Rat und unsere Heilkräfte immer größeren Gemeinschaften zukommen lassen können.

Jeder dieser Dosha-Zyklen enthält biologische und psychologische Gelegenheiten für Erfahrungen, die speziell damit zu tun haben, eine Frau zu sein. Hierzu gehören Schwangerschaft, Entbindung und Mutterschaft. Manche Frauen brauchen, um das Muttersein zu erfahren, vielleicht nicht einmal eigene Kinder großzuziehen. Wir können diesen Aspekt unserer Natur in einer Beziehung zu einem fremden Kind, zu Freunden, Partnern, Gatten, Eltern, Studenten, innerhalb einer Gemeinschaft, zu unserer Umgebung und zur Welt zum Ausdruck bringen. Wir können mit Gedanken schwanger gehen, können Lieder, Bücher, wissenschaftliche Entdeckungen, Gemälde, Erfindungen zur Welt bringen, und schließlich kann eine Frau, indem sie ihre Schöpferkraft voll ausdrückt, ihr Selbst zur Welt bringen.

»Ich glaube«, hat die Dichterin Adrienne Rich einmal geschrieben, »daß eine ... neue Auslegung des Begriffs Mutterschaft erforderlich ist, die uns neben vielem anderen mehr sagen würde über die körperliche Fähigkeit, schwanger zu sein und Säuglinge zu ernähren, und wie das mit psychologischem Schwangersein und Zuwendung als intellektueller und schöpferischer Kraft zusammenhängt.«[2]

Die Heimkehr – Betrachtungen zur Bedeutung der Mutterschaft

»Frauen als Erzieherinnen benutzen Macht, um andere mit Macht auszustatten«, schreibt die Psychologin Jean Baker Miller. Es gibt Leute, die glauben, der Beitrag einer Mutter zur Gesellschaft sei eigentlich nicht von Bedeutung, ihr Einfluß komme nur »indirekt«, durch die Leistungen ihrer Kinder, zur Geltung. Aber Mütter lernen, genau das zu tun, was die großen Mentoren und Lehrmeister machen – sie entwickeln das Geschick und die Kunst, Potential, das in anderen steckt, ans Licht zu holen und ihnen zu helfen, ihre besten Eigenschaften zum Ausdruck zu bringen. Niemand würde Sokrates' Beitrag für Plato oder Annie Sullivans Beitrag für Helen Keller bzw. deren eigene Leistung überhaupt in Frage stellen.

Der einzige gemeinsame Faktor, den einflußreiche Frauen und Männer als Grundlage für ihr Lebenswerk nennen, ist der positive Einfluß ihrer Mütter. Dieser Einfluß scheint sich mit der Vormachtstellung Erstgeborener unter den Größen der Geschichte zu decken. Von ihnen heißt es, sie hätten die meiste Aufmerksamkeit ihrer Mütter empfangen. Eine Roper-Umfrage unter amerikanischen Männern und Frauen ergab auch, daß für beide Geschlechter der Einfluß ihrer Mütter in ihrem Leben noch vor dem von Vätern, Ehegatten oder Freunden der wichtigste war.

Vom ayurvedischen Standpunkt aus bedeutet »Mutter« nicht nur Familienmutter, sondern auch gestaltende Schöpferin, die für das innere Leben als wahre Heimat der Menschheit steht. Die Mutter im Mittelpunkt des »Heims« zu sein bedeutet in diesem Sinne nicht, die Fußböden zu bohnern und das Abendessen zuzubereiten. »Heim« wird eher als schweigende Grundlage für den inneren Fortschritt des Lebens verstanden. In den entwickeltsten Kulturen bedeutete Heim das innere Selbst, und die »Heimkehr« wie die des Odysseus zu Penelope bedeutet die Rückkehr zum eigentlichen Selbst, zur heilenden Stille der inneren Natur des Menschen.

Frauen – sei es, daß sie für die Gesellschaft tätig sind oder für die spirituelle Entwicklung wirken – werden die entscheidenden Führerinnen bei dieser Heimkehr. Einfach weil man eine Frau ist, ist man eine Mutter für die gesamte Schöpfung. Die Entwicklung der inneren Natur der Frauen – feinfühliger Verstand, ein liebendes Herz und intuitive Verfeinerung – ist die Vorbereitung auf die wichtigste Rolle der Frau – Schöpferin zu sein. In der vedischen Tradition heißt es, daß alle Liebe »durch, für und von« dem Selbst kommt. Wenn wir daher einander voll und ganz lieben, lieben wir uns selbst voll und ganz. Mutterschaft ist in diesem Sinne das schöpferische und bildende Prinzip des Lebens, das in seiner höchsten Form bedingungslose Liebe zum Ausdruck bringt. Die Mutter bzw. die Person, die eigene oder fremde Kinder »bemuttert«, leitet am besten durch ihre Aufmerksamkeit, wodurch sie Wachstum bis zur Blüte ermöglicht, wie die Natur es wünscht, und spendet tiefgehende liebende Nahrung, selbst wenn sie die Kinder nur ruhig anschaut. Mit den vielfältigen Rollen der Mutterschaft richtig fertig zu werden erfordert ein tiefes inneres Einssein, eine Lebensweise, die so in sich ruht, daß sie sich an jede kleine Veränderung anpassen kann. So, wie sich ein Künstler genau auf die Gesetze der Natur einstellt, führt Mutterschaft zu höchsten Ebenen der Entwicklung, wenn eine Frau dieses Gleichgewicht voll und ganz aufrechterhalten kann.

Als der Ayurveda erstmalig als ein System der Medizin entwickelt wurde, gab es zahlreiche große Seher und Seherinnen, die die umfassenden Gesetze, welche die natürliche Welt gestalten, erkannten. Diese vedischen Erkenntnisse, heißt es, enthalten die Keimform all der verschiedenen Ebenen, auf denen das Leben zum Ausdruck kommt. Sie sind die DNS des Weltalls, kodifiziert als der Klang und die Schwingungen des Gedankens. Unter den erleuchteten Seherinnen gab es eine Frau namens Vak. Das heißt »Rede«. Sie erkannte das, was sie »die Weite meiner eigenen unendlichen Natur« nannte. Sie sah in der Schöpfung ein Verströmen ihres Selbst – als ihr Kind – und erkannte:

Das Weltall ist nichts als ein Ausdruck von mir …
Wer ißt, tut es durch mich;
Wer sieht, atmet oder hört,
Tut es durch mich.[3]

Von ihr stammt die beispielhafte Vision von der schöpferischen Funktion der Mutterschaft. Sie fand, daß »jede Herrlichkeit des Lebens ein Teilbereich meines eigenen Selbst ist«, und entdeckte sich so in der gesamten Schöpfung wieder.

Die Hülle der Mutterschaft – die Mutter als Heilerin

Die Aufmerksamkeit der Mutter ist vom Augenblick der Zeugung an die beste Medizin für das Kind. Die physiologischen Bindungen zwischen Mutter und Kind schaffen die stärksten Bande von Vertrautheit, die wir kennen. Durch diese Verbindung haben Mütter einen größeren »Körpergeist-Einfluß« auf ihre Kinder. Die eigentliche Bedeutung der Mutterschaftsphysiologie geht also weit über das Stillen und die hormonalen Veränderungen hinaus. Forschungspsychologen haben keine biologische Kraft ausfindig machen können, die größer wäre als der Wunsch einer Mutter, ihr Kind vor Schaden zu bewahren. Die Bewußtheit der Mutter hüllt das Kind in den Schutzbereich ihres Bewußtseins als Vertreterin der Mutter Natur. Dieser Schutz – eine Art »Mutterschaftsumhüllung« – enthält eine ausgesprochen gesundheitsfördernde und heilende Komponente allein schon vom Bewußtsein her.
Wir wissen, daß Heilung nur durch die Natur zustande kommt. Wenn unser Bewußtsein wach ist und wir unmittelbar mit den Gesetzen der Natur verbunden sind, haben unsere Absichten und Wünsche eine »Direktleitung« zum Funktionieren unserer Körper. Wir lesen von einer Mutter, die ganz allein ein 2000 Pfund schweres Auto, das auf ihrem sechsjährigen Sohn steht,

hochhebt und ihm so das Leben rettet. Später versucht sie, sich zu entsinnen, was geschehen ist. Sie erinnert sich, eine Quelle, eine große Kraft in sich, angezapft zu haben, so daß sie etwas scheinbar Unmögliches vollbringen konnte. Diese Kraft kam von ihrem Körper, der auf eine Botschaft aus dem Gehirn reagierte, die sofortiges Tätigwerden in der Hirnanhangdrüse auslöste, um die stärkeerzeugenden Hormone herzustellen, die notwendig waren, damit die Muskeln, Gelenke und Knochen bei dem bloßen starken Gedanken der Mutter, »Ich muß mein Kind retten«, in Aktion treten konnten. Wissenschaftler wie der Genetiker James Roberts von der Columbia University haben festgestellt, daß der Körper normalerweise nur etwa ein Prozent seines Standvermögens nutzt, daß aber ungenutzte ruhende Zellen in der Hirnanhangdrüse unter schwierigen äußeren Bedingungen ihre Hormonproduktion um das Hundertfache erhöhen. Wenn also jedes Molekül in Ihrem Körper sagt: »JA, ich will, daß nur dies geschieht«, und wenn keine andere, verwirrende Botschaft dazwischenkommt, wenn kein Zweifel Ihren Geist trübt, kann Ihr Körper anscheinend voll reagieren, kann jede Zelle, jeder Nerv, jeder Muskel und jeder Knochen Ihrem Wunsch entsprechend tätig werden.

Kinder lernen schnell, was die Heilkraft der Liebe und die Aufmerksamkeit ihrer Mutter bedeutet. Wenn sich der zweijährige Elliot weh getan hat, läuft er zu seiner Mutter, um sich einen Kuß zu holen. Wenn sie nicht genau die Stelle küßt, wo es ihm weh tut, hebt er seinen Arm und zeigt ihr die Stelle, die sie küssen soll. Sie hat ihm beigebracht, zu ihr zu kommen, wenn er sich weh getan hat. Er hat ganz allein herausbekommen, wie er ihre heilende Bewußtheit an die richtige Stelle bringt.

Wenn sich den Kindern schon früh ein festes Gefühl dafür einprägt, daß ihre Mütter zur Stelle sind, wenn sie gebraucht werden, lernen sie, wenn sie älter werden, anhaltende Liebe in sich aufzunehmen, und können sich das Gefühl »merken«. So bekommen sie die Sicherheit, zu wissen, daß Mutter sie liebt, selbst wenn sie im anderen Zimmer ist, oder im Büro. Wenn sie dann größer werden, fühlen sie sich sicher, auch wenn sie fort von ihren Müttern sind, weil sie wissen, daß das »Muttergefühl« wirklich in ihnen ist. Sie lernen, sich selbst zu lieben. Das gründet sich nicht auf etwas, das von außen, sondern von innen kommt, von dort, wo sie Sicherheit, Sich-selbst-Annehmen und Liebe zu sich selbst gespeichert haben. Diese innere Sicherheit und Zufriedenheit bietet die Grundlage, um ein Leben lang frei von Angst und Streß zu sein.

Um dieses gesundheitsspendende Sicherheitsgefühl aufzubauen, empfiehlt der Ayurveda Müttern und Vätern, möglichst viel Zeit mit ihrem Baby zu verbringen, besonders während seiner ersten zwei Lebensjahre. Allerdings können es sich die meisten Menschen in unserer Gesellschaft, wo die Mehrzahl aller Mütter genauso arbeiten muß wie die Väter, kaum aussuchen, ob sie ihre kleinen Kinder allein lassen oder nicht. Tun wir daher unser Bestes, und versuchen wir, ausgeruht, wohlgenährt und offenherzig zu sein, wenn wir mit unseren Kindern zusammen sind. Das Gefühl, voll und ganz geliebt zu werden, wird sich dem Kind mitteilen, selbst wenn wir nicht soviel Zeit mit ihm verbringen können, wie wir das gern möchten.

Während wir uns vielleicht nicht aussuchen können, ob wir arbeiten gehen oder nicht, können es doch die meisten von uns so einrichten, ein Kind unter den bestmöglichen Umständen zu bekommen. In dieser Hinsicht bietet der Ayurveda einige interessante Richtlinien.

Woran Sie bei der Empfängnis denken sollten – Geborenwerden ist mehr als ein Zufall

Die Ingalik-Indianer in Nordamerika glaubten, daß sich die Kinder ihre Eltern aussuchen und dazu vom Himmel herunterschauen, um die richtigen Eltern zu finden. Das dachten nicht nur sie. Auch die ayurvedischen Texte vertreten für die Empfängnis die Vorstellung, daß das Zusammenkommen von Eltern und Kindern mehr als nur ein Zufall ist. Die Vorbereitung der Eltern auf ein Kind bekommt in diesem Zusammenhang eine tiefere Bedeutung: Wir möchten es ja wert sein, ausgewählt zu werden!

Der Ayurveda legt somit großes Gewicht auf die Zeit vor der Empfängnis sowie auch auf die ideale Entwicklung der potentiellen Eltern, und er bietet dazu ein bis in alle Einzelheiten gehendes und wohldurchdachtes Programm zur Vorbereitung auf die Geburt. Er behandelt vier bedeutsame Bereiche, die mit der Empfängnis und der Schwangerschaft zusammenhängen:

- Das Gleichgewicht des Fortpflanzungssystems der Mutter und ihr allgemeines physiologisches Funktionieren einschließlich ihrer geistigen und emotionalen Gesundheit.
- Die Stärke der Eizelle und des Spermas (das durch eine einmonatige Enthaltsamkeit vor der Empfängnis kräftiger sein soll).
- Die Zeit im Menstruationszyklus sowie das biologische und das tatsächliche Alter der Mutter.
- Die Ernährung der Mutter während der Schwangerschaft.

Nach Darstellung des alten ayurvedischen Arztes Charaka besteht ein Säugling aus folgenden vier Teilen: ein Teil von der Mutter, ein Teil vom Vater, ein Teil aus dem, was die Mutter während der Schwangerschaft in sich aufgenommen hat (Speisen, Getränke, eingeatmete Luft, Wahrnehmungen, Gefühle usw.), und ein Teil von einem verallgemeinerten Teilbereich der Natur bzw. des Bewußtseins.

Von den Dingen, über die wir einige Kontrolle haben, ist nichts wichtiger, als daß Mutter und Vater optimal gesund bleiben, damit auch das Kind optimal gesund und zufrieden ist. In dieser Hinsicht werden folgende Vorbereitungstechniken empfohlen:

- Ideal ist eine Panchakarma-Behandlung (siehe Kapitel 12) vor der Empfängnis für *beide* Elternteile, besonders aber für die Frau.
- Befolgen Sie die in Kapitel 12 beschriebene tägliche Routine, und legen Sie besonderes Gewicht auf die tägliche Ölmassage (Abhyanga).
- Wenn Sie in anderen Umständen sind, gestalten Sie Ihre Ernährungsweise optimal, indem Sie den Schwerpunkt auf Milch, Ghee, Mandeln, frisches Obst und Gemüse, ganze Körner, frische Säfte und viel Wasser legen sollten. Meiden Sie minderwertige Nahrung, Fleisch, Alkohol und Koffein.

Vergleichen wir diese ayurvedischen Überlegungen für die Zeit vor der Empfängnis mit unserer westlichen Einstellung, so ist interessant, daß wir im Westen gerade erst jetzt der Vorbereitung auf die Empfängnis ein ganz klein wenig Beachtung schenken, in erster Linie deshalb, weil Vorsorge vor der Empfängnis die Möglichkeiten verbessern kann, ein geringes Geburtsgewicht und potentielle Risiken für die Fortpflanzung zu verhindern.[4] (Einige Studien berichten, daß ältere Mütter im Durchschnitt gesündere Kinder zur Welt bringen als ihre jüngeren Mitschwestern, da sie zusätzlich auf eine gute Vorbereitung auf die Empfängnis und auf Vorsorge vor der Entbindung Wert legen.) Der Ayurveda hat seine eigene Einstellung zur vorgeburtlichen Fürsorge wie auch zu Fragen der Fruchtbarkeit.

Unfruchtbarkeit

Während angenommen wird, daß eine gewisse Unfruchtbarkeit auf die Zahl und das Bewegungsvermögen der Spermien, auf blockierte Eileiter oder auf hormonale Unausgewogenheiten zurückgeht, wird bei annähernd der Hälfte aller Fälle von Unfruchtbarkeit, die als Unfähigkeit eines Paares definiert wird, nach einem Jahr ungeschützten Verkehrs empfangen zu haben, nie eine physiologische Erklärung gefunden.

Viele Ärzte glauben, allein schon die Angst vor der Möglichkeit, unfruchtbar zu sein, reiche aus, den Empfängnisvorgang zu behindern. Wenn sich das Paar, besonders die Frau, an einem Programm zum Streßabbau beteiligt, kommt es dann sehr oft zur Schwangerschaft. Wissenschaftler haben in jüngster Zeit nachgewiesen, daß sich bei Frauen, die Schwierigkeiten mit der Empfängnis haben und die Meditationstechniken zur Streßlösung erlernen und sich an Unterstützungsgruppen beteiligen, die Chancen, schwanger zu werden, innerhalb von sechs Monaten um etwa 35 Prozent erhöhen.[5]

Tägliches Praktizieren des TM-Programms zur Streßlösung sowie andere ayurvedische Maßnahmen könnten helfen, die meisten der obengenannten Gründe für Unfruchtbarkeit mit oder ohne gleichzeitige moderne medizinische Behandlung aus der Welt zu schaffen.

Oft ist das Problem der Unfruchtbarkeit zu subtil, um durch medizinische Untersuchung aufgespürt werden zu können, und es liegt im Bereich früherer Unausgeglichenheiten der Doshas bzw. Dhatus. In diesen Fällen könnte das Befolgen ayurvedischer Verhaltensregeln zur Vorbereitung auf die Empfängnis ausreichen, um Schwangerschaft herbeizuführen. Zusätzlich können andere, spezifischere Behandlungsweisen auf individueller Grundlage nach einer ayurvedischen Auswertung verschrieben werden.

Sich ayurvedisch über die Schwangerschaft freuen

Während die moderne Medizin die Wichtigkeit der Ernährungsweise der Mutter vom Standpunkt der Nährstoffe aus anerkennt, berücksichtigt der Ayurveda auch noch die Auswirkungen spezieller Nahrungsmittel auf die gesamte Physiologie der Frau während der Schwangerschaft, um Streß und Beschwerden möglichst niedrig zu halten. Ein besonderer Appetit der Schwangeren auf bestimmte Nahrungsmittel, über den man sich in unserer Kultur oft eher amüsiert, als daß man ihn für wichtig hält, kann als nützliche Richtschnur dienen, um über empfohlene Speisen Doshas auszubalancieren. Nach Ansicht des Ayurveda hängt der besondere Appetit einer Frau auf bestimmte Nahrungsmittel während der Schwangerschaft auch mit den Wünschen des Kindes zusammen.
Der Maharishi-Ayurveda gibt spezielle Richtlinien für die Ernährungsweise zur Bekämpfung von Schwangerschaftsübelkeit, Stauungserscheinungen, Verstopfung, Trockenheit, Hämorrhoiden und anderen Quellen für Beschwerden, die mit der Schwangerschaft zu tun haben. Hier folgen einige:

Ernährung in der Schwangerschaft

– Befolgen Sie die allgemeinen Richtlinien des Vata-beruhigenden Speiseplans (siehe Kapitel 4). Das bedeutet *nicht*, daß Sie nur essen sollen, was unter »bevorzugen« angegeben ist, und nie, was unter »meiden« genannt ist. Die süßen Geschmacksrichtungen gelten während der Schwangerschaft als die besten. Dazu gehören alle Brotarten, Körner, Reis, süße Früchte und allgemeine Süßmittel wie Rohzucker oder Honig. Große Mengen Raffinadezucker sind nicht empfehlenswert. Meiden Sie heiße, würzige Speisen, auch viel rohes grünes Blattgemüse sowie getrocknete Hülsenfrüchte und Linsen. Im allgemeinen ist eine gut ausgewogene Ernährungsweise mit entsprechenden Proteinmengen und viel frischem Obst und Gemüse das Beste.

- Essen Sie viel Warmes, Gekochtes und Frisches. Meiden Sie nach Möglichkeit Liegengebliebenes. Im allgemeinen sollten Sie Nahrungsmittel mit künstlichen Aromen, Konservierungsmitteln und anderen chemischen Zusätzen meiden.
- Milch (angewärmt) und Ghee sind zwei sehr nahrhafte Dinge, die in dieser Zeit keinesfalls auf Ihrem Speisezettel fehlen sollten. Gut sind auch heiße Getreideflocken wie Reiskrem oder Weizenkrem.
- Leisten Sie sich (aber mäßig), besonders ab dem vierten Monat, all das, worauf Sie besonders Appetit haben.[6]
- Wenn Sie an Übelkeit leiden, versuchen Sie folgendes:
  a) Rösten Sie Kardamomkörner, zermahlen Sie sie, und essen Sie den ganzen Tag lang, wenn's nötig ist, ein Quentchen.
  b) Trinken Sie alle fünfzehn bis dreißig Minuten ein wenig klares heißes Wasser (das zehn Minuten lang gekocht hat). Geben Sie einen Achtelteelöffel zermahlenen oder frisch geriebenen Ingwer hinzu, falls der Wunsch besteht.
  c) Trinken Sie morgens auf nüchternen Magen eine Tasse Wasser, das Zimmertemperatur hat, mit Zitrone und Honig.
  d) Wenn Sie ein Nickerchen machen oder nachdem Sie am frühen Morgen erwacht sind, versuchen Sie, halb zurückgelehnt und nicht flach zu liegen.

Nahrung für die Gefühle während der Schwangerschaft

Der Ayurveda legt Ihnen nahe, Ihren Gefühlen während der Schwangerschaft genausoviel Beachtung zu schenken wie Ihrer Physiologie. Was Sie denken und fühlen, wirkt sich genauso auf

Ihr Kind aus wie das, was Sie essen. In dieser Zeit sollten Sie besonders darauf achten, welche Filme Sie sehen, welche Bücher Sie lesen, mit welchen Freunden Sie zusammenkommen usw. Besonders guttun können die Unterstützung durch eine Gruppe anderer werdender Mütter sowie erfahrene Mütter, die als Beraterinnen dienen können, und alle Menschen, die Ihnen zur Seite stehen. Die Bedeutung einer gewissen positiven gesellschaftlichen Unterstützung zur Verhinderung von Frühgeburten wurde kürzlich in einer Studie nachgewiesen, die feststellte, daß *»Frauen, die Konflikte in dem Bereich haben, der sie unmittelbar unterstützen sollte, und die diese Konflikte nicht lösen können, stärker der Gefahr von Frühgeburten ausgesetzt sind«.*[7]

Neun Überlegungen zum Körpergeist für die Schwangerschaft

1. Vor allem sollten Sie immer daran denken, daß Ihre Zufriedenheit während dieser Zeit wahrscheinlich die lebenswichtigste Nahrung ist, die Sie dem Kind geben können.
2. Ihr Mann muß Ihnen in dieser Zeit sehr viel Aufmerksamkeit und Zuwendung schenken, abends möglichst oft zu Hause bleiben und dafür sorgen, daß Sie zufrieden sind und Ihre Wünsche erfüllt bekommen.
3. Ein täglicher Spaziergang von etwa dreißig Minuten ist in dieser Zeit die ideale körperliche Betätigung, obwohl auch Schwimmen sehr gut ist. Versuchen Sie, Laufen, Heben oder Anstrengungen und abrupte Bewegungen zu vermeiden. Es ist auch gut, sich möglichst wenig sexuell zu betätigen.
4. Eine tägliche Ölmassage tut während der Schwangerschaft besonders gut (siehe Kapitel 12). Nehmen Sie sich im achten und neunten Monat zusätzlich Zeit, die Brustwarzen zu massieren, um sie aufs Stillen vorzubereiten. Reiben Sie Ihren

Unterleib während der gesamten Schwangerschaft sanft und leicht mit Öl ein.

5. Am Tage zu schlafen ist nicht empfehlenswert, denn dadurch können Unausgeglichenheiten entstehen.
6. Wenden Sie sich erbaulichen Themen und Begebenheiten zu. Meiden Sie Bücher, Fernsehsendungen und Filme, deren Themen Angst oder Gewalt sind. Seien Sie möglichst viel mit liebevollen Freunden und Verwandten zusammen.
7. Im achten Monat sollten Sie – entsprechend dem Ayurveda – soviel wie möglich zu Hause ruhen, da dies die Zeit ist, wo der subtile Nährstoff Ojas zwischen Mutter und Kind hin- und hergeleitet wird.
8. Wenn Sie die Technik der Transzendentalen Meditation praktizieren, lassen Sie Ihre Meditation (von einem qualifizierten TM-Lehrer) überprüfen, da es spezielle Empfehlungen für die Schwangerschaft gibt.
9. Halten Sie regelmäßig Kontakt zu einem/einer Geburtshelfer/in Ihrer Wahl, und befolgen Sie seine bzw. ihre Ratschläge hinsichtlich Ihrer Schwangerschaft.

Eine Bemerkung zum Abschluß: Viele Mütter berichten, daß sie sich während ihrer Schwangerschaft sehr wohl fühlen. Außer den hormonalen Veränderungen, durch die wir uns in den ersten Monaten (da sich unser Körper einer Reinigung unterzieht) möglicherweise ganz entsetzlich und in den restlichen Monaten ganz wunderbar fühlen, gibt es laut Ayurveda auch noch die gute Wirkung, die das Kind auf die Mutter ausüben kann. Insbesondere kann der Einfluß des Kindes die Doshas der Mutter ausgleichen, und viele Frauen kennen das Gefühl, daß sie im weiteren Schwangerschaftsverlauf ausgeglichen und innerlich ruhig sind.

Ayurvedische Richtlinien für die Entbindung

In der klassischen ayurvedischen Entbindungspraxis wie auch in vielen anderen Traditionen bekommen Frauen Hilfe durch das Dabeisein anderer Frauen und deren Unterstützung, d. h. durch ein kollektives weibliches Bewußtsein: durch den Bauchtanz beispielsweise, der in der Tradition des Mittleren Ostens entstand. Die Wiederholung der Gebärbewegungen durch andere Frauen ist eine mächtige, wortlose Unterstützung. Das ist kein geringer Beitrag.

In einer Studie, die die Wirkungen einer Betreuerin während des Geburtsprozesses bestimmen sollte,[8] entband eine Gruppe von Frauen, die erstmalig gebar, allein und wurde nur gelegentlich vom Krankenhauspersonal kontrolliert, während eine andere Gruppe ständig Unterstützung durch eine ungelernte Betreuerin erhielt. Diese Betreuerin war den einzelnen werdenden Müttern unbekannt, half ihnen jedoch, indem sie ihnen die Hand hielt, den Rücken massierte und freundliche Gespräche mit ihnen führte. Die Ergebnisse waren durchschlagend: Während 75 Prozent der Frauen, die ihr Kind allein zur Welt brachten, Komplikationen hatten, war dies nur bei 12 Prozent der Mütter der Fall, die Betreuerinnen hatten, und bei den Müttern, die allein waren, aber eine unkomplizierte Geburt hatten, war die Entbindungszeit doppelt so lang wie bei den betreuten Müttern. Die zu beobachtenden Verhaltensweisen beider Gruppen nach der Geburt zeigten, daß die betreuten Mütter gesprächiger, freundlicher und offener mit ihren Neugeborenen waren und sie häufiger streichelten als diejenigen, die unbetreut entbunden hatten.

- Entbinden Sie, sofern das überhaupt möglich ist, mit Hilfe einer Betreuerin, zu der Sie Vertrauen haben, die liebevoll ist und Bescheid weiß.
- Laufen Sie herum, um den Geburtsprozeß zu beschleunigen.
- Tiefes Durchatmen kann helfen, Vata im Gleichgewicht zu halten.
- Benutzen Sie die Maharishi-Gandharva-Veda-Musiktherapie, damit Sie sich besser entspannen (siehe Kapitel 12).
- Reiben Sie Taille, Seiten, Rücken und Oberschenkel mit Sesamöl ein.
- Zur besseren Dehnung sollten Sie sanft von außen bis zu etwa anderthalb Zentimeter von der Spitze des Steißbeins entfernt drücken.

Ayurvedische Fürsorge für Mutter und Kind nach der Entbindung

Fürsorge für das Kind nach der Entbindung

- Um das Atmen anzuregen, geben Sie dem Neugeborenen keinen Klaps auf den Hintern, sondern besprengen Sie sein Gesicht mit Wasser – mit kühlem im Sommer, mit warmem im Winter.
- Trocknen Sie das Neugeborene ab, und reiben Sie seinen Kopf mit etwas lauwarmem Sesamöl ein. Bedecken Sie die Fontanellen (eine weiche Stelle auf dem Schädel) mit Gaze, die Sie vorher in Sesamöl eingetaucht haben.
- Massieren Sie das Neugeborene vor dem ersten Bad mit Sesamöl, und wickeln Sie es nach dem Bad in Seide oder weiche Baumwolle.

Nach dem Ausstoßen der Plazenta kann die Wöchnerin sanft mit Sesamöl eingerieben und gebadet werden. Mit Ghee und Sesamöl kann ihr Unterleib eingerieben und dann locker mit einem langen Stoffstreifen eingewickelt werden. Dieses Binden verhindert die Ansammlung von Vata in dem nun leeren Unterleib. Die erste Nahrung nach der Entbindung sollte flüssig sein – man trinke entweder warme Milch oder Kräutertee. Die Verdauungskraft einer jungen Mutter ist gewöhnlich schwach, deshalb soll sie flüssige Speisen wie Suppen essen. Befolgen Sie die Vata-Ernährungsanleitungen für die ersten sechs Wochen. Bis der Säugling gut saugt, muß eine Wöchnerin ihre Brüste täglich massieren, um zu verhindern, daß die Milchgänge blockiert werden. Unabhängig davon, ob der Säugling gestillt wird oder nicht, sollte sein natürlicher Hunger respektiert und beachtet werden, jedoch sollte ausreichend Zeit zwischen den Stillzeiten gelassen werden, damit die vorherige Mahlzeit verdaut werden kann.

Das Programm des Maharishi-Ayurveda für Mutter und Kind

Es gibt zwar überall zahlreiche Programme für die Zeit vor der Entbindung, jedoch fast keine für die Zeit danach, bis auf Übungen für die Figur. Schwangerschaft und Entbindung verändern das konstitutionelle Gleichgewicht einer Frau in körperlicher, geistiger und gefühlsmäßiger Hinsicht ganz erheblich. Depressionen nach der Entbindung kommen vor, aber auf ihre Behandlung versteht sich die Kultur des Westens nicht gut. Nach der Entbindung fühlen sich die meisten Mütter sehr überreizt und/oder erschöpft. Sie brauchen möglichst viel Ruhe und Erholung. Das wird ermöglicht durch das Maharishi-

Ayurveda-Programm für Mutter und Kind, eines der bedeutendsten ayurvedischen Programme. Eine Frau, die zum zweiten Mal entbunden hatte, meinte: »Nach meinem ersten Kind dauerte es fünf Monate, bis die Stimmungsschwankungen, die Unausgeglichenheit und die Mattigkeit vorbei waren. Bei meinem zweiten Kind beteiligte ich mich am Programm für Mutter und Kind und fühlte mich sofort wieder wohl. Jetzt nun, sechs Monate später, kommt es mir vor, als hätte jemand meinen Körper neu aufgebaut, und das ist auch wirklich der Fall. Und das Kind ist auch sehr ausgeglichen und scheint sehr gesund zu sein.«
Vom ayurvedischen Standpunkt aus gesehen hängt die Genesung davon ab, ob das natürliche psychophysiologische Gleichgewicht wiederhergestellt wird. Der Ayurveda führt viele mit Vata zusammenhängende Störungen, wie Verstopfungen und Blähungen sowie auch nachgeburtliche Depressionen, auf falsche Fürsorge für die Mutter nach der Entbindung zurück.

Mit fünfunddreißig erlebte Margaret K. eine nahezu problemlose zweite Schwangerschaft und Entbindung. Vierundzwanzig Stunden später aber entdeckte ein Arzt einen Gebärmuttervorfall und sagte ihr, sie müsse sich wahrscheinlich die Gebärmutter entfernen lassen, und zwar je eher, um so besser. Anstatt sich der empfohlenen Operation zu unterziehen, begann Margaret mit dem Maharishi-Ayurveda-Programm für Mutter und Kind, das schon vor der Geburt vereinbart worden war. Es bestand aus einer Vata-beruhigenden Ernährung, die täglich von Freunden und Familienangehörigen frisch gekocht wurde, einem einfachen, konzentrierten Stillprogramm für das Kind und täglichen warmen Ölmassagen für Mutter und Kind.
Mit dieser zusätzlichen Zuwendung und Hilfe konnte Margaret sechs Wochen lang ruhen und die meiste Zeit liegen oder sitzen. Sie machte täglich einige ayurvedische Streckübungen und beschäftigte sich mit ihrer Genesung. Sie erinnert sich: »Ich habe die

Quellen in mir, um alles zusammenzuhalten. Das ist meine Gebärmutter, und die will ich so lange wie möglich behalten.« Einen Tag nach Abschluß des Programms suchte sie wieder ihren Arzt auf, der ihr in überraschtem Ton sagte, daß ihre Gebärmutter wieder in einer normalen Stellung sei und sie nicht mehr operiert zu werden brauche. Zwei Jahre später führte Margaret immer noch ein Vata-reduzierendes Eßprogramm sowie regelmäßige Panchakarma-Behandlungen zweimal jährlich durch und spielte einmal in der Woche fleißig Tennis, ohne einen Gebärmuttervorfall zu befürchten.

Versuchen Sie nach Möglichkeit, die Teilnahme an dem zu Hause durchzuführenden »Mutter-Kind-Programm«, das von den Maharishi-Ayurveda-Gesundheitszentren angeboten wird, vorher zu organisieren. Das Programm ist einfach: Drei bis fünf Tage nach der Entbindung (bzw. zehn Tage nach einer Kaiserschnittgeburt) kommt eine Therapeutin zu Ihnen nach Hause, führt eine warme Ölmassage mit Kräutern (Abhyanga) durch und bringt Sie in ein frisch gemachtes Bett mit Wärmflaschen, in dem Sie bleiben, bis ein heißes Bad für Sie bereitet ist. Einer von Ihnen oder beide massieren auch das Kind (siehe unten). Die Behandlungen können Sie täglich oder einige Tage in der Woche im Lauf von einer bis sechs Wochen bekommen. Clara Berno, die das Maharishi-Ayurveda-Programm für Mutter und Kind aufgestellt hat, meint: »Dieses Programm gibt Müttern die Gelegenheit, die Zeit nach der Entbindung sogar noch energiegeladener und gesünder denn je zuvor abzuschließen. Aus den Depressionen nach der Entbindung können sie Glückseligkeit nach der Entbindung machen.«
Unabhängig davon, ob Sie das gesamte Programm für Mutter und Kind wahrnehmen können oder nicht, folgen nun einige Vorschläge aus diesem Programm für die Pflege nach der Entbindung.

Vorschläge zur Unterstützung der Verdauung nach der Entbindung

– Gegen Blähungen und Verstopfung: Tun Sie einen halben Teelöffel ganze Fenchelkörner und einen halben Teelöffel ganze Bockshornkleekörner in zwei Viertel Wasser. Lassen Sie das Ganze fünf bis zehn Minuten kochen. Trinken Sie es den ganzen Tag über warm.
– Zur Förderung gesunder Muttermilch: Essen Sie Mandeln (am besten blanchierte) und Kokosnuß.
  Trinken Sie täglich eine oder zwei Tassen gekochte Milch mit einer Prise Safran, einem Achtelteelöffel Kardamom, einem Achtelteelöffel Ingwer, Kandiszucker nach Geschmack, und tun Sie einen halben Teelöffel Ghee (geklärte Butter) hinzu, falls erwünscht.
– Zu bevorzugende Kost:
  Milch, Reis, warmer Reispudding mit Milch und Zucker,
  Kürbis, Sonnenblumenkerne und Sesamkörner,
  Sommerkürbis, Spargel und Kokosnuß.
– Sehr hilfreich ist ein Vata-beruhigendes Eßprogramm (siehe Kapitel 4).

Vorschläge für die Ruhe

Der Maharishi-Ayurveda verschreibt jungen Müttern nach der Entbindung möglichst viel Ruhe. Das kann zu einer durchgreifenden Neufestsetzung der Prioritäten führen, weil Familienmitglieder und Freunde im Haus beim Einkauf usw. mithelfen müssen. Eine Wöchnerin sollte sich mindestens einmal am Tage hinlegen und ausruhen oder ein Nickerchen zusammen mit dem Baby machen, denn sie sollte versuchen, die Ruhe nachzuholen, die sie in der Nacht nicht hat, wenn das Kind gestillt werden muß, schreit usw.

Eine echte Wende von einem höchst aktiven Leben zu einer langsameren Gangart könnte erforderlich werden. Für Pitta-Typen könnte das heißen, von dem Drang Abschied zu nehmen, möglichst viel aus jeder Minute zu machen, um etwas zu »leisten«. Für Vata-Typen könnte es bedeuten, daß sie aufhören zu versuchen, mehrere Dinge gleichzeitig tun zu wollen. Kaphas brauchen gewöhnlich nicht erst kürzerzutreten. Im Gegenteil. Sie müßten vielleicht sogar einen Gang zulegen, um mehr zu tun und mit der Routine zu brechen; ein Baby wird das schon nötig machen.

Das »Kürzertreten« nach der Entbindung ist notwendig, um genug Ruhe zum Gesundbleiben zu bekommen, um ausreichende, nahrhafte Muttermilch produzieren sowie körperlich in der Lage sein zu können, mit möglichst wenig Erschöpfung und Sorgen das zarte, herrliche Erlebnis eines neuen Kindes so richtig genießen zu können. Dafür empfiehlt der Maharishi-Ayurveda eine morgendliche fünfminütige Ölmassage vor dem Baden oder Abduschen. Das Bad sollte zehn Minuten währen. Sie werden bemerken, daß wir uns auf die Pflege der Mutter nach der Entbindung konzentriert haben, da die Fähigkeit, standhaft, aufmerksam und liebevoll zu bleiben, die wichtigste Fürsorge ist, die eine Mutter ihrem Kind entgegenbringen kann. Und nun wollen wir uns ansehen, wie das Kind gepflegt wird.

Das ayurvedische Massageprogramm für das Kind[9]

Abhyanga ist auch wichtig für das Neugeborene, denn diese Massage stärkt den Kreislauf, verbessert die Atemtätigkeit und liefert dadurch jeder Zelle mehr Sauerstoff. Das führt zu besserer Verdauung, gesundem Muskeltonus, besserer Entwicklung von Schlafmustern und Widerstandsfähigkeit gegen Krankheiten. Wir wissen, daß der Kreislauf in den ersten Monaten noch nicht voll entwickelt ist. Eine tägliche Massage des Säuglings kann seine Füße und Hände wärmen und gelenkig machen. Sie kann aber auch weit mehr tun. Eine von dem Psychologen Tiffany Field an der University of Miami School of Medicine durchgeführte Untersuchung beweist überzeugend die Vorteile der Babymassage neben ihrer offensichtlichen Hilfe bei der Förderung von Vertrautheit und Bindungen zwischen Kindern und Eltern. In einem von Fields richtungsweisenden Experimenten wurde eine Gruppe Frühgeborener zehn Tage lang dreimal am Tage fünfzehn Minuten lang massiert, eine ähnliche andere Gruppe jedoch nicht. Die massierten Säuglinge nahmen 47 Prozent mehr an Gewicht zu als die Kontrollgruppe, obwohl sie nicht mehr zu essen bekamen, und es wurde auch beobachtet, daß sie munterer waren. Sogar noch acht Monate später, lange nachdem die Massagen aufgehört hatten, wogen die Säuglinge, die massiert worden waren, noch mehr, und ihre geistigen und motorischen Fertigkeiten waren höher entwickelt; sie waren reifer.[10]

Das Maharishi-Ayurveda-Programm für die Babymassage kann im allgemeinen beginnen, nachdem die Nabelschnur abgefallen ist, gewöhnlich in der ersten Woche nach der Entbindung. Bis dahin helfen tägliche Kurzbäder, das Baby zu erfrischen. Die Ganzkörpermassage dauert gewöhnlich etwa fünfundzwanzig bis dreißig Minuten. Das Massieren selbst nimmt dabei nur höchstens fünf bis zehn Minuten ein. Aber mit der Vorbereitungs- und der Badezeit brauchen Sie etwa fünfzehn Minuten mehr.

Instruktionen für die Babymassage:
Sie benötigen
- drei große Handtücher,
- eine Baby-Badewanne voll warmen Wassers,
- zwei mit einer Plastikfolie bedeckte Kissen,
- eine saubere Windel,
- einen Baby-Waschlappen,
- warmes Sesamöl in einer Plastikflasche mit Klappdeckel.

Das Babyzimmer eignet sich ideal für das Abhyanga. Wenn Sie keine Babybadewanne haben, tut es auch ein großes Waschbecken oder ein Schwammkissen in Ihrer Badewanne. Achten Sie darauf, daß der Raum warm bleibt, vermeiden Sie Zugluft, sie schadet dem Kind.

Ziehen Sie Ihre Schuhe aus, nehmen Sie allen Schmuck sowie Ihre Uhr ab, und sehen Sie nach, ob Ihre Fingernägel geschnitten werden müssen. Legen Sie eine Gummidecke oder ein großes Handtuch neben der Badewanne auf den Boden. Stellen Sie alles, was Sie brauchen, in die Nähe, damit Sie es leicht erreichen. Legen Sie ein Kissen auf die Gummidecke, Sie sollten es bequem haben. Lassen Sie Wasser in die Wanne, ein wenig wärmer als normal, denn es wird während des Abhyanga wieder kalt. Setzen Sie sich bequem auf Ihr Kissen, stützen Sie Ihren Rücken an der Badewanne oder an der Wand ab, und spreizen Sie Ihre Beine vor sich aus. Ihre Beine können unbedeckt bleiben, oder Sie können ein Handtuch darauf legen.

In der ersten Stellung liegt Ihr Kind auf dem Rücken, und sein Köpfchen liegt in Ihrem Schoß. Sie können das Kind aber auch so hinlegen, daß sein Köpfchen zwischen Ihren Füßen liegt. So können Sie einander ansehen. Guten Kontakt haben Sie mit dem Kind, wenn es auf Ihrem Schoß liegt. Sprechen Sie während der Massage leise und freundlich mit ihm, und erzählen Sie ihm, was geschieht. Lassen Sie das Kind immer wissen, was Sie als nächstes tun; eine schöne Gelegenheit, um ihm zu sagen, wie sehr Sie es lieben und wie zauberhaft es ist.

Beginnen Sie mit dem Köpfchen. Nehmen Sie etwas warmes Öl in Ihre Hände, rubbeln Sie sie aneinander, und reiben Sie dann den oberen Teil, die Seiten und die Rückseite des Kopfes Ihres Babys in einer zarten Kreisbewegung mit dem Öl ein. Seien Sie an den weichen Stellen bzw. den Fontanellen äußerst behutsam. Das Massieren des Kopfes ist für den Säugling sehr wohltuend und beruhigend. Massieren Sie danach seine Ohren, nicht aber das Innere der Ohren. Dann sein Gesicht. Um die Stirn einzuölen, streichen Sie mit Ihrer Hand behutsam hin und her, benutzen Sie Ihre Zeigefinger über dem Stirnhöhlenbereich,

und kreisen Sie dann mit Ihren Handtellern behutsam über Schläfen und Wangen. Achten Sie darauf, daß das Kind kein Öl in die Augen bekommt. Benutzen Sie jetzt Ihre Zeigefinger für Oberlippe und Kinn. Sollten sich dort Hautreizungen wie Ausschlag oder Pickel befinden, bitte diesen Bereich aussparen, bis er wieder abgeheilt ist. Gleiten Sie sanft und vorsichtig über den Hals des Kindes wegen der Luftröhre.
Reiben Sie Ihre Hände bei Bedarf noch einmal mit Öl ein; Sie brauchen aber wirklich nicht viel. Die Haut Ihres Babys wird einiges Öl aufsaugen, aber ölig sollte das Kind nicht werden. Benutzen Sie gerade so viel Öl, daß sich die Haut weich und glatt anfühlt. Passen Sie jedoch gut auf, daß das Kind sicher ist und Ihnen nicht wegrutscht; die Haut ist schlüpfrig! Fahren Sie die Brust und die Arme des Kindes entlang bis zu den Fingerspitzen. Wiederholen Sie dies dreimal. Sie werden dabei bemerken, daß Ihr Baby einen sehr entspannten Eindruck macht. Die Massage hilft, Streß und Spannung bei ihm und sogar die Steifheit der Muskeln, die durch die neunmonatige Fötuslage entstanden ist, zu lösen.
Nehmen Sie sich dann jedes Ärmchen einzeln vor. Massieren Sie an den Schultern in einer kreisförmigen Bewegung, und fahren Sie dann den Oberarm auf und ab. Machen Sie jede Bewegung dreimal. Ölen Sie den Ellenbogen in einer Kreisbewegung ein, fahren Sie jedoch am Unterarm in Streichbewegungen auf und ab, und bewegen Sie Ihre Hände wieder kreisförmig am Handgelenk. Die Innenfläche der Hände Ihres Kindes massieren Sie am besten in kleinen Kreisen mit Ihrem Daumen; ebenso die Handrücken. Ziehen Sie dann jeden Finger *behutsam* ab.
Kreisen Sie mit Ihrer Handfläche auf dem Unterleib des Kindes langsam und vorsichtig von links nach rechts im Uhrzeigersinn. Das ist hilfreich für die Verdauung und die Ausscheidung und hilft bei der Beseitigung von Blähungen, die das Kind haben könnte. Wenn Ihr Kind dabei unruhig werden sollte, lassen Sie

sich nicht aus der Ruhe bringen. Vielleicht ist ihm wegen der Luft im Bauch etwas unbehaglich. Aber den meisten Säuglingen macht die Massage insgesamt Spaß, selbst wenn sie sich kurz einmal unbehaglich fühlen.

Massieren Sie als nächstes die Beine. Beginnen Sie damit, daß Sie mit Ihren Händen zur gleichen Zeit an beiden Beinen vom oberen Ende des Oberschenkels dreimal bis zu den Zehen hinunterfahren. Kreisen Sie danach mit den Daumen über die Innenschenkel, die ja im allgemeinen durch die Windeln am stärksten eingezwängt werden. Das tut dem Kreislauf des Kindes gut. Massieren Sie dann jedes Bein einzeln. Behandeln Sie dabei Hüfte, Knie und Knöchel des Kindes mit einer kreisförmigen Bewegung. Den Oberschenkel und die Wade massieren Sie mit der Handfläche in einer auf- und abwärts gerichteten Streichbewegung.

Dann gehen Sie zu den Füßen über. Die Füße sollten mit besonderer Aufmerksamkeit massiert werden, und zwar jeder Teil vorsichtig und sorgfältig. Massieren Sie kreisförmig um die Knöchel, hin und her auf der Achillesferse, danach über den oberen Teil des Fußes und dann mindestens zehnmal mit der Handfläche über die Fußsohle. Das Massieren der Fußsohle soll dem ganzen Körper guttun. Dann ziehen Sie sanft jede Zehe.

Nun drehen Sie das Kind vorsichtig auf den Bauch. Sie können es mit dem Gesicht nach unten der Länge nach mit dem Kopf in Richtung Ihrer Füße legen, wenn das angenehm ist. Achten Sie aber bei dieser Stellung darauf, daß das Kind Raum zum Atmen hat und daß kein Handtuch und keine Gummidecke im Wege sind. Sie können Ihr Kind quer über Ihren Schoß legen und es mit einer Hand unter seiner Brust festhalten, wenn das nötig ist. Massieren Sie dann sanft mit Ihrer ganzen Hand seinen Rücken hinauf und hinunter. Wenn Sie sechs bis acht Minuten für die gesamte Massage brauchen, dann massieren Sie davon drei Minuten lang den Rücken. Das ist ein überaus wichtiger Bereich der Entspannung. Selbst für ein Baby.

Waschen Sie das Kind nach dem Abhyanga behutsam. Benutzen Sie nach Möglichkeit eine sehr milde Seife, die Haut des Säuglings ist sehr zart. Es mag schön sein, auch noch seine Haare zu waschen. Jedoch empfiehlt der Ayurveda in der Regel, das nur etwa einmal pro Woche zu tun, damit die Kopfhaut nicht zu sehr austrocknet. Trocknen Sie dann das Kind mit einem weichen Handtuch ab und mit besonderer Sorgfalt seinen Kopf.

Wenn Sie wollen, können Sie Ihr Baby zweimal am Tage massieren. Vätern macht es oft Spaß, die zweite Massage zu machen. Das kann am Abend geschehen und Teil des Zubettgehrituals des Babys werden. Viele Väter haben schon festgestellt, daß die Massage zu den schönsten Beschäftigungen mit ihren Babys gehört. Die Prozedur ist derart wohltuend, daß das Baby gewöhnlich schnell zur Ruhe kommt. Benutzen Sie am Abend nur sehr wenig Öl, damit nicht gebadet werden muß.

Bitte beachten Sie: Wenn das Kind Fieber oder eine verquollene Nase oder Brust hat, massieren Sie es einige Tage nicht, bis alles wieder in Ordnung ist.

Übungen mit dem Baby

Nach dem Massieren ist es sinnvoll, ein paar Übungen zu machen, damit das Kind gelenkig wird, gut verdaut und seine Kontrollfähigkeit der Muskeln durch das Nervensystem gestärkt wird.

Wiederholen Sie jede einzelne Übung dreimal:

1. Während das Kind auf dem Rücken liegt, halten Sie einen seiner Füße fest, und beugen Sie seine Beine von den Knien an vorsichtig und langsam über den Bauch. Diese Übung ist gut für die Verdauung und kann im Lauf des Tages wiederholt werden. Nehmen Sie Ihrem Baby die Windeln ab, damit es nicht eingeschnürt ist.
2. Beugen Sie vorsichtig die Beine des Babys von den Hüften

an hoch, indem Sie die Füße mit einer Hand festhalten. Die andere Hand legen Sie auf seine Knie, damit die Beine des Kindes gestreckt bleiben. Diese Bewegung ist gut für die Gelenkigkeit der Hüften und gut für die Verdauung.

3. Strecken Sie seine Beinchen aus, und legen Sie eines über das andere.
4. Strecken Sie nun jeweils den entgegengesetzten Arm und das entgegengesetzte Bein, und kreuzen Sie sie beide dann über dem Bauch. Wiederholen Sie diese Übung mit dem anderen Arm und Bein.
5. Strecken Sie seine Ärmchen nach oben und seitwärts aus, und kreuzen Sie sie über der Brust.

Acht weitere Vorschläge für die ersten sechs Wochen

Wahrscheinlich sind Sie mit all den nachstehenden Punkten vertraut, sollten Sie aber dennoch einfach im Auge behalten:

1. Das Nervensystem eines Neugeborenen ist sehr empfindlich und zart. Der Ayurveda empfiehlt deshalb, den Säugling in den ersten sechs Wochen im Hause zu behalten. Wenn Sie aber das Kind doch mit hinausnehmen, tun Sie es bei mildem Wetter, und bleiben Sie nicht zu lange draußen. Was für Sie eine ganz normale Betätigung sein mag, könnte dem Baby Unbehagen bereiten.

   Aus dem gleichen Grunde wie auch im Interesse der Mutter ist es besser, Besuche in den ersten Wochen einzuschränken. Gehen Sie nicht über den engeren Familienkreis oder wirklich gute Freunde hinaus.
2. Nachdem ein Kind so lange im Mutterleib war, ist nun auf der Welt zu sein ein rechter Kontrast. Eine ruhige Umgebung und gedämpftes Licht ist ihm konsequenterweise lieb. Sie haben vielleicht schon einmal bemerkt, daß Neugeborene durch laute Geräusche oder grelles Licht leicht aufgeschreckt werden. Es ist sehr gut, starke Sinnesreize aller Art in den

ersten Wochen einzuschränken. Selbst Parfümgeruch könnte für ein Neugeborenes zu stark sein.

3. Setzen Sie das Kind weder kalten Winden noch Durchzug aus.
4. Um Schädigungen der Rückenmarksnerven zu vermeiden, stützen Sie stets Hals und Kopf des Babys, bis es seinen Kopf ohne Wackeln selbst halten kann.
5. Es ist besser, ein schreiendes Baby nicht mit einem Schnuller zu beruhigen. Wenn auch das Schreien zeitweilig nachlassen mag, so ist es doch gewöhnlich ein Zeichen dafür, daß das Kind mehr Aufmerksamkeit braucht.
6. Wenn sich eine Kolik entwickelt, tröpfeln Sie Fencheltee auf die Zunge des Babys. Reiben Sie außerdem die große Fontanelle abends mit Sesamöl ein.
7. Erschrecken Sie nie einen Säugling oder ein Kleinkind, auch nicht nur »aus Spaß«. Schreck ist schädlich für seine Psyche. Auch sollte ein Kleinkind nicht beim Spielen in die Luft geworfen werden, denn das verschärft Vata und macht furchtsam und ängstlich.
8. Verbringen Sie mit dem Neugeborenen soviel Zeit wie möglich. Und noch mehr.

Ayurvedische Ernährung im ersten Lebensjahr

Das Stillen empfiehlt sich für die ersten sechs Monate bis zu einem Jahr besonders deshalb, weil Muttermilch, die frei von Giftstoffen ist, einen einmalig hohen Gehalt an Ojas hat. Traditionellerweise kann ein Baby im Alter von sieben bzw. acht Monaten entwöhnt werden, d. h. ungefähr zu der Zeit, wo es Zähne bekommt. Dem Ayurveda zufolge ist die Entwöhnung ein allmählicher, natürlicher Vorgang, der im Idealfall vor dem achtzehnten Lebensmonat abgeschlossen sein sollte. Mutter und Kind können als »Stillpaar« betrachtet werden. Einer von beiden kann den Entwöhnungsprozeß einleiten. Das Kind gibt Ihnen dadurch ein Zeichen, daß es zur Entwöhnung bereit ist, indem es während des Stillens unaufmerksam ist, es nur ein oder zwei Minuten saugt oder überhaupt nicht will. Das Beste ist aber, wenn die Mutter mit dem Entwöhnen beginnt, und zwar allmählich. Grundprinzip für den Entwöhnungsprozeß ist: »Biete nicht an, verweigere nicht.« Sie können sich zusätzlich Zeit nehmen, dem Kind auf andere Weise Zuwendung zukommen zu lassen, sei es durch Aufmerksamkeit, Spielen, Musik und Liebkosungen. Wie in jedem anderen Teilbereich des Maharishi-Ayurveda kommt es darauf an, sich nicht anzustrengen. Sie sollten entscheiden, wie lange das Stillen angebracht ist. Sie können Ihrem Kind statt Muttermilch die Flasche, einen Brei oder aus einer Tasse etwas geben. Wenn Sie mit der geringsten Stillmenge aufhören, können Sie das Stillen in der Nacht oder am frühen Morgen immer noch weiterführen.

Die Mittagszeit, zu der das Verdauungsfeuer des Säuglings bzw. Agni am stärksten ist, eignet sich am besten, um mit dem Einführen anderer Nahrung zu beginnen. Sie können etwas Neues auf einmal einführen, aber so, daß Sie das Verdauungssystem nicht überfordern und Ama hervorrufen. Auf diese Weise können Sie auch Empfindlichkeiten für bestimmte Nahrung entdecken. (Schön ist das Weiterstillen in der Zeit, wo das Kind an Brei gewöhnt wird.) Beginnen Sie zuerst mit Breiigem aus Körnern, wie Reis oder Grieß. Aber es ist besser, nicht zu früh ganze Körner beizumischen. Füttern Sie nach den halbflüssigen Sachen breiige festere Nahrung wie passiertes Obst oder Gemüse. Beginnen Sie mit Kuhmilch erst nach dem ersten Lebensjahr. Milch gilt erst ab dann als annehmbar, und sie sollte erwärmt sein. Erwärmte Milch beruhigt. Sie können auch Ziegenmilch als erstes geben, sie erzeugt weniger Kapha als Kuhmilch. Die Milch sollte abgekocht und leicht warm gegeben werden; sie läßt sich so leichter verdauen, und es entsteht weniger Schleim.

Käse und Joghurt sollten gemieden werden, da sie die Schleimproduktion erhöhen können, was möglicherweise zu Ohrenschmerzen, Erkältungen bzw. Sekretbildung in den Ohren führt. Obwohl die Kinderzeit die Kapha-Zeit im Leben ist, brauchen wir nicht unbedingt unsere Kinder längere Zeit Kapha-beruhigend zu ernähren. Die Kinder lieben von Zeit zu Zeit Süßigkeiten; aber geben Sie ihnen nicht so viele konzentrierte Süßigkeiten, und Schokolade schon gar nicht. Alle sechs Geschmacksrichtungen sollten bei den Kleinen genauso wie bei den Erwachsenen beachtet werden (siehe Kapitel 4). Im allgemeinen sollte die Nahrung eines Kleinkindes »nüchterner« als die eines Erwachsenen sein. Füttern Sie also nichts, was zu salzig, sauer oder stark gewürzt ist.

Erste Vorbeugungsmaßnahme gegen Verstopfung ist, auf die Zeit zu achten, wann Ihr Kind den Darm entleert, und auf alle ersten Veränderungen damit zu reagieren, daß Sie mehr Ghee, frisches Obst, Gemüse und Flüssiges füttern. Geben Sie keine Klistiere, übliche Abführmittel und Zäpfchen. Auch ist es besser, nicht darauf zu bestehen, daß Säuglinge bzw. Kleinkinder etwas essen, was sie nicht mögen. Wenn sie nicht gerade krank sind, haben sie gewöhnlich eine normale, ausgeglichene Physiologie. Was sie lieber wollen, geschieht ganz natürlich, und kleine Kinder wissen instinktiv, was sie brauchen.

Verständnis für die »Temperamente« der Säuglinge – die Prakriti-Typen

Wie wir in Kapitel 3 sagten, kann jedes Neugeborene nach seinem »Prakriti« bzw. Konstitutionstyp bestimmt werden. Das ist nichts anderes als das, was Spezialisten für Kleinkinderentwicklung, wie z. B. die Psychologen Jerome Kagan von der Harvard University und Nathan Fox von der University of Maryland, »Temperament« nennen. Aber Prakriti umfaßt mehr

als Temperament, denn es hat auch noch eine entscheidende physiologische Komponente. Ein Säugling ist natürlich vom Aufbau her, geistig und gefühlsmäßig eindeutig mehr Vata, Pitta oder Kapha. Das Prakriti kann bestimmt werden, wenn der Säugling etwa zehn Tage alt ist. Zu der Zeit können alle Doshas wieder ins Gleichgewicht gekommen sein und sich vom Geburtserlebnis erholt haben.
Wenn die Eltern das Prakriti kennen, verstehen sie das Verhalten ihres Kindes besser, weil sie es in einem größeren Zusammenhang und doch personenbezogen sehen können. Das hilft ihnen auch, Verhaltensweisen und Eigenschaften ihrer eigenen Physiologie von der des Kindes zu trennen. Wissen Mütter oder Väter beispielsweise, daß ihr Kind eine Pitta-Natur hat, werden sie wahrscheinlich eher richtig auf dessen Bedürfnisse und Verhalten reagieren und nicht so sehr von *ihren* Doshas oder ihrem Prakriti ausgehen. Später dann hilft die Kenntnis dessen, welches Prakriti bzw. Dosha überwiegt, um Dosha-beruhigende Nahrung für verschiedene Kinderkrankheiten festzulegen.
Denken Sie stets daran, daß es auf die Eltern ankommt. Wenn Sie zufrieden sind und in sich selbst ruhen, brauchen Sie sich weit weniger anzustrengen, um Ihren Kindern Zuwendung zukommen zu lassen. Die einfache ayurvedische Weisheit lautet: Sind die Eltern zufrieden, ist es auch das Kind. Nutzen Sie den gesunden Menschenverstand, und passen Sie auf sich auf.

Lassen Sie uns nun die ayurvedischen Ansichten hinsichtlich eines anderen Teilbereiches untersuchen. Es geht um den ausgedehnten Vata-Zyklus, die Menopause und um das, was man Altern nennt. Der Maharishi-Ayurveda meint ja, und auch die moderne Wissenschaft beginnt es einzusehen, daß unsere ganze Vorstellung von ablaufender Zeit, die als Altern verstanden wird, ein Trugschluß ist. Nicht die Zahl der Jahre bestimmt das Alter, sondern der Bewußtseinszustand des Körpergeistes während unseres Lebens macht uns alt oder jung.

11 FÜLLE
Menopause, Lebensspanne und das neue Altern

Der Ayurveda ist für diejenigen,
die sich Unsterblichkeit wünschen.
Charaka Samhita

Laßt uns voranschreiten zu Tanzen und Lachen
und uns ein längeres und besseres Leben gönnen ...
*Rigveda**

Innerhalb der nächsten zwanzig Jahre erreichen in den Vereinigten Staaten fast 40 Millionen Frauen das Alter der Menopause. Leider macht unsere Gesellschaft diesen Lebensabschnitt, durch den alle Frauen gehen, oft zu einem Vorgang mit Beschwerden. Wir sollen ihn als »medizinisches Ereignis, ja sogar als Krankheitsprozeß« sehen, schreibt Sadja Greenwood in ihrem bahnbrechenden Buch *Menopause Naturally.*

In vielen Kulturen, besonders den nichtwestlichen, gilt die Menopause als eine Zeit größerer Freiheit und eines erhöhten Status für die Frauen, und psychophysiologische Symptome werden wenig oder gar nicht in den Vordergrund gestellt. Oft werden in diesen Kulturkreisen Frauen beim Erreichen der Menopause zu einer einflußreichen Gemeinschaft von Heilerinnen zugelassen, da ihre Weisheit in diesem Lebensabschnitt

* altindisch »Hymnen an die Götter«, erstes Denkmal der indischen Literatur

mehr Anerkennung erfährt als zuvor. In ihrem Buch *Wechseljahre – Na und?* zitiert Gail Sheehy die Arbeit der Anthropologin Martha Frent, die festgestellt hat, daß 80 Prozent aller Frauen aus der Rajput-Kaste in Indien während der Menopause keine Depressionssymptome haben, da sie sich von den Einschränkungen des Jungseins befreit fühlen. In Japan, dessen Sprache kein Wort für »aufsteigende Hitze« kennt, berichten 65 Prozent aller Frauen, daß ihre Menopause ohne Zwischenfälle verläuft. Auch aus China hört man wenig über Menopausensymptome. Diese Unterschiede wurden auf dem sechsten Internationalen Kongreß für Menopause 1990 in Bangkok mitgeteilt und bestätigen die beträchtlichen Unterschiede in der Beurteilung der Menopause in den östlichen und den westlichen Kulturen, wenn auch das Durchschnittsalter der Frauen dasselbe ist – etwa einundfünfzig Jahre für fast alle Frauen weltweit.

Der wesentliche Unterschied besteht also offenbar darin, wie dieser natürliche Vorgang gesehen wird. Wird die Menopause als größere Freiheit gedeutet, verbindet man weniger Probleme mit ihr. Afroamerikanische Frauen beispielsweise kommen eher ohne psychische Probleme durch die Menopause, weil die Familie im allgemeinen matriarchalisch aufgebaut ist, oft unter der Leitung einer starken Großmutter steht, und weil Frauen mit dem Älterwerden ihre eigentliche Wertschätzung erfahren. Andererseits wird die Menopause dort, wo Jungsein mehr gilt als Altsein, oft als Beginn eines Niedergangs betrachtet. Dieser Gedanke allein reicht aus, um eine ganze Symptomkette im Körpergeist in Gang zu bringen.

Der natürliche Zyklus der Menopause

Trotz des Schattens der »medizinischen Krise«, der auf ihrem Einsetzen liegt, kommt die Menopause ja nicht unvermittelt.

Sie verläuft allmählich als Teil eines Zyklus, der sich über die Jahre hinzieht, wenn unsere Eierstöcke aufhören, Östrogen zu erzeugen. Das Nachlassen der Östrogen- und Progesteronproduktion beginnt eigentlich schon mit dreißig. In den folgenden zwei Jahrzehnten etwa führt dieses Nachlassen schließlich zu unregelmäßigen, kürzeren Zyklen, geringerer Blutung während der Menstruation und zu Blutungen ohne Eisprung. Die Menopause braucht bis zu ihrem Abschluß etwa fünf Jahre. Sie beginnt mit unregelmäßigen Perioden und endet mit dem Aufhören der Perioden zwischen dem zweiundvierzigsten und sechzigsten Lebensjahr (obwohl im allgemeinen noch ein oder zwei Jahre nach der letzten Periode Empfängnis möglich ist). Ungefähr zehn Prozent der Frauen erleben die Menopause, bevor sie vierzig sind. Die letzte Episode der Regelblutung, ausgelöst durch die zyklische Absonderung von Eierstockhormonen, kennzeichnet den Beginn der Menopause. Alle Blutungen, die nach Ablauf eines Jahres nach der letzten Periode eintreten, sollten ernst genommen werden, und man sollte sich untersuchen lassen.

Menopausensymptome können auftreten, müssen es aber nicht. Nach Ansicht der Epidemiologin Sonja McKinlay vom New England Research Institute, die eine Langzeitstudie über Frauen in der Menopause durchgeführt hat, haben die meisten Frauen ein bis zwei Jahre lang ihre Perioden unregelmäßig, haben Schwankungen in der Körpertemperatur und vielleicht ein paar schlaflose Nächte. *»Sie machen sich sehr viel Sorgen, wenn die Menopause näher rückt, und wenn sie sie dann hinter sich haben, meinen sie: ›Oh, so schlimm war's eigentlich gar nicht.‹«*[1] Auch die Psychologin Karen Matthews hat festgestellt, daß Frauen nach der Menopause nicht viel mehr unter Depressionen und Angst litten als gleichaltrige Frauen, die noch vor der Menopause standen.

Das Wichtigste an der Menopause ist vielleicht die Tatsache, daß die Frauen sie sehr unterschiedlich erleben. Gesündere

Frauen erleben sie im allgemeinen viel leichter, obwohl mindestens dreiviertel von uns aufsteigende Hitze bzw. Hitzewallungen, Nachtschweiß und Scheidentrockenheit haben, und die meisten von uns fühlen sich nicht so leistungsfähig und gelöst wie sonst, was teilweise auf Schlaflosigkeit und teilweise auf Hormonmangel zurückgeht.

Aufsteigende Hitze gehört zu den verbreitetsten Beschwerden während der Menopause, besonders weil sie oft nachts auftritt und zu Schlaflosigkeit führt. Im Durchschnitt haben 20 Prozent von uns weniger als ein Jahr lang aufsteigende Hitze, aber weitere 25 bis 50 Prozent haben sie möglicherweise länger als fünf Jahre. Bemerkenswert ist jedoch, daß meist Frauen, deren Körper sich fünfundzwanzig bis dreißig Jahre lang an Östrogen gewöhnt hat, unter aufsteigender Hitze leiden. Frauen, die ihre Menopause infolge chirurgischer Eingriffe oder genetischer Probleme vor ihrem zwanzigsten Lebensjahr bzw. zwischen zwanzig und dreißig haben, leiden bezeichnenderweise nicht unter aufsteigender Hitze. Und Frauen, die einen rascheren Östrogenabfall erleben – vielleicht nach operativer Entfernung der Eierstöcke zwischen dreißig und vierzig bzw. vierzig und fünfzig –, neigen häufiger zu aufsteigender Hitze als Frauen, die ihre Menopause allmählich durchmachen. Aufsteigende Hitze scheint also nicht allein auf Östrogenmangel zurückzugehen, sondern auch auf einen Zustand der Unausgeglichenheit, wenn der Körper ein entscheidendes Hormon verliert und sich auf diesen Wandel noch nicht eingestellt hat. Unsere Körper können sich jedoch anpassen und tun dies auch.

Für jede Frau geht es darum, ob diese Anpassung leicht oder unter Schwierigkeiten erfolgt. Einige Frauen erleben womöglich zu dieser Zeit Veränderungen im Gefühlsleben wie Angst, Depressionen und Reizbarkeit, die oft mit den Schlafstörungen infolge aufsteigender Hitze in Verbindung gebracht werden. Viele leiden auch unter Stimmungsschwankungen, kurzzeitigem Gedächtnisschwund, Migräne und einer Vielzahl anderer

Symptome. Ein Plus ist allerdings, daß Myome kleiner werden und Endometriose-Symptome nachlassen.

Die moderne Medizin hat festgestellt, daß einige Menopausensymptome durch spezielle Veränderungen im Lebensstil unter Kontrolle zu bringen sind. Es ist allgemein bekannt, daß eine ausgeglichene Ernährungsweise, das Einstellen des Rauchens, geringerer Alkohol- und Koffeinkonsum und regelmäßige sanfte Aerobicübungen die Schwierigkeiten während der Menopause auf ein Mindestmaß verringern können. Aber einige Symptome sind auf diese Weise nicht zu bewältigen.

Vom ayurvedischen Standpunkt aus spiegeln das prämenstruelle Syndrom und die Menopausensymptome allgemein tiefer liegende Ursachen wider: Unausgeglichenheiten in den Doshas und Entstehung von Stoffwechselabfallprodukten, die den Gewebestoffwechsel (Dhatu) stören. Wenn wir diese eigentlichen Gründe für die spezifischen Symptome der Menopause verste hen, können wir Schritte unternehmen, um die Anpassungsphase des Körpers zu beschleunigen, und können dadurch die Symptome verringern und verkürzen.

Die Menopause und die Doshas

Schauen wir nun, wie jedes einzelne Dosha an den physiologischen Veränderungen der Menopause beteiligt ist. Da die Menopause eine wichtige Übergangsphase im biologischen Leben einer Frau ist – es erfolgt der Wechsel vom Pitta-beherrschten Lebensabschnitt zum Vata-beherrschten –, werden sich rund um die Menopause, unabhängig vom Konstitutionstyp, vor allem oft Vata-Tendenzen verstärken.

Zu den klassischen Zeichen dieser Vata-Verstärkung können gehören: Verstopfung, trockenere Haut und trockenere Schleimhäute, ein gewisses Dünnerwerden des Haars und ein Poröserwerden der Knochen, ein leichterer und häufiger unterbrochener Schlaf und eine stärkere Neigung, sich Sorgen zu machen. Anstatt nun all diese Erscheinungen als unvermeidlich anzusehen, können sie nach Meinung des Ayurveda weitgehend vermieden werden, wenn Vata im Gleichgewicht gehalten wird. Auch aus dem Gleichgewicht geratenes Pitta kann bei einer Menopause, die Symptome aufweist, eine bestimmte Rolle spielen. Da Pitta unser hormonelles Gleichgewicht, die Hitzeproduktion und den Stoffwechsel reguliert, hat es vorrangig mit der aufsteigenden Hitze zu tun. Solange wir die Regel bekommen, wird Ama mit dem Ausfluß beseitigt. Während der Menopause kann überschüssiges Pitta im gesamten Körpergeist entstehen, besonders dann, wenn Ama vorhanden ist. Es ist, als ob ein Heizgerät in einem Raum mit geschlossenen Türen voll aufgedreht wird. Da die Hitze nicht entweichen kann, heizt der Raum sich auf. Die ayurvedische Lösung für ein Nachlassen der aufsteigenden Hitze ist, das Heizgerät herunterzuschalten (Pitta wieder ins Gleichgewicht zu bringen) und auch die Türen zu öffnen, damit die überschüssige Hitze heraus kann (Ama-Beseitigung).

Wie wir gesehen haben, hängt Pitta auch mit der Verdauung und der Regulierung des Fett- und Hormonstoffwechsels zusammen. Medha umfaßt alle hormonalen Aktivitäten – wozu natürlich auch Östrogen gehört – und ist neben Asthi während der Menopause besonders wichtig. Östrogen hilft uns bei unseren Stoffwechselprozessen. Wenn diese während der Menopause schwach verlaufen, führt der Wegfall der Unterstützung durch das Östrogen zu Blockaden in den Fettgeweben, die eine Erhöhung des Cholesterinspiegels und mehr Herz-Kreislauf-Erkrankungen verursachen können.

Wie wir in Kapitel 6 gesehen haben, werden die Körpergewebe nacheinander ernährt, wobei die Ernährung eines jeden Gewebes vom einwandfreien Stoffwechsel des vorangegangenen Gewebes abhängt. Östrogen funktioniert neben all den anderen Hormonen von der Medha-Ebene aus, die den Fett- und den

Cholesterinstoffwechsel reguliert. Die Aktivität von Medha beeinflußt nicht nur die Medha-Prozesse, wie z. B. den Cholesterinstoffwechsel, sondern auch den Stoffwechsel des nachfolgenden Dhatu Asthi (Knochen). Während der Menopause jedoch sinkt der Östrogenspiegel ganz erheblich, und unsere Stoffwechselprozesse verlieren diese Unterstützung. Da das Absinken des Östrogenspiegels während der Menopause etwas Natürliches ist, wird sich der Körper im Idealfall anpassen, und es entstehen keine Krankheiten. Zu einem erhöhten Cholesterinspiegel, Herzkrankheit und Knochenschwund kommt es nur, wenn der Stoffwechsel des Körpers durch Ama und durch Unausgeglichenheiten im Lauf der Jahre beeinflußt wurde. Im Grunde könnte der Östrogenverlust tiefer liegende Unausgeglichenheiten im Stoffwechsel ans Licht bringen.

Wenn Sie während der Menopause Symptome oder Komplikationen hatten oder meinen, Sie könnten welche bekommen, finden Sie in diesem Kapitel noch ayurvedische Empfehlungen für die Menopause, die auf jedes einzelne Dosha abgestimmt sind.

Sie könnten auch feststellen, daß die Doshas Gefühlsreaktionen auf hormonale Veränderungen während der Menopause fördern. Vata-Unausgeglichenheiten können zu unberechenbarem Stimmungsumschwung führen, Pitta-Unausgeglichenheiten zu Ärger und Reizbarkeit und Kapha zu Lethargie. Frauen mit unausgeglichenem Vata neigen zu größerer Ängstlichkeit, da sie sich mit Unsicherheiten und Veränderungen in ihrem Leben auseinanderzusetzen haben, können aber rasch neue Verhaltensweisen annehmen und offen sein. Manche Frauen mit unausgeglichenem Pitta beklagen vielleicht den Verlust der Kontrolle, der mit der Menopause in Verbindung gebracht wird. Sie konzentrieren sich dann möglicherweise auf Forschungen zur Menopause und sammeln Informationen über Studien und neue Vorgehensweisen, um mit den Beschwerden fertig zu werden. Kapha-Frauen bemerken wahrscheinlich nicht so häufig dramatische Unausgeglichenheiten in ihrer Physiologie und kommen oft ziemlich leicht durch diese Übergangszeit. Sie müssen jedoch tätig bleiben, wenn sie sich bedrückt oder deprimiert fühlen. Die Kenntnis Ihres Konstitutionstyps, Ihrer Dosha-Unausgeglichenheiten, der Möglichkeiten, ihnen entgegenzuwirken, sowie auch der Unterschiede zwischen Ihren Symptomen und denen einer Freundin mit einem anderen Dosha-Profil kann Ängste weitgehend zerstreuen, Symptomerleichterungen und umfassenderes Wissen bieten, so daß Sie angenehm durch die Menopause kommen.

Menopausensymptome im Zusammenhang mit Vata:
- Stimmungsschwankungen,
- trockene Haut oder Schleimhäute,
- Verstopfung oder Reizdarm,
- Schlaflosigkeit,
- Besorgtheit,
- zurückgegangene Libido.

Menopausensymptome im Zusammenhang mit Pitta:
- Aufsteigende Hitze,
- Reizbarkeit,
- starke Blutungen,
- Hautprobleme.

Menopausensymptome im Zusammenhang mit Kapha:
- Gewichtszunahme,
- Übergewicht,
- Stauung, Ödem,
- hoher Cholesterin- oder Triglyzeridenspiegel.

Knochendichte, Kalzium und körperliche Bewegung

Die Menopause *muß nicht* zu einem symptomatischen »Östrogenmangel« führen. Der Körper einer Frau erzeugt auch nach der Menopause noch etwas Östrogen, und für die meisten Frauen reicht das aus, um viele mit der Menopause zusammenhängende Symptome und mögliche Gesundheitsprobleme gar nicht aufkommen zu lassen, darunter auch Brüche infolge von Knochenschwund oder verringerter Knochendichte. Damit die Knochen auch nach der Menopause möglichst stark bleiben, ist eine gute Vorbereitung auf die Menopause durch ausreichende körperliche Bewegung, Kalziumsubstitution sowie auch durch ayurvedische Verhaltensregeln von Nutzen.

Jüngste Forschungen zum Knochenschwund haben gezeigt, daß dieser nicht einfach nur eine Frauenkrankheit nach der Menopause ist, sondern eine fortschreitende Unausgeglichenheit im Knochenstoffwechsel, der bei Frauen wie bei Männern nach dem dreißigsten Geburtstag einsetzt und der im Lauf der Jahre zu fortschreitendem allmählichem Verlust an Knochenmasse führt. Ob unser Knochenschwund krankhaft ist, hängt davon ab, wieviel Knochenmasse wir alljährlich verlieren, sowie auch davon, wieviel wir aufgebaut haben. Einnahme von Kalzium, körperliche Bewegung und regelmäßige Menstruation spielen sämtlichst eine Rolle für die Knochenstärke der Frau.

Diese Feststellungen haben dazu geführt, daß für viele Spezialisten Knochenschwund eine »Kinderkrankheit« ist, und sie betonen, wie wichtig es für heranwachsende Kinder, insbesondere für junge Mädchen ist, durch entsprechende Kalziumzufuhr und Vermeidung von allzuviel Protein in der Nahrung, durch regelmäßige körperliche Bewegung und durch einen regelmäßigen Menstruationszyklus Knochen aufzubauen.

Kalzium brauchen wir unser ganzes Leben lang, um starke Knochen zu haben. Studien aus jüngster Zeit zeigen, daß amerikanische Kinder und Jugendliche 1200 bis 1600 Milligramm Kalzium pro Tag für ihren Knochenaufbau benötigen. Das entspricht ungefähr fünf Tassen Milch pro Tag. Erwachsene Frauen brauchen 800 Milligramm pro Tag; nach der Menopause steigt der Bedarf wieder auf etwa 1500 Milligramm pro Tag. (Um zu berechnen, wieviel Kalzium Sie aufnehmen, können Sie davon ausgehen, daß eine Durchschnittskost – Milchprodukte ausgenommen – etwa 300 Milligramm pro Tag ergibt. Hinzu kommen etwa 250 Milligramm für jede Portion Milchprodukte.) Es ist inzwischen bekannt, daß Menschen, die sich verhältnismäßig proteinreich ernähren, z. B. solche, die täglich Fleisch essen, mehr Kalzium brauchen, weil Kalzium mit dem Urin beim Ausscheiden der Proteinabfallprodukte verlorengeht. Bedeutend niedriger ist der Kalziumbedarf bei Frauen in Ländern wie China, wo weitgehend vegetarisch gegessen wird. Die im Vergleich erhöhte Zahl der Knochenschwundfälle in den Vereinigten Staaten führt man jetzt auf den hohen Fleisch-(Protein-)Konsum und den vergleichsweise geringen Verzehr von Gemüsesorten und Hülsenfrüchten mit hohem Kalziumgehalt zurück. Kalzium in Pflanzen verarbeitet der Körper leicht. Ein regelmäßiger Menstruationszyklus dient auch dem Aufbau der Knochen und dem Erhalt während der Jahre unserer Fortpflanzungsfähigkeit. Eine neue Studie von Jerylin Prior, Endokrinologin an der University of British Columbia, ergab, daß mehr als die Hälfte aller Frauen zwischen dreißig und fünfzig jedes Jahr durch ganz feine Störungen in ihren Menstruationszyklen Knochenmasse verlieren können. Frauen, die ein oder mehrere Male keinen Eisprung hatten, verloren im Lauf des Jahres durchschnittlich vier Prozent ihrer Knochendichte, wogegen Frauen, bei denen der Eisprung und die Zyklen normal waren, keinen Knochenverlust hatten. (Die Läuferinnen unter ihnen wiesen eine erhöhte Knochendichte auf, was ein Schlaglicht auf den Wert regelmäßiger Bewegung bei regelmäßigem Menstruationszyklus wirft.)[2]

Wenn die Periode unregelmäßig wird und zur Zeit der Menopause ganz aufhört, wissen wir, steht weniger Östrogen für den Knochenstoffwechsel zur Verfügung. Die Knochenmasse geht mehrere Jahre vor und nach der Menopause bezeichnenderweise beschleunigt zurück, und eine Frau kann ein Fünftel der Masse verlieren. Es hat sich herausgestellt, daß in der Übergangszeit, in der sich der Körper auf einen relativen Östrogenmangel einstellt, weder Kalziumsubstitution noch Bewegung viel ausrichten können, um Knochenverlust zu verhindern. Vom ayurvedischen Standpunkt aus gesehen, verhält sich die Situation so: Sind die Doshas im Gleichgewicht und die Dhatus frei von Ama, werden die homöostatischen Körpermechanismen die Anpassung unseres Stoffwechsels wirksamer unterstützen. Der Knochenverlust verlangsamt sich eventuell für mehrere Jahre nach der Menopause, nachdem der Körper diesen Anpassungsprozeß durchgemacht hat. Nach Ansicht einiger Wissenschaftler zeigt die häufige Gewichtszunahme bei Frauen während der Menopause, daß der Körper versucht, mit den hormonalen Veränderungen fertig zu werden, indem er Östrogenquellen ausbaut, die nicht mit den Eierstöcken zusammenhängen, wie z. B. Fett, das dem Körper hilft, Androstendion (ein weiteres Hormon im Körper) in Östrogen umzuwandeln.[3] Nach der Menopause sind regelmäßige Bewegung und entsprechende Kalziummengen nach wie vor wichtig und können den Knochenverlust um 50 Prozent verringern.

Menopause und Hormonsubstitutionstherapie

Bei Frauen, denen Knochenschwund droht, kann die Einnahme von Östrogen zur Verstärkung der Knochenmasse um sechs Prozent führen und auch den größten Knochenverlust verhindern, zu dem es beim perimenopausalen Übergang kommt.[4]

Angesichts der bekannten und unbekannten Risiken der Hormonsubstitutionstherapie empfehlen wir jedoch nicht, daß jede Frau automatisch Hormone nimmt. Das sollten Sie nach Absprache mit Ihrem Arzt aufgrund einer umfassenden Einschätzung Ihres Gesundheitszustandes entscheiden. Ist Knochenschwund der wichtigste Grund für eine Entscheidung für eine Hormonsubstitutionstherapie, sollten Sie vorab auch die Knochendichte Ihrer Hüfte und Ihres Rückgrats messen lassen, so daß Sie und Ihr Arzt genau wissen, wie dicht Ihre Knochen sind und ob bei Ihnen tatsächlich ein beträchtliches Knochenschwundrisiko vorliegt.

Die Hormonsubstitutionstherapie wird auch eingesetzt, um Frauen durch die unangenehme Phase der Menopause hindurchzuhelfen. Durchschnittlich wenden Frauen etwa neun Monate diese Therapie an. Die Hormone werden oft zyklisch verabreicht, um die natürliche Hormonsekretion des Körpers nachzuahmen. Östrogen wird in den ersten fünfundzwanzig Tagen eines jeden Monats gegeben, Progesteron kommt vom fünfzehnten bis zum fünfundzwanzigsten Tag hinzu, und zwischen dem fünfundzwanzigsten und dreißigsten Tag eines jeden Monats wird eine Blutung erwartet. (Leider ist diese normale Monatsblutung schwer von einer Blutung zu unterscheiden, die einen Gebärmutterkrebs signalisiert. Kommt es den ganzen Monat hindurch zu Schmierblutungen, muß weiter untersucht werden.) Die Hormonsubstitutionstherapie kann in Pillenform oder über die Haut erfolgen, indem man durchsichtige Schönheitspflaster trägt. Am besten, man nimmt das Hormon in der kleinsten Dosis, die notwendig ist, um Symptome zu lindern, sonst bekommt man Übelkeit und Brustbeschwerden. Diese Symptome sind gewöhnlich zu Beginn der Therapie ausgeprägter, und im Lauf der Zeit können sie verschwinden. Wenn Sie die Behandlung absetzen, könnten sich Ihre Menopausensymptome wieder einstellen.

Sehen wir uns nun einmal das Für und Wider der Hormonsub-

stitutionstherapie an. Da die Menopause etwas Natürliches ist, können sich unsere Körper auf den sinkenden Östrogenspiegel einstellen und tun das ja auch. Für die moderne Medizin jedoch ist die Menopause eine Östrogenmangelkrankheit bzw. ein »Versagen der Eierstöcke«. Genauso, wie man Hypothyreose (= Unterfunktion der Schilddrüse) mit Schilddrüsenhormonen behandelt, geht die Medizin augenblicklich standardmäßig an die Menopause mit der Verabreichung von Hormonen, die von den Eierstöcken nicht mehr erzeugt werden, heran. Problematisch an dieser Vorgehensweise allerdings ist, daß viele Frauen nie Nachteile für ihre Gesundheit durch die Menopause haben, mit der Hormonsubstitutionstherapie jedoch immer noch so behandelt werden, als seien sie krank.
In jüngster Vergangenheit ist der Einsatz von Hormonen nicht durchdacht gewesen, und man hat Östrogen allein ohne Progesteron (ein weiteres wichtiges Hormon im Fortpflanzungszyklus) verschrieben. Die Unausgeglichenheit der Hormone hatte dann ernsthafte Nebenwirkungen. Einige verhindert man jetzt dadurch, daß man beide Hormone zusammen verabreicht. Während dieser kombinierte Ansatz weit sicherer ist, als nur Östrogen allein zu verabreichen, gibt es immer mehr Beweise dafür, daß Frauen durch die Hormonsubstitutionstherapie dennoch weiterhin erhöhten Risiken möglicher Gesundheitsprobleme ausgesetzt bleiben. Zu ihnen gehören eine Form des PMS, Migräne, Myome, erhöhter Blutdruck, fibrozystische Brustsymptome, Erkrankungen der Gallenblase sowie ein erhöhtes Brust- und Gebärmutterkrebsrisiko. Außerdem ist eine Hormonsubstitution für Frauen mit Diabetes, Nieren- oder Leberkrankheiten, Gebärmutter- oder Brustkrebsleiden, tiefen Venenthrombosen, vermuteten Schwangerschaften oder undiagnostizierten Vaginalblutungen nicht zu empfehlen.
Die Hormonsubstitutionstherapie bietet aber auch wesentliche Vorteile für die Gesundheit: Diese Therapie beseitigt behindernde aufsteigende Hitze in 90 Prozent aller Fälle, kehrt die

Schwächung der Vaginalgewebe um und verhindert, wie bereits bemerkt, sehr erfolgreich Knochenschwund.
Studien haben gezeigt, daß die vielleicht wichtigste Wirkung die verringerte Mortalität aufgrund akuter und chronischer Arteriosklerosen ist;[5] vor allem wird das Risiko der Herzkrankheit verringert. Das ist wichtig, weil Frauen nach fünfundsechzig wahrscheinlich eher als Männer hohen Blutdruck und doppelt so viele tödlich ausgehende Herzattacken haben.[6]
Glücklicherweise werden wir bis zum Jahre 2002 viel mehr wissen. Dann endet die Women's Health Initiative, eine von den NIH (= National Institutes of Health) gesponserte Massenstudie. Sie bewertet die Auswirkungen der Hormonsubstitutionstherapie, der Ernährung (besonders Kalzium und Fett) sowie weiterer Faktoren auf die Zahl ernsthafter Erkrankungen bei 150 000 Frauen zwischen fünfzig und neunundsiebzig, wie Herzattacken, Schlaganfall, Brustkrebs, Dickdarmkrebs und Knochenschwund.
Alles in allem mag die Hormonsubstitution bei manchen Frauen – und doch nicht für alle – durchaus angebracht sein. Bei einigen überwiegen die Vorteile die Risiken, insbesondere da weit weniger Frauen infolge von Gebärmutterschleimhautkrebs als an Herzkrankheit sterben. Aber wir wollen dabei folgendes nicht vergessen: Wäre Östrogenmangel die Hauptursache für Herzkrankheit, läge bei jeder Frau nach der Menopause in irgendeiner Form dieses Krankheitsbild vor. Das ist offensichtlich nicht der Fall. Da die laufenden Forschungsergebnisse einige sehr positive Vorteile nachweisen, möchten wir die Hormonsubstitutionstherapie nicht einfach so um jeden Preis abtun. Jede von uns muß aufgrund der individuellen spezifischen Risikofaktoren ihre eigene Entscheidung treffen.
Gleichzeitig kann jede Frau ihren Tagesablauf so verändern, daß sie das Risiko einer Herzkrankheit drastisch mindern kann, auch überhaupt etwas für die Gesundheit tun kann, damit sie keine Medikamente einzunehmen braucht.[7] Die Einnahme von

Östrogen allein senkt zeitweilig den Cholesterinspiegel und mindert das Risiko einer Herzkrankheit, doch verringern Ernährungsweise, körperliche Bewegung und Meditation ebenfalls die Risikofaktoren bei Herzkrankheit und Knochenschwund – dazu noch ohne Nebenwirkungen, indem sie die Heilmechanismen des Körpers fördern.

Freie Radikale, Hormonsubstitutionstherapie und Ayurveda

Vom ayurvedischen Standpunkt aus gesehen ist es nicht der Östrogenverlust, durch den Frauen altern und nach der Menopause krank werden. Die Wirkung von Östrogen wirft lediglich ein Licht auf die Vorgänge in Ihrem Körper, und der Ausfall dieses Östrogenschutzes ist sogar meßbar. Wie wir beispielsweise in Kapitel 5 gesehen haben, werden freie Radikale (instabile Sauerstoff- und andere Moleküle) normalerweise von unseren Körpern erzeugt, um Bakterien zu bekämpfen und Giftstoffe zu beseitigen. Sie entstehen aber auch durch Strahlung und andere gifthaltige Elemente in unserer Umgebung. Sie zerstören unsere Körpergewebe und führen zu degenerativen Veränderungen, die wir mit Altern in Verbindung bringen, wie Falten und Steifheit in unseren Gelenken. Wissenschaftler erkennen jetzt auch an, daß die Verstopfung der Arterien im Alter nicht nur auf ein Übermaß an Gesamtcholesterin im Blut oder gar auf ein Übermaß an LDL, dem sogenannten schlechten Cholesterin, zurückgeht, sondern auf *oxidierte* LDL. Das LDL-Cholesterin wird von den freien Radikalen angegriffen und verwandelt sich in eine instabile, oxidierte Form, die die Arterienwände schädigt und zu Arteriosklerose, Herzkrankheit und Schlaganfällen führt. Bedauerlicherweise entstehen oxidierte Fette wie LDL leichter aus vielfach ungesättigten Fetten, die in der Margarine vorkommen, zu deren Verzehr wir zwecks Verhinderung von Herzkrankheit ermuntert werden, als aus gesättigten Fetten wie Butter und Ghee oder einfach gesättigten Fetten wie Olivenöl.

Der Maharishi-Ayurveda bietet uns Programme, um unsere Körper gegen schädigende Moleküle von freien Radikalen zu schützen. Diese Verjüngungsprogramme nutzen spezielle Kräuterformeln und Körpertherapien (siehe Kapitel 12). Sie gehen tiefer als die Hormonsubstitutionstherapie. Trotz all ihrer Vorteile korrigiert die Hormonsubstitutionstherapie nicht die tiefer liegenden Unausgeglichenheiten in der Verdauung und im Stoffwechsel, die während der Menopause deutlich werden und die eventuelle Probleme irgendwo anders im Körper verursachen können.

Für manche Frauen, die sich in der Menopause befinden, schaffen die hormonalen Veränderungen einen solchen Aufruhr und führen zu so ernsthaften Symptomen, daß eine zeitweilige Hormonsubstitution angezeigt wäre, während die psychophysiologischen Unausgeglichenheiten mit ayurvedischen Programmen behandelt werden.

Für andere Frauen mit weniger ernsthaften Symptomen können regelmäßige ayurvedische Routinen und Vata- und Pitta-ausgleichende Eßprogramme allein schon helfen, symptomfrei durch die Menopause zu kommen.

Der Ayurveda zielt auf etwas anderes ab: Da der Hormonspiegel einer jeden Frau einmalig in ihrer Physiologie ist und sich täglich ändert, ist die Notwendigkeit, die von außen kommenden Östrogen- und Progesteronmengen anzupassen, ein ständiges Dilemma. Ein synthetisches Hormon kommt in festgelegten Mengen und zu einer festgelegten Rate in Ihren Körper. Regelt dagegen Ihre biologische Intelligenz die Dosierung, werden Menge und Rate zu verschiedenen Tageszeiten und unter wechselnden Bedingungen subtil und präzise schwanken. Daher bekommen viele Frauen, die eine Hormonsubstitutionstherapie mitmachen, mehr oder weniger unpassende Hormonmengen.

Im Grunde ist es doch so: Die Natur weiß es am besten. Wenn Sie die Menopause noch nicht erreicht haben, können Sie sich auf sie vorbereiten, indem Sie die hier dargelegten ayurvedischen Behandlungsprogramme befolgen. Wenn Sie gerade in der Menopause sind bzw. sie hinter sich haben, befolgen Sie bitte die Dosha-beruhigenden Ernährungsweisen und Reinigungsroutinen, insbesondere regelmäßiges Panchakarma, um spezifische Menopausensymptome zu lindern und Ihnen zu helfen, weiter vital zu bleiben. Sollten die Symptome jedoch andauern, dann beraten Sie sich mit Ihrem Arzt und überlegen, ob eine Hormonsubstitution sinnvoll wäre. Sorgen Sie dafür, daß Sie alle Unterlagen über Ihre persönliche Vorgeschichte und die Ihrer Familie hinsichtlich Herzkrankheit, Brustkrebs, Gebärmutterkrebs und Knochenschwund zusammenbekommen, denn dieses Wissen wirkt sich auf Ihre Entscheidung aus, ob Sie eine Hormonsubstitutionstherapie aufnehmen und wie lange sie dauern soll. Denken Sie daran, daß dies keine Entscheidung ist, an die Sie gebunden sind. Die Therapie kann jederzeit begonnen und wieder abgebrochen werden. Sollten Sie sie jedoch wegen eines ernsten Problems wie Knochenschwund oder Herzkrankheit anwenden, kann sie bei guter Überwachung unbegrenzt lange fortgeführt werden.

Fast alle Menopausensymptome verschwinden spontan im Lauf der Zeit, wenn sich Ihr Körper darauf einstellt, einen Ausgleich für die hormonalen und die eliminierenden Veränderungen zu schaffen. Nach ayurvedischen Grundsätzen ist die Hormonsubstitutionstherapie etwas von außen Kommendes, wodurch Ihr Körpergeist ständig aus dem Gleichgewicht sein kann und keine Gelegenheit hat, sich innerlich anzupassen. Während eine kurzzeitige Hormonsubstitutionstherapie hilfreich sein könnte, verhindert eine lange Therapie diese Selbstregulierung (es sei denn, sie soll ernsthafte Erkrankungen verhindern, von denen Sie bedroht sind). Angesichts der sensationellen ersten Untersuchungen zu ayurvedischen Programmen und zur Erhöhung der gegen das Altern gerichteten Hormonspiegel (worüber wir im nächsten Abschnitt sprechen werden) stehen unserer Meinung nach bald viel mehr Informationen über den Ayurveda, über die Hormon- und Östrogenproduktion sowie über den Stoffwechsel zur Verfügung. Die Hormonsubstitutionstherapie der heutigen Tage, die im Augenblick durchaus hilfreich sein mag, könnte überholt sein, wenn wir lernen können, den Verlust der Hormonproduktion unseres Körpers durch die natürliche Apotheke, die wir im Inneren haben, wieder auszugleichen.

Das ayurvedische Rezept für eine angenehme Menopause

Die ayurvedischen Routinen sollten vor der Menopause einsetzen, so daß die Doshas ins Gleichgewicht gebracht worden sind, wenn eine Frau in die Menopause kommt. Der Ayurveda schlägt nach dem Aufhören der Periode regelmäßige Reinigungsprozeduren vor, die an die Stelle des reinigenden monatlichen Menstruationszyklus treten sollen. Innere Reinigungen, die zu Hause vorgenommen werden (siehe Kapitel 9), tägliche Ölmassage, regelmäßige körperliche Bewegung, regelmäßiges Ruhen und ein richtiges Eßprogramm sind von ausschlaggebender Bedeutung, damit wir gesund und energiegeladen bleiben.

Hier nun einige Vorschläge:

- Praktizieren Sie täglich eine Technik zur Streßlösung, wie es die TM ist. Sie befähigt Ihren Körpergeist, seine eigenen Biochemikalien gegen das Altern zu erzeugen.
- Betreiben Sie eine sinnvolle, angenehme Tätigkeit, um Geist und Herz zu beleben.

- Ruhen Sie sich genügend aus. Gehen Sie früh ins Bett, und stehen Sie früh auf.
- Essen Sie viel frisches Obst, Gemüse, Körner sowie Hülsenfrüchte, und befolgen Sie die ayurvedischen Ernährungsrichtlinien.
- Aufsteigende Hitze ist ein Zeichen für unausgeglichenes Pitta und wird bekanntlich durch Streß und Ernährung verschärft. Halten Sie sich an eine Pitta-beruhigende Ernährungsweise und die PMS-Routine für Pitta-Frauen.
- Meiden Sie Alkohol und koffeinhaltige Getränke.
- Scheidentrockenheit, Stimmungsschwankungen und Schlaflosigkeit sind sämtlichst Zeichen für unausgeglichenes Vata. Halten Sie sich an eine Vata-beruhigende Ernährungsweise und die PMS-Routine für Vata-Frauen, um diese Symptome zu verringern.
- Gehen Sie jeden Tag spazieren, schwimmen Sie, oder fahren Sie Rad, und machen Sie Surya namaskar (siehe Kapitel 4).
- Führen Sie jeden Tag eine Ölmassage (wie in Kapitel 12 beschrieben) durch.
- Befolgen Sie das monatliche Ruheprogramm (Kapitel 9).
- Befolgen Sie die Instruktionen für die innere Reinigung (Kapitel 9). Es überrascht nicht, daß sich das Programm zur Verminderung der PMS-Symptome (Kapitel 9) auch gut zur Verminderung und Milderung von Menopausensymptomen eignet. Um die Reinigung zu fördern und die Doshas ins Gleichgewicht zu bringen, machen Sie bitte die Behandlung einmal monatlich in drei aufeinanderfolgenden Monaten, sofern Sie gesundheitlich wohlauf sind. Wenn Sie meinen, daß es mit den Symptomen besser geworden ist, können Sie ein paar Monate auslassen und dann das Programm wieder drei Monate lang durchführen.

Wir haben Ihnen nun einige Gedanken und Programme vermittelt, damit Sie Ihrem Körpergeist durch den natürlichen

Zyklus der Menopause hindurchhelfen können. Sie verstehen jedoch hoffentlich, daß warmes Öl und heißes Wasser zwar sehr hilfreich sind, aber nicht den entscheidenden Beitrag der ayurvedischen Weisheit ersetzen, und zwar das Wissen um das bisher entdeckte wichtigste medizinische »Feld« – das innere Entwicklungsfeld.

Vom Standpunkt des Ayurveda ist die Menopause eine weitere Gelegenheit, um im Einklang mit einem Körpergeist, der sich ständig erneuert, wieder unseren Platz zu finden. Wir können durch die Menopause in die mehr aufs Spirituelle und auf Bewußtseinserweiterung angelegten Vata-Werte eindringen und von den eher konzentrierten, kontrollierenden und antreibenden Pitta-Eigenschaften abkommen. Vata stimmt uns oft auf unser innigstes Verlangen ein, schöpferisch tätig sein und den Geist ausweiten zu wollen sowie alle Arten der Poesie – von der ausgesprochen persönlichen bis hin zu weltumspannender – zu erleben und zum Ausdruck zu bringen. In diesem Stadium brauchen uns unsere nächsten Familienangehörigen vielleicht immer weniger, während uns unsere Gemeinschaften und unsere Welt mehr und mehr benötigen. Wir können unser Leben erweitern, um die ganze Welt zu umfassen, indem wir dem Leben auf Schritt und Tritt etwas Schöpferisches und Gewaltiges zurückgeben. Um diese globalen Herausforderungen anzunehmen, müssen wir über alle Zweifel oder Befürchtungen hinsichtlich des Reifens und Alterns hinwegkommen.

Das lange Leben der Frauen

Was hilft den Frauen, länger zu leben als Männer?

Nach Angaben des National Center for Health Statistics sterben bis jetzt in den Vereinigten Staaten Männer an den Auswirkungen der fünfzehn wichtigsten Todesursachen häufiger als Frauen. Frauen haben von Geburt an noch immer eine Lebenserwartung, die sieben Jahre höher ist als die der Männer. Selbst wenn man sich die Zahlen über Bürger in den Altersgruppen ansieht, in denen Frauen nicht mehr den sogenannten schützenden Hormonvorteil haben, der sie vor Herzattacken bewahrt, leben Frauen trotzdem noch immer vier Jahre länger als Männer.

Um die Sache etwas auszugleichen, werden auf 100 Mädchen etwa 125 Jungen empfangen. Zum Zeitpunkt der Geburt besteht der zahlenmäßige Vorteil darin, daß auf 105 männliche Neugeborene 100 weibliche kommen. Obwohl mehr Mädchen mit »niedrigem Geburtsgewicht« geboren werden, überleben sie besser. Bei Jungen ist die Sterblichkeitsrate acht Prozent höher. Diese höhere Rate besteht dann das ganze Leben hindurch. Auf 100 Frauen über fünfundsiebzig kommen fünfundsechzig, und vierzig Männer kommen auf hundert Frauen über fünfundachtzig.

Frauen haben gewöhnlich nicht länger als Männer gelebt. Vor dem zwanzigsten Jahrhundert starben sie früh, oft während der Entbindung, oder aber sie wurden durch das Kinderkriegen und das Aufziehen der Kinder derart verbraucht, daß sehr viele vorzeitig starben. In unserer Zeit jedoch haben die Frauen die Möglichkeit, ihr Durchhaltevermögen unter Beweis zu stellen, und leben jetzt länger. Dennoch werden Frauen krank, und zwar – wie Statistiken aus der letzten Zeit zeigen – häufiger als Männer. Interessant ist jedoch, daß Frauen länger leben als Männer, *obwohl* sie weit mehr chronische Leiden haben.

Warum nun leben Frauen länger? Nach Ansicht von Wissenschaftlern liegt die Antwort teilweise im weiblichen X-Chromosom, teilweise in den Unterschieden zwischen weiblichen und männlichen Geschlechtshormonen und teilweise in den Immunsystemen der Frauen. Beispielsweise steht das männliche Hormon Testosteron in Beziehung zu hohem Blutdruck und höheren Mengen an Streßhormonen sowie zu dem Lipid LDL im Cholesterin, das die Arterien verstopft. Frauen brauchen anscheinend weniger Sauerstoff, benutzen weniger Energie und verstoffwechseln langsamer.

Ob nun dieser Unterschied im längeren Leben eine Frage günstigerer genetischer Voraussetzungen ist, weil die Frauen die Trägerinnen der menschlichen Spezies sind, oder eine Frage günstigerer biologischer Umstände, weil Frauen schon aus Tradition sich um andere Menschen kümmern und daher länger leben müssen, ist weniger wichtig als die Frage, was wir mit all dem anfangen, was uns da gegeben ist. Wir präsentieren diese Ergebnisse nicht, um die Unterschiede zwischen Männern und Frauen herauszustreichen, sondern um zu fragen, was Frauen tun können, um angesichts der Stärken, die nur sie haben, ihre gesundheitliche Lage zu verbessern.

Einer unserer augenblicklichen Vorteile auf gesundheitlichem Gebiet liegt sicherlich im Verhaltensbereich: Wir gehen unsere Gesundheitsprobleme direkter an als die Männer. Und wir hören zu. Eine Harris-Umfrage aus letzter Zeit ergab, daß Frauen viel stärker auf »Ratschläge zur Gesundheit« reagieren als Männer. Unter dem Gesichtspunkt der Vorbeugung scheinen die Frauen zu tun, was notwendig ist, um länger zu leben. Vom Standpunkt der Psychoneuroimmunologie wie auch des Ayurveda ist ein aktives Interesse am Gesundsein ganz einfach und praktisch lebensfördernd.

Eine an der Emory University durchgeführte Studie kam auf vierzehn Hauptgründe für vorzeitiges Krankwerden und Sterben (vor dem 65. Lebensjahr) und gelangte zu dem Schluß, daß etwa zwei Drittel aller frühen Todesfälle vermeidbar gewesen wären.[9] Wir brauchen nicht allein Durchbrüche auf medizinischem Gebiet, um die Muster für langes Leben zu verändern. Allein durch Nutzung bereits vorhandenen Wissens können wir insgesamt auch als Nation gesünder werden. Viele Frauen begreifen das heutzutage, übernehmen daher mehr Verantwortung für ihre Gesundheit und schützen sich vor allem dadurch, daß sie vorbeugen.

Auf diese Art von Medizin ist der Ayurveda spezialisiert. All seine Programme und Verhaltensmaßregeln gelten insbesondere einem längeren Leben für Frauen und für Männer, und sie fußen auf einer umfassenderen Vorbeugung, die das Altern völlig neu definiert.

Nie alt werden

Alter wird nur wichtig, wenn man altert.
Jetzt, da ich ein hohes Alter erreicht habe,
könnte ich auch 20 sein.
Pablo Picasso
(im Alter von achtzig Jahren)

Der Ayurveda meint, und westliche Wissenschaftler beginnen, ihm zuzustimmen, daß es dafür, wie lange Menschen leben können, keine theoretische Grenze gibt. Um das zu begreifen, müssen wir noch einmal all das durchdenken, was als »Alterungsprozeß« bezeichnet wird, und müssen die Frage stellen: »Altern« wir wirklich?

Nach Meinung der modernen Medizin auf jeden Fall. Bestimmte Merkmale kennzeichnen jede einzelne Lebensphase und führen zu einem kollektiv festgesetzten endgültigen Abschluß, der auch als Tod bekannt ist. Durch die Furcht vor ihm verstoßen Ärzte spitzfindig und doch gar nicht so spitzfindig gegen ihr Berufsethos. Und die Patienten lernen, dementsprechend zu reagieren.

Die fünfundachtzigjährige Belle S. hat folgendes bemerkt: Nennt sie den Ärzten, die sie aufsucht, ihr *tatsächliches* Alter, behandeln diese sie im Grunde nicht mehr mit der engagierten Sorgfalt, die sie aufbringen würden, wenn sie ihnen sagte, sie sei fünfzehn Jahre jünger. Sie fühlt sich aber, wie die meisten älteren Menschen, mindestens fünfzehn Jahre jünger, als sie in Wirklichkeit ist. Es ist festgestellt worden, daß die meisten

Annoncen, die »ältere Menschen« ansprechen sollen, diesen Personenkreis nicht erreichen, weil dessen sogenannte Mitglieder sich nicht als ältere Menschen betrachten. Belle könnte auch noch eine tiefere Wahrheit vermitteln: Sie könnte *biologisch* tatsächlich viel jünger sein.

Es ist leicht, zu erkennen, warum sie sich jünger macht. Viele ihrer Ärzte meinen, sie lebe nur noch ein paar Stunden oder so, und dies einzig und allein wegen der Zahl fünfundachtzig. Eine vor kurzem erfolgte Befragung von Ärzten in den USA ergab folgendes: Ein Drittel von ihnen ist der Ansicht, daß eine amerikanische Durchschnittsfrau nur noch weniger als fünf Jahre zu leben hat, wenn sie fünfundsiebzig geworden ist. Nach Statistiken der US-Regierung jedoch lebt sie im Durchschnitt noch zwölf Jahre und wird siebenundachtzig.[10]

Unser wirkliches – unser biologisches – Alter wird in der westlichen Kultur bzw. Medizin selten berücksichtigt. Wenn wir unser Alter vom Biologischen her richtig berechnen sollten, bekämen wir eine Vorstellung davon, wieviel Streß jeder einzelne während seines Lebens in sich hineingefressen hat und wie unverwüstlich sein Körpergeist sein kann. Wir könnten nicht einfach nur vom Umweltstreß ausgehen, denn eine physiologisch ausgeglichene Frau, die in New York City lebt, hat möglicherweise weit weniger Streß mitgemacht als ihre unausgeglichene Gegenspielerin auf Maui.

Der Alterungsprozeß ist genauso individuell wie die Persönlichkeit. Einige von uns altern schnell, andere langsam. Man braucht nur einmal ein Klassentreffen zu besuchen, um zu sehen, wie erstaunlich die physiologischen Unterschiede zwischen Menschen sind, die im selben Jahr geboren wurden und aus ähnlichen Verhältnissen kommen. Durch das Standarddenken über das Altern werden diese sehr beträchtlichen individuellen Unterschiede oft übergangen. Die meisten von uns erkennen an, daß alle Achtzigjährigen physiologisch nicht dasselbe Alter haben. Einige haben die Physiologie von (etwa)

Fünfzigjährigen oder noch Jüngeren. Natürlich muß man ein starkes, ungebrochenes Gefühl dafür haben, wer man ist, um über die allgemein üblichen Erwartungen, wie man »in seinem Alter« auszusehen und sich zu fühlen hätte, hinauszugehen. Als Gloria Steinem, Begründerin und Autorin des Magazins *Ms.*, vierzig geworden war, konterte sie die Äußerung »Sie sind vierzig? So sehen Sie aber nicht aus!« mit der inzwischen klassisch gewordenen Bemerkung: »Vierzig sieht eben so aus.«

Von der äußeren Erscheinung einmal ganz abgesehen, könnte Ihr *physiologisches* Alter bei der Betrachtung des sogenannten Alterungsprozesses weit wichtiger als Ihr tatsächliches Alter sein. Wissenschaftler haben einmal die Biologie des Alterns von der Psychologie des Alterns getrennt und sind zu dem Schluß gelangt, daß *»viele der im fortgeschrittenen Alter vermuteten physiologischen Mängel bei Menschen jeden Alters, die keine liebenden Angehörigen, keine guten Freunde, keine sinnreiche Tätigkeit und keine geistige Anregung haben, auftreten könnten«.*[11]

Eigentlich gilt diese Feststellung nur für eine Minderheit. Die Vorstellung, ein *großer* Bevölkerungsanteil älterer Menschen sei bedrückt und einsam, ist ein Mythos. Als Gruppe sind ältere Menschen genauso zufrieden und nicht weniger einsam als jüngere. Fragen wie »Haben Sie gute Freunde?« oder »Sind Sie in den letzten Tagen oder so mit einem Freund zusammengekommen?« beantworten Siebzig- und Achtzigjährige genauso wie Zwanzig- und Dreißigjährige. Auch sind die meisten älteren Menschen nicht krank. Bei einer von der Stanford University School of Medicine durchgeführten Umfrage unter 700 Männern und Frauen im Alter zwischen fünfundfünfzig und achtzig meinten die Befragten, weit gesünder zu sein, als es ihre Eltern im selben Alter waren, und diesen Fortschritt schrieben sie Unterschieden im Lebensstil wie körperlicher Betätigung und der Ernährungsweise zu. Und sie hatten recht.

»Im allgemeinen« – sagt Adrian Ostfeld, Endokrinologe an der Yale University – »bleiben etwa 75 Prozent aller Männer und Frauen über fünfundsechzig gesund. Krank werden vor allem die restlichen 25 Prozent, und deren Leiden haben im allgemeinen etwas mit dem Lebensstil zu tun.« Die Amerikaner werden jetzt im Durchschnitt fünfundsiebzig Jahre alt, während der Durchschnittsamerikaner vor weniger als 150 Jahren mit fünfundvierzig starb. Menschen über fünfundachtzig bilden jetzt die Bevölkerungsgruppe in den USA, die am stärksten anwächst. Außerdem gibt es in den Vereinigten Staaten etwa 36 000 Hundertjährige. Wenn das so bleibt, haben wir bis zum Jahre 2020 schon 266 000 davon.
Die Forschung zeigt auch, daß dort, wo allgemein eine lange Lebenserwartung überwiegt, einzelne Menschen infolge dieser Gruppenerwartung länger leben. Länger zu leben ist für sie etwas Selbstverständliches, und ihre Körper reagieren dementsprechend. Sie verlangsamen buchstäblich den Alterungsprozeß, um der allgemeinen Lebenserwartung zu entsprechen. Und dieser Wandel in der Lebenserwartung beginnt in unserer Kultur einzusetzen, wenn unsere augenblickliche Vorstellung von den Möglichkeiten dazu eine andere wird.
Edward Masoro, Physiologe am University of Texas Health and Science Center, meint, »wenn Einschränkungen in der Ernährungsweise bei Menschen dieselben Auswirkungen haben wie bei Nagetieren, könnte die Lebensspanne des Menschen um mindestens 30 Prozent verlängert werden, so daß wir dreißig bis fünfunddreißig Jahre länger leben würden. Wenn wir aber erst einmal die Mechanismen verstehen, die das Altern kontrollieren, könnten wir die Lebensspanne möglicherweise beträchtlich länger ausdehnen. Vielleicht um 100 Prozent, so daß wir noch 100 bis 120 Jahre länger leben würden.« Thomas Johnson von der University of Colorado ist auch dieser Meinung: »Ich glaube, wir könnten das Leben der Menschen weit über das hinaus verlängern, was wir in unseren Träumen je für möglich

gehalten haben. Ausgehend von dem, was bei Tierversuchen erreicht wurde, könnte man sich vorstellen, beim Menschen Lebensspannen zu erreichen, die das Doppelte der augenblicklichen Norm betragen würden.«[12]

Endokrinologen machen die Feststellung, daß das menschliche Wachstumshormon – ein Sekret der Hirnanhangdrüse, das normalerweise den Körper befähigt, Wunden zu heilen und Fette umzusetzen, das das Immunsystem stützt und beim Aufbau von Knochen, Muskeln und inneren Organen behilflich ist – die Veränderungen im Körper, zu denen es in zehn oder zwanzig Jahren des Alterns kommt, umkehren kann. Ein vor kurzem im *New England Journal of Medicine* veröffentlichter Bericht hat darauf verwiesen, daß ein genetisch definiertes Wachstumshormon bei älteren Menschen mit besonders wenig Wachstumshormonen einige Folgen des Alterns umkehren konnte und insbesondere zu einer Verstärkung der Muskelmasse, zu einem Verlust an Körperfett und zu mehr Kraft geführt hatte. Dazu bemerkte die Frau eines Mannes, der dieses Hormon bekam: »Er sieht jetzt richtig fit und adrett aus, und er hat auch mehr Mumm in den Knochen.« Jährlich kosten diese Hormone etwa 14 000 Dollar.[13] Ein ziemlich kostspieliger »Mumm«. Was wir eigentlich benötigen, ist »unabhängiger Mumm«, den wir uns selbst machen können, in unseren eigenen Körpern. Und die Wissenschaftler beginnen auch danach zu forschen, wie wir die Substanzen, die wir selbst erzeugen, am besten nutzen können.

Nehmen Sie beispielsweise DHEA (= Dehydroepiandrosteron), ein schwach anaboles Hormon, ähnlich dem menschlichen Wachstumshormon, das den Körper überflutet, wenn wir jung sind, und das sich sehr positiv auswirkt. Bezeichnenderweise verringert sich der DHEA-Spiegel im Körper mit fortschreitendem Alter sehr vorhersagbar und kommt von einem Höchststand beim Alter von fünfundzwanzig auf etwa 30 Prozent seines Höchststandes beim Alter von fünfzig Jahren und auf weniger als 20 Prozent beim Alter über siebzig. Jedoch zeigen neueste Forschungen, daß ein erhöhter DHEA-Spiegel einige altersbedingte Krankheiten umkehren kann.[14]

Aufgrund von Hormon- und Genuntersuchungen meinen Wissenschaftler wie Michael Jazwinski vom Louisiana State University Medical Center: »Möglicherweise sind einige Menschen, die jetzt leben, in 400 Jahren immer noch am Leben.« William Regelson, Medizinprofessor am Medical College of Virginia, gelangt zu dem Schluß, daß »die Möglichkeiten der Lebensverlängerung praktisch unbegrenzt zu sein scheinen«.[15]

Im Grunde weiß eigentlich niemand von uns – kein Wissenschaftler und kein medizinischer Fachmann – ganz genau, warum der Körper nicht unbegrenzt leben kann. Wir brauchten etwas, um den Alterungsprozeß systematisch zu verlangsamen, zum Stehen zu bringen und eventuell umzukehren. Auf die eine oder andere Weise brauchen wir den Zugang zu der tiefer liegenden Ewigkeit, um voll mit dem einheitlichen Feld des Selbstbezuges in uns verbunden zu werden, wo keine Energie verlorengeht und wo es zu keinem Verfall kommt. Wenn Sie täglich ohne Verschleißerscheinungen funktionieren könnten, eingebettet in eine praktisch streßfreie Physiologie, wäre »das Ende« mehr eine Entscheidung als eine Überraschung. Das ist die unsterbliche Vision des Maharishi-Ayurveda.

Der Maharishi-Ayurveda und die Umkehrung des Alterns

Wenn wir nur einen Augenblick lang unser Universum
verstehen und erkennen könnten,
daß wir eins mit ihm sind ... würden wir sehen,
daß es absolute Unsterblichkeit gibt.
Buckminster Fuller

In Übereinstimmung mit den ayurvedischen Lehrsätzen bestimmen nicht die herkömmlichen Begriffe »jung« und »alt« die Länge des menschlichen Lebens, sondern es ist die Fähigkeit, von Anfang bis Ende voll bewußt zu bleiben, die bestimmt, wie lange wir leben. Wir wissen, daß unser Körper seit unserer Geburt fortwährend dem Ansturm chaotischer äußerer Einflüsse ausgesetzt ist, ihnen trotzt und seine innere Einheit durch ständige Bezugnahme zur natürlichen Abfolge in unserer DNS bewahrt. Wir beginnen zu altern, wenn die verworrenen Umwelteinflüsse zu überwiegen beginnen. Um das Altern umzukehren, müßten wir die geordnete biologische Intelligenz im Körpergeist wieder voll zum Leben erwecken. Jede verschriebene ayurvedische Behandlung soll diese Intelligenz in uns neu beleben, um die natürliche Geordnetheit wiederherzustellen.
Wissenschaftliche Untersuchungen zeigen bereits, daß mehrere ayurvedische Ansätze den Alterungsprozeß zum Stehen bringen und sogar umkehren konnten. In Kapitel 12 sehen wir uns Untersuchungen zu der Frage an, wie sich ayurvedische Rasayanas (Kräuterverbindungen) und Körperbehandlungen wie Panchakarma auf verschiedene Krankheiten auswirken. Hier untersuchen wir jetzt, wie tägliche Transzendentale Meditation (TM) als ayurvedisches Programm zur Streßlösung auf das Altern wirkt.
In Kapitel 5 besprachen wir eine Studie der Harvard University, die festgestellt hat, daß die Transzendentale Meditation bei Menschen, die mit siebzig bzw. achtzig meditieren gelernt

haben, das Leben verlängert. Es heißt dort, fortgesetztes tägliches Praktizieren der TM-Technik führe zu physiologischen Ergebnissen, die den Alterungsprozeß verlangsamen bzw. umkehren.

Eine weitere Forschungsarbeit bestätigt diese Möglichkeit. Beispielsweise ergab eine im *International Journal of Neuroscience* veröffentlichte Studie, daß aufgrund einer Befragung von Männern und Frauen im Durchschnittsalter von dreiundfünfzig Jahren fünfjähriges TM-Praktizieren einer durchschnittlichen Verminderung des biologischen Alters um 12,5 Jahre gleichkommt.[16] Die Versuchspersonen wurden in folgende drei Gruppen eingeteilt: Personen, die gar nicht meditierten, und Personen, die nur kurze Zeit (weniger als fünf Jahre) meditierten, und Personen, die längere Zeit (über fünf Jahre) meditiert hatten. Während die Kontrollen bei den Personen, die nicht meditierten, ergaben, daß sie 2,6 Jahre jünger als in Wirklichkeit waren, waren die Personen, die kurze Zeit meditiert hatten, fünf Jahre jünger als in Wirklichkeit und diejenigen, die schon lange Zeit meditiert hatten – zwölf Jahre.

Eine weitere Studie, die der Psychologe David Orme-Johnson vor kurzem durchgeführt hat, wies nach, daß das Praktizieren der Transzendentalen Meditation die Inanspruchnahme medizinischer Maßnahmen und die ärztlichen Kosten erheblich verringert hat, insbesondere unter Erwachsenen über vierzig, bei denen Krankheiten normalerweise häufiger sind. Angaben über Versicherungsansprüche aus fünf Jahren für etwa 2000 Personen, die TM und das TM-Sidhi-Programm (siehe Kapitel 12) praktizierten, wurden mit einer normativen Datenbasis von etwa 600 000 Versicherten desselben Versicherungsträgers verglichen. Die Zahl der Tage stationärer Behandlung für die TM-Gruppe lag 50,2 Prozent unter der Norm für Kinder (0–19 Jahre), 50,1 Prozent unter der für junge Erwachsene (19–39) und 69,4 Prozent unter der für ältere Erwachsene (ab 40). Die Zahl der ambulanten Konsultationen lag 46,8 Prozent unter

der Norm für Kinder (0–19 Jahre), 54,7 Prozent unter der Norm für junge Erwachsene (19–39 Jahre) und 73,7 Prozent unter der Norm für ältere Erwachsene (ab 40). Insgesamt war die Zahl der Krankenhauseinweisungen für die TM-Gruppe geringer als für andere Gruppen vergleichbaren Alters, gleichen Geschlechts, Berufs und gleicher Versicherungsbedingungen für alle siebzehn Hauptkategorien medizinischer Behandlung.[17] Die Zahl der Einweisungen für Entbindungen lag in der Norm und zeigte, daß Personen, die TM praktizierten, medizinische Fürsorge nicht ausschlugen, wenn sie sie benötigten.
Eine vor kurzem abgeschlossene achtjährige Langzeitstudie zu medizinischen Aufwendungen einer Gruppe von 612 kanadischen Männern und Frauen vor und nach Erlernung der TM ergab, daß diese Gruppe drei Jahre vor Erlernung der TM durchschnittlich dieselben medizinischen Gesamtaufwendungen hatte wie allgemein in Quebec. Nach dem Erlernen der TM sanken die Ausgaben in den folgenden fünf Jahren um etwa 42 Prozent. Diejenigen, die die meisten medizinischen Dienstleistungen in Anspruch nahmen, verringerten ihre Gesamtausgaben in fünf Jahren um 68 Prozent.[18]
Einige Studien befaßten sich mit besonderen physiologischen und biochemischen Veränderungen durch die Teilnahme am TM-Programm. Eine solche Veränderung ist die verringerte Replikationsfähigkeit (Replikation = Neusynthese) der DNS, die ja den Alterungsprozeß begleiten soll. Hari Sharma und seine Kollegen vom Ohio State University College of Medicine untersuchten die Replikationsmechanismen der DNS in vitro (= Versuch außerhalb des Organismus) durch Schädigung von Lymphozyten mit Hilfe von Bestrahlung. Es wurde festgestellt, daß der Heilungsprozeß in der DNS von Lymphozyten, welche von Personen stammten, die Transzendentale Meditation praktizierten, nach fünf Stunden hundertprozentig komplett war, bei einer Kontrollgruppe von Personen, die nicht meditierten, dagegen nur zu 80 Prozent.

Die vielleicht sensationellste Studie aus jüngster Zeit meint, daß »Personen, die regelmäßig meditieren, altersbezogene Hormonspiegel haben, die mit denen von Personen verglichen werden können, welche fünf bis zehn Jahre jünger sind und nicht meditieren«. Diese Studie hat Jay Glaser am Maharishi Ayur-Veda Health Center in Massachusetts zusammen mit Wissenschaftlern der City University von New York durchgeführt. Verglichen wurden die DHEA-Spiegel von 423 Personen zwischen zwanzig und einundachtzig, die TM praktizierten, mit den DHEA-Spiegeln von 1252 Personen desselben Alters, die nicht meditierten, wobei Auswirkungen der Ernährungsweise, Fettleibigkeit und körperliche Betätigung unberücksichtigt blieben. Als Vorläufer von Östrogen, Serotonin, Melatonin und anderen Hormonen, die allgemein mit zunehmendem Alter zurückgehen, wurde bei DHEA festgestellt, daß es das Immunsystem stärkt und dem Körper hilft, sich gegen Krebs zur Wehr zu setzen. Glasers Studie hat festgestellt, daß ältere Personen, die TM praktizieren, viel mehr DHEA haben, als sonst üblich ist. Die Forschungsarbeit zeigt nicht nur, daß vorzeitiges Altern umgekehrt werden kann, sondern daß dies auch außerhalb des Labors möglich ist, wenn unser Körper die richtigen Chemikalien und Hormone erzeugt. Glaser gelangte zu folgendem Schluß: Menschen, die meditieren, beteiligen sich am Leben mit größerer Gelassenheit, mehr Toleranz und reagieren physiologisch weniger auf Streß. Wenn sie müheloser über den Tag kommen, nehmen sie weniger Streß auf, und was ist Altern, wenn nicht ständig sich ansammelnder Streß?«[19]

Bemerkenswert war an Glasers Studie, daß bei den Frauen die Ergebnisse durchweg und auffallend höher ausfielen als bei den Männern. Männer über 45 hatten 23 Prozent mehr DHEA als ihre Gegenspielerinnen, während Frauen über 45 davon 47 Prozent mehr hatten. In einer ähnlichen Studie befaßte sich der Physiologe Ken Walton mit DHEA und anderen, von chronischem Streß beeinflußten Steroidhormonen bei Personen, die

TM praktizieren, und solchen, die sie nicht praktizieren. Die Spiegel aller Hormone waren in der TM-Gruppe auffallend höher und bei den meditierenden Frauen sogar noch viel höher.[20] Beide Studien zeigen, daß tägliches TM-Praktizieren zu bedeutsamen Unterschieden in der Hormonproduktion führt, insbesondere bei Frauen. Diese Studien geben auch interessante Impulse für weitere Forschungsarbeiten zu Gesundheitsproblemen von Frauen, weil hohe DHEA-Spiegel mit weniger Brustkrebs- und Knochenschwundfällen in Verbindung gebracht werden.

Die Ergebnisse bestätigen auch andere Forschungen zu Unterschieden im Alterungsprozeß von Männern und Frauen. Sie führen uns aber auch einen Schritt weiter, denn sie zeigen folgendes: Sollte die TM langfristige Streßwirkungen und nachfolgende Schwächeerscheinungen wirklich so effektiv lösen und beseitigen, wird der vorzeitige Alterungsprozeß bei Frauen (durch die Produktion der erforderlichen Hormone) wohl eher verzögert und umgekehrt werden können als bei Männern.

Wenn wir uns durch streßlösende Programme wie die TM gegen schädigende Umwelteinflüsse schützen, den Ayurveda nutzen und unser von Natur aus starkes Immunsystem und die Körperfunktionen kräftigen, wäre es durchaus denkbar, daß »die unsterbliche Frau« – nicht die in Marmor gehauene, sondern die aus dem inneren Bewußtseinsfeld geschaffene – in greifbare Nähe rückt.

Ayurvedische Vorschriften zur Umkehrung vorzeitigen Alterns

- Sie haben es zwar schon gehört, aber Sie sind tatsächlich so alt, wie Sie sich fühlen. Versuchen Sie, nicht so zu leben, als sei Leben nur fortschreitendes Älterwerden. Das ist bloß die eine Wirklichkeit. Unsterblichkeit ist eine andere.
- Stecken Sie sich im Leben ein oder mehrere Ziele, die Sie wirklich interessieren, begeistern und Ihren Geist, Ihren

Körper sowie Ihre Gefühle in Harmonie miteinander bringen.
- Betreiben Sie jeden Tag eine anregende geistige Tätigkeit.
- Genießen Sie täglich innere Stille.
- Achten Sie darauf, was Sie essen, wie Sie essen und wie Sie sich fühlen, wenn Sie dann verdauen.
- Betätigen Sie sich körperlich, aber übertreiben Sie es nicht. Am besten sind täglich flotte Spaziergänge, Schwimmen oder Aerobic-Training mit Rückbesinnung auf das Selbst sowie Yoga (siehe nächstes Kapitel).
- Wenn Sie immer daran denken, sich nach Möglichkeit eher positiven als negativen Gefühlen hinzugeben, erzeugen Sie in Ihrem Körpergeist die besten Chemikalien für ein langes Leben.
- Seien Sie in Ihrem Verhalten verantwortungsbewußt, und unterlassen Sie sämtliche Versuche, andere Menschen ändern zu wollen.
- Seien Sie ständig bereit, anderen zu helfen.

Gönnen Sie sich eine Pause – selbst noch lange nach der Menopause. Leisten Sie sich den Luxus, sich ein sehr langes Leben vorzustellen. Der Ayurveda vermittelt uns eine ganz neue Einstellung zu allen Besorgnissen hinsichtlich der Mitte unseres Lebens. Wenn unsere Alterungsprozesse sogar verlangsamt werden können – erreichen wir die Mitte unseres Lebens erst mit achtzig oder wenn wir doppelt so alt sind. Und dann sagen wir: »So sieht man eben mit hundertundsechzig aus!«

Im nächsten Kapitel finden Sie ein Programm, wie es der Maharishi-Ayurveda für jeden Tag vorschlägt, sowie weitere Verhaltensmaßregeln, um Ihre Doshas auf einer noch tieferen Ebene ins Gleichgewicht zu bringen, damit Ihr Körper auf ein krankheitsfreies Leben in Richtung »Unsterblichkeit« vorbereitet wird.

12 EINFACHHEIT
der Maharishi-Ayurveda als Programm für das tägliche Leben

Ein beständiger Geist, im Selbst verankert …
gewinnt die Herrschaft über die Naturgesetze.

Völliges Transzendieren gehört zu den
besten Quellen für Gesundheit und Glück.
Charaka Samhita

Gesund zu sein bedeutet nicht nur, nicht krank zu sein. Es bedeutet auch, sich nicht krank zu fühlen. Wirkliche Gesundheit beginnt im Bewußtsein und findet ihren Ausdruck auf vielen unterschiedlichen Ebenen Ihres Geistes und Ihres Körpers. Der Maharishi-Ayurveda behandelt als vollständiges medizinisches System jede Ebene des Lebens – nicht nur unser psychophysiologisches Funktionieren – als einen Aspekt von Bewußtsein, das sich selbst zum Ausdruck bringt. Er ist eine Wissenschaft des Lebens, eingebettet in eine universelle Betrachtungsweise. Sein Zweck ist es, Ihnen zu helfen, sich stets dessen bewußt zu sein, daß das Naturgesetz in seiner Gesamtheit in allem, was Sie tun, denken und fühlen, gegenwärtig ist. Wie das Universum in Ihnen wirkt, ist genauso wichtig wie die Wirkung, die Sie im Universum hervorrufen.
Um etwas von grundlegendem Wert für den Körpergeist zu tun, bietet der Maharishi-Ayurveda Behandlungsmethoden subjektiver und objektiver Art an, um Bewußtsein in der Psyche, der Physiologie, den Verhaltensweisen und gegenüber der Umwelt

zu entwickeln. Wie Sie sich verhalten, essen, schlafen und sich körperlich betätigen sollen, haben wir ja bereits beschrieben. In diesem Kapitel werden wir uns nun weiteren Heilansätzen zuwenden.

Lassen Sie uns zuerst das wichtigste Programm für die Gesundheit des Körpergeistes, das der Maharishi-Ayurveda anbietet, untersuchen: Von allem, was Sie tun können, um die Entwicklung und das Fließen von Bewußtsein in Ihrem Körpergeist zu fördern, dürfte wohl nichts wirksamer sein als das Programm der Transzendentalen Meditation. Durch eine einfache Technik können Sie die Verbindung zu der tiefsten Ebene Ihres Bewußtseins wieder knüpfen und »behandeln«, indem Sie die Erfahrung von Körper, Sinnen, Geist, Intellekt und Gefühl noch überschreiten und darüber hinausgehen. So können Sie mühelos den Smriti-Wert in Ihrem Körpergeist wiederherstellen – die Erinnerung an Ganzheit, die Erinnerung an vollkommene Gesundheit.

Was ist die Technik der Transzendentalen Meditation?

Die Technik der Transzendentalen Meditation (TM) hat Maharishi Mahesh Yogi, seit langem als großer Meister der vedischen Tradition bekannt, vor etwa vierzig Jahren in den Westen gebracht. Er lehrt, wie das volle Bewußtseinspotential innerhalb unserer Physiologie aufgrund der folgenden drei vedischen Prinzipien entwickelt werden kann:

- All unseren Gedanken, Wahrnehmungen und Gefühlen liegt ein stilles Feld reinen, grenzenlosen Bewußtseins zugrunde;
- der Geist sucht von Natur aus nach Glückseligkeit und Freiheit dieses seines grenzenlosen Zustandes; und
- sowie der Geist beginnt, sich nach innen zu richten, erfährt

er größeres Glück und wird mühelos zu seiner eigenen Quelle im transzendentalen reinen Bewußtsein gezogen.

Da das Praktizieren der TM auf diesen natürlichen Grundsätzen beruht, erfordert die TM-Technik weder Konzentration noch Kontrolle des Geistes. Somit kann sie von jedem leicht erlernt werden. Die TM-Technik ist ein einfacher, natürlicher geistiger Vorgang und wird morgens und abends fünfzehn bis zwanzig Minuten lang ausgeübt. Man sitzt dabei bequem zu Hause, kann aber auch in einem Flugzeug oder im Büro meditieren. TM hat nichts mit Manipulation der Autosuggestion zu tun. Sie ist eher eine Technik als eine Philosophie bzw. Religion, und daher praktizieren Menschen aller Religionen, darunter auch Klerikale, die TM und nutzen deren Vorteile im Rahmen ihrer Glaubenssätze und Lebensstile.

Zu diesen Vorteilen gehören Klarheit des Geistes und des Denkens, Gesundheit, Lebenskraft sowie die Fähigkeit, das Leben in vollen Zügen zu genießen. Die Forschung hat gezeigt, daß sich die Ergebnisse der TM sofort zeigen und im Lauf der Zeit noch weiter zunehmen. Über fünfhundert wissenschaftliche Untersuchungen und Unterlagen von zweihundert Forschungseinrichtungen in siebenundzwanzig Ländern belegen die bedeutsamen Ergebnisse für den Geist, den Körper, das Verhalten und die Umwelt.

Was geschieht, wenn Sie TM praktizieren? Mit der TM-Technik gelangt der Geist mühelos in einen Zustand der Bewußtheit, wo er außerordentlich ruhig, gesammelt und doch voll da und wach ist. Der Zustand reinen Bewußtseins ist die wichtigste Form menschlicher Bewußtheit. Da diese Erfahrung etwas Natürliches und kein (künstlich) veränderter Bewußtseinszustand ist, macht sie Vergnügen und Spaß. Wenn der Geist zur Ruhe kommt, erreicht der Körper einen einzigartigen Zustand tiefer Ruhe und Entspannung, so daß er Streß und Erschöpfungserscheinungen, die sich im Lauf der Jahre angesammelt haben, auflösen und sich selbst wieder verjüngen kann. Haben wir diese tiefe Ruhe nicht, können wir nur hoffen, Streßauswirkungen möglichst niedrig zu halten und zu versuchen, unser Leben so zu gestalten, daß wir mit den Problemen fertig werden. Das Ziel der TM ist es nicht, nur irgendwie mit Streß zurechtzukommen, sondern ihn loszuwerden.

Manche Leute denken, Meditation mache eigenbrötlerisch und weltfremd. Durch das TM-Programm kommen sie aber eigentlich erst dazu, mehr an der Welt teilzuhaben, und bleiben selbst bei angestrengtester und lebhaftester Tätigkeit entspannt, gesund und zufrieden. Das ist so, weil der Zustand ruhevoller Wachheit, den man während der TM erlebt, zugleich auch mehr Friedfertigkeit und mehr Wachsamkeit, größere Entspannung und mehr Energie erzeugt. Dort, in diesem Zustand ruhevoller Wachheit, der entsteht, wenn man reines Bewußtsein ganz tief in seinem Inneren erfährt, muß die Heilung des Körpergeistes beginnen; nicht mit Praktiken wie Visualisierung und positivem Denken, die mehr an der Oberfläche bleiben und Wirkungen haben, die nicht so tief gehen. Um unsere positiven Wünsche und Heilungsgedanken zu unterstützen, müssen wir die tiefste Bewußtheitsebene, die Ebene des »Seins« vollkommener Gesundheit, beleben, bevor wir uns mit den einzelnen besonderen Erscheinungen des Krankseins auseinandersetzen.

Kein ayurvedisches Programm ist daher für unsere Gesundheit wichtiger als tägliche Transzendentale Meditation. Es gibt einfach nichts Besseres, um den Körpergeist gesund, in sich integriert und frei von Ama zu halten sowie Krankheiten zu verhindern. Die TM kann uns tiefe Ruhe, einen erhöhten Zustand geistiger Wachheit und das natürliche Erleben von Glückseligkeit bieten. Das ist eine wichtige Verbindung für eine unbesiegbare Gesundheit.

Als Praktikerinnen im Bereich des Gesundheitswesens sind wir der Meinung – und wir stützen uns dabei einzig und allein auf medizinische Befunde –, daß jeder auf der Welt, der einen

TM-Lehrer finden kann, ihn suchen sollte, denn die Forschung weist Vorteile auf vielen Gebieten nach: weniger stationäre und ambulante ärztliche Behandlungen; weniger streßbezogene Gesundheitsstörungen wie Schlaflosigkeit, Bronchialasthma, chronische Kopfschmerzen, chronische Rückenschmerzen, Angst und Depression; Verringerung der wichtigsten Risikofaktoren für Herz und Kreislauf (hoher Blutdruck, hoher Cholesterinspiegel, Rauchen und Fettleibigkeit); bessere Widerstandsfähigkeit gegen Streß und vermindertes biologisches Alter.[1]

Die Bibliographie im Anhang enthält Bücher, die Ihnen ein umfassenderes und gründlicheres Verständnis von der Praxis und den Vorteilen der TM vermitteln können. Die Technik erlernen Sie in etwa acht Stunden an vier aufeinanderfolgenden Tagen bei qualifizierten TM-Lehrern weltweit in den TM-Zentren und Gesundheitszentren.

Ansätze des Maharishi-Ayurveda für den Körpergeist

Wenn Sie TM mindestens zwei Monate praktiziert haben, können Sie eine weitere Technik zur Bewußtseinsentwicklung erlernen. Sie ist als TM-Sidhi-Sutra bekannt; diese Technik ist ein Teil der Yoga-Sutren des Weisen Patangali, der vor 2000 Jahren lebte. Durch die Transzendentale Meditation können Sie transzendentales Bewußtsein, den Zustand ruhiger Wachheit, das gesamte Potential des »Heims aller Naturgesetze«, erfahren. Mit dem TM-Sidhi-Programm entwickeln Sie die Fähigkeit, von dieser Ebene aus zu denken und zu handeln. Dadurch wird Ihr Denken viel kraftvoller und befindet sich mehr in Harmonie mit dem Naturgesetz, so daß Sie in Ihrer Tätigkeit mehr Erfolg haben und Ihre Ziele verwirklichen, die lebensfördernden Kräfte steigern können und die destruktiven

Sehnsüchte nachlassen. Es wird immer wieder darauf verwiesen, daß dieses Programm für Fortgeschrittene die Entwicklung noch weiterhin beschleunigt. Sie erfahren noch bessere Gesundheit, mehr Zufriedenheit und erhöhte Fähigkeit, mehr Unterstützung aus der Umgebung bei Ihrer Wunscherfüllung.
Ein Teilbereich des TM-Sidhi-Programms ist das »Yogische Fliegen«. Sie setzen sich auf eine weiche Matratze, nehmen z. B. den Lotussitz ein und wenden das Sutra an; dabei hebt sich der Körper mühelos etwas vom Boden ab und bewegt sich in kurzen Sätzen nach vorn. Man erlebt dabei ein Hochgefühl, Leichtigkeit und ein unbeschreibliches Glücksgefühl. EEG-Untersuchungen zeigen, daß in dem Augenblick, in dem sich der Körper vom Boden hebt, die Gehirntätigkeit ein Höchstmaß an Kohärenz aufweist. Maharishi sagt dazu: »Die Körper-Geist-Koordination beim yogischen Fliegen zeigt, daß sich das Bewußtsein und sein Ausdruck – die Physiologie – im vollkommenen Gleichgewicht befinden.« (Das TM-Sidhi-Programm kann man, genauso wie das TM-Programm, lernen; wo, erfahren Sie in den TM-Zentren.)
Einige weitere Methoden, die der Maharishi-Ayurveda augenblicklich anbietet, führen ebenfalls zu Heilung, indem sie Bewußtsein aus der Tiefe in uns beleben. Die Urklangtherapie ist eine solche Technik. Sie dient dazu, die Impulse der Veden, d. h. jene Urklänge der Natur wieder in uns zu beleben, die in jedem Teilbereich unseres Funktionierens, in unserem Körpergeist und auch in unserer Wechselwirkung mit der Umwelt das Gleichgewicht wiederherstellen können. Die Psychophysiologische Technik ist eine Übung, deren Zweck es ist, unsere Bewußtheit wieder in Kontakt mit der Glückseligkeit zu bringen, die uns eigentlich in jeder Zelle unseres Körpers erwartet. Sie wird gelehrt, um Geist und Körper auf der Quanten-Heilungsebene wieder zusammenzuführen. Beide Techniken werden in Maharishi-Ayurveda-Gesundheitszentren und den TM-Zentren angeboten.

So wie tägliches Jäten im Garten die Blumen ungehindert wachsen läßt, hilft uns ein wenig inneres Jäten jeden Tag, daß wir uns wohl und ausgeglichen fühlen. Kein Arzt – weder ein ayurvedischer noch ein anderer – kann mehr für Sie tun, als Sie selbst für sich tun können, denn nur Sie können durch einen entsprechenden Wunsch den Heiler und damit die Heilung in sich wecken. Dieser Wunsch besteht sicherlich bei vielen von uns. Eine vor kurzem vom Magazin *People* veranstaltete Umfrage ergab folgendes: Hätten wir Amerikaner täglich »eine Stunde extra«, würde ein Drittel von uns sie benutzen, um etwas für Geist und Körper zu tun.

Der Maharishi-Ayurveda bietet eine äußerst wirkungsvolle und doch ausgesprochen angenehme Tagesroutine, die wir in etwa einer Stunde pro Tag absolvieren können, um etwas für Geist und Körper zu tun. Es kommt jedoch nicht nur darauf an, *was* wir tun, sondern *wie* wir es tun. Nachfolgendes sind einfache Richtlinien, keine starren Leitsätze, und Sie sollten sie als ausgesprochen natürlich empfinden, so, als hätten Sie sie sich selbst ausgedacht. Was immer wir tun, sollte mit Freude und Leichtigkeit geschehen. Das ist das Beste. Besonders Pitta-Typen sollten sich dem Impuls widersetzen, zu versuchen, sofort zu einer vollendeten ayurvedischen Tagesroutine zu kommen. Denken Sie bitte daran, daß es Vollkommenheit in bezug auf die Tagesroutine nicht gibt und Sie auch in keinem Wettbewerb stehen, um »besser« zu sein, selbst nicht mit sich selbst. Nehmen Sie lieber den *eigentlich ayurvedischen Standpunkt ein, daß es uns bereits gutgeht und wir einfach nur unseren Körper daran erinnern wollen.*

»Mühelos« heißt also das Motto. Der wichtigste Grundsatz ist, daß unsere Gesundheit eigentlich aus dem Selbstbezug kommt. Die Erfahrung des Bewußtseins, das zu sich selbst an die Quelle seiner inneren Dynamik, gestaltenden Kraft und Intelligenz zurückkehrt, ist das, was uns heilt. Vielleicht können einige Programme an die Stelle dessen treten, was Sie jetzt bereits tun. Worauf es ankommt, ist oft auch, etwas *weniger* zu tun, d. h. etwas auszulassen, was unserer Gesundheit nicht nützt.

Nehmen Sie beispielsweise das Fernsehen. In den Vereinigten Staaten laufen die Fernsehgeräte pro Tag durchschnittlich etwa acht Stunden, unabhängig davon, ob die Leute zusehen oder nicht. Ein Drittel von uns sagt, wir sehen fern, um uns zu entspannen. Aber entspannt uns das Fernsehen wirklich? Selbst einmal abgesehen vom Inhalt, von dem ausgesprochen intensiven Streß und der ständigen angsterzeugenden Gewalt, ist Fernsehen an sich durch das flimmernde Licht und die Konzentration auf einen Punkt äußerst Vata- und Pitta-erhöhend. (Auch für Kapha-Typen, die gern auf der Couch liegen, ist es nichts allzu Großartiges.) Besonders Frauen sollen angeblich das Fernsehen häufig als Ausbruchsversuch benutzen, vor allem, wenn sie älter werden. Während junge Frauen im Teenageralter am wenigsten fernsehen, tun es amerikanische Frauen über fünfundfünfzig durchschnittlich vierzig Stunden pro Woche. Mehr als jede andere Bevölkerungsgruppe.[2] Wenn Sie also überlegen, wie Sie zusätzlich Zeit für ein tägliches Vorbeugungsprogramm finden sollen, denken Sie bitte auch daran, was Sie von Ihrem Tag auslassen können, um etwas für Ihre Gesundheit zu tun.

Dynacharya – das Tagesprogramm des Maharishi-Ayurveda

- Stehen Sie nach Möglichkeit in der Vata-Zeit auf (vor 6 Uhr morgens).
- Entleeren Sie Blase und Darm.
- Schaben Sie behutsam Ihre Zunge ab, nachdem Sie die Zähne gebürstet und mit Zahnseide gereinigt haben. Sie

können zum Abkratzen ein kleines Buttermesser oder einen Zungenschaber benutzen.

- Spülen Sie Ihren Mund, falls gewünscht, mit Sesamöl aus (siehe nachstehende Instruktionen).
- Trinken Sie etwas warmes Wasser, nach Wunsch mit Zitrone.
- Abhyanga (siehe unten).
- Baden oder duschen Sie.
- Surya Namaskar (siehe Kapitel 4) und andere Yoga-Übungen.
- Transzendentale Meditation und TM-Sidhi-Programm.
- Körperübungen je nach Konstitutionstyp und anderen individuellen Empfehlungen, wie in Kapitel 4 dargestellt.
- Leichtes Frühstück vor oder nach den Körperübungen; sehr leicht, wenn davor.
- Arbeit, Studium oder andere Tätigkeiten des Tages.
- Mittagessen. Sie sollten es zur Hauptmahlzeit des Tages machen, da Ihr Verdauungsfeuer um Mittag auf dem Höhepunkt seiner Kraft ist. Essen Sie je nach Ihrem Konstitutionstyp und anderen individuellen Empfehlungen (Kapitel 4).
- Legen Sie nach dem Mittagessen eine kurze Ruhepause ein.
- Arbeit, Studium und/oder andere Tätigkeiten.
- Transzendentale Meditation und TM-Sidhi-Programm.
- Machen Sie jetzt Körperübungen, wenn Ihnen das mehr zusagt als morgens.
- Abendbrot. Versuchen Sie, etwas Leichtes zu essen. Essen Sie je nach Ihrem Konstitutionstyp und anderen individuellen Empfehlungen.
- Angenehme, entspannende Tätigkeit, wie z. B. ein Abendspaziergang.
- Früh ins Bett, möglichst in der Kapha-Zeit vor 21.30 bzw. 22 Uhr.

Spezielle Instruktionen für das Tagesprogramm

Tägliches Mundspülen am Morgen

Die ayurvedischen Texte empfehlen eine tägliche Mundspülung mit Sesamöl gegen den Verfall der Zähne und zur Stärkung des Zahnfleisches.

1. Benutzen Sie eine kleine Menge warmes aufbereitetes Sesamöl (siehe nächsten Abschnitt).
2. Bürsten und reinigen Sie die Zähne mit Zahnseide, und waschen Sie danach den Mund mit heißem Wasser aus.
3. Nehmen Sie etwa ein Drittel von einem Mundvoll warmen Öls, und lassen Sie es etwa eine Minute lang kräftig durch den Mund schießen.
4. Spülen Sie den Mund mit heißem Wasser aus.
5. Nehmen Sie jetzt etwas mehr warmes Öl, und spülen Sie wiederum etwa dreißig Sekunden damit.
6. Spülen Sie wieder mit heißem Wasser aus.

Tägliche Ölmassage (Abhyanga)

Durch die tägliche Ölmassage soll verhindert werden, daß sich physiologische Unausgeglichenheiten ansammeln. Außerdem sollen die Muskeln, Gewebe und Gelenke geschmeidig und flexibel gehalten werden. Die klassischen Texte des Ayurveda verweisen auch darauf, daß die Haut durch die tägliche Massage weich und glänzend wird und man sich immer jung fühlt. Befolgen Sie bitte nachstehende einfache Instruktionen.

1. *Aufbereiten des Öls:* Wenn für Sie kein spezielles Öl empfohlen wird, sollten Sie für die tägliche Massage Sesamöl benutzen. Falls Sie Sesamöl irgendwie für ungeeignet halten, können Sie es auch mit Kokos- oder Olivenöl versuchen. Um das Öl zu verfeinern, müssen Sie es »aufbereiten«, indem Sie es auf etwa

100 Grad Celsius erhitzen. Wenn Sie einen Tropfen Wasser zu dem Öl hinzugeben und dieser Tropfen verdampft, wissen Sie, daß die richtige Temperatur erreicht ist. Denken Sie bitte daran, daß Sesamöl und andere Öle leicht entzündlich sind. Sie sollten daher wie folgt aufbereitet werden:

- Erhitzen Sie Öl stets bei niedriger, niemals bei hoher Hitze.
- Öl sollte nie unbeaufsichtigt erhitzt werden.
- Hat das Öl die entsprechende Temperatur erreicht, sollte es von der Heizplatte heruntergenommen und an eine sichere Stelle gebracht werden, wo es allmählich abkühlen kann.
- Wenn es ganz kühl ist, gießen Sie es in eine Viertellitertasse oder in eine Literflasche.
- Wir schlagen vor, einen Viertelliter oder einen ganzen Liter Öl auf einmal aufzubereiten. Das reicht dann für ungefähr fünfzehn Massagen.
- Erwärmen Sie vor jeder Massage eine kleine Menge Öl erneut einige Sekunden in einer Schale auf dem Ofen oder in einer kleinen Plastikflasche unter dem Heißwasserhahn.

2. *Vorbereitung:* Vielleicht möchten Sie die Ölmassage dort machen, wo das Öl nichts verschmutzt, zum Beispiel im Badezimmer. Das Öl sollte erwärmt sein und in der Nähe stehen. Ziehen Sie sich aus, und legen Sie allen Schmuck ab. Setzen Sie sich auf ein altes Handtuch, das Sie für diesen Zweck reservieren. (Seien Sie vorsichtig, wenn Sie ein ölbeschmutztes Handtuch – selbst wenn es gewaschen ist – in einem automatischen Trockner trocknen. Halten Sie die Temperatur niedrig, oder – was noch besser wäre – trocknen Sie es auf einer Leine oder über der Wanne.)

3. *Kopf-, Gesichts- und Halsmassage:* Beginnen Sie mit dem Massieren des Kopfes. Schütten Sie eine kleine Menge Öl in die Hand, und beginnen Sie, die Kopfhaut kräftig zu massieren. Die Massage sollte mit der flachen Hand und nicht mit den

Fingerspitzen erfolgen. Es reicht, nur das Gesicht und nicht den Kopf zu massieren, wenn Sie keine Zeit zum Haarewaschen haben. Sollten Sie jedoch Zeit dazu haben, massieren Sie den Kopfbereich etwas ausführlicher als andere Körperteile.
Tragen Sie anschließend behutsam Öl mit den Handflächen auf Ihr Gesicht und die Außenseiten Ihrer Ohren auf. Diese Bereiche brauchen Sie nicht so kräftig zu massieren. Massieren Sie Vorder- und Rückseite des Halses sowie den oberen Teil des Rückgrats. Tun Sie das weiterhin in reibenden Bewegungen mit der flachen Hand.
4. *Körpermassage:* Jetzt nehmen Sie etwas Öl für den gesamten Körper und massieren danach jeden einzelnen Körperbereich. Zunächst die Arme. An den Knochen entlang sollten Sie in langen Streichbewegungen hin- und herfahren und über Ihren Gelenken mit der flachen Hand rundherum kreisen. Massieren Sie beide Arme nacheinander sowie Hände und Finger. Als nächstes den Brustkorb, die Brüste und den Unterleib. Massieren Sie den Brustkorb bzw. den Brustbeinbereich in einer Auf- und Abbewegung; fahren Sie behutsam kreisförmig über die Brüste und danach auch über Ihren Unterleib, wobei Sie der Anordnung bzw. Lage des Darms vom rechten Unterteil des Unterleibs folgen und sich im Uhrzeigersinn auf den linken Unterteil zu bewegen. Massieren Sie sodann Rücken und Rückgrat, so gut Sie können; danach die Beine. Tun Sie dies wiederum so, daß Sie an den Knochen entlang hin und her und kreisförmig über die Gelenke fahren.
5. *Massage der Füße:* Massieren Sie zum Schluß die Füße. Diese sind besonders wichtig, und genauso wie beim Kopf sollte auch hier mehr Zeit als für die anderen Körperteile aufgewandt werden. Benutzen Sie dazu ebenfalls die flache Hand, und massieren Sie die Fußsohlen kräftig in einer Hin- und Herbewegung.
Lassen Sie das Öl nach dem Massieren noch möglichst lange einwirken. Wischen Sie jedoch überschüssiges Öl ab, bevor Sie

baden oder duschen, damit sich Ihr Abflußrohr von der Wanne nicht verstopft.
Am idealsten ist es, sich regelmäßig jeden Morgen zehn bzw. fünfzehn Minuten zu massieren. Haben Sie jedoch einmal oder fast immer keine Zeit dazu, ist es besser, eine sehr kurze Massage (etwa zwei Minuten) als überhaupt keine zu machen. Von allen Seiten wird berichtet, daß, wenn Sie diese Massage erst einmal in Ihr tägliches Leben eingebaut haben, ihre Vorteile Sie derart überzeugen, daß Sie ganz natürlich von sich aus weitermachen wollen.

Maharishi-Sthapatya-Veda – Architektur im Einklang mit dem Naturgesetz

Die Gesundheit des einzelnen ist nicht isoliert zu sehen. Der Maharishi-Ayurveda betrachtet die Umwelt als ein einziges einheitliches Feld, das alle Aspekte unseres Seins umfaßt – unser Bewußtsein, unsere Gefühle, Wahrnehmungen, Gedanken und Körper – und sich auf unsere gesamte Umgebung erstreckt. Auf diese Weise sucht der Ayurveda die natürliche Verbindung zwischen Körper, Geist und Gefühlen sowie dem, was wir Außenwelt nennen, zu erwecken und zu harmonisieren. Ob das, was wir von der Umgebung in uns aufnehmen – Nahrungsmittel, Luft, Töne, Farben, Wahrnehmungen, Schönheit, Freundschaft, Liebe –, Ama oder Ojas erzeugt, hängt davon ab, welchen Dingen wir uns aussetzen, wie wir sie deuten und in uns aufnehmen.
Der Sthapatya-Veda ist wie der Ayurveda eine Disziplin in Maharishis vedischer Wissenschaft. Er ist die Wissenschaft und Kunst der vedischen Architektur, ein äußerst komplexes und reichhaltiges System. Wir erwähnen ihn hier nur kurz, um Ihnen einen Vorgeschmack auf die Fülle an Wissen zu geben, die er bietet, um eine wahrhaft gesunde Umwelt zu schaffen, eine

Umwelt, die beruhigt und Gleichgewicht schafft und so hilft, die Ziele des Maharishi-Ayurveda zu erreichen.
Der Sthapatya-Veda ist eine außerordentlich praxisorientierte Wissenschaft mit umfassenden Gestaltungsregeln. Einer seiner Grundsätze lautet, daß jedem Zimmer in einem Sthapatya-Veda-Haus bestimmte spezifische Naturgesetze zugrunde liegen, daß jeder Raum im einzelnen und in Harmonie mit den anderen die Einflüsse der Natur vereinigt und so eine Umwelt schafft, die mehr schöpferisches Denken und Handeln, Erfolg, Wohlergehen und Gesundheit auf allen Ebenen fördert.
Ein anderer wichtiger Grundsatz des Sthapatya-Veda geht davon aus, daß die Qualität der Sonnenenergie zu den verschiedenen Tageszeiten unterschiedlich ist. Jede Energiequalität fördert dabei eine bestimmte Tätigkeitsart. Wenn also die Zimmer in einem Haus den ganzen Tag hindurch auf die Sonne ausgerichtet sind, fördert die jeweilige Sonnenenergie den Erfolg der Tätigkeiten in jedem Raum. Beispielsweise kann das Eßzimmer so im Haus angelegt sein, daß Appetit und Verdauung während der Mahlzeiten besonders wirkungsvoll funktionieren. Das Schlafzimmer kann dort eingerichtet werden, wo der natürliche Einfluß die meiste Ruhe gewährt usw.
Die Forschung zeigt, daß Kunststoffe und chemisch behandelte Erzeugnisse zwanzigmal höhere Schadstoffkonzentrationen in Gebäuden hervorrufen können, als in der äußeren Umwelt vorhanden sind, selbst in Städten wie New York und Los Angeles. Diese Schadstoffkonzentrationen können Beschwerden und Krankheiten verursachen, welche allgemein als »Sick building syndrome« (»Kranke-Gebäude-Syndrom«) bekannt sind. Der Maharishi-Sthapatya-Veda bevorzugt natürliche Baumaterialien und nutzt die Prinzipien einer energiewirksamen Bauweise, um Schutz gegen Temperaturveränderungen zu bieten, ohne sich übermäßig von künstlicher Heizung oder Kühlung abhängig zu machen. Frischluftzirkulation in einem Haus und ausreichende Grünflächen in einer Stadt sind Bedingung

für eine gute Umwelt. Noch wichtiger als der Einsatz natürlicher Baumaterialien ist die vedische Geometrie und Symmetrie. Sie bestimmt die entsprechende Ausrichtung, die richtigen Proportionen und den besten Standort für Gebäude, Zimmer, Gärten, Seen usw. Auch die Konstitutionstypen der Bewohner werden eingehend berücksichtigt, so daß die gesamte Wohnwelt hilft, die Doshas im Gleichgewicht zu halten. Wenn wir in einer Umgebung leben können, die frei von Umweltverschmutzungen und von Streß ist, sowie in Häusern und Städten, die im Einklang mit dem Naturgesetz gebaut wurden, bleiben wir durch unsere tägliche Lebensführung mühelos gesund und zufrieden.

Im Grunde ist der Sthapatya-Veda, genauso wie der Ayurveda, ein Wissen, das jedem Teil und jeder Struktur ihren Platz innerhalb des integrierten Funktionierens des Ganzen zuweist. Das Ganze und die Teile – der einzelne und das Weltall – gehen ein vollendetes Bündnis miteinander ein.

Maharishi-Gandharva-Veda – die Musik der Natur

Maharishi-Gandharva-Veda ist die klassische Musik der uralten vedischen Kultur. Sie benutzt Klang, Melodie und Rhythmus, um Streß in der Atmosphäre zu neutralisieren und um harmonisierend und ausgleichend zu wirken. Gandharva-Veda wurde vor Tausenden von Jahren von Weisen erkannt, die Instrumental- und Vokalklänge schufen, welche vollendet mit den Schwingungs- und Frequenzzyklen der Natur übereinstimmen. Die alten vedischen Musiker nahmen die Frequenzen der Naturklänge so genau wahr, daß sie in der Lage waren, Musikkompositionen zu schaffen, die die wechselnden Rhythmen der Natur während der verschiedenen Tages- und Jahreszeiten wiedergaben. Während der Morgendämmerung eines neuen

Tages bemerken wir in der Atmosphäre eine besondere Eigenschaft von Frische; zu Mittag herrscht eine andere Eigenschaft und am Abend wiederum eine andere. Durch ein Abspielen der entsprechenden Musik für jeden Zeitzyklus können sich die Physiologie des einzelnen Zuhörers und die gesamte Umgebung weiter an die Gesetze der Natur anpassen.
Menschen berichten, daß, wenn sie Gandharva-Veda-Musik in ihren Häusern spielen, die Atmosphäre ihnen friedvoller vorkommt und die Gandharva-Veda-Musik schnell beruhigt, wenn man erregt oder besorgt ist. In ihr haben wir ein weiteres nützliches Mittel, das wir in unsere Tagesroutine aufnehmen können, um gesünder und zufriedener zu werden.

Die ayurvedische Pulsdiagnose

Wir wünschen uns, daß Sie dieses Buch benutzen, um Wissen zu erwerben und Erfahrungen zu machen, und wir haben möglichst viele ayurvedische Maßnahmen aufgenommen, die Sie selbst bei sich zu Hause durchführen können.
Es könnte allerdings sein, daß Sie spezielle Fragen zu Ihrer Gesundheit haben oder auch an einem individuell für Sie gestalteten Vorbeugungsprogramm interessiert sind, das eine Konsultation bei einem ayurvedischen Arzt voraussetzt. Bei so einem Besuch erfolgt gewöhnlich eine Pulsdiagnose, und Sie bekommen ein auf Sie zugeschnittenes Eß-, Ruhe- und Übungsprogramm. Die Konsultation eines ayurvedischen Arztes unterscheidet sich sehr von einer herkömmlichen ärztlichen Beratung. Man sagt, ein großer Choreograph »kann aufgrund der Bewegungsweise Ihres Körpers das Tanzmedium finden, in dem er am besten bewegt werden soll«. Genauso kann der ayurvedische Arzt Ihren Körpergeist lesen und das heilende Mittel finden, wie er belebt und weiter ausgeglichen werden kann, indem er feststellt, welche Körpergeistansätze am besten

für Sie passen. Dabei benutzt er eine Vielzahl von Diagnoseverfahren und Werkzeugen. Das wichtigste Verfahren ist die Pulsdiagnose.

Bei Anatole Broyard ist zu lesen: »Meinen idealen Arzt ... stelle ich mir so vor ..., daß er sich in meine Lage *hineinversetzt* ... und zu sehen versucht, wie er die Voraussetzungen schaffen kann, die für mich erträglicher sind. Er würde den Genius meiner Krankheit sehen. Er würde seinen Dämon mit meinem vermischen; wir würden gemeinsam mit meinem Schicksal ringen.«[3]

Es gibt Hunderte von medizinischen Untersuchungen, zu denen Sie gehen könnten, um zu bestimmen, wie krank oder wie gesund Sie in einem bestimmten Augenblick Ihres Lebens sind. Es könnte Monate dauern, diese alle hinter sich zu bringen, und inzwischen haben sich Ihre Symptome wahrscheinlich auch wieder verändert. Nun stellen Sie sich einmal einen Arzt vor, der eine umfassende Diagnosetechnik in wenigen Augenblicken durchführen und gleichzeitig Ihre Psychophysiologie mit der von Tausenden anderen vergleichen kann, einen Arzt, der auch spezielle Tagesroutinen für Sie verschreiben und helfen könnte, die Art, wie in Ihnen Heilung erfolgen soll, genau im Einklang mit dem Programm der Natur festzulegen.

Solch ein Arzt ist *Vaidya B. D. Triguna*, der ehemalige Präsident des All-India Ayur-Vedic Congress. Er ist ein angesehener Pulsdiagnostiker, der zu den qualifiziertesten und geachtetsten ayurvedischen Ärzten der Welt gehört.

Auf einer Konferenz in Washington D. C. führte Triguna örtlichen Ärzten vor, wie sie bei der Untersuchung und Behandlung ihrer Patienten Nutzen aus dem Maharishi-Ayurveda ziehen können. Ohne sich eine Vorgeschichte anzuhören bzw. ohne vorher eine körperliche Untersuchung durchzuführen, ergriff Triguna behutsam einige Sekunden lang das Handgelenk eines jeden Patienten und beschrieb dann dessen Gesundheitsprobleme in

allen Einzelheiten. Mit anderen ärztlichen Methoden wäre das völlig unmöglich.
Ein Patient, ein Radiologe, betrat den Raum und setzte sich zu Triguna, der ihm den radialen Puls am rechten Arm fühlte. »Eine gewisse Blockade im Harntraktsystem rechtsseitig«, sagte Triguna und machte sich dann daran, eine Zeichnung anzufertigen, wo genau die Blockade saß. Sie lag ungefähr ein Drittel des Weges den rechten Harnleiter hinunter. Der Radiologe war erstaunt. Nur durch umfangreiche Röntgenuntersuchungen nach Einnahme von Kontrastmitteln wäre so eine Diagnose in der modernen Medizin möglich gewesen. Der Kollege hörte aufmerksam zu, als Triguna ihm die Ursache erklärte – »kalorienreiche Ernährung, zuviel Sorgen und unregelmäßige Lebensführung« –, und nickte zustimmend. Er fühlte sich durch und durch erkannt. Die Veränderungen, die Triguna ihm vorschlug, konnte er leicht durchführen, denn sie waren ihm nichts Neues. Er wußte bereits, was er bei der Ernährung und auch sonst im Tagesverlauf falsch machte.

B. D. Triguna und andere ayurvedische Ärzte benutzen die Pulsdiagnose routinemäßig, um Unausgewogenheiten in der Physiologie festzustellen. Aber anders als ein moderner Arzt bzw. als eine Sprechstundenhilfe, die mit einem Zählen des Pulses arbeiten, untersuchen ayurvedische Ärzte weit mehr als nur den Herzschlag. Sie fühlen den Puls an der Nahtstelle zwischen Bewußtsein und Materie, wo Gedanken zu Neurotransmittern, Biochemikalien oder Hormonen werden. Auf dieser tiefen Ebene können wir uns den Puls als »Im-puls« der Bewußtheit vorstellen. Da eine Pulsdiagnose zu anderen Ergebnissen kommen kann als das, worauf zunächst die oberflächlichen Symptome hinweisen, verläßt sich der Ayurveda zur Ursachenbestimmung nicht allein auf sie.
Ein ayurvedischer Arzt kann verschiedene Ebenen und Formen des Pulses ermitteln, von denen jede einzelne etwas mit den

Doshas zu tun hat. Der Vata-Puls als »Schlangen-Puls« wird mit dem Zeigefinger gefühlt und mit Leichtheit assoziiert; der Pitta-Puls als »Frosch-Puls«, unter dem Mittelfinger, hüpft gewissermaßen, und der Kapha-Puls als der »Schwanen-Puls« ist schwerer und anmutiger. Ein erfahrener Vaidya kann im Puls alle Dosha-Störungen und alle Blockaden, die das Fließen im Körpergeist verhindern, entdecken. Er bzw. sie kann auch differenzierte Diagnosen über die Subdoshas innerhalb eines jeden Doshas treffen und das Funktionieren der sieben Dhatus einschätzen. Durch eine Analyse der Verteilung und der Qualität aller Impulse im Puls vermag der ayurvedische Arzt Unausgewogenheiten genau anzugeben. Während einer ayurvedischen Beratung werden Sie über die Diagnose nicht im unklaren gelassen[4] und bekommen nie das Gefühl, daß Sie bei der Behandlung unwichtiger als der Arzt sind. Es wird immer das tiefer liegende Prinzip beachtet, daß es der Heiler in *Ihnen ist, der* heilt. Eine Puls-Eigeneinschätzung können Sie auch selbst erlernen. (Siehe die im Anhang aufgelisteten Maharishi-Ayurveda-Gesundheitszentren.) Wenn Sie gelernt haben, Ihren Puls zu interpretieren, können Sie täglich auch den sich ändernden Gesundheitssignalen Beachtung schenken. Das ist ein wichtiger Schritt, um selbst mehr für die Gesundheit zu tun.

Sie können an Ihrem Puls die Veränderungen in den Doshas fühlen. Zur Mittagszeit bemerken Sie eventuell einen stärkeren Pitta-Puls; zur Schlafenszeit ist dann Kapha wieder stärker. Bei einem Einstellungsgespräch finden Sie vielleicht eine größere Intensität des raschen Vata-Pulses. Aber die Pulsselbstdiagnose wird Sie nicht so sehr befähigen, eine spezielle Diagnose zu stellen, als vielmehr Ihren augenblicklichen Zustand einzuschätzen und gleichzeitig Ihre Bewußtheit zu jeder Unausgewogenheit in Ihrem Körpergeist zu lenken, um dort den Heilprozeß in Gang zu bringen.

Ein ayurvedischer Arzt diagnostiziert und gibt gewöhnlich ohne weitere Wartezeit Empfehlungen für die Behandlung.

Viele ayurvedische Behandlungsmethoden sind in diesem Buch beschrieben worden, aber es gibt dennoch einige, die nur ein ayurvedischer Arzt empfehlen kann, weil sie auf der individuellen Situation und den Bedürfnissen der Patienten beruhen. Er bzw. sie wird auch beachten, wie bereit Sie sind, spezielle Behandlungsprogramme auszuführen, so daß Sie ganz offen mit ihm bzw. ihr darüber reden können, welche Behandlungsmethode Ihnen lieber ist.
Eine der wichtigsten ärztlichen Empfehlungen bezieht sich auf die eventuelle Einnahme von speziellen Kräutern bzw. Rasayanas (Mischungen von Heilkräutern).

Ayurvedische Rasayanas und Kräuter

Menschen, die in frühen Jahren Rasayana-Behandlungen mitmachten, lebten Tausende von Jahren ohne Beeinträchtigung durch Altern, Schwäche, Krankheit und Tod.
Charaka Samhita

Während sich westliche Ärzte auf ihre Rezeptblöcke verlassen, um Behandlungen mit allopathischen Medikamenten zu verschreiben, verläßt sich der ayurvedische Arzt auf sein Wissen über Pflanzen und Kräuter, um zu helfen, die Doshas ins Gleichgewicht zu bringen. Für einen ayurvedischen Arzt sind Pflanzen »heilige Heiler«. Der Ayurveda bedient sich eines großen Naturheilkräuterbuches mit Pflanzen- (und Mineral-)präparaten. Einige von ihnen sind uns vertraut: Aloe vera für Pitta-Störungen, Kamille für Vata-Störungen und Ingwer für Kapha-Störungen. Viele häufig anzutreffende Gewürze wie Safran und Gelbwurzel tun weit mehr für uns, als einfach nur unserer Nahrung Geschmack zu verleihen. Die meisten ayurvedischen Kräuter und Rasayanas sind allerdings im Westen weniger bekannt (obwohl sie für zahlreiche medizinische Wissenschaftler inzwischen sehr interessant werden).

Einige davon sind auch Pflanzen, Kräuter und Mineralien, auf denen die westliche Medizin ihre synthetischen Arzneimittel aufbaut. Es gibt zahlreiche Beispiele dafür, daß in der Natur vorkommende chemische Verbindungen medizinisch genutzt wurden, lange bevor die moderne Medizin deren Einsatzmöglichkeiten entdeckte. Ayurvedische Ärzte haben Kräuter benutzt, die reserpinartige Verbindungen enthalten, um den Blutdruck zu senken, Herzglykoside ähnlich dem Fingerhut, um Herzrhythmusstörungen zu regulieren, und Pilzpräparate ähnlich dem Penizillin als Antibiotika.[5]

Die ayurvedischen Natursubstanzen haben einige Vorteile gegenüber den allopathischen Arzneimitteln. Bei ihnen geht es darum, den Körper ohne schwächende Nebenwirkungen aufzubauen und ihn zu unterstützen. Ein Grund dafür, daß bei allopathischen Arzneimitteln Nebenwirkungen so verbreitet sind, geht zurück auf die Synthese der »aktiven Ingredienzien«. Pflanzen müssen genauso wie die Menschen eine allgemeine Homöostase aufrechterhalten. Die sich hierbei abspielenden biochemischen Vorgänge sind ähnlich, und um wachsen zu können, müssen Pflanzen innerlich im Gleichgewicht sein. Die scheinbar »inaktiven« Ingredienzien sind dabei ein Teil der Homöostasemechanismen der Pflanze. Da bei der Pflanze dieselben Naturgesetze herrschen wie beim Menschen, helfen diese inaktiven Substanzen in der Pflanze, die Reaktion des menschlichen Körpers auf das aktive Ingrediens auszugleichen. Viele moderne Arzneimittel wurden entwickelt, indem man ein einziges aktives Ingrediens aus einem wirksamen Heilkraut isolierte; aber wenn wir die Hauptsubstanz von einem Heilkraut isolieren, vergehen wir uns an dem Entwurf, den die Natur bis zur Vollkommenheit entwickelt hat.

Als Spezialist für ethnische Medizin meint Michael Weiner: »Es sieht so aus, als müsse die Natur als Ganzes genommen werden.« Wenn der isolierte Wirkbestandteil (das aktive Ingrediens) von seiner natürlichen biochemischen Umwelt getrennt ist, kann er ernsthafte Nebenwirkungen hervorrufen, weil dieses abgesonderte Ingrediens das normale Gleichgewicht des Körpers stört. Daher kommt es, daß viele der üblichen allopathischen Medikamente, die wir einnehmen, wie z. B. Mittel gegen Erkältungen, oft »lediglich eine Gruppe von Symptomen gegen andere austauschen«.[6] Ein Artikel in *The Economist* erinnert uns daran, daß von den fünf Milliarden Menschen auf der Welt vier Milliarden bis zu einem gewissen Grade von dem abhängen, was wir als herkömmliche Heilmittel kennen. Heutzutage »ist die andere Milliarde dabei, ihnen zu folgen«.[7] Die alte Wissenschaft des Ayurveda könnte uns angesichts des großen Werts des Wissens, das sie in so vielen anderen Teilbereichen der Medizin vermittelt, möglicherweise auch sehr sichere und stark wirkende Kräuterheilmittel bieten, die wir nicht unbeachtet lassen sollten.

Wie wirken die Rasayanas? Bekanntlich funktionieren ja alle Pharmazeutika über Rezeptoren (oder Andockstellen) in unseren Zellwänden wie Schlüssel, die in bestimmte Schlösser passen. Außerdem wissen wir, daß unsere Rezeptoren besser auf natürliche Pflanzen reagieren als auf aktive synthetische Ingredienzien, weil die pflanzlichen Substanzen besser »passen«, weil die den Heilpflanzen innewohnenden Naturgesetze unserer Physiologie entsprechen und Unausgewogenheiten unverzüglich wieder in Ordnung bringen. Wir können uns die Rasayanas des Maharishi-Ayurveda wie physiologische Stimmgabeln vorstellen, die in den entsprechenden Teilen unseres Körpers einen Widerhall finden und jedem Teil beim Heilen helfen, indem sie die auf Ordnung bedachte Intelligenz des Naturgesetzes in dem jeweiligen Bereich wieder einsetzen und zugleich das allgemeine Gleichgewicht in unserem Körpergeist erhöhen.

Rein oberflächlich gesehen, wirken die Rasayanas nicht weiter mysteriös. Sie sind nichts anderes als Kräutermischungen und nach Ansicht der westlichen Pharmakologie keine »Medizin«. Und doch gibt es für sie ein genaues Rezept. Ein einziges

Rasayana kann fünfzig Ingredienzien enthalten, die alle »mit größter Sorgfalt zuzubereiten sind«.[8] Glücklicherweise konnte der hervorragende ayurvedische Kräuterspezialist Balaraj Maharshi bei seiner Arbeit im Maharishi-Ayurveda viele verlorengegangene Rasayanas, die in den alten Texten beschrieben wurden, in ihren alten Rezepturen wieder herstellen. Unter ihnen ist das wichtigste als Maharishi Amrit Kalash (MAK) bekannt. Es steht jetzt weltweit als Kräuternahrungsmittelergänzung zur Verfügung, und Wissenschaftler beginnen nach und nach einige ganz bemerkenswerte MAK-Wirkungen zu entdecken. Die bisherigen Ergebnisse zeigen, daß es das Immunsystem, gemessen an der T-Zellen-Aktivität, außerordentlich stärken kann. Einige als Makrophagen bezeichnete Zellen zerstören unwillkommene Eindringlinge wie z. B. Viren; die T-Zellen schicken die Makrophagen zu den Zielorten und liefern so eine Art biologische Abwehrintelligenz. In einer Laborstudie stieg die T-Zellen-Aktivität je nach der benutzten MAK-Menge um 100 bis 160 Prozent.

Es gibt auch schon die ersten Laboruntersuchungen zu Brustkrebs und MAK. In einer Pilotstudie, die die Wirkungen von MAK auf Tiere testen sollte, hat Hari Sharma, Professor für Pathologie an der Ohio State University Medical School, festgestellt, daß MAK die Tumorbildung in 80 Prozent der Fälle verhindert und daß es die Rückbildung von Tumoren in 60 Prozent der Fälle mit vollständiger Auflösung in der Hälfte dieser Fälle verursacht hat. Es wurde festgestellt, daß MAK keine Nebenwirkungen hat bzw. nicht giftig ist. Aus den Ergebnissen einer weiteren Studie, die zeigte, daß MAK unangebrachte Plateletaggregationen (= Blutplättchen-, Thrombozytenaggregation) verhinderte, zog Sharma den Schluß, daß MAK abnorme Blutgerinnsel, wie etwa bei Schlaganfällen und Herzattacken, hemmen kann.[10]

Eine weitere Laboruntersuchung, die Tony Nader vom Massachusetts Institute of Technology durchgeführt hat, zeigte, daß gewisse Rasayanas des Maharishi-Ayurveda nachteilige Auswirkungen von Krebserregern und einer auch sonst äußerst unzulänglichen Ernährungsweise blockieren.[11] Eine vor kurzem an der University of Toronto Medical School durchgeführte Studie hat diese Ergebnisse bestätigt und nachgewiesen, daß MAK positiv in der Anfangsphase, wenn bösartige Zellen erstmalig entstehen, wirkt, und sogar noch stärker in der fortgeschrittenen Phase, wo die Krebszellen beginnen, sich unkontrolliert weiter zu vermehren.[12] Erst vor kurzem haben westliche Wissenschaftler damit begonnen, die Wirkungen der Rasayanas und anderer Vorgehensweisen des Maharishi-Ayurveda zu studieren. Einige Universitäten und wissenschaftliche Organisationen, darunter auch die National Institutes of Health, beteiligen sich gegenwärtig an einer Vielzahl medizinischer Forschungsstudien zum Maharishi-Ayurveda.[13] In den kommenden Jahren werden uns die Ergebnisse dieser laufenden Forschungen zur Verfügung stehen.

Behandlungen in den Maharishi-Ayurveda-Gesundheitszentren

Am erfreulichsten und angenehmsten – unabhängig davon, ob Sie sich krank fühlen oder gesund sind – werden Sie in den Ayurveda eingeführt, wenn Sie ein Maharishi-Ayurveda-Gesundheitszentrum besuchen. Dort können Sie dann das Panchakarma-Behandlungsprogramm und andere Programme in einer Atmosphäre fürsorglicher und großer Aufmerksamkeit ausgebildeter ayurvedischer Ärzte und Therapeuten erleben.

Für den Ayurveda gibt es zwei Hauptzielpunkte medizinischer Therapie – Beruhigung und Reinigung. Bei Beruhigungstherapien wird die Physiologie Therapien für spezielle Unausgewogenheiten unterzogen. Durch Reinigungen werden Umweltgifte und Stoffwechselschlacken aus dem Körper entfernt, die Krankheiten verursachen können.

Das *Panchakarma* ist die wichtigste ayurvedische Reinigungstherapie. Sie ist eine unumgängliche Behandlungsmethode, da Krankheiten in der Regel nicht über Nacht kommen, sondern Ergebnis von Unausgewogenheiten und Unreinheiten sind, die sich im Lauf vieler Jahre im Körpergeist angesammelt haben. Panchakarma beseitigt diese Unreinheiten und hilft, das Gleichgewicht wiederherzustellen.[14]

Nach einer Pilotstudie führen zwei Panchakarma-Behandlungen innerhalb eines Jahres zu einer 4,8jährigen Verringerung des biologischen Alters (was die Morgan Adult Growth Examination nachweisen konnte).[15] Eine weitere dreimonatige Vorstudie wurde in den Niederlanden an 126 Patienten durchgeführt, die verschiedene ayurvedische Behandlungsprogramme benutzten – das TM-Programm, das Panchakarma-Programm und individuelle Kräuterrasayanas. Es ging um zehn chronische Krankheiten, darunter um rheumatische Gelenkentzündung, Bronchialasthma, Ausschlag, chronische Verstopfung, Kopfschmerzen, chronischen Stirnhöhlenkatarrh, erhöhten Blutdruck, Schuppenflechte, Diabetes mellitus und chronische Bronchitis. Die Versuchspersonen wurden jede für sich von einem Arzt eingeschätzt, den eine holländische Gesundheitsversicherungsgesellschaft beschäftigte. Die durchschnittliche Dauer der Krankheit vor der Behandlung betrug bei diesen Patienten zwanzig Jahre. Durchschlagende Verbesserungen ergaben sich bei 79 Prozent der Patienten nach drei Monaten. Schädliche Nebenwirkungen wurden nicht festgestellt.

Eine achtjährige epidemiologische Studie an 650 Männern und Frauen, die TM praktizierten, täglich Asanas-Übungen und regelmäßige Panchakarma-Kuren machten und die ayurvedischen Ernährungspläne befolgten, ergab, daß diese Personen 85 Prozent weniger Tage stationäre Behandlungen beanspruchten, als es der nationalen Norm entspricht, und 59

Prozent weniger ambulante Arztkonsultationen. Die größten Unterschiede ergaben sich bei den älteren Probanden. Erwähnenswert ist, daß bei einer weiteren Gruppe, die nur das tägliche TM-Programm absolvierte, die Anzahl ambulanter Arztkonsultationen zurückging (58 Prozent unter der Norm), die Anzahl stationärer Behandlungen zwar gegenüber der Kontrollgruppe, die TM und zusätzlich noch ayurvedische Maßnahmen betrieb,[16] um 50 Prozent höher lag, aber 42 Prozent unter der Norm.

Die Panchakarma-Kur wird auf den jeweiligen Konstitutionstyp abgestimmt und ist ein sorgsam kontrolliertes Programm, das die professionelle Aufmerksamkeit eines ayurvedischen Arztes und mehrerer Therapeuten erfordert. (Der Aufwand an medizinischer Zuwendung für Geist und Körper, die man während dieser Behandlung bekommt, ist im Vergleich zu westlichen Standards tatsächlich einmalig.)

Die Panchakarma-Behandlung dauert im Durchschnitt etwa eine Woche, die oft viel zu schnell vergeht. Eine Frau beschrieb ihre erste Erfahrung mit Panchakarma mit folgenden Worten: »Mir kam es vor, als sei in einem dunklen, engen Wandschrank – meinem Körper – ein Licht angezündet worden. Es war mir, als erinnerte sich mein Körper seiner eigenen Weisheit. Ein Gefühl angenehmen Wohlseins, der Wärme und der Erleichterung breitete sich in meinem Körper aus, und ich verspürte etwas, was ich schließlich als ›Glückseligkeit‹ begriff. Und dieses Glücksgefühl kam aus mir selbst.«

Die Behandlung setzt sich aus mehreren Teilen zusammen.

Sie beginnt mit Snehana bzw. Ölung: Trinken Sie etwas Ghee (geklärte Butter) an einigen aufeinanderfolgenden Tagen morgens, um Ihre Physiologie auf die Reinigung vorzubereiten.

Virechana bzw. Abführmittel: Sie nehmen ein Abführmittel wie Rizinusöl, um die Physiologie gut zu reinigen. Dabei sind spezielle Instruktionen zu befolgen, damit Sie keinen unangenehmen Geschmack verspüren.

Abhyanga bzw. Ölmassage: Zwei Therapeutinnen wenden bei Ihnen eine Spezialmassage an, eine Ganzkörper-Synchronmassage, wobei sich jede auf eine Seite Ihres Körpers konzentriert und beide gleichzeitig und symmetrisch im Einklang miteinander arbeiten. Dazu wird ein speziell zubereitetes und mit Kräutern versetztes Öl, den Erfordernissen Ihrer Doshas angemessen, benutzt. Der Zweck ist, Ama in jedem Teil Ihres Körpers zu beseitigen, um die Doshas wieder ins Gleichgewicht zu bringen. Die liebevolle, in völliger Ruhe sich vollziehende Arbeit der Therapeutinnen ist dabei ein genauso bedeutsamer Bestandteil der Behandlung wie die Ölmassage selbst.
Shirodhara: Sie werden aller Wahrscheinlichkeit nach diese spezielle Behandlung des Kopfes und der Stirn erleben, in deren Verlauf ein erwärmtes, mit Kräutern versetztes Öl behutsam von einem ayurvedischen Arzt eine Zeitlang über Ihre Stirn gegossen wird und dabei ein Gefühl einer derart angenehmen, durchgreifenden und tiefen Entspannung entsteht, daß viele Menschen dabei jegliches Zeitempfinden verlieren. Shirodhara bringt Prana Vata und Apana Vata ins Gleichgewicht, d. h. die Subdoshas, die für die Tätigkeit Ihres Geistes und Ihres Gehirns zuständig sind. Als Folge wird Ihr gesamter Körper über das zentrale Nervensystem beruhigt. Es ist erwiesen, daß es die Kohärenz zwischen verschiedenen Gehirnbereichen verstärkt.
Pizichilli: Bei dieser höchst luxuriösen Behandlung, die auch die »königliche Therapie« genannt wird, gießen die ayurvedischen Therapeuten warmes, mit Kräutern versetztes Öl über Ihren ganzen Körper und vermitteln Vata ein ausgesprochen beruhigendes, ausgleichendes Erlebnis.
Svedana bzw. Dampfbad: Sie liegen eingewickelt in Tücher (nur Ihr Kopf schaut raus) auf einem mit einer Haube bedeckten erhöhten Holzbett und werden in heißem, mit Kräutern versetztem Dampf gebadet, um die Poren und Zirkulationskanäle zu öffnen, so daß Ihr Körper Ama auch über die Haut los wird.

Ein Therapeut legt kühle Kompressen auf Ihr Gesicht und Ihren Kopf, um diese kühl zu halten.
Udvartana: Eine von zwei Therapeutinnen durchgeführte Ganzkörpermassage, die Kapha wieder ins Gleichgewicht bringt und besonders zur Gewichtsabnahme eingesetzt wird.
Visheh: Eine durchgreifende, kräftige Massage, die für Kapha-Typen und besonders für Athleten gut ist.
Pindasveda: Mit warmen Kräuterreispackungen, aus in Milch gekochtem Reis, massieren zwei bis vier Therapeuten den ganzen Körper. Diese Ganzkörpermassage bringt alle Doshas ins Gleichgewicht; da sie abkühlt, ist sie besonders wirksam, um Pitta wieder ins Gleichgewicht zu bringen.
Basti bzw. Öleinlauf: Kleine, behutsame, mit Kräutern versetzte Ölklistiere zur besseren Befeuchtung und zur Ausscheidung von Unreinheiten, die sich angesammelt haben.
Nasya bzw. Nasenbehandlung: Eine Behandlung zur Gesichtsverjüngung und bei Nasen- und Stirnhöhlenproblemen. Sie umfaßt Massage, Inhalationen, mit Kräutern versetzten Dampf und mit Kräutern versetzte Nasentropfen.

Viele Maharishi-Ayurveda-Gesundheitszentren bieten einwöchige und längere Kurbehandlungen bei angenehmem Hotelstandard, die einzig und allein dazu bestimmt sind, Sie von der DNS auf »neu zu erschaffen«. Die Zentren bieten auch eine köstliche Dosha-ausgleichende Kurdiät, Seminare, individuelle Gesundheits- und Ernährungsberatung und Vorträge über ayurvedische Lebensführung, Kurse über Ayurveda und andere Teilbereiche der vedischen Wissenschaft Maharishis an. Genießen Sie den verschriebenen Kurplan, damit Sie in eine entspannende Ruhe voll »reiner Freude« versinken können. Sie können auch während Ihres Aufenthalts am TM-Kurs teilnehmen. Sollten Sie jedoch nicht die Gelegenheit zu einem Aufenthalt in einer Kurklinik haben, können Sie auch ambulante Zentren aufsuchen und dort wertvolle Stunden genießen.

13 ZUSAMMENGEHÖRIGKEIT
der Maharishi-Ayurveda, die Frauen und die Welt

Untersuchen wir das unsichtbare Ineinandergreifen in der
Natur, so finden wir, daß alles im
Universum unmittelbar mit allem anderen verbunden ist.
Alles ist beständig beeinflußt von jedem anderen.
Keine Welle des Ozeans ist unabhängig von der anderen.[1]
Maharishi Mahesh Yogi

Vasudhaiv Kutumbakam
Die Welt ist meine Familie.
Maha Upanishad

Laut UNO-Weltgesundheitsorganisation ist Gesundheit »ein Zustand vollkommenen körperlichen, geistigen und sozialen Wohlbefindens und nicht lediglich das Fehlen von Krankheit oder Gebrechen«. Wir würden noch weiter gehen und sagen, daß es eigentlich nicht möglich ist, unsere individuelle Gesundheit von der der Gesellschaft um uns herum, von der Umwelt oder von unserem Planeten zu trennen. Genauso wie viele andere Frauen in der Welt von heute empfinden wir diese wechselseitige Abhängigkeit als zweifache gesellschaftliche Verantwortung:

1. Fürsprecherinnen für Menschlichkeit zu sein und alle Gedanken und Aktionen zu unterstützen, die individuell und kollektiv dazu beitragen, uns und andere zu heilen.

2. Fürsprecherinnen für die Natur zu sein und Schritte zu unternehmen, um die Umwelt zu schützen und zu heilen.

Der Maharishi-Ayurveda bietet uns Frauen eine ausgesprochen persönliche Grundlage, um Gesundheit in die Welt zu bringen. Durch ihn können wir uns gegenseitig heilen. Er gibt uns die Fähigkeit und unterstützt uns in unserem Wunsch, für die Familie, für Freunde, für die Gemeinschaft und für die Welt wirklich Sorge zu tragen, indem er uns hilft, auch andere Menschen zu mehr Kontakt zu ihrem Selbst zu führen, wie eine indische Heilige einer Schülerin riet: »Lerne, die ganze Welt zu deiner eigenen zu machen; niemand ist ein Fremder, mein Kind, die ganze Welt ist dein eigen.«

Dieser umfassende Ausblick auf die Gesundheit, die die ganze Welt mit einschließt, ist vielleicht das letzte Geheimnis zur Gestaltung des dynamischsten Systems der Gesundheitsfürsorge für alle: Mein Gesundheitszustand wird durch euren verbessert und aufrechterhalten (bzw. auch verschlechtert, wenn einer von uns krank oder unglücklich ist). Dieser Sinn für weltumspannendes Heilen ist der bedeutendste Gesichtspunkt, wenn es darum geht, was persönliches Gesundsein tatsächlich bedeutet.

»Wir müssen furchtlos bereit sein, in unserem Leben und in unseren Heilkünsten das zu bekunden, was Frauen stets wußten – die Einheit des Seins«, schreibt die Autorin Jeanne Achterberg. Aber damit dies geschehen kann und wir diese große Verantwortung übernehmen können, müssen wir erst unser eigenes Haus in Ordnung bringen.

Um wirklich etwas zu verändern – sei es im stillen oder aktiv –, müssen wir kerngesund sein. Um durchgreifender heilen zu können, müssen wir selbst erst geheilt sein. Um »uns die ganze Welt zu eigen zu machen«, ohne dabei Spannung, Abkapselung oder Krankheit zu verursachen, müssen wir erst vollständig mit der Stelle in uns, von der Heilung ausgeht, mit den Grundgesetzen der Natur, die uns leiten und stärken können, verbunden sein. Um harmonisierend zu wirken, muß unser Körpergeist im einheitlichen Bewußtseinsfeld verankert sein, damit wir selbst eine kraftvolle Atmosphäre von Harmonie, Glück und Frieden ausstrahlen.

Soziologen und Anthropologen behaupten, daß die Lage der Frauen ein Maßstab für die gesundheitliche Entwicklung einer Gesellschaft ist. In einer ausgeglichenen Gesellschaft sind die Frauen niemals Bürger zweiter Klasse, die sich erst zusammenschließen müssen, um sich Respekt und Schutz zu verschaffen. Eine Gesellschaft, in der die Frauen gesund sind, kann mit Recht als gesund bezeichnet werden.

Der Ayurveda gibt uns die wesentlichsten Mittel, damit wir eigenständig sein können, und er befähigt uns auf diese Weise, zu lernen, unseren Geist, unsere Körper und unsere Herzen so zu heilen, wie sie sich selbst in ihrer Weisheit heilen wollen, damit wir kerngesunde Frauen werden. Er bietet uns allen praktisches und spezielles Wissen, um Verantwortung für unsere Gesundheit und für die Gesundheit unserer Freunde, Familien, Gemeinschaften und der Welt zu übernehmen und sogar in Ehren zu halten.

Die Tradition der Frau als Heilerin

Frauen sind Medizin
CheQweesh Auh-ho-oh
*Worte der Chumash**

Frauen waren immer Heilerinnen und haben stets in Familie und Gemeinschaft für andere Menschen gesorgt. Dort, wo Ärzte der letzte und nicht der erste Ausweg waren, galten die »Heilkünste« als natürliche Domäne der Frauen, die Kranke

* amerikanische Ureinwohner

pflegten, bei Entbindungen halfen und bewährte Heilmittel verordneten. Die Frauen waren auch Ärztinnen für Geist und Herz, haben aufgebrachte Gemüter besänftigt, gebrochene Herzen geheilt und Konflikte beigelegt.

Diese Tradition ist noch sehr lebendig. Heutzutage beobachten wir, daß Frauen wieder mehr ihre Rolle als Heilerinnen *erkennen.* Wenn Frauen weiterhin vorrangig Kinder, Eltern und Freunde sowie auch diejenigen, die nicht von ihrer Familie oder von der Gesellschaft unterstützt werden, in ihre Obhut nehmen sollen, dann muß diese Rolle als Heilerinnen aber auch gesellschaftlich anerkannt und respektiert werden.

Die Tradition der Heilerinnen kommt aus den alten Hochkulturen: aus der Isis-Tradition im alten Ägypten, aus den Eleusinischen Mysterien des alten Griechenland. Heilerinnen gab es im europäischen Mittelalter und im Nordamerika des 17. und 18. Jahrhunderts, und sie wurden wegen ihres Wissens verfolgt. Amerikanische Indianerinnen wie White Buffalo Woman und Corn Woman waren berühmte Heilerinnen. Hebammentätigkeit und die Arbeit am Krankenbett entwickelten sich im 19. Jahrhundert zu Frauenberufen. Die Spenderinnen des alten Heilwissens trugen alle möglichen Namen: von »Amme« über Wahrsagerin bis hin zur allwissenden Großmutter »aus der alten Heimat«, der Schamanin und der weisen Frau.

Die Tradition der Heilerinnen wird heute fortgesetzt: Indio-Frauen aus Ekuador, »Balsamiererinnen« auf Jamaika, *Espiritistas* in Puerto Rico, *Mansins* in Korea, Heilerinnen aus der Kahuna-Tradition auf Hawaii und andere Frauen in der ganzen Welt führen dieses »Spezialgebiet« – sei es informell oder formell – weiter.[2] In Indien beispielsweise gelten Frauen oft als Familienärzte. Die Tradition der Heilerinnen hat auch in der modernen Medizin Einzug gehalten. Nach Jahrzehnten des Nichtzugelassenseins zum Reich der Ärzte wächst der Anteil der Frauen rasch an und soll Schätzungen zufolge bis zum Jahre 2000 etwa 50 Prozent der Ärzteschaft erreichen. In Rußland sind heutzutage schon 90 Prozent aller Ärzte Frauen. In vielen Nationen treffen Frauen bei der Geburtshilfe und in der Gynäkologie nur Frauen, ein Trend, der sich auch in Amerika verstärkt.

Es sieht so aus, als würden Frauen tatsächlich als gute »Medizin« empfunden werden. Anhaltspunkte liegen dafür vor, zumindest in den Vereinigten Staaten, wo Männer und Frauen jetzt allgemein lieber Ärztinnen als Ärzte aufsuchen, teilweise, weil sie meinen, diese würden ihre Patienten mehr als Menschen und nicht einfach nur als Verkörperungen von Krankheiten behandeln. Die Wissenschaftlerin Candace West kam zu folgender Feststellung: Da Ärztinnen »vorschlagen«, während viele Ärzte zum »Kommandieren« neigen, befolgen Patienten beiderlei Geschlechts Behandlungshinweise von Ärztinnen bereitwilliger als die ihrer männlichen Gegenspieler.[3]

Ähnlich wird das professionelle amerikanische Pflegepersonal, dessen größten Teil Frauen stellen, beurteilt, denn nach Ansicht der Patienten sind es die Frauen, die in Krankenhäusern und anderen medizinischen Einrichtungen die Fürsorge übernehmen. In den Heil- und Pflegeberufen waren es die Krankenschwestern, die die multidimensionale Heilerrolle am besten begriffen. Sie haben als erste die Vorzüge der ganzheitlichen Traditionen angenommen und ganzheitliche Praktiken in ihrem Beruf eingeführt. Schwesternschulen lehrten als erste den Wert therapeutischer Massagen und die heilende Kraft der Liebe und Aufmerksamkeit als Teil der medizinischen Behandlung.

Der Einfluß der von Frauen getragenen Gesundheitsfürsorge geht immer mehr über die herkömmlich festgelegten Rollen von Ärztinnen und Krankenschwestern hinaus. Hauspflege, Hospize für Schwerstkranke sowie spezielle AIDS-Kliniken wachsen an. In all diesen neuen Einrichtungen arbeiten überwiegend Frauen. Allmählich wird begriffen, daß ein Mensch, der etwas für die Gesundheit anderer tut – sei dies nun als Arzt, als Mutter oder als Freundin –, in erster Linie fähig sein muß, dem Bewußtsein des Patienten heilbringende Aufmerksamkeit zu schenken. Was der Mediziner für den Patienten (oder die sich selbst heilende Patientin für sich) tun kann, ist durch die Kraft konzentrierter Fürsorge die Belebung des Selbstheilungsprozesses des Kranken. Wenn fürsorgliche Aufmerksamkeit zum Selbstheilungsprozeß hinzukommt, wird er verstärkt, und die Chancen einer raschen und vollständigen Genesung steigen ganz erheblich.

Frauen auf dem Gebiet der Psychoneuroimmunologie

Frauen nehmen heute auch eine integrierende und bedeutsame Stellung in der medizinischen Forschung ein. Wenn auch in vielen Bereichen so gut wie kaum vertreten, arbeiten bemerkenswert viele Frauen in der Körpergeistforschung, der Psychoneuroimmunologie (PNI). Viele von ihnen sogar in Spitzenstellungen.

Es war die Neurowissenschaftlerin Karen Bulloch, heute an der University of California in San Diego tätig, die Ende der siebziger Jahre die physiologischen Verbindungen zwischen dem Gehirn und dem Immunsystem feststellte. Die Psychologin Janice Kiecolt-Glaser leitete eine richtungsweisende Studie am Ohio State College of Medicine zu Immunfunktion und Streß, speziell zu Langzeitwirkungen von Streß auf Pflegepersonal von Alzheimer-Patienten. Während ihrer Tätigkeit an der University of California in San Francisco erforschte Lydia Temoshok den Zusammenhang zwischen Immunsystem und Persönlichkeit, insbesondere bei AIDS-Patienten; Carrie Millon und ihre Kollegen von der University of Miami School of Medicine untersuchen die Auswirkungen seelischer Widerstandsfähigkeit auf körperliche Widerstandsfähigkeit vom

Standpunkt der Aufrechterhaltung des Immunsystems AIDS-Infizierter, die jedoch keine Symptome aufweisen. Und schließlich ist da noch Candace Pert, ehemalige Chefin für Gehirnbiochemie am National Institute of Mental Health, Urheberin des Körpergeistkonzeptes, deren Forschungstätigkeit jetzt in erster Linie auf AIDS konzentriert ist, die aber weiterhin an vorderster Stelle auf ihrem Fachgebiet steht.

Angesichts dessen, was wir vom Harmonisieren- und Abstrahierenkönnen der Frauen wissen, überrascht es nicht, daß es Frauen in die PNI zieht und daß sie dort ausgesprochen erfolgreich tätig sind, denn die PNI erfordert die Synthese, das Zusammenspiel von Körper, Geist und Seele sowie die Bereitschaft, mehr Abstraktes, nichts Geradliniges zu untersuchen. Die Entdeckungen der PNI reflektieren im Grunde eine Arbeitsweise, die ehemals voneinander getrennte Bereiche durch tiefer liegende Verbindungen zusammenfaßt. Ihre Entdeckungen sind weitgehend Teil eines Denkprozesses vor allem von Frauen, eines Prozesses, den Virginia Woolf, bezogen auf das Werk der zeitgenössischen Schriftstellerin Dorothy Richardson, wie folgt beschrieb:

Ihre Entdeckungen behandeln Zustände des Seins und nicht solche des Tuns. Sie lenkt ihre Aufmerksamkeit auf das »Leben selbst«, mehr auf die Atmosphäre eines Tisches als auf den Tisch; mehr auf die Stille als auf den Klang.[4]

Frauen als Heilerinnen der Welt – der fehlende Friede beim Heilen

Vor dem Hintergrund der Traditionen ist es verständlich, warum Frauen gesellschaftlich aktiv und als »Heilerinnen der Welt« engagiert sind. Bewußt und instinktiv – was nicht voneinander zu trennen ist – haben Frauen begriffen, daß Weltfrieden eigentlich nichts anderes als ihre Gesundheit bzw. die Gesundheit ihrer Familien ist. Helen Caldicott, Gründerin der Organisation »Physicians for Social Responsibility« (Ärzte für gesellschaftliche Verantwortung), vertritt die Meinung, daß Frauen das Verständnis für die Entstehung des Lebens angeboren ist. Sie erinnert uns daran, daß daraus unsere Verpflichtung erwächst. Diese Verpflichtung wird als Teil eines weitgreifenderen Zusammenschlusses geschehen. Die Soziolinguistin Deborah Tannen schreibt: »(Ich) gehe wie viele Frauen an die Welt heran. Als Einzelperson in einem Netz von Verbindungen. Damit ist Leben Gemeinschaft, Kampf, um Vertrautheit zu bewahren und der Isolierung aus dem Weg zu gehen.«[5]

Das Verlangen nach Vertrautheit und Zusammengehörigkeit ist geeignet, eine Art emotionale Empfindsamkeit dafür zu entwickeln, festzustellen, »wo's weh tut« und wie man das dann wieder in Ordnung bringt. Aller Wahrscheinlichkeit nach ist eine natürliche Fähigkeit, andere zu heilen, in der Physiologie der Frauen kultiviert worden. Offensichtlich gleichen die sogenannten weiblichen Eigenschaften wie Intuition, Aufnahmefähigkeit, Hingabe, Harmonie und Vertrautheit – seien sie nun bei Männern oder bei Frauen anzutreffen – die sogenannten männlichen Eigenschaften wie Rationalität, Konzentriertheit und Spezialisierung aus. Beide Eigenschaften sind Mikrokosmen im Funktionieren der Natur, und beide müssen Bestandteile der Gesellschaft sowie auch eines jeden von uns werden. Die Eigenschaften des weiblichen Prinzips werden in unserer Gesellschaft weder von Männern noch von Frauen voll gewertet oder unterstützt, was sich aber langsam ändert.

Die Forschungsarbeit des Psychologen David McClelland von der Harvard University über die Psychologie des Krieges zeigt, daß Frauen bzw. Männer, die äußerst »kriegerisch« sind, ein starkes Bedürfnis nach Machtausübung und wenig Einfühlungsvermögen besitzen. Also müßte eine »Persönlichkeit des Friedens« wenig Bedürfnis nach Machtausübung und ein starkes Einfühlungsvermögen haben. Wenn die tiefer liegenden, mehr auf Harmonisierung ausgerichteten Gesetze der Natur letztendlich überwiegen sollen und auch müssen, wenn wir überleben wollen, werden Freundlichkeit, Liebe, Zuwendung und Zusammenwirken die oberflächlicheren Taktiken der Machtausübung stets überleben. So, wie Lincoln bemerkte: »Zerstöre ich nicht meine Feinde, wenn ich sie zu meinen Freunden mache?« Liebe und Freundlichkeit entwaffnen das Abweisende, indem sie die Grenzen zwischen den Menschen auflösen und ein wahrhaft heilendes Umfeld schaffen. Zum Zwecke echter Vorbeugung von Krankheit muß konsequent dafür gesorgt werden, daß diese heilenden Werte des Herzens bei Frauen und Männern gefördert werden.

Eine Studie am Stanford Research Institute (SRI) ist zu dem Schluß gekommen, daß es einen männlichen und weiblichen Führungsstil gibt. Der mit »Alpha« bezeichnete »männliche« Stil ist direkt, geradlinig, jeweils nur auf eine bestimmte Aufgabe konzentriert und auf Gewinnen oder Verlieren ausgerichtet. Der mit »Beta« bezeichnete »weibliche« Stil ist fließend, synthetisierend, intuitiv, betrachtet die Dinge im Zusammenhang und sucht wechselseitige Verbindungen. Nach Ansicht der Wissenschaftler vom SRI ist das Gleichgewicht zwischen beiden Stilen Basis einer effizienten Führungstätigkeit. In einer Zeit großer Veränderungen könnte jedoch der weibliche Stil angemessener sein. Die erwähnte Forschungsarbeit verweist darauf, daß beim Beta-Denken die Arbeit effizienter erledigt wird, da es diesem Denken mehr auf die Gruppe, aufs Ganze, auf wechselseitige Dynamik und kollektive Feinheiten ankommt.[6]

Nach Ansicht der Wissenschaftler sind diese Stile nicht geschlechtsspezifisch, da sie ihre Polarisierung durch Rollenerwartungen erfuhren und das Verhalten im Beta-Stil mehr den Frauen aufgedrückt wurde. Es hat sich gezeigt, daß Frauen, die Zutritt zu männlichen Machtpositionen gefunden haben, in der Konkurrenzsituation des Firmenlebens harmonisieren wollen, andere mit Macht ausstatten und die »Heger und Pfleger« sind. Manche Frauen, denen es an Selbstachtung fehlt, übertreiben diese Rolle gern. Ebenso weiß man, daß Frauen, insbesondere die, die »eine hohe Meinung von sich haben«, sich für die äußeren Bedingungen von Gesundheit einsetzen, sei es für eine gesündere Umwelt, eine bessere Lebensqualität oder bessere Bedingungen am Arbeitsplatz, in der Gemeinschaft oder in der ganzen Welt.

Gesundheit und Heilung sind nichts Statisches, denn der Körpergeist ändert sich ständig, und er ändert sich auch innerhalb einer Gruppe. Ob wir gesund sind, ist davon abhängig, wie Gesundheit vom einzelnen zur Gruppe und wieder zurück, vom einzelnen zur Umwelt und wieder zurück, vom einzelnen zum Universum und wieder zurück »fließt«. Jeder von uns hat dafür zu sorgen, daß Gesundheit stets uneingeschränkt in dieser wechselseitig dynamischen Harmonie fließt.

Machtausübung ist natürlich notwendig, um Veränderungen herbeizuführen. Aber echte Macht entsteht ausgesprochen leicht und sicher, wenn wir die Natur auf unserer Seite, in unserem Innern haben und wenn sie nur das äußerste Mittel ist. Der Versuch, von Begrenzungen aus zu operieren, ist die alte, geradlinige Form, Einfluß ausüben zu wollen; beim »Quantenweg« muß man mehr in die Tiefe gehen, den Zugriff auf Ganzheit haben, sein Bewußtsein erweitern sowie innen und außen neue Verbindungen schaffen. Dies erfordert die Fähigkeit, Kontakte zur Natur in uns herzustellen und so die tiefer gelegene Machtbasis im Einzel- und Gruppenbewußtsein zu beleben.

Weltfrieden und kollektives Bewußtsein – der Maharishi-Effekt

Der Maharishi-Ayurveda setzt sich für vollkommene Gesundheit ein, die auf Bewußtseinsentwicklung beruht und ihre Stärkung stets von innen erfährt. Auf dieser Grundlage unbesiegbarer persönlicher Gesundheit kann jeder von uns einen wertvollen Beitrag zu einer friedlichen Welt ohne Streß, Angst und Krankheiten leisten. Aber möglicherweise könnten wir dies kollektiv noch wirksamer tun.

Wir haben bereits an anderer Stelle gesehen, wie Teilchen in der Welt des Quantenfeldes als Wellen gesehen werden können. Örtlich begrenzt sind sie Teilchen, und im tiefer liegenden Feld sind sie allumfassend. In ähnlicher Weise können Individuen mit den Wellen eines Ozeans verglichen werden. Jeder einzelne ist die örtlich begrenzte einmalige Individualität einer Welle, und jeder ist auch die unbegrenzte umfassende Wirklichkeit des Ozeans. Ausgehend von diesem Modell rufen Einzelpersonen nicht nur durch konkretes Verhalten gegenüber anderen Wirkungen hervor, sondern erzeugen auch über das tiefer liegende Feld bzw. den Ozean, der die gemeinsame Grundlage für die Existenz eines jeden ist, Wirkungen auf *Distanz*. Eine kleine Gruppe kann auf diese Weise über das »kollektive« Bewußtsein, das ja eine weitere Art von innerer Umwelt ist, eine ganze Bevölkerung beeinflussen.

Bereits 1960 hat sich Maharishi dafür eingesetzt, die Gesellschaft *an ihrer Basis* zu behandeln, um Ordnung und Harmonie in allen Teilen der Gesellschaft und in ihrem wechselseitigen Wirken zu schaffen. Er sagte folgendes voraus: Wenn ein Prozent der Bevölkerung Transzendentale Meditation praktiziert, würde dies die Lebensqualität der gesamten Gesellschaft verbessern. Diese als Maharishi-Effekt bekannte Wirkung ist inzwischen durch zahlreiche wissenschaftliche Forschungen bestätigt worden. Mindestens zehn groß angelegte Studien, bei denen alle krimogenen demographischen Einflüsse sorgfältig kontrolliert wurden, haben folgendes gezeigt: Wenn ein Prozent der Bevölkerung einer Stadt oder eines Landes TM praktiziert, geht die Verbrechensrate in dieser Stadt bzw. diesem Land merklich zurück, ebenso die Zahl der Selbstmorde und der Unfälle. Eine Studie stellte einen signifikanten allgemeinen Rückgang der Verbrechensrate in einer Auswahl von achtundvierzig amerikanischen Städten aufgrund Transzendentaler Meditation fest und berichtete über die Ergebnisse im *Journal of Crime and Justice.*[7] Mitte der siebziger Jahre stellte man fest, daß sogar eine noch geringere Anzahl, nämlich die Quadratwurzel von ein Prozent der Bevölkerung, die kollektiv das TM-Sidhi-Sutra praktiziert, ausreichend ist, um einen meßbaren und ganzheitlichen Einfluß von Harmonie und Integration in der gesamten Bevölkerung auszuüben. Etwas mehr als 7000 Menschen würden also ausreichen, um einen friedensfördernden Einfluß auf die gesamte Weltbevölkerung ausüben zu können.

Um zu verstehen, wie so wenige Menschen die ganze Bevölkerung beeinflussen können, empfiehlt es sich, analoge Erscheinungen in physikalischen Systemen zu betrachten. In der Quantenphysik gibt es eine Erscheinung, die als »konstruktive Interferenz« bekannt ist. Sie besagt: Wenn in einem System eine bestimmte Anzahl von Elementen – die Quadratwurzel der Zahl aller Elemente in dem System – »kohärent« ist, wird es der Rest des Systems ebenfalls. Wir sehen diesen Effekt auch, wenn wir gewöhnliches Licht und Laserlicht miteinander vergleichen. Die Photonen von gewöhnlichem Licht sind willkürlich, ungeordnet und bewegen sich ohne besonderes Muster, wohingegen die Photonen beim Laserlicht alle synchron gebündelt sind und dadurch einen Lichtstrahl aussenden, der so stark ist, daß er Stahl zerschneiden kann. Es ist dasselbe Licht wie das in der Lampe Ihres Wohnzimmers, und es benutzt dieselbe Energie, nur eben *kohärent organisiert.* Gewöhnliches Licht wird durch die kohärente Aussendung einer bestimmten Anzahl von

Photonen, proportional zur Quadratwurzel der Gesamtmenge, in Laserlicht umgewandelt und veranlaßt somit das gesamte System zu einem Phasenübergang, in dem alle Photonen phasenkohärent wechselseitig zu wirken beginnen. Dieselbe Art von Kohärenzeffekt findet sich auch in anderen lebenden Systemen.

Der Maharishi-Effekt ist eine soziologische Anwendung dieses Kohärenzeffektes. Er beruht auf der Kohärenz im psychophysiologischen Funktionieren derjenigen Personen, die TM und TM-Sidhi praktizieren. Das heißt: Wenn eine Anzahl von Personen, die die Quadratwurzel von einem Prozent der Bevölkerung ausmacht, das innere Feld reiner Bewußtheit erfährt, erzeugt der dadurch geschaffene kohärente Einfluß Geordnetheit und Harmonie im gesamten Weltbewußtsein. (Siehe Literatur, Studien zu diesem Phänomen.) Seit einiger Zeit läuft deshalb ein langfristiges, weltumspannendes Experiment, um den Weltfrieden für immer abzusichern. Gruppen, die das TM-Sidhi-Programm praktizieren, werden dabei wissenschaftlich beobachtet, um festzustellen, ob sie über örtliche begrenzte Heileffekte hinaus globale Verbesserungen wie den Rückgang der Verbrechensrate, der Gewaltakte, der Krankheiten und Kriege, besonders auch in Gebieten, wo solche negativen Erscheinungen am stärksten konzentriert sind, hervorrufen können. Es liegen bereits über vierzig Einzelstudien zu diesem kollektiven Vorgehen vor, das Verbrechen und Gewaltakte eindämmt, und sie haben bestätigt, daß Gewaltakte und Verbrechen in der Bevölkerung drastisch zurückgehen, wenn die Quadratwurzel von einem Prozent der Bevölkerung – eine Region beispielsweise – das TM-Sidhi-Programm in einer Gruppe praktiziert.[8]

Das Prinzip des Maharishi-Effekts ist in den vedischen Texten als Mechanismus zur Friedensschaffung beschrieben: »Wo Kohärenz herrscht, verschwinden Tendenzen der Feindseligkeit.« Wenn der Zugang zu diesem inneren Feld der Stille gefunden worden ist, erfahren wir gleichzeitig unsere wichtigste Quelle, um gesund zu sein, und unsere wichtigste Quelle, um Gesundheit und Frieden in die Welt zu bringen. Die Möglichkeiten eines ständigen Weltfriedens auf der Grundlage dieses kohärenzschaffenden Phänomens ist eine sehr erregende Nachricht für moderne Wissenschaftler und Denker sowie auch für Regierungschefs, Vertreter des Gesundheitswesens und Friedensforscher. Mit einem konzentrierten synchronen Gruppenbewußtsein, das groß genug ist, um die Erfordernisse des Maharishi-Effekts weltweit zu erfüllen, würde Bewußtsein buchstäblich innerhalb eines Quantenmoments verändert werden.

Die Umwandlung der Medizin – die Hinzufügung des weiblichen Heilprinzips

Die neue Medizin wendet der alten Medizin nicht den Rücken zu.
Sie integriert jenes Wissen und geht dann weiter,
genauso, wie die Quantenphysik die Gesetze der Bewegung
und der Physik mit dem neuen Gesetz der Quantenmechanik
integriert und das Ganze zu einer neuen Synthese bringt.
Candace Pert

»Um ein hohes Niveau an Kondition aufrechtzuerhalten, müssen wir körperlichen Verfall vermeiden und nicht reparieren«, schreibt der Arzt Michael Crichton. Wir alle brauchen Leitsätze, damit wir täglich so leben, daß es nicht zum Verfall kommt und wir lange gesund bleiben. Aber dieses Wissen darf nicht bruchstückartig und unsystematisch sein. Es muß uns in die Lage versetzen, den Zusammenhang zwischen dem Weltall und unserer Gesundheit zu verstehen. Ein Mensch kann nicht die Segnungen einer verfeinerten Wahrnehmung und guter Intuition behalten, wenn er durch und durch von einem Leben gestreßt und erschöpft ist, in dem er versucht, alles auf einmal zu machen. Aber wenn der Mensch erkennt, daß er nichts

zusammenhalten muß, weil alles *bereits* zusammen *ist*, wird das Leben wieder mühelos, freudvoll und gesund.
Diese kraftspendende Ganzheit wird verstanden als das weibliche Prinzip, das Geist, Körper und Herz zusammenhält und heilt, selbst wenn ein Körperteil wie etwa ein gebrochener Arm gesondert behandelt wird. Es ist diese ganzheitliche Zuwendung, die der modernen Gesundheitsfürsorge fehlt.
Nach Meinung von Vandana Shiva, einer führenden Physikerin und Ökologin in Indien, hat der Verlust des weiblichen Prinzips in der High-Tech-Welt zur ökologischen Krise unserer Zeit geführt: »Er bringt die Störung von Prozessen und Zyklen der Natur und ihres wechselseitigen Verbundenseins mit sich.«[9] Auch unsere Gesundheitsfürsorge hat, wie wir gesehen haben, ihre Verbindung zum weiblichen Prinzip der Natur verloren. Die moderne Medizin ist überaus erfolgreich in der Bekämpfung von »Primärkrankheiten« wie ansteckenden Krankheiten. »Sekundärkrankheiten«, die wie Herzattacken und Krebs durch Streß und Degeneration entstehen, erfordern jedoch ein anderes Vorgehen, und zwar eines, das die Hauptrichtungen der modernen Medizin noch nicht bieten können. Die Ergebnisse sind steigende Kosten im Gesundheitswesen, Verlust an Vertrauen zu den Ärzten und Frustration der Ärzte, weil sie nicht viel mehr tun können, als Symptome zu behandeln. Das, was der Biochemiker Paul Ehrlich 1910 den Ansatz der »magischen Kugel« in der Medizin nannte – eine Pille für jede Krankheit –, mag zwar in manchen Fällen von Nutzen sein, ist aber als medizinisches System ganz eindeutig überholt. Die Psychologin Deena Metzger sagte, daß Bestrahlung und Chemotherapie als medizinische Behandlungsmethoden die »natürlichen Reaktionen einer Gesellschaft sind, die in Begriffen wie chemischer Kriegsführung und nuklearer Machtausübung denkt«. Ein System von Überzeugungen, das weniger auf Eroberung ausgerichtet ist, könnte bessere Heilverfahren hervorbringen.[10] Augenblicklich wächst ein weltumspannendes Bewußtsein dafür,

daß wir eine Medizin brauchen, die auf dem weiblichen Prinzip beruht.
Wir glauben, zusammen mit einer immer größer werdenden Zahl von Ärzten, Psychologen und anderen Vertretern des allgemeinen und des psychosomatisch orientierten Gesundheitswesens, daß der Maharishi-Ayurveda ein vernünftiger und bedeutsamer »nächster Schritt« in Richtung Vorbeugung und Gesundheitsfürsorge ist. Er ist genau das, was wir brauchen, um die neuen Aufgaben der Gesundheitsfürsorge zu erfüllen. Und gerade wir Frauen sind physiologisch bereit und innerlich darauf eingestellt, den Zugang zu den tiefer liegenden Gesetzen von Harmonie und Liebe zu suchen und auch zu finden und dieses weltumspannende Heilen, das durchaus schon in Bewegung ist, herbeizuführen.

Eine neue Heilweise durch den Maharishi-Ayurveda

Durch die Einbeziehung aller Dimensionen des Heilens und durch die Verbindung von Subjektivem (Geist) und Objektivem (Körper) bietet der Maharishi-Ayurveda ein umfassendes medizinisches System für Diagnose, Behandlung und Vorbeugung. Es ist das Geschenk der auf dem Quantenmodell beruhenden »inneren« Medizin, das uns zu tiefer liegenden Naturgesetzen, von denen aus Heilung vollständig und mühelos erfolgen kann, Zutritt verschafft. Aus diesem Grunde gibt es kein Modell, das mehr auf Gleichheit bedacht ist bzw. sich mehr für eine wahrhaft allumfassende Gesundheitsfürsorge einsetzt. Was aber noch wichtiger ist – der Maharishi-Ayurveda weist uns einen wunderbar systematischen Weg, um den direkten Zugang zum Heilungsfeld zu verstehen und zu erleben.
Wir glauben, daß die Frauen ein zu ihrer Denk-, Verhaltens-, Schaffens- und letztendlich sogar Heilweise passendes medizi-

nisches System zu schätzen und zu nutzen wissen. Oberflächlich gesehen, scheint alles voneinander getrennt zu sein. Aber wenn wir die tiefer liegende Wirklichkeit kennen, gibt es keine Unterschiede. Dort ist alles vereint. Der Maharishi-Ayurveda bietet diese Ganzheit, um die es den Frauen geht; er befriedigt die Sehnsucht nach der »vereinigenden Sensibilität«, wie es der Schriftsteller Robin Morgan nennt. Auch Morgan ist für das »Beharren auf Beziehungen, das Verlangen nach Synthese und die Weigerung, sich in seinen Bedürfnissen einengen zu lassen«.[11] Als Frauen und Weltbürgerinnen ist es unsere Fähigkeit und Aufgabe, Kontakt zu dieser Einheit in unserem täglichen Leben herzustellen und diese Einheit zum Ausdruck zu bringen, Männlichkeit nicht zu bekämpfen, sondern zu ergänzen, so daß jedes Mitglied unserer Weltfamilie sich umsehen und sagen kann: »Ja, ich lebe wahrhaft im Himmel.«

Der Maharishi-Ayurveda legt das Schwergewicht auf Bewußtsein und Gesundheit durch Selbstbezug und ist ein in sich geschlossenes medizinisches System, das auf der Ganzheit von männlichem und weiblichem Prinzip beruht. Wir betrachten ihn als ein ausgesprochen tiefgründiges ganzheitliches Konzept für unsere Gesundheit, weil er das innere Heilfeld anerkennt und sich darauf stützt, sowie auch als Konzept für einen weltumspannenden Heilprozeß. »(Er) ist eine unkomplizierte Lebensweise, die auf Wissen beruht«, sagt Brihaspati Dev Triguna. »Das Leben sollte rein, herrlich und glückerfüllt sein. Nicht nur unser eigenes, sondern auch das der ganzen Welt. Ihr müßt Vertrauen zu eurer Nation haben und ihr alles Gute wünschen – aber nicht nur eurer Nation, sondern der ganzen Welt.«

Wir laden die Frauen der ganzen Welt ein, sich uns anzuschließen, um diese schöne Möglichkeit zu verwirklichen, ein langes Leben voller Gesundheit für jeden einzelnen zu ermöglichen und zugleich auch die Welt zu heilen.

Anhang

Die kleine Sprechstunde

Geeint sei euer Vorsatz; Harmonisch euer Fühlen,
Gesammelt euer Geist,
In derselben Weise, wie
Die verschiedenen Aspekte des Universums
In Zusammenhalt
Und Ganzheit bestehen.
Rigveda

1. Was rät der Ayurveda zu solchen regelmäßigen medizinischen Untersuchungen wie dem PAP-Abstrich (= Vaginalabstrich; Diagnostik nach Papanicolaou)?
Da der Ayurveda in erster Linie und vor allem an Vorbeugung interessiert ist, würde er alle Untersuchungen wie PAP-Abstriche und Mammographien, die einer Patientin genaue frühzeitige diagnostische Informationen geben können, unterstützen. Wenn Sie sich jedoch *nur* auf solche »Sprechstundenuntersuchungen« als Maßstab für Ihren Gesundheitszustand verlassen und nicht auch auf Ihre Intuition und Ihre Gefühle, übersehen Sie möglicherweise Ihr inneres Informationssystem als das wertvollste Diagnoseverfahren, da die Untersuchungen nur die ausgeprägteren Symptome feststellen. Gehen Sie also zu den Untersuchungen, richten Sie sich aber auch danach, wie Sie sich fühlen.

2. Warum wird Sesamöl benutzt?
Sesamöl empfehlen die alten ayurvedischen Ärzte für viele Maßnahmen, da es alle drei Doshas ins Gleichgewicht bringt. In jüngster Zeit haben Wissenschaftler, die sich für den Gebrauch von Sesamöl interessieren, entdeckt, daß Sesamöl mehr Linoleat in Triglyzeridform als andere Öle enthält. Die Linolensäure ist bekannt, weil sie gegen Bakterien, Pilze und Entzündungen wirkt sowie das Wachstum von Krebszellen stoppen kann. (John Salerno und D. Edwards Smith untersuchen gegenwärtig die Einsatzmöglichkeiten dieser Säure bei der Bekämpfung von Dickdarmkrebs, Melanomen und anderen Formen des Hautkrebses sowie bei Zahnfleischerkrankungen und haben in *Anticancer Research*, Band 11, 1991, vorläufige Ergebnisse veröffentlicht.) Im Augenblick wissen wir,

daß es ein zuverlässiges Öl ist, sich für alle Behandlungsprogramme eignet und vorbeugend wirkt. Viele Mütter haben bereits entdeckt, daß es Säuglinge beruhigt, besonders Kinder mit einer Vata-Konstitution.

3. Ich finde, daß ich sogar im ganz gewöhnlichen Alltag mit sehr viel Angst herumlaufe. Was soll ich nach Ansicht des Ayurveda gegen die Angst tun?
Angst gibt es in zwei wesentlichen »Geschmacksrichtungen« – rationale und irrationale. Rationale Angst kann gänzlich auf Intuition beruhen, und hier lohnt es sich, genau hinzuhören. Wenn Sie sich in einer potentiell gefährlichen Situation oder Umgebung befinden, kann die erhöhte Wachheit, die durch eine feinfühlige Angstreaktion entsteht, Sie unterstützen und schützen. Irrationale Angst bzw. stetig fließende Ängstlichkeit kann lebensschädigend sein, da sie zu einer Adrenalinausschüttung führt, ohne daß Sie davon Nutzen hätten. Ein aus dem Gleichgewicht geratenes Vata ist gewöhnlich die Ursache und kann durch Vata-ausbalancierende Programme in Ordnung gebracht werden. Sie brauchen vielleicht nur einige Dinge in Ihrem täglichen Leben zu verändern: Erst einmal sollten Sie alles Vata-Verstärkende, wie koffeinhaltige Getränke, meiden und sich mehr Ruhe gönnen. Während die moderne Medizin Angst vorwiegend als geistigen und gefühlsmäßigen Zustand behandelt, bringt der Ayurveda noch die Dimension der Physiologie mit in die psychologischen Erwägungen (und den Bereich des Geistes in die körperlichen) und bietet so eine vollständige Körpergeistwissenschaft.

4. Wenn mein Mann und meine Kinder gern etwas essen, was gewöhnlich nicht sehr gesund ist, ich aber versuche, ayurvedisch zu essen, wie sollen wir diese unterschiedlichen Vorlieben in der Familie befriedigen? Ich möchte, daß meine Familie auch die Vorteile des Ayurveda genießt.
Die Erhaltung der Harmonie in der Familie ist zuweilen ein weit besseres Mittel, um gesund zu bleiben, als das, was wir essen. Insbesondere sollten wir zu den Mahlzeiten alle Spannungen vermeiden. Also lassen Sie Ihre Familienangehörigen das essen, was sie wollen. Sie können sich ja Ihr eigenes Programm machen. Wahrscheinlich essen Ihre Angehörigen nur aufgrund einer Gewohnheit, die auf unserer Ernährungsweise mit den drei Geschmacksrichtungen beruht. Um sie zu einer Ernährungsweise mit mehr Geschmacksrichtungen zu bringen, können Sie ganz allmählich alle sechs Geschmacksrichtungen von Mahlzeit zu Mahlzeit einführen. Und bringen Sie Ihre Angehörigen dazu, daß sie selbst dann, wenn sie außer Haus sind, zu Mittag mehr essen und abends nur etwas Leichtes zu sich nehmen. Wenn Sie anfänglich nur einige Veränderungen vornehmen

können, dann versuchen Sie als erstes, Ihre Angehörigen von kalten und/oder kohlensäurehaltigen Getränken zu den Mahlzeiten sowie vom Fernsehen während des Essens wegzubringen, und sorgen Sie dafür, daß es während der Mahlzeit ruhig zugeht, selbst wenn sie nur kurz ist.

5. Hat der Ayurveda ein Programm zur Verringerung von Zellulitis?

Fett ist Fett; oft aber kann eine Überproduktion an Fett in den Oberflächengeweben zusammen mit mangelnder Zirkulation in gewissen Bereichen das hervorrufen, was manche Leute Zellulitis nennen. Sie kann auch als Ama in dem jeweiligen Bereich verstanden werden. Der Ayurveda schlägt eine spezielle Trockenmassage, *Garshan* genannt, vor, die den Abfluß und die Zirkulation anregt, sowie andere Programme, insbesondere das Ama-reduzierende Eßprogramm.

Garshan wird am besten mit Handschuhen aus Rohseide oder Fäustlingen aus Wolle durchgeführt. Führen Sie die Massage etwa fünf Minuten vor dem Abhyanga bzw. der Ölmassage durch. Massieren Sie ziemlich kräftig, außer im Gesicht und im Halsbereich. Fahren Sie kreisförmig über die Gelenke, entlang der Knochen in langen Streichbewegungen, und zwar je Bereich zwanzig- bis vierzigmal. Nehmen Sie die Bereiche, wo sich Fett angesammelt hat. Massieren Sie Unterleib und Hüfte horizontal und dann diagonal. Fahren Sie vertikal über die Oberschenkel, kreisförmig über die Knie und vertikal hin und her über die Wade. Machen Sie danach Ihre Ölmassage, und nehmen Sie ein warmes Bad, oder duschen Sie. Unternehmen Sie jeden Tag einen flotten Spaziergang, und meiden Sie gänzlich oder möglichst oft Käse, Joghurt und kalte Getränke.

6. Ich ernähre mich gesund, gehe rechtzeitig ins Bett und fühle mich recht gut, schaffe es aber wohl nicht, täglich meine drei Tassen Kaffee wegzulassen, obwohl ich ziemlich oft an Schlaflosigkeit leide und weiß, daß es besser für mich wäre, wenn ich den Kaffee aufgeben würde.

Viele Leute im Westen trinken Kaffee (und koffeinhaltigen Tee) nur wegen seines bitteren und herben Geschmacks, Geschmacksrichtungen, die zu den sechs gehören, die zur Herstellung des Gleichgewichts in der Ernährung erforderlich sind. Ein Mangel an reinigenden bitteren Kräutern kann ungesund sein und insbesondere zu Hautbeschwerden führen. Unser natürliches Verlangen nach diesem Geschmack ist in Ordnung. Unser Körpergeist sagt uns etwas Wichtiges. Aber wenn man's mit Kaffee und Tee übertreibt, können sicherlich auch Probleme für die Gesundheit entstehen. Wenn wir jedoch statt dessen bittere Kräuter wie Aloe, Sennesblätter, Asafötida (Gummiharz der Wurzel eines asiatischen Doldengewächses) und Gelbwurz bzw. bittere Nahrungsmittel wie grüne Salate, Endivie und Zitronenschale verwenden, werden wir feststellen, daß unsere Kaffeegelüste allmählich verschwinden. Oder vielleicht finden wir, daß es eher der »Bohnencharakter« des Kaffees – sein herber Geschmack – ist, nach dem es unseren Körpergeist verlangt. Wenn wir dann an seine Stelle etwas anderes in dieser Art setzen wie Linsen oder Hülsenfrüchte, können wir unsere Kaffeegelüste dämpfen. Wenn es Ihnen beim Kaffee darum geht, daß er heiß und flüssig ist, dann könnte heißes Wasser ein guter Ersatz sein.

7. Ich bin ein Vata-Kapha-Typ. Warum bringt es mich wie einen Pitta-Typ so durcheinander, wenn ich meine Mahlzeiten nicht rechtzeitig bekomme?
Bei uns wirken alle drei Doshas; sonst würden wir nicht leben können. Sie haben also auch etwas Pitta, und es klingt so, als würde es gut funktionieren.

8. Was empfiehlt der Ayurveda in bezug auf Milch?
Milch schätzt der Ayurveda sehr. Sie stärkt, nährt und gleicht Vata und Pitta aus. Wenn Sie die Milch, auch bereits pasteurisierte, vor dem Trinken abkochen, ist sie viel leichter zu verdauen und verursacht weniger Verstopfung. Geben Sie vor dem Kochen ein bißchen Ingwer oder Kardamom hinzu, so hat sie ein besseres Aroma und läßt sich noch besser verdauen. Wollen Sie jedoch Rohzucker und insbesondere Honig hinzugeben, dann tun Sie das bitte erst, nachdem sich die Milch etwas abgekühlt hat. Es ist besser, Milch nur in Verbindung mit anderen süßen Geschmacksrichtungen wie Getreideflocken, Toast oder Reis zu trinken, nicht aber zu salzigen Nahrungsmitteln oder anderen Geschmacksrichtungen. Warten Sie mit dem Milchtrinken etwa eine halbe Stunde, wenn Sie vorher etwas gegessen haben, das nicht süß war.

9. Was soll ich tun, wenn ich großen Appetit auf Sachen habe, die »ayurvedisch nicht in Ordnung« sind? Soll ich da meinem natürlichen Verlangen folgen oder mich an die vorgeschlagene Ernährungsweise halten?
Wenn das starke Verlangen, das Sie verspüren, wirklich natürlich ist und nicht auf Sucht beruht, die Ihren tatsächlichen Hunger nicht stillt, lautet der Ratschlag, Sie sollten Ihrem Wunsch nachgeben, solange dadurch keine Unausgeglichenheiten entstehen. Ihr Körpergeist gibt Ihnen schon die entsprechenden Informationen, wie Sie ihn über einen bestimmten Nährstoff oder eine bestimmte Geschmacksrichtung ins Gleichgewicht bringen. Die Empfehlungen für die Ernährungsweise zur Ausbalancierung

eines jeden Doshas sind generell, aber kein Muß. Ihr Wohlergehen hängt mehr von Ihrem Wissen ab, das Sie in jedem Augenblick durch Selbstbezug bekommen. Wenn Sie Ihre Gelüste befriedigt haben und sich danach ganz, zufrieden, leicht und energiegeladen fühlen, entsprachen sie den Erfordernissen Ihrer Gesundheit. Sollten Sie sich danach jedoch nicht sehr gut fühlen, müßten Sie vielleicht das Dosha-ausgleichende Eßprogramm sorgfältiger einhalten, bis das Informationssystem Ihres Körpergeistes verläßlicher und glaubwürdiger ist.

10. Was sagt der Ayurveda zum Mikrowellenherd?

Die Menge an Prana oder Atem bzw. Lebensenergie in dem Lebensmittel, das wir verzehren, ist eine Voraussetzung dafür, wieviel wahre Nahrung ein Lebensmittel uns bieten kann. Daher empfiehlt der Ayurveda möglichst frische Kost. Mikrowellen beseitigen meist das Prana in dem Lebensmittel, insbesondere dann, wenn es abgepackt ist. Nehmen Sie sich also etwas mehr Zeit, und kochen Sie auf Ihrem richtigen Ofen in einem dafür geeigneten Topf. Und Sie werden sehen, daß Sie nicht mehr all die »zusätzlichen« Sachen brauchen, von denen Sie meinen, sie nach Ihrer Mahlzeit essen zu müssen, weil das, worum es Ihrem Körper bei dem Nahrungsmittel ging – um dessen lebensspendenden »Atem« und dessen geregeltes Paket an Heilung –, vorher fehlte.

11. Warum sagt der Ayurveda, daß wir beim Kochen zufrieden sein sollen? Und was geschieht, wenn wir das nicht sind?

Das Bewußtsein dessen, der kocht, – sagen die ayurvedischen Texte – fließt mit in die Speise ein. Wenn wir also wollen, daß unsere Nahrung möglichst gesundheitsfördernd ist, sollen ihr die besten Eigenschaften eines liebevollen Wesens vermittelt werden. Wenn wir krank oder gereizt sind, können statt dessen diese Bewußtseinseigenschaften übertragen werden. Natürlich können wir nicht so tun, als wären wir glücklich, wenn wir es nicht sind. Um vor dem Kochen Streß zu lösen, könnten wir erst meditieren oder uns ein paar Minuten ausruhen und/oder etwas Nettes über die Nahrungsmittel sagen, z. B. wie schön die Karotten aussehen, wie köstlich das Brot duftet usw. Das schafft eine wohltuende Stimmung in der Küche, und Sie fühlen sich besser.

12. Soll ich Lebensmittel kühl aufbewahren?

Die meisten ayurvedischen Nahrungsmittel erfordern nicht viel Kühlung und brauchen kaum gefroren zu werden, denn bei den ayurvedischen Eßprogrammen versuchen wir, Frisches und Warmes zu essen. Nur Milch und Sahne müssen kühl aufbewahrt werden. Vor allem deshalb, damit sie nicht schlecht werden. Unsere Säfte und anderen Getränke sollten nie kalt sein. Ghee, die geklärte Butter, die der Ayurveda empfiehlt, braucht und sollte nicht kühl aufbewahrt werden.

13. Was ist Ghee, und wie mache ich es?
Ghee ist geklärte Butter; aber obzwar es aus Butter zubereitet ist, hat es dem Ayurveda zufolge ganz andere Eigenschaften als Butter. (Obwohl festgestellt worden ist, daß Ghee nur »gutes« Cholesterin enthält, wäre es jedoch gut, mit Ihrem Arzt zu klären, ob Sie ein Cholesterinproblem haben, bevor Sie Ghee benutzen.)

- Tun Sie ein oder mehrere Pfund ungesalzene Butter in eine tiefe Pfanne aus rostfreiem Stahl oder feuerfestem Glas, schalten Sie den Herd auf mittlere oder niedrige Hitze. (Achten Sie darauf, daß die Butter beim Schmelzen nicht zu braun wird oder verbrennt.) Während des Erhitzens sollte Ghee nie unbeaufsichtigt bleiben.
- In den nächsten dreißig bis vierzig Minuten verdampft das Wasser (Butter ist etwa 20 Prozent Wasser), und an der Oberfläche der Flüssigkeit wie auch am Pfannenboden zeigen sich Schaum und andere feste Stoffe der Milch.
- Nehmen Sie die Flüssigkeit vom Herd, wenn die festen Bestandteile der Milch am Pfannenboden goldbraun werden, da sonst das Ghee verbrennt. Sie bemerken jetzt vielleicht, daß das Ghee wie Popcorn duftet, und sehen vom Boden winzig kleine Blasen im Ghee aufsteigen.
- Gießen Sie das Sediment vom Ghee, solange es heiß ist, durch ein mit einem Baumwolltuch ausgeschlagenes Sieb aus rostfreiem Stahl in eine Pfanne aus rostfreiem Stahl oder feuerfestem Glas. Das Ghee ist noch sehr heiß. Seien Sie also vorsichtig.
- Ghee kann bei Zimmertemperatur aufbewahrt werden. Wenn es später wieder fest wird, erhitzen Sie es bitte etwas.

14. Wie finde ich richtige ayurvedische Lebensmittel auf dem Markt?
Die Auswahl der Lebensmittel sollte vom Standpunkt des Dosha-Ausbalancierens beginnen und die Jahreszeit berücksichtigen. Wenn Sie eine bestimmte Dosha-ausgleichende Ernährungsweise befolgen, nehmen Sie eine Liste für die Lebensmittel und auch eine Liste für die jahreszeitlich bedingten Lebensmittel mit. Die ayurvedisch jahreszeitlich bedingten Lebensmittel entsprechen denen, die auf dem Markt aller Wahrscheinlichkeit nach die frischesten sind. Je nach Jahreszeit kaufen Sie vor allem

Lebensmittel, die in der Gegend wachsen, wo Sie leben, und die in der Saison vorhanden sind, weil bei ihnen die örtlichen Naturgesetze am meisten belebt sind. Allgemein gilt, daß frische Nahrungsmittel von überall die besten sind.

15. Warum empfiehlt der Ayurveda heißes Wasser statt anderer warmer Getränke wie z. B. Kräutertees?
Der ayurvedische Arzt Raju sagt: »Sie waschen ja Ihre Hände auch nicht in Tee, baden nicht in Tee und spülen Ihr Geschirr nicht mit Tee aus.« Tee wirkt auf den Körper anders als reines Wasser. Reines gekochtes Wasser kann die Verdauung verbessern, indem Ama beseitigt wird und die drei Doshas wieder ins Gleichgewicht kommen.

16. Was muß ich machen, um meine kleine Tochter zur Disziplin zu erziehen, ohne sie (oder mich) zu stressen?
Im Maharishi-Ayurveda lieben Sie Ihr Kind mit ausgesprochener Nachsicht und versuchen, ihm jeden Wunsch zu erfüllen, bis es zwei Jahre alt ist. Dann kommt die Zeit, dem Kind verständlich zu machen, daß es Grenzen gibt. Liebevoll gestaltete Regelmäßigkeit im Leben brauchen kleine Kinder am allermeisten. Kinder müssen lernen, welche Naturgesetze zu befolgen sind, damit sie mit den Werten der Familie und der Gesellschaft im Einklang leben können. Ein Kind, das keine grenzensetzende Anleitung durch die Eltern bekommt, beginnt, unausgeglichen zu werden, schlecht zu essen, unregelmäßig zu schlafen und völlig den Sinn für sich selbst zu verlieren. Das Motto lautet: Eindeutige Disziplin, ausgeübt in Freundlichkeit, Ruhe und Liebe.

17. Wie können die Eltern den Ayurveda am besten in das Leben ihrer Kinder einbeziehen?
Sie können vielerlei tun:
- Sie können regelmäßig meditieren und andere geeignete ayurvedische Programme befolgen, so daß sie für ihre Kinder gesündere, streßfreiere Beziehungen schaffen.
- Wenn die Eltern meditieren, kann den Kindern das auch beigebracht werden. Es gibt eine TM-Technik für Kinder, die ab dem vierten Lebensjahr erlernt werden kann und ihrer Entwicklung angemessen ist.
- Sie können lernen, den Puls Ihrer Kinder zu lesen, und können dann alle Überlegungen zur Ernährung, zum Schlafen und zum sonstigen Lebensstil danach ausrichten und Unausgeglichenheiten wieder

in Ordnung bringen. Wenn Eltern wissen, wie sie ihren eigenen Puls und den ihrer Kinder abzulesen haben, könnten sie Anzeichen von Unausgeglichenheiten feststellen, bevor Krankheiten zum Ausbruch kommen.

- Sie können Unausgeglichenheiten bei Ihren Kindern feststellen und dementsprechend eine spezielle Ernährung, Ruhezeiten und körperliche Betätigung anregen.

18. Wie kann man auf Reisen das ayurvedische Programm einhalten?
Reisen an sich als Bewegung durch den Raum mit einem Fahrzeug verstärkt Vata. Um es wieder ins Gleichgewicht zu bringen, sollten Sie während der Reise möglichst viel ruhen; meiden Sie kalte Speisen und Getränke; essen Sie weniger, damit sich die Körperzyklen stabilisieren, besonders wenn Sie Zeitzonen überqueren; und führen Sie Ihre Ölmassage sogar dann durch, wenn Sie von zu Hause fort sind. Im Flugzeug ist das Meditieren ein großartiges Mittel, um sich nach dem Flug ausgeruht zu fühlen, denn Sie haben keine Schwierigkeiten mehr mit der Zeitumstellung. Sie können aus dem Flugzeug steigen, fühlen sich hellwach und bereit, Ihre Physiologie auf der Grundlage tiefer Ruhe mit der »Physiologie« der neuen Umgebung zu beschäftigen.

19. Was sind die wichtigsten ayurvedischen Geheimnisse für die Schönheit?
Ganz einfach: Je tiefer der Kontakt zu der inneren Essenz der Schönheit ist, um so schöner ist das Äußere. Die Erzeugung von Ojas, das Erleben von Glückseligkeit, der »reinen Freude«, und das Verlangen, für jeden den Himmel auf Erden zu schaffen, sind die Lancôme-, Revlon- und Estée-Lauder-Produkte der ayurvedischen Welt.

Autoren- und Quellenverzeichnis

Einleitung:
»Wenn Körper und Geist eins sind«, der Ayurveda

1 Maharishi Mahesh Yogi, *Life Supported by Natural Law*, MIU Press, Fairfield, Iowa, S. 114.
2 Michael Crichton, »Greater Expectations«, in: *Newsweek*, 24. September 1990, S. 58.

3 Stephen Hall, »A Molecule Code Links Emotions, Minds and Health«, in: *Smithsonian*, Juni 1989, S. 64.
4 Nancy Griffith-Marriot, »Body Mind: An Interview with Candace Pert«, in: *Woman of Power*, Fall 1988, S. 25.

1 Ganzheit: Körper, Geist und Gefühle wieder zusammenführen

1 Maharishi Mahesh Yogi, *Bhagavadgita, aus dem Sanskrit übersetzt und neu kommentiert*, Verlag International SRM Publications, Stuttgart 1982, S. 139.
2 Susan Blumenthal, Leiterin des Behavioral Medicine Program. National Institute of Health, zitiert in: Patricia Aburdene und John Naisbitt, *Megatrends: Frauen*, Econ-Verlag, Düsseldorf 1993.
3 Kenneth Walker, *Women Saints: East and West*, Vedanta Press, Hollywood, California 1979, S. 227.
4 Christine Gorman, »Sizing Up the Sexes«, in: *Time*, 20. Januar 1992, S. 42.
5 Charlene Spretnak (Hrsg.) aus ihrer Einleitung zu *The Politics of Women's Spirituality*, Doubleday, Anchor Books, New York 1982, S. XIII.

2 Tiefe: Notwendigkeit eines tiefer gehenden Begriffs von Gesundheit

1 *American Academy of Board Certified Physicians*, 1990.
2 Lynn Payer, *Medicine and Culture*, Penguin Books, New York 1989, S. 17–20.
3 Lawrence K. Altman und Elisabeth Rosenthal, »Changes in Medicine Bring Pain to Healing Profession, Demoralizing Doctors«, in: *The New York Times*, 18. Februar 1990, S. 1.
4 Bei den Ärztinnen liegt der Trend anders. Obwohl weniger als 20 Prozent aller Ärzte in den USA heutzutage Frauen sind, geht man davon aus, daß bis zum Jahre 2000 bereits 50 Prozent aller Ärzte Frauen sind. 38 Prozent aller Medizinstudenten im ersten Studienjahr sind heute Frauen. *New England Journal of Medicine*, 30. November 1989. Nach Aussagen von Joyce Davidson von der Menninger Clinic in Topeka, Kansas, verdienen Ärztinnen durchschnittlich 30 Prozent weniger als ihre männlichen Kollegen, aber offensichtlich gehen Frauen eher in die Allgemeinmedizin, wo »sie geringere Einkünfte erwar-

ten als in den hochbezahlten Fachrichtungen wie der Chirurgie«. Altman und Rosenthal, S. 34.

5 Robert Blendon und Humphrey Taylor, »A Health System That Needs Surgery«, in: *The New York Times*, 9. Mai 1989, S. 3.

6 Andrew Purvis, »A Perilous Gap«, in: *Time*, Sonderausgabe, 1990, S. 67.

7 In den Privatkrankenhäusern werden etwa doppelt so viele (30,4 Prozent) Kaiserschnittgeburten vorgenommen wie in den gemeinnützigen Krankenhäusern.

8 Kirkwood K., Shy et al., »Effects of Electronic Fetal-Heart-Rate Monitoring, as Compared with Periodic Auscultation, on the Neurologic Development of Premature Infants«, in: *New England Journal of Medicine*, 1. März 1990, S. 588–593.

9 Eine von zehn Hysterektomien (Entfernungen der Gebärmutter) erfolgt zur Behandlung von Gebärmutterkrebs.

10 »Doubt Cast on Surgical Childbirth Procedure«, in: *The New York Times*, 2. Juli 1992, S. 12.

11 *Journal of the American Medical Association*, 28. November 1990, S. 2648–2653.

12 Bill Lawren, »The Power to Stay Well«, in: *Longevity*, Juni 1991, S. 22–29.

13 Barbara Ehrenreich, »Sick Chic«, in: *Ms.*, Februar 1989, S. 28.

14 »Women, Excess Weight and Longevity«, in: *UC Berkeley Wellness Letter*, August 1990, S. 6. Dennoch sind unheilbar kranke Frauen »geschützter« gegen den Wunsch, ihrem Leben ein Ende zu bereiten. Einer Studie der American Society of Law and Medicine zufolge hat das amerikanische Gerichtswesen den Sterbewunsch bei Männern in sechs von acht Fällen unterstützt, wogegen es Frauen dieselben Patientenrechte in nur zwei von vierzehn Fällen gewährte. Die Studie gelangte zu dem Schluß, daß Frauen als emotionaler und unreifer angesehen werden und mehr Schutz benötigen als Männer. »Death Bias«, in: *Newsweek*, 2. Juli 1990, S. 6.

15 »An Easy Monthly Breast Exam«, in: *UC Berkeley Wellness Letter*, November 1986, S. 7.

16 Gina Kolata, »NIH Neglects Women, Study Says«, in: *The New York Times*, 19. Juni 1990; ebenfalls Sally Squires, »A Look at Research Involving Women«, in: *The Washington Post*, 12. Dezember 1989, S. 9.

17 Nancy Touchette, »Estrogen Signals a Novel Route to Pain Relief«, in: *Journal of NIH Research*, April 1993, Bd. 5, S. 53.

18 Karen J. Armitage, et al., »Response of Physicians to Medical Complaints in Men and Women«, in: *Journal of the American Medical Association*, 18. Mai 1979, S. 2186–87.
19 »The Female Factor«, in: *UC Berkeley Wellness Letter*, März 1988, S. 1.
20 Tamar Lewin, »Doctors Consider a Specialty Focusing on Women's Health«, in: *The New York Times*, 7. November 1992, S. 1.
21 *Journal of NIH Research*, Februar 1991, S. 28.
22 *Medica*, März–April 1989, S. 4.
23 Obwohl wir als Frauen über unsere Gesundheit wahrscheinlich mehr wissen als Männer, treten wir offensichtlich aber doch die Verantwortung für unsere Heilung eher an die Ärzte ab. Das ist ein zweischneidiges Schwert: Wenn wir erleben, daß eine Behandlung wirkt, verlassen wir uns möglicherweise allzusehr auf den Arzt und engagieren uns nicht verantwortungsbewußt, um uns selbst zu helfen, damit es uns wieder bessergeht. Auf diese Weise machen wir uns für unnötige Arzneien bzw. chirurgische Eingriffe anfällig. Wenn wir nachlässig behandelt werden, bekommen wir womöglich nicht die medizinische Fürsorge, die wir benötigen.
24 Jana M. Mossey und Evelyn Shapiro, »Self-Rated Health; A Predictor of Mortality Among the Elderly«, in: *American Journal of Public Health*, 72 (1982), S. 800–807.
25 Barbara Ehrenreich, »Sick Chic«, in: *Ms.*, Februar 1989, S. 28.
26 Zitiert in Payer, *Medicine and Culture*, S. 12.
27 Deepak Chopra, *Die Rückkehr des Rishi*, Junfermann-Verlag, Paderborn 1990, S. 289–290.
28 Deepak Chopra, »From the President of the MAAA«, in: *Maharishi American Ayur-Veda Association Newsletter*, Mai 1988, S. 1.
29 Robert Ornstein und David Sobel, *The Healing Brain*, Simon & Schuster, Touchstone Books, New York 1988, S. 160.
30 Deepak Chopra, *Die Körperseele, Grundlagen und praktische Übungen der indischen Medizin*, Knaur, München 1993, S. 22.

3 Wissen: Bestimmung des ayurvedischen Konstitutionstyps, Frauen mit Schwung, Entschlossenheit und innerer Festigkeit

1 Robert Ornstein und David Sobel, *The Healing Brain*, Simon & Schuster, Touchstone Books, New York 1988, S. 30–32.
2 John Hagelin, »Is Consciousness a Field? A Field Theorist's Perspec-

tive«, in: *Modern Science and Vedic Science*, Januar 1987, Bd. 1, Nr. 1, S. 29–87.
3 Jean Seligmann, »Temperamental Ills«, in: *Newsweek*, 13. August 1979, S. 40.
4 Tom Carney, »Hot Weather Triggers Aggressive Behavior, Psychologists Say«, in: *Des Moines Register*, 7. Juli 1989, S. 2a.
5 »Overheard«, in: *Newsweek*, 1. Oktober 1990, S. 17.

4 Gleichgewicht: Die Programme des Maharishi-Ayurveda für Essen, Schlafen und Körperliche Bewegung

1 Eine Ausnahme ist die Biochemikerin Judith Wurtman vom Massachusetts Institute of Technology, die in ihrer Forschungsarbeit individuelle Unterschiede in den Ernährungsbedürfnissen nachweist: »Genauso wie manche Leute nachts neun Stunden Schlaf brauchen, brauchen möglicherweise einige Leute ihr Kohlenhydrat jeden Nachmittag.« Trish Hall, »Cravings: Does Your Body Know What It Needs?« in: *The New York Magazine*, 27. September 1987, S. 23.
2 Douglas Stein, »Interview with Sarah Leibowitz«, in: *Omni*, Mai 1992, S. 73.
3 Wir danken John Douillard und Barbara Levinson McLaughlin.

5 Intelligenz: Die biologische Intelligenz leichter fließen lassen, um unsere Gesundheit wiederherzustellen

1 »When You Don't Know What to Say«, in: *UC Berkeley Wellness Letter*, Mai 1990, S. 3.
2 David Orme-Johnson et al., »Medical care utilization and the Transcendental Meditation program«, in: *Journal of Psychosomatic Medicine* 49 (1988), S. 493–500.
3 M. J. Cooper und M. M. Aygen, »Effect of Transcendental Meditation on serum cholesterol and blood pressure«, in: *Journal of the Israel Medical Association* (1987), S. 1–2.
4 Robert Ornstein und David Sobel, *The Healing Brain*, Simon & Schuster, Touchstone Books, New York 1988, S. 258.
5 »Little Problems/Big Stress«, in: *UC Berkeley Wellness Letter*, November 1984, S. 1.
6 Y. Niwa, »Effect of Maharishi 4 and Maharishi 5 on Inflammatory

Mediators with Special Reference to Their Free Radical Scavenging Effects«, in: *India Journal of Clinical Practice*, Bd. 1, Nr. 8 (Januar 1991), S. 23–27.

7 J. Z. Fields et al., »Oxygen Free Radical Scavenging Effects of an Anti-Carcinogenic Natural Product, Maharishi Amrit Kalash (MAK)«, in: *The Pharmacologist*, Bd. 32 (1990), S. 155.

8 *Newsweek*, 12. Februar 1990, S. 61.

9 C. N. Alexander et al., »Transcendental Meditation, Mindfulness and Longevity: An Experimental Study with the Elderly«, in: *Journal of Personality and Social Psychology*, Bd. 57, Nr. 6 (1989), S. 950–964.

6 Ernährung: Umwandlung von Krankheit in Gesundheit

1 Jane Brody, »Food Allergies: A Growing Controversy«, in: *The New York Times Magazine*, 29. April 1990, S. 18–19.

2 *Archives of Environmental Health*, Bd. 47, Nr. 2 (März–April 1992), S. 143–146.

3 Deepak Chopra, *Die Körperseele, Grundlagen und praktische Übungen der indischen Medizin*, Knaur, München 1993, S. 201.

4 Anastasia Toufexis, »Why Men Can Outdrink Women«, in: *Time*, 22. Januar 1990, S. 61.

5 Ronald Melzack, »The Tragedy of Needless Pain«, in: *Scientific American*, Februar 1990, S. 27–33.

6 »Treating Substance Abuse Through Transcendental Meditation: A Review and Statistical Meta-Analysis«, C. N. Alexander, P. Robinson und M. Rainforth, *Alcoholism Treatment Quarterly* (im Druck).

7 David O'Connell und C. N. Alexander, Hrsg., *Recovery from Alcoholism and Drug Addiction Using Transcendental Meditation and Maharishi Ayur-Veda*, Haworth Press, New York 1993.

7 Verständnis: Fühlen und Heilen in unserem Emotionalkörper

1 Forschungsarbeit des Soziologen David Phillips von der University of California in San Diego, über die Sandra Blakeslee in »In Death, A Link to Birthdays« berichtete; *The New York Times*, 27. September 1992.

2 In einer anderen Studie wurde festgestellt, daß die Sterblichkeitsrate

unter Chinesen in der Woche vor dem Herbstmondfest um 35,1 Prozent sinkt und in der Woche danach etwa ebenso (34,5 Prozent) wieder ansteigt. Bei nichtchinesischen Kontrollgruppen, denen dieses Fest nichts bedeutete, ergab sich dieses Muster nicht. David P. Phillips und Daniel G. Smith, »Postponement of Death Until Symbolically Meaningful Occasions«, in: *Journal of the American Medical Association*, Bd. 263, Nr. 14 (April 1990), S. 1947–51.

3 George Solomon und Rudolph Moos, »Psychologic Aspects of Response to Treatment in Rheumatoid Arthritis«, in: *General Practitioner*, Bd. 32, Nr. 6 (Dezember 1965), S. 113–119.

4 Aus einem persönlichen Interview mit dem Neurophysiologen Ken Walton, Maharishi International University, Fairfield, Iowa, 3. Januar 1993.

5 John W. Shaffer et al., »Clustering of Personality Traits in Youth and Subsequent Development of Cancer among Physicians«, in: *Journal of Behavioral Medicine*, Bd. 10, Nr. 5 (1987), S. 441–447.

6 *Natural Health*, Januar–Februar 1992.

7 Robert Ornstein und David Sobel, *The Healing Brain*, Simon & Schuster, Touchstone Books, New York 1988, S. 44.

8 John Poppy, »Soothing the Savage Heart«, in: *Esquire*, Oktober 1989, S. 103.

9 Maharishi Mahesh Yogi, *Bhagavadgita, aus dem Sanskrit übersetzt und neu kommentiert*, Verlag International SRM Publications, Stuttgart 1982, S. 223.

10 Christopher Coe, *American Health*, März 1989, S. 48.

11 »Family Attitude Results: Closeness to Parents«, in: *Advances*, Bd. 5, Nr. 2, S. 50–52.

8 Liebe: Die Physiologie persönlicher Beziehungen

1 Maharishi Mahesh Yogi, *Liebe und Gott*, Akademie für Persönlichkeitsentfaltung, 1973, S. 19, 22 und 27.

2 Carol Gilligan, *Die andere Stimme. Lebenskonflikte und Moral der Frau*, Verlag Piper, München, 4. Aufl. 1993.

3 Danah Zohar, *The Quantum Self*, William Morrow and Company, New York 1990, S. 137.

4 Rudy Rucker, »The Powers of Coincidence«, *Science 85*, Februar 1985, S. 54.

5 Maharishi Mahesh Yogi, *Bhagavadgita, aus dem Sanskrit übersetzt und*

neu kommentiert, Verlag International SRM Publications, Stuttgart 1982, S. 58.
6 Robert Ornstein und David Sobel, *The Healing Brain*, Simon & Schuster, Touchstone Books, New York 1988, S. 103–104.

9 Reinigung: Der monatliche Zyklus als Vorteil für unsere Gesundheit

1 Dr. med. Howard J. Osofsky, »Efficacious Treatments of PMS: A Need for Further Research«, in: *Journal of the American Medical Association*, Bd. 264, Nr. 3 (Juli 1990), S. 387.
2 D. R. Rubinow und P. J. Schmidt, »Mood Disorders and the Menstrual Cycle«, in: *Reproductive Medicine*, Bd. 32 (1987), S. 389–94.
3 Aus einer persönlichen Mitteilung von Nick Argyl et al., Department of Physiology, Maharishi International University, Fairfield, Iowa 1990, an die Verfasserinnen.
4 Hargrove und Abraham, *Journal of Reproductive Medicine*, Bd. 27 (1982), S. 721–724; ebenso Siegel et al., *Journal of Reproductive Medicine*, Bd. 32 (1987), S. 395–399.
5 Studien aus letzter Zeit verweisen darauf, daß sogar geringe Koffeinmengen PMS-Symptome verschlimmern. Annette Mackay Rossingnol, Heinke Bonnlader, »Caffeine-Containing Beverages, Total Fluid Consumption and Premenstrual Syndrome«, in: *American Journal of Public Health*, September 1990, S. 1106–1109; ebenso Bruce Goldfarb, »Caffeine Increases Severity of PMS«, in: *USA Today*, 24. September 1990, S. 1, Abschnitt D.
6 Judy Grahn, »From Sacred Blood to Curse and Beyond«, in: *The Politics of Women's Spirituality*, hrsg. von Charlene Spretnak, Doubleday, Anchor Books, New York 1982.

10 Zuwendung: Schwangerschaft, Entbindung und andere Gedanken zur Mutterschaft

1 Maharishi Mahesh Yogi, *Thirty Years Around the World*, Maharishi European Research University Press, Vlodrop, Niederlande 1986, S. 171.
2 Adrienne Rich, *On Lies, Secrets and Silence* (New York: W.W. Norton, 1979), S. 77. (dt.: Um die Freiheit schreiben, Verlag Suhrkamp, Frankfurt 1989).

3 Rig Veda, 10.13.125, Vers 4.
4 Siehe beispielsweise Brian W. Jack und Larry Culpepper, »Preconception Care, Risk Reduction and Health Promotion in Preparation for Pregnancy«, in: *Journal of the American Medical Association*, Bd. 264, Nr. 9 (September 1990), S. 1147.
5 Siehe die Beschreibung von Alice Domars Geistkörperprogramm für Unfruchtbarkeit am New England Deaconess Hospital, worüber Jennifer King in »The Mind-Body Connection« berichtet; *New Age Journal*, August 1992, S. 95.
6 Studien zu amerikanischen Schwangeren zeigen, daß sie salzigere Nahrung wie Pickles sowie auch Milch und Süßigkeiten bevorzugen, während sie Sodawasser für Diätzwecke, Kaffee, Rindfleisch und Alkohol nicht mögen. Trish Hall, »Cravings: Does Your Body Know What It Needs?«, in: *The New York Times Magazine*, 27. September 1987, S. 64.
7 Peggy Richardson, »Women's Important Relationships During Pregnancy and the Preterm Labor Event«, in: *Western Journal of Nursing Research*, Bd. 9, Nr. 2 (Mai 1987), S. 203.
8 Robert Sosa et al., »The Effect of a Supportive Companion on Perinatal Problems, Length of Labor, and Mother-Infant Interaction«, in: *New England Journal of Medicine 303* (1980), S. 597–600.
9 Ein Videoband mit diesem Programm sowie mit anderen ayurvedischen Hinweisen zu den ersten Lebensmonaten unter dem Titel *Blissful Baby: The Maharishi Ayur-Vedic Mother/Baby Program* ist bei den Maharishi-Ayurveda-Gesundheitszentren erhältlich.
10 Tiffany M. Field et al., »Tactile/Kinesthetic Stimulation Effects on Preterm Neonates«, in: *Pediatrics*, Bd. 77, Nr. 5 (Mai 1986), S. 654.

11 Fülle: Menopause, Lebensspanne und das neue Altern

1 Lisa Davis, »The Myths of Menopause«, in: *Hippocrates*, Mai–Juni 1989, S. 54.
2 Jerilyn Prior et al., »Spinal Bone Loss and Ovulatory Disturbances«, in: *The New England Journal of Medicine*, Bd. 323 (1990), S. 1221–1227.
3 Ann Voda et al., »Body Composition Changes in Menopausal Women«, in: *Women and Therapy*, Bd. 2, The Haworth Press, New York 1991.

4 *New England Journal of Medicine*, Bd. 325, Nr. 17 (Oktober 1991), S. 1189–1195.

5 B. E. Henderson et al., »Decreased Mortality in Users of Estrogen Replacement Therapy«, in: *Archives of Internal Medicine*, Bd. 151, Nr. 1 (Januar 1991).

6 Zwischen 1979 und 1989 sank die Zahl der Todesfälle infolge von Myokardinfarkt um 30 Prozent. Die nationale Todesrate bei Herzkranzgefäßerkrankungen betrug bei weißen Männern 155,8 auf 100 000 Einwohner und war für farbige Männer um 5,6 Prozent niedriger. Hier betrug sie 147,1 auf 100 000 Einwohner. Bei schwarzen Frauen betrug sie 93 auf 100 000 Einwohner. Das sind 24,5 Prozent mehr als bei der Rate für weiße Frauen (74,7 auf 100 000 Einwohner). Siehe »Cardiovascular Disease Remains Nation's Leading Cause of Death«, in: *Journal of the American Medical Association* (Januar 1992).

7 Dean Ornish et al., »Can Lifestyle Changes Reverse Coronary Heart Disease?«, in: *The Lancet*, Bd. 336 (Juli 1990).

8 Albert Rosenfeld, »Why Women Live Longer Than Men – And How Men Can Start Catching Up«, in: *Longevity*, Juli 1990, S. 22–27.

9 »The Magic Bullet Is Prevention«, *UC Berkeley Wellness Letter*, August 1989, S. 1.

10 »Fascinating Facts«, in: *UC Berkeley Wellness Letter*, August 1989, S. 1.

11 Carol Travis, »Old Age Is Not What It Used to Be«, in: *The New York Times Magazine*, 27. September 1987, S. 24.

12 Brad Darrach, »The War on Aging«, in: *Life*, Oktober 1992, S. 34.

13 Natalie Angier, »Growth Hormone and the Drive for a More Youthful State«, in: *The New York Times*, 6. Juli 1990, S. A1.

14 Arthur Schwartz von der Temple University hat beispielsweise festgestellt, daß die Verfütterung von DHEA in hohen Dosen an Labormäuse deren Körperfett um ein Drittel verringert, Arteriosklerose verhindert, Diabetes lindert, das Krebsrisiko mindert, die Entwicklung gewisser Autoimmunkrankheiten hemmt und die normale Lebensspanne der Mäuse um 20 Prozent verlängert. Siehe Darrach, »The War on Aging«, S. 42.

15 Darrach, »The War on Aging«, S. 34.

16 R. K. Wallace et al., »The Effects of the Transcendental Meditation and TM-Sidhi Program on the Aging Process«, in: *International Journal of Neuroscience*, Bd. 16 (1982), S. 53–58.

17 Spezielle Befunde ergaben: 55,4 Prozent weniger bei gutartigen und

bei bösartigen Tumoren; 87,3 Prozent weniger bei Herzkrankheiten; 30,4 Prozent weniger bei Krankheiten des Nervensystems. Siehe D. W. Orme-Johnson, »Medical Care Utilization and the Transcendental Meditation Program«, in: *Psychosomatic Medicine*, Bd. 49 (1988), S. 493–500.

18 Robert Herron, »The Impact of Transcendental Meditation Practice on Medical Expenditures«, Thesen für eine Doktorarbeit, Maharishi International University.

19 J. L. Glaser et al., »Elevated Serum Dehydroepiandrosterone Sulfate Levels in Practitioners of the Transcendental Meditation and TM Sidhi Programs«, in: *Journal of Behavioral Medicine*, Bd. 15, Nr. 4 (1992), S. 327–341.

20 Ken Walton et al., »Optimizing Adaptive Mechanisms: A Stress-Related Neuroendocrine Basis for Disease Prevention through Transcendental Meditation«, in: *Psychoneuroendocrinology* (befindet sich im Druck).

12 Einfachheit: Der Maharishi-Ayurveda als Programm für das tägliche Leben

1 Während einer Studie in Israel senkte sich bei Patienten mit einem hohen Cholesterinspiegel, die in der Technik der Transzendentalen Meditation unterrichtet worden waren, dieser im Vergleich zu Kontrollgruppen mit gleichem Geschlecht, gleicher Ernährungsweise, gleichem Gewicht und gleichen Cholesterinanfangswerten in elf Monaten um 20 Prozent. M. J. Cooper und M. M. Aygen, »Effect of Transcendental Meditation on Serum Cholesterol and Blood Pressur«, in: *Harefuah* (Zeitschrift der Ärztevereinigung Israels), 1987, S. 1–2.

2 »TV: No Way to Relax«, in: *UC Berkeley Wellness Letter*, April 1986, S. 1.

3 Zitiert von Pauline Kael in: *The New Yorker*, 11. Februar 1991, S. 70.

4 Eine Ausnahme wird gemacht, wenn der Patient ganz eindeutig unheilbar krank ist. Dann kann sich der Vaidya nötigenfalls dazu entschließen, die feinfühlige Physiologie gegen weiteren Streß zu schützen.

5 Alan K. Tillitson, *The Handbook of Ayurvedic Medicine*, Bindi Press, Norfolk, Virginia 1986, S. 64.

6 Maryann Napoli, »Cold Relievers«, in: *The New York Times Magazine*, 27. September 1987, S. 8.

7 »Medical Plants – Pills in a Haystack«, in: *The Economist*, 24. Februar 1990, S. 87.

8 Deepak Chopra, *Die Körperseele, Grundlagen und praktische Übungen der indischen Medizin*, Knaur, München 1993, S. 224.

9 V. Paterl et al., »Enhancement of Lymphoproliferative Responses by Maharishi Amrit Kalash (MAK) in Rats«, in: *FAESB Journal*, Bd. 2 (März 1988), S. 20.

10 H. M. Sharma, »Antineoplastic properties of Maharishi 4, against DMBA-induced mammary tumors in rats«, in: *Journal of Pharmacology, Biochemistry, and Behavior*, Bd. 35 (29. April 1990), S. 19.

11 In einer von Tony Nader geleiteten Studie an Ratten, die bereits Krebserregern ausgesetzt waren, wies die Rasayana-Gruppe 40 Prozent weniger Tumoren als die anderen Tiere auf. In einer weiteren Studie hatten Ratten, deren Nahrung wenig Cholin, viel Fett und wenig Methionin enthielt – wodurch bekanntlich das Altern beschleunigt und die Nieren zerstört werden – und an die Rasayana verfüttert wurde, im Gegensatz zu den anderen Ratten überhaupt keine Nierenschädigungen. Eine dritte Studie zeigte, daß das Rasayana die Genesung von einem Gehirnschaden (antro-rhinale kortikale Verletzungen, die das Erinnerungs- und das Lernvermögen beeinträchtigen) wirksamer unterstützte als Gangliosiden. Letztere sind die stärksten modernen Arzneimittel, die bekanntlich Nervendefizite verringern. Die Ergebnisse dieser Studien sind über das Institute of Science, Technology and Public Policy, Fairfield, Iowa, erhältlich (siehe S. 357).

12 Referat auf der Jahresversammlung der American Society for Cancer Research, San Diego, 1992; Zusammenfassung Nr. 75.

13 Erhältlich beim Institute of Science, Technology and Public Policy, Fairfield, Iowa (siehe S. 357).

14 Das Maharishi-Panchakarma-Programm wurde an der Albert-Ludwig-Universität in Freiburg/Deutschland hinsichtlich seiner Auswirkungen auf Blutlipide untersucht. Die Versuchspersonen wurden einer typischen sechs- bis vierzehntägigen Behandlung unterzogen. Vorher und hinterher durchgeführte Vergleiche zeigten sieben bis zehn Tage nach der Behandlung ein erhebliches durchschnittliches Zurückgehen des Gesamtcholesterins in Höhe von 10,5 Prozent (von 203,5 mg auf 179,5 mg). Es gab einen 8,7prozentigen Rückgang bei LDL-Cholesterin und einen 17,5prozentigen bei der LDL/HDL-Ratio. Die Zahl der Patienten mit hohen Risikoprofilen verringerte sich um 43 Prozent bei den Männern und um 35,8 Prozent bei den Frauen. Unter Verwendung von Angaben der Lipid Research Clinics

Coronary Primary Prevention Trials Study errechnete der Autor den Rückgang des Risikos bei der Sterblichkeit an Herzkranzgefäßerkrankungen aufgrund einer ein- bis zweiwöchigen Panchakarmabehandlung mit 17,4 Prozent.

15 Tim Stryker und R. K. Wallace, »Reduction in Biological Age Through an Ayur-Vedic Treatment Program« (Referat auf dem *International Congress of Psychosomatic Medicine*, Chikago, September 1985).

16 David Orme-Johnson, »Health Care Utilization and Maharishi Ayur-Veda«, Referat auf der Jahresversammlung der *American Psychological Association*, Toronto 1993.

13 Zusammengehörigkeit: Der Maharishi-Ayurveda, die Frauen und die Welt

1 Maharishi Mahesh Yogi, *Bhagavadgita, aus dem Sanskrit übersetzt und neu kommentiert*, Verlag International SRM Publications, Stuttgart 1982, S. 62.

2 Siehe Carol McLain, Hrsg., *Woman as Healer: Cross-Cultural Perspectives*, Rutgers University Press, New Brunswick, New Jersey 1989.

3 Deborah Cushman, »Is There a Female Doctor in the House?«, in: *Des Moines Register*, 17. April 1990, S. 1T.

4 Michele Barrett, Hrsg., *Virginia Woolf: Women and Writing*, Harcourt Brace Jovanovich, Harvest Books, New York 1979, S. 191.

5 *New York Times Book Review*, 26. August 1990, S. 27.

6 Über diese Studie berichtete Betty Friedan in *The Second Stage*, Summit Books, New York 1982, S. 40.

7 M. C. Dillbeck et al., »The Transcendental Meditation Program and Crime Rate Change«, in: *Journal of Crime and Justice*, Bd. 4 (1981), S. 25–45.

8 Siehe beispielsweise M. C. Dillbeck et al., »Consciousness as a Field«, in: *Journal of Mind and Behavior*, Bd. 8 (1987), S. 67–104.

9 Vandana Shiva, *Staying Alive*, Zed Books, Atlantic Highlands, New Jersey 1989.

10 Deena Metzger, in: *Ms.* 1989, S. 63.

11 Robin Morgan, »Metaphysical Feminism«, in: *The Politics of Women's Spirituality*, Hrsg. Charlene Spretnak, Doubleday, Anchor Books, New York 1982, S. 387.

Ausgewählte Literatur

Aburdene, Patricia, und John Naisbitt: *Megatrends: Frauen.* Econ-Verlag, Düsseldorf 1993.

Achterberg, Jeanne: *Die Frau als Heilerin.* Scherz-Verlag, München 1993.

Alexander, Charles N. (Hrsg.): *Higher Stages of Human Development.* Oxford University Press, New York 1990.

Allen, Paula Gunn: *The Sacred Hoop: Recovering the Feminine in American Indian Traditions.* Beacon Press, Boston 1986.

Banchek, Linda: *Cooking for Life.* Harmony Books (in Druck), New York.

Barrett, Michele (Hrsg.): *Virginia Woolf: Women and Writing.* Harcourt Brace Jovanovich, Harvest Books, New York 1979.

Brown, Melanie: *Attaining Personal Greatness: One Book for Life.* William Morrow, New York 1987. Auch auf Audiokassette: Nightingale-Conant Tape Series, 1993.

Campbell, Anthony: *TM and the Nature of Enlightenment.* Harper & Row, Perennial Library, New York 1976.

Capra, Fritjof: *Wendezeit – Bausteine für ein neues Weltbild.* Deutscher Taschenbuch-Verlag, München 1992.

Chopra, Deepak: *Die Körperseele. Grundlagen und praktische Übungen der indischen Medizin.* Knaur, München 1993.

Corea, Gena: *The Invisible Epidemic: The Story of Women and AIDS.* Harper & Collins, New York 1992.

Cutler, Winnifred/Minker, Margaret: *Die fragwürdige Operation. Was Frauen vor und nach einer Gebärmutterentfernung wissen sollten.* BRO-Verlag 1990.

Dossey, Larry: *Wahre Gesundheit finden. Krankheit und Schmerz aus ganzheitlicher Sicht.* Knaur, München 1991.

Dossey, Larry: *Beyond Illness.* Shambala Press, New Science Library, Boulder, Colorado 1984.

Friedan, Betty: *The Second Stage.* Simon & Schuster, Summit Books, New York 1982.

Gilligan, Carol: *Die andere Stimme. Lebenskonflikte und Moral der Frau.* Piper Verlag, München, 4. Aufl. 1993.

Greenwood, Sadja: *Menopause Naturally.* Volcano Press, Volcano, California 1989.

Hagelin, John: »Is Consciousness the Unified Field? A Field Theorist's Perspective.« In: *Modern Science and Vedic Science 1* (1987).

Lawlor, Tony: *The Temple in the House: Finding the Sacred in Everyday Architecture.* Tarcher/Putnam, New York 1994.

Mahaldar, Anjali: *The ILA MA Handbook.* International Ladies' Association of Maharishi Ayur-Veda, Lancaster, Massachusetts 1990.

Maharishi Mahesh Yogi: *Thirty Years Around the World.* Maharishi European Research University Press, Vlodrop, Niederlande 1986.

Maharishi Mahesh Yogi: *Liebe und Gott.* Akademie für Persönlichkeitsentfaltung, 1973.

Maharishi Mahesh Yogi: *Bhagavadgita, aus dem Sanskrit übersetzt und neu kommentiert.* Verlag International SRM Publications, Stuttgart 1982.

Maharishi Mahesh Yogi: *Die Wissenschaft vom Sein und die Kunst des Lebens.* International SRM Publications, Stuttgart 1969.

McLain, Carol S.: *Women as Healers: Cross-Cultural Perspectives.* Rutgers University Press, New Brunswick, N. J. 1989.

O'Connell, David, und Charles N. Alexander: *Recovery From Alcoholism and Drug Addiction Using Transcendental Meditation and Maharishi Ayur-Veda.* Haworth Press, New York 1993.

Orme-Johnson, David, und Farrow, John (Hrsg.): *Scientific Research on the Transcendental Meditation Program, Collected Papers.* Vol. 1, MERU Press, Rheinweiler, Deutschland 1977. Bd. 2–6 (im Druck). MIU Press, Vlodrop, Niederlande.

Ornstein, Robert, und Sobel, David: *The Healing Brain.* Simon & Schuster, Touchstone Books, New York 1988.

Payer, Lynn: *Medicine and Culture.* Penguin Books, New York 1989. (dt. Andere Länder, andere Leiden, Campus-Verlag, Frankfurt 1993).

Perrone, Bobette, H. H. Stockel und V. Krueger: *Medicine Women, Curanderas and Women Doctors.* University of Oklahoma Press, Norman, Oklahoma 1989.

Rich, Adrienne: *On Lies, Secrets and Silence.* W. W. Norton, New York 1979. (dt. Um die Freiheit schreiben, Suhrkamp Verlag, Frankfurt 1989).

Roth, Robert: *Transcendental Meditation: A New Introduction.* Donald I. Fine, New York 1987.

Sharma, P. V. (Hrsg. und Übers.): *Charaka Samhita.* Chaukhambha House of Orientalia and Antiquarian Books, Delhi, Indien 1983.

Shearer, Alistair, und Russell, Peter (Übers.): *The Upanishads.* Harper & Row, Harper Colophon Books, New York 1978.

Sheehy, Gail: *Wechseljahre – Na und?* Paul List Verlag, München 1993.

Spretnak, Charlene (Hrsg.): *The Politics of Women's Spirituality*. Doubleday, Anchor Books, New York 1982.
Steinem, Gloria: *Was heißt schon emanzipiert? Meine Suche nach einem neuen Feminismus.* Hoffmann und Campe Verlag, Hamburg 1993.
Svoboda, Robert E.: *Prakriti*. Geocom Ltd, Albuquerque, N. M. 1988.
Thomas, Lewis: *The Lives of a Cell.* Bantam Books, New York 1975.
Walker, Kenneth: *Women Saints: East and West.* Vedanta Press, Hollywood, California 1979.
Wallace, R. Keith: *The Maharishi Technology of the Unified Field: The Neurophysiology of Enlightenment.* MIU Neuroscience Press, Fairfield, Iowa 1986.
Werner, Benno: *Energie und Ernährung im Rhythmus der Jahreszeiten. Die ganzheitliche integrative Ernährung*. Knaur, München 1994.
Wilber, Ken (Hrsg.): *The Holographic Paradigm and Other Paradoxes.* Shambhala Press, Boulder, Colorado 1982 (dt. in mehreren Titeln erschienen – d. Ü.).

Studien zu Maharishi-Ayurveda und Transzendentaler Meditation

Alexander, C. N., E. J. Langer, J. L. Davies, H. M. Chandler und R. I. Newman (1989): Transcendental Meditation, mindfulness and longevity: An experimental study with the elderly. In: *Journal of Personality and Social Psychology* 57, S. 950–964.

Alexander, C. N., P. Robinson und M. Rainforth (1993): Metaanalysis of nineteen studies on TM and substance abuse. In: *Alcoholism Treatment Quarterly* 11, (1–4).

Badawi, K., R. K. Wallace, D. W. Orme-Johnson und A. M. Rouzere (1984): Electrophysiologic characteristics of respiratory suspension periods occurring during the practice of the Transcendental Meditation program. In: *Psychosomatic Medicine* 46, S. 267–276.

Banquet, J. P., und M. Sailhan (1974): EEG analysis of spontaneous and induced states of consciousness. In: *Revue d'electroencephalographie et de neurophysiologie clinique* 4, S. 445–453.

Bleick, C. R., und A. I. Abrams (1987): The Transcendental Meditation program and criminal recidivism in California. In: *The Journal of Criminal Justice* 15, S. 211–230.

Brooks, J. S., und T. Scarano (1985): Transcendental Meditation in the treatment of post-Vietnam adjustment. In: *Journal of Counseling and Development* 65, S. 212–215.

Chandler, H. M., D. W. Orme-Johnson, M. C. Dillbeck und J. L. Glaser (Juni 1985): Improvements in memory, intelligence, psychomotor speed and alertness in normal subjects from an Ayur-Vedic medicinal herbal-based rejuvenation therapy. Referat auf der 28. Jahresversammlung der Society of Economic Botany, University of Illinois, Chikago.

Cooper, M. J., und M. M. Aygen (1987): Effect of Transcendental Meditation on serum cholesterol and blood pressure. In: *Harefuah* (Zeitschrift der israelischen Ärztevereinigung) 95, S. 1–2.

Dillbeck, M. C., und D. W. Orme-Johnson (1987): Physiological differences between Transcendental Meditation and rest. In: *American Psychologist* 42, S. 879–881.

Dillbeck, M. C., K. L. Cavanaugh, T. Glenn, D. W. Orme-Johnson und V. Mittlefehldt (1987): Consciousness as a field: The Transcendental Meditation and TM-Sidhi program and changes in social indicators. In: *The Journal of Mind and Behaviour* 8, S. 67–104.

Dwivedi, C. B. Satter und H. M. Sharma (1991): Anticarcinogenic activity of an Ayur-Vedic food supplement, Maharishi Amrit Kalash (MAK). In: *Pharmacology, Biochemistry and Behavior* 39, S. 649–652.

Eppley, K., A. Abrams und J. Shear (1989): Differential effects of relaxation techniques on trait anxiety: A meta-analysis. In: *Journal of Clinical Psychology* 45, S. 957–974.

Fields, J. Z., et al.: Oxygen free radical scavenging effects of an anti-carcinogenic natural product, Maharishi Amrit Kalash (MAK). In: *American Society for Pharmacology and Experimental Therapeutics* 32, S. 55.

Gelderloos, P., H. H. B. Ahlstrom, D. W. Orme-Johnson, H. I. Msemaje, P. H. Goddard, J. Glaser und R. K. Wallace (April 1988): The influence of an Ayur-Vedic herbal preparation on visual discrimination of a field with interfering stimuli. Referat vor der Iowa Academy of Science.

Gelderloos, P., K. Walton und D. W. Orme-Johnson (1990): Effectiveness of the Transcendental Meditation program in preventing and treating substance abuse: A review. In: *International Journal of the Addictions* 26, S. 293–325.

Glaser, J. L., J. L. Brind, M. J. Eisner und R. K. Wallace (August 1992): Elevated serum dehydroepiandrosterone sulfate levels in older practitioners of an Ayur-Vedic stress reduction program. In: *Journal of Behavioral Medicine* 15 (4), S. 327–341.

Hanissian, S. R., H. M. Sharma und G. A. Tjewani (Februar 1988): Effect of Maharishi Amrit Kalash (MAK) on brain opioid receptors. In: *Federation of American Societies of Experimental Biology (FASEB) Journal* 2.

Hauser, T., R. K. Wallace und K. G. Walton (April 1987): Platelet imipramine receptor binding of Maharishi Amrit Kalash. Referat auf der Versammlung der American Association of Ayur-Vedic Medicine, Fairfield, Iowa.

Herbert, J. R., und D. Lehmann (1977): Theta bursts: An EEG pattern in normal subjects practicing the Transcendental Meditation technique. In: *Electroencephalography and Clinical Neurophysiology* 42, S. 397–405.

Kasture, H. S., S. Rothenberg, R. Averbach, K. Cavanaugh, D. K. Robinson und R. K. Wallace (September 1985): Improvements in mental and physical health with the Maharishi Ayur-Veda Panchakarma program. Referat auf dem 8. Weltkongreß des International College of Psychosomatic Medicine, Chikago.

Nader, T. (Juni 1987): Maharishi Ayur-Veda Bhasma rasayana: Its safety and effectiveness in animal models of diet-induced tissue damage, in

surgically induced brain lesions and in chemically induced cancer lesions. Referat auf der 28. Jahresversammlung der Society for Economic Botany, University of Illinois, Chikago.
Nader, T., D. Bueche und P. Neuberne: Ayur-Vedic rasayana prevents kidney and liver damage caused by a low lipotrope high fat diet in rats. Vortrag vor der Federation of American Societies of Experimental Biology, Washington D. C. In: *Federation Proceedings* 46.
Niwa, V. (Januar 1991): Effect of Maharishi 4 and Maharishi 5 on inflammatory mediators, with special reference to their free radical scavenging effects. In: *Indiana Journal of Clinical Practice* 1, S. 8.
Orme-Johnson, D. W. (1988): Medical care utilization and the Transcendental Meditation program. In: *Psychosomatic Medicine* 49, S. 493–500.
Orme-Johnson, D. W. (1973): Autonomic stability and Transcendental Meditation. In: *Psychosomatic Medicine* 35, S. 341–349.
Patel, V. J. Wang, R. N. Shen, Z. Brahmi und H. Sharma (März 1990): Reduction of mouse Lewis lung carcinoma (LLC) by M-4 rasayana. Jahresversammlung der Federation of the American Societies for Experimental Biology, Washington D. C.
Patel, V. X. N. Dileepan, D. J. Stechschulte und H. Sharma (1988): Enhancement of lymphoproliferative responses by Maharishi Amrit Kalash (MAK) in rats. In: *FASEB Journal* 2, S. 20.
Prasad, K. N., J. Edwards-Prasad, S. Kenrotti, C. Brodie und A. Vernadakis (1992): Extracts of Maharishi Amrit Kalash, an Ayurvedic herbal preparation induces differentiation in neuroblatoma cells in culture. In: *Neuropharmacology* 31, S. 599–607.
Schneider, R. H., R. K. Wallace, H. S. Kasture, R. Averbach, S. Rothenberg und D. R. Robinson (1990): Physiological and psychological correlates of Maharishi Ayur-Veda psychosomatic types. In: *Journal of Social Behavior and Personality* 5, S. 1–27.
Sharma, H. M., C. Dwiwedi, B. C. Satter, H. A. Gudehitihlu, W. Malakey und G. A. Tejwani (1990): Antineoplastic properties of Maharishi-4 against DMBA-induced mammary tumors in rats. In: *Journal of Pharmacy, Biochemistry and Behavior* 35, S. 767–773.
Sharma, H., et al. (April 1990): Effect of MAK (M4 & M5) on DMBA-induced mammary tumors. Referat auf der Jahresversammlung der Federation of the American Societies for Experimental Biology, Washington, D. C.
Sharma, H. M., et al. (1992): Inhibition of human LDL oxidation in vitro by Maharishi Ayur-Ved herbal mixtures. In: *Pharmacology, Biochemistry and Behavior* 43, S. 1775–1782.

Sharma, H. M., Y. Feng und R. V. Panganamala (1989): Maharishi Amrit Kalash (MAK) preventing human platelet aggregation. In: *Journal of the International Atherosclerosis Society* 3, S. 227–230.
Stryker, T., und R. K. Wallace (September 1985): Reduction in biological age through an Ayur-Vedic treatment program. Referat auf dem International Congress of Psychosomatic Medicine, Chicago.
Wallace, R. K., M. C. Dillbeck, E. Jacobe und B. Harrington (1982): The effects of the Transcendental Meditation and TM-Sidhi program on the aging process. In: *International Journal of Neuroscience* 16, S. 53–58.
Wallace, R. K., J. Silver, P. Mills, M. C. Dillbeck und D. E. Wagner (1983): Systolic blood pressure and long-term practice of the Transcendental Meditation and TM-Sidhi program: Effects of TM on systolic blood pressure. In: *Psychosomatic Medicine* 45, S. 41–46.

Glossar

abhyanga	Ölmassage
agni	Verdauungsfeuer; auch eines der fünf Grundelemente der manifesten Schöpfung, das mit Stoffwechsel und Umwandlung in Verbindung gebracht wird
ahara	richtige Ernährungsweise
ahimsa	Gewaltlosigkeit bzw. Ungefährlichkeit
ahita-ayu	Handlungen, die für andere und für die Gesellschaft von Nachteil sind
akasha	eines der fünf Grundelemente der manifesten Schöpfung, das mit Raum in Verbindung gebracht wird
ama	blockiert das Fließen der Intelligenz der Natur im Körpergeist
apana	Subdosha von Vata, das mit der Abwärtsbewegung und dem Zur-Ruhe-Kommen der geistigen Tätigkeit in Verbindung gebracht wird
asana	Haltung des Körpergeistes; Yoga-Stellung
asthi	einer der sieben Grundbestandteile des Körpers; wird mit den Knochen in Verbindung gebracht
bala	Stärke, Immunität
basti	sanftes medizinisches Ölklistier
dhatu	einer der sieben Grundbestandteile des Körpers; beinhaltet das westliche Konzept des »Gewebes«
dinacharya	ayurvedische Tagesroutine
doshas	die herrschenden Prinzipien in der Natur
dukha-ayu	jede Art von Leben, das nicht gut für die individuelle Physiologie ist
gandharva-veda	alte vedische Musiktradition
garshan	Spezialmassage zur Anregung des Kreislaufs
ghee	geklärte Butter
hita-ayu	jede Tätigkeit im Leben zum Wohle und Nutzen anderer, für das Glück der Gemeinschaft
kapha	Dosha, das die Naturgesetze zum Ausdruck bringt und mit Erde und Wasser in Verbindung gebracht wird, für den Körperbau verantwortliches Dosha

mahabhutas	die fünf Grundgesetze bzw. -elemente der Existenz (Raum, Luft, Feuer, Wasser und Erde)
Maharishi Amrit Kalash (MAK)	eines der Maharishi-Ayurveda-Kräuterpräparate für langes Leben und Verjüngung
majja	einer der sieben Grundbestandteile des Körpers; wird mit dem Nervengewebe des Knochenmarks in Verbindung gebracht
mamsa	einer der sieben Grundbestandteile des Körpers; wird mit dem Muskelgewebe in Verbindung gebracht
manda agni	verringertes Verdauungsfeuer
medha	einer der sieben Grundbestandteile des Körpers; wird mit dem Fettgewebe in Verbindung gebracht
nasya	Panchakarma-Verjüngungsbehandlung für Kopf und Nasenbereiche
ojas	Lebenssubstanz, die der Physiologie Ausstrahlung und Stärke vermittelt
panchakarma	Serie von Verjüngungs- und Reinigungstherapien
pindasweda	eine der Panchakarma-Massagebehandlungen
pitta	Dosha, das die Naturgesetze zum Ausdruck bringt und mit Feuer und Wasser in Verbindung gebracht wird, für den Stoffwechsel verantwortliches Dosha
pizichilli	Panchakarma-Ganzkörperölmassage
pragya aparadh	Fehler des Intellekts, bei dem dieser die tiefer liegende Ganzheit des Lebens vergißt
prakriti	Wesen des Konstitutionstyps eines Individuums
prana	Lebenskraft; Subdosha von Vata, das mit Aufwärtsbewegung in Verbindung gebracht wird
pranayama	ayurvedische Atemübung
rakta	einer der sieben Grundbestandteile des Körpers; wird mit Blut in Verbindung gebracht
rasa	einer der sieben Grundbestandteile des Körpers, wird mit Plasma in Verbindung gebracht; auch eine der sechs Geschmacksrichtungen
rasayana	Kräutergemisch zur Verjüngung der Physiologie und zur Förderung langen Lebens
rishi	der Erkennende, der innere Heiler, vedischer Seher
sama agni	ausgeglichenes Verdauungsfeuer

sama dosha	Körpergeisttyp, bei dem alle drei Doshas in gleicher Weise vertreten sind
samana	Subdosha von Vata, das seinen Sitz im Magen und im Zwölffingerdarm hat; wird mit Verdauung und Assimilation in Verbindung gebracht
samanya	Prinzip des Gleichgewichts durch Ähnlichkeit
samhita	einheitliche Ganzheit, die aller Existenz zugrunde liegt
shirodhara	Panchakarma-Behandlungsmethode zur Beruhigung des zentralen Nervensystems und zur Förderung erhöhter Kohärenz des Gehirns
shukra	das siebente Dhatu; wird mit Ojas in Verbindung gebracht
smriti	Erinnerungsvermögen des Körpergeistes
snehana	reinigende Öltherapie
srota	Kanal im Körpergeist, durch den Ojas fließt
sthapatya-veda	das vedische Architektursystem
sukta-ayu	Aspekt des Lebens, der Glückseligkeit (Glücksgefühl) in der Physiologie des einzelnen fördert
surya namaskara	ayurvedische Körperübung; der Sonnengruß
swedana	Panchakarma-Behandlungsmethode zur Beseitigung von Ama
tikshna agni	überreichliches Verdauungsfeuer
udana	Subdosha von Vata; wird mit Sprache, allgemeiner Tätigkeit, Stärke, Teint und der Fähigkeit verbunden, Anstrengungen zu unternehmen
udvartana	Panchakarma-Massage
vaidya	ayurvedischer Arzt
vak	ayurvedische Seherin
vata	Dosha, das die Naturgesetze zum Ausdruck bringt und mit Raum und Luft in Verbindung gebracht wird, für alle Bewegungen im Körper verantwortliches Dosha
vayu	eines der fünf Grundelemente der manifesten Schöpfung; wird mit Luft in Verbindung gebracht
veda	wörtlich »Wissen« oder »Wissenschaft«, vollständiges Wissen; Ayurveda, das »Wissen vom Leben« oder »Lehre von den Lebensspannen«, ist die angewandte Wissenschaft des Veda

vikriti	aus dem Gleichgewicht gebrachte Doshas, Gegenteil von Prakriti
virechana	Panchakarma-Therapie
vishama agni	unregelmäßiges Verdauungsfeuer
vishesh	kräftige Panchakarma-Massage
vishesha	Prinzip des Gleichgewichts durch Gegensätze
vyana	Subdosha von Vata; wird mit Bewegung in Verbindung gebracht, besonders mit dem Kreislaufsystem

Adressen

Zentrale Auskunftsstelle in Deutschland ist die

Samhita Gesellschaft zur Förderung
Maharishis Vedischer Wissenschaft mbH
Am Berg 13
49143 Bissendorf
Tel. 0 54 02-85 59 oder 84 83.

Österreich

Internationale Meditationsgesellschaft (IMS)
Österreichischer Verband
Sekretariat
Biberstr. 22/2
1010 Wien
Tel. (01) 5 12 78 59

Schweiz

Transzendentale Meditation
Hochbühlstr. 3
3012 Bern
Tel. (0 31) 23 89 08

Deutschland

Maharishi Ayur-Ved Gesundheitszentrum
Rothenbaumchaussee 26
D-20148 Hamburg
Tel. (0 40) 45 20 80, Fax 44 76 97

Maharishi Ayur-Ved Gesundheitszentrum
Raiffeisenstr. 6
D-33106 Paderborn-Eisen
Tel. (052 54) 62 43 und (0 29 43) 25 46

Maharishi Ayur-Ved Gesundheitszentrum
Am Berg 11
D-49143 Bissendorf
Tel. (0 54 02) 7 50, Fax 75 46

Maharishi Ayur-Ved Gesundheitszentrum
Wilhelm-Busch-Str. 1
D-49661 Cloppenburg
Tel. (0 44 71) 56 54 oder 8 12 18, Fax 8 12 19

Maharishi Ayur-Ved Gesundheits- und
Seminarzentrum Bad Ems GmbH
Am Robert-Kampe-Sprudel
D-56130 Bad Ems
Tel. (0 26 03) 9 40 70, Fax 31 22

Maharishi Ayur-Ved Gesundheitszentrum
Parkschlößchen Bad Wildstein
Wildbadstr. 203
D-56841 Traben-Trarbach
Tel. (0 65 41) 70 50, Fax 70 51 20

Maharishi Institut für Ayur-Ved
Breitenbrunnen
D-77887 Sasbachwalden
Tel. (0 78 41) 68 20, Fax 2 41 22

Maharishi Ayur-Ved am Starnberger See GmbH
Hindenburgstr. 21
D-82343 Pöcking
Tel. (0 81 57) 46 77, 71 33, 71 52, Fax 70 68

Maharishi Ayur-Ved Gesundheitszentrum
Hans-Sachs-Str. 9 B
D-93049 Regensburg
Tel. (09 41) 2 67 71, Fax 2 22 94

Österreich

Maharishi Ayur-Ved Gesundheitszentrum
Österreichische Gesellschaft für Ayurvedische Medizin
Biberstr. 22/2
A-1010 Wien
Tel. (0)2 22-5 13 43 52, Fax 5 13 96 60

Maharishi Ayur-Ved Gesundheits- und Seminarzentrum Ried
Bahnhofstr. 19
A-4910 Ried
Tel. (0)77 52-8 81 10, Fax 8 66 22/4

Maharishi Ayur-Ved Gesundheitszentrum
im Hotel Schloß Pichlarn
A-8952 Irdning
Tel. (0)36 82-22 84 10, Fax 2 33 85

Schweiz

Maharishi Ayur-Ved Gesundheitszentrum
Pilgerheim
CH-6377 Seelisberg
Tel. (0)43-31 27 96, Fax 31 52 86

MTC
Postfach 1417
D-41840 Wegberg
Tel. (0)24 32-23 18 und 24 94
Fax (holländische Vorwahl!) (0)47 42-40 55

Maharishi Ayur-Ved Center
Gymnasiumstr. 1–9
D-88400 Biberach
Tel. (0)73 51-7 35 71, Fax 7 17 53

Maharishi Ayur-Veda Products
CH-6377 Seelisberg
Tel. (0)43-31 27 96, Fax 31 52 86